Lorraine M. Wright
Maureen Leahey
Familienzentrierte Pflege

Verlag Hans Huber
Programmbereich Pflege

HUBER

Lorraine M. Wright
Maureen Leahey

Familienzentrierte Pflege

Lehrbuch für Familien-Assessment und Interventionen

2., vollständig überarbeitete und ergänzte Auflage

Aus dem kanadischen Englisch von Heide Börger

Deutschsprachige Ausgabe bearbeitet und herausgegeben
von Barbara Preusse-Bleuler

Deutschsprachige Ausgabe unterstützt und gefördert
von der Rotkreuzstiftung für Krankenpflege Lindenhof, Bern,
und der Humanitären Stiftung des Schweizerischen Roten Kreuzes

Verlag Hans Huber

Lorraine M. Wright. RN PhD, Prof. em. für Pflege an der University Calgary, Calgary, Alberta, Canada.
Maureen Leahey. RN, PhD, Managerin am Mental Health Outpatient Program und Direktorin des Familientherapie-Trainingprogramms, Calgary Health Region; Adjunct Associate Professor an der Fakultät für Pflege und Medizin (Psychiatrie), University of Calgary, Calgary, Alberta, Canada.
Internet: www.familynursingressources.com
Barbara Preusse-Bleuler. (Hrsg. d. deutschsprachigen Ausgabe) Pflegefachfrau, MNS, Dozentin an der Zürcher Hochschule für Angewandte Wissenschaften (ZHAW) für Familienzentrierte Pflege in Praxis, Forschung und Lehre.
E-Mail: barbara.preusse@gmail.com

Lektorat: Jürgen Georg, Lisa Schmidt
Bearbeitung: Barbara Preusse-Bleuler, Bern
Herstellung: Jörg Kleine Büning
Titelmotiv und -foto: Gabie Vef-Georg und Jürgen Georg
Titelgestaltung: Claude Borer, Basel
Satz: Claudia Wild, Konstanz
Druck und buchbinderische Verarbeitung: AALEXX Buchproduktion GmbH, Großburgwedel

Printed in Germany

Bibliografische Information der Deutschen Nationalbibliothek
Die Deutsche Nationalbibliothek verzeichnet diese Publikation in der Deutschen Nationalbibliografie; detaillierte bibliografische Angaben sind im Internet über http://dnb.d-nb.de abrufbar.

Anregungen und Zuschriften bitte an:
Verlag Hans Huber
Lektorat: Pflege
z. Hd.: Jürgen Georg
Länggass-Strasse 76
CH-3000 Bern 9
Tel: 0041 (0)31 300 45 00
Fax: 0041 (0)31 300 45 93
E-Mail: juergen.georg@hanshuber.com
Internet: http://verlag.hanshuber.com

Das vorliegende Buch ist eine Übersetzung aus dem kanadischen Englisch. Der Originaltitel lautet «Nurses and Families» von Lorraine M. Wright und Maureen Leahey.

2., überarb. u. erg. Auflage 2014. Verlag Hans Huber, Hogrefe AG, Bern

ISBN: 978-3-456-85306-2
E-Book: 978-3-456-95306-9
E-Pub: 978-3-456-75306-5

Inhaltsverzeichnis

Widmung

Für meine liebe Freundin und Kollegin Dr. Janice M. Bell, die mich unermüdlich angespornt und unterstützt hat.
Lorraine M. Wright

Für meine Nichten und Neffen, Laura, Mike, Robert, Elena und Kathy und deren Familien – für ihre Liebe zum Leben und zu ihrer Verwandtschaft.
Maureen Leahey

Für die nächste Generation, die mein Leben mit Freude erfüllt und mich wieder mit den einfachen Freuden des Lebens in Kontakt gebracht hat: meine Großneffen, Spencer J. Wright und Gavin M. Wright und meine «Großnichten» aus Freundschaft, Marika S. Wolfert und Annika M. Wolfert.
Lorraine M. Wright

Für meine Schwiegermutter, Greta M. Dow, die mich stets unterstützt und die Erfolge ihrer Familie begeistert verfolgt hat.
Maureen Leahey

Geleitwort des Bundesgeschäftsführers des Deutschen Berufsverbandes für Pflegeberufe DBfK

Familien – ein Auslaufmodell! Lange Zeit schien dies unausweichlich. Angesichts der demografischen Entwicklung mit immer höherer Lebenserwartung und immer weniger Geburten scheint das die logische Konsequenz. Vor dem Hintergrund veränderter Lebensentwürfe mit hoher Scheidungsrate, Patchwork-Familien und vor allem immer mehr Single-Haushalten wirkt das Bild der Familie mit Vater, Mutter und zwei Kindern nicht mehr «klassisch» sondern romantisch verklärt.

Familie – die zentrale Einheit der Gesellschaft und Garantin für Kinderbetreuung, Erziehung und Versorgung der Alten. Dieses Modell steht dem eben beschriebenen konträr gegenüber. Und doch baut darauf immer noch das Funktionieren der Gesellschaft auf. Die jüngsten Diskussionen in Deutschland zur Kindesbetreuung, um Müttern die Berufstätigkeit zu erleichtern, und die teilweise heftigen Reaktionen darauf aus den Reihen konservativer Parteien und der katholischen Kirche zeigen die Spannbreite der gesellschaftspolitischen Diskussion in einem der reichsten Länder der Erde. Nach den Zahlen des Dritten Pflegeberichts ist die Familie unbestritten der «größte Pflegedienst» Deutschlands. Die Mehrzahl der pflegebedürftigen Menschen wird von Angehörigen betreut. Dieser Prozentsatz nimmt allerdings langsam ab. Die Familie ist unbestritten der Ort, an dem Gesundheitsverhalten gelernt wird. Die Familie wird aber auch gesamtgesellschaftlich mit ihren Aufgaben und Belastungen allein gelassen. Hier hat das «klassische Familienbild» in der Politik verhindert, dass rechtliche und strukturelle Veränderungen vorgenommen wurden.

Die WHO hat in Gesundheit 21 die Familie eindeutig als wichtiges Setting für Gesundheitsinterventionen identifiziert und empfiehlt in Ziel 15 die Schaffung von Angebotsstrukturen aus Hausärzten und Familiengesundheitspflegenden. Der Arbeit der Familiengesundheitspflegenden liegt ein systemischer Familienansatz zugrunde, und sie arbeiten überwiegend präventiv und gesundheitsfördernd. Im Originalkonzept der WHO handelt es sich um ein zugehendes Angebot, das sich gerade an vulnerable Familien richtet. Die Familie wird hier sehr weit definiert, bis hin zur allein lebenden Person mit ihrem sozialen Umfeld.

Auf der Grundlage des WHO-Curriculums zur Qualifizierung hat der Deutsche Berufsverband für Pflegeberufe e.V. (DBfK) in seiner Eigenschaft als WHO-Collaborating Center 2004 ein Modellprojekt zur Implementierung der Familiengesundheitspflege in Deutschland begonnen. Das Projekt ist eingebettet in die multinationale Studie der WHO-EURO zur Familiengesundheitspflege. Ausgehend von der «Münchner Erklärung» der WHO aus dem Jahr 2000 und dem Konzept Gesundheit 21 bedurfte es langer Überzeugungsarbeit in Deutschland, um die Weichen für das Projekt zu stellen. Vor allem das «zugehende Angebot» schien mit dem deutschen Gesundheitssystem unvereinbar. Nach einigen Hürden konnte aber auch das Bundesministerium für Gesundheit von der Idee eines Modellprojekts überzeugt werden. Das Ministerium finanziert die wissenschaftliche Begleitung des Projekts durch die Universität Witten, Prof. Dr. Schnepp. Großzügig gefördert wird das Projekt durch die Robert Bosch Stiftung. Eine Besonderheit des deutschen Projekts ist, dass auch Hebammen teilnehmen können.

An den beiden Standorten Essen und München begannen im Herbst 2005 zweijährige berufsbegleitende Weiterbildungen. Die Teilnehmer/innen kommen aus den drei Pflegeberufen, und auch drei Hebammen sind dabei. Grundlage für die Weiterbildung ist das vom DBfK an deutsche Bedingungen adaptierte WHO-Curriculum. Strukturell lehnt sich die Weiterbildung an Regelungen der Bundesländer zur Weiterbildung in der Pflege an.

Die Akzeptanz der Weiterbildungsteilnehmer/innen im Feld ist groß. Hier finden wir den Beleg, dass der Lebensweltbezug der Pflege und der Vertrauensvorschuss für Pflegende und Hebammen viele Türen gerade bei vulnerablen Familien öffnet. Im praktischen Teil der Ausbildung erleben die Teilnehmer/innen den positiven Effekt, den ihre Interventionen haben können. Dies wird als Bereicherung, aber auch als Herausforderung erlebt, da es noch keine Strukturen gibt, in die ihre Qualifikation wirklich eingefügt werden kann.

Erfreulicherweise nimmt gesamtgesellschaftlich die Einsicht zu, dass die Familien nicht mit ihren Problemen allein gelassen werden dürfen. Dies ist eine Chance für die Pflege, neue Handlungsfelder zu erschließen und pflegerische Kompetenz gesellschaftlich nutzbar zu machen. In diesem Kontext leistet das vorliegende Buch eine ausgezeichnete konzeptionelle Grundlage für pflegerisches Handeln mit Familien.

Berlin, im Mai 2007
Franz Wagner, MSc
Bundesgeschäftsführer DBfK,
1. Vize-Präsident ICN

Geleitwort

Nach einer Definition des WHO-Expertenkomitees zur Pflegepraxis aus dem Jahr 1996 hilft die Pflege Individuen, Familien und Gruppen, ihr physisches, psychisches und soziales Potenzial zu bestimmen und zu erreichen. Dieser seitdem in verschiedenen Zusammenhängen zitierte Satz wartet nach wie vor auf seine Umsetzung in die Realität des pflegerischen und pflegewissenschaftlichen Alltags. Die Bedeutung von Familien bei der Bewältigung von Krankheit und Pflegebedürftigkeit sowie bei der Herstellung von Gesundheit wird zwar nicht ernsthaft bestritten, spielt jedoch im Versorgungsalltag nur eine untergeordnete Rolle. Ausbildung, Praxis, Studium und Lehre sind nach wie vor in erster Linie damit befasst, pflegerisches Handeln als interaktives Geschehen zwischen einer professionellen Pflegekraft einerseits und einem Patienten, Kunden, Klienten oder Nutzer andererseits zu begreifen. Pflegerische Interventionen sind immer noch vorrangig auf Problemlösung bei Individuen konzentriert. Familienmitglieder spielen bestenfalls eine Rolle, indem sie in die Pflege- und Behandlungsabläufe einbezogen oder integriert werden. Dabei befindet sich die Pflege innerhalb des Sozial- und Gesundheitswesens allerdings in guter Gesellschaft, denn auch in anderen Professionen findet die Bedeutung der Familie keine Entsprechung im Alltagshandeln und in konzeptionellen Überlegungen zur Versorgungsgestaltung.

Die bisherigen Initiativen zur Implementierung einer familienzentrierten Pflege im deutschsprachigen Raum sind bislang relativ überschaubar, dafür aber kontinuierlich. Der Lehrstuhl für familienzentrierte und gemeindenahe Pflege am Institut für Pflegewissenschaft der Universität Witten/ Herdecke ist auch mehr als fünf Jahre nach seiner Etablierung im deutschen Sprachraum nach wie vor einzigartig. Allerdings findet sich die familienzentrierte Pflege zunehmend in den Curricula an Universitäten und Fachhochschulen wieder. Diese Entwicklung lässt sich in Deutschland und der Schweiz und erfreulicherweise auch in den noch relativ neuen Studiengängen in Österreich beobachten.

Erfreulich ist ferner, dass mit einiger Verzögerung auch in Deutschland eine Beteiligung an der multinationalen WHO-Studie zur Familiengesundheitspflege erfolgt, über die erste Ergebnisse bereits vorliegen (s. das Geleitwort von Franz Wagner).

In diesem Zusammenhang kann die Veröffentlichung der hier vorliegenden deutschen Übersetzung des Standardwerks «Nurses and Families» von Wright und Leahey als ein weiterer wichtiger Schritt angesehen werden, der Familienzentrierung in der Pflege den Platz zukommen lassen, der ihr gebührt. Die Inhalte des Buches verdeutlichen eindrücklich das breite Spektrum familienzentrierter Pflegepraxis. Dabei ist sicherlich zu berücksichtigen, dass die familienzentrierte Pflege in den USA und in Kanada eng verknüpft ist mit der Familientherapie, die im deutschen Sprachraum nicht zum Aufgabenfeld der Pflege gehört.

Wichtig ist aber weniger die berufspolitische Ein- und Zuordnung der Familienzentrierung, sondern vielmehr ihr inhaltlicher Gehalt und ihre Bedeutung bei der Unterstützung von Individuen und Familien bei gesundheitlichen Problemen. Das Buch von Wright und Leahey setzt in diesem Zusammenhang verschiedene Maßstäbe. Zum einen verdeutlicht es, dass familienzentrierte Pflege einer entsprechenden Aus- und Weiterbildung bedarf. Die Familie als «Kontext der Pflege» sollte zum Bestandteil der Pflegeausbildung werden. Auf der Ebene «Familie als Subjekt/Fokus der Pflege» bedarf es einer entsprechenden Qualifizierung und eines entsprechenden Fachwissens für die Anwendung spezifischer Interventionen. Das vorliegende Buch leistet wertvolle Hilfestellung dabei, sich dieses Wissen und diese Fähigkeiten anzueignen. Zum anderen legen Wright und Leahey in ihrem Buch einen Begriff von pflegerischen Interventionen zugrunde, der über das in der Praxis im Allgemeinen vorherrschende Verständnis von Pflegeinterventionen hinausgeht. Hier werden Pflegeinterventionen eingeteilt nach ihrer Intention zur Unterstützung kognitiver, affektiver oder verhaltensbezogener Funktionsweisen der Familie. Gezielte Fragen an die Familie gehören ebenso zu den vorgeschlagenen Interventionen wie positive Bestärkungen der familialen Stärken, Kompetenzen und Ressourcen, die sich im Pflegeprozess offenbaren. Hier lassen sich Parallelen zu der oftmals geforderten stärkeren Berücksichtigung von edukativen und beratenden Kompetenzen in der Pflege ziehen.

Vor die Intervention setzen Wright und Leahey eine umfassende Einschätzung der familiären Situation auf der Grundlage des Calgary Familien-Assessment-Modells. Die Auseinandersetzung mit diesem Modell vermittelt vertiefte Einblicke in die Bedeutung und Komplexität familiärer Prozesse in Gesundheit und Krankheit. Es vermittelt aber ebenso wertvolle Hilfestellung bei der Reflexion eigener impliziter Vorannahmen, wenn es um familiäre Situationen geht.

Seit Ende der 1990er-Jahre finden sich erste deutschsprachige Veröffentlichungen zum Themenbereich der familienzentrierten Pflege. Der Zugang erfolgte dabei im Wesentlichen über die Bereiche pflegerischer Praxis, in denen es unausweichlich ist, sich mit dem direkten sozialen Umfeld eines Patienten, seiner Familie, zu befassen: über die ambulante Pflege und die Kinderkrankenpflege. Entgegen der in diesen Bereichen oftmals vorhandenen Annahme, dass eigentlich immer schon familienzentriert gearbeitet wurde, muss konstatiert werden, dass es sich eher um eine instrumentelle Art des Einbeziehens von Familienangehörigen in professionell determinierte Handlungsroutinen gehandelt hat. Dabei ist es sicherlich in sehr vielen Situationen zu durchaus für Familien hilfreichen Handlungen und Aktivitäten gekommen. Die Beschäftigung mit dem vorliegenden Buch von Wright und Leahey wird aber demgegenüber verdeutlichen, dass ein familienzentrierter Ansatz eine andere konzeptionelle Grundlage benötigt und über das Einbeziehen von Familienmitgliedern weit hinausgeht.

Inhaltlich gelingt es in diesem Buch, die verschiedenen Zugangswege zur familienzentrierten Pflege in einen Gesamtrahmen zu integrieren. In einigen Ländern ist familienzentrierte Pflege vorwiegend auf gesundheitliche Problemlagen bei Familien mit Kindern ausgerichtet. In Ansätzen sind vergleichbare Überlegungen in der Kinderkrankenpflege in Deutschland zu beobachten. Deutlicher tritt der familienorientierte Fokus bei der Beschäftigung mit familialen Pflegesituationen bei chronischer Krankheit zu Tage. Die Bedeutung pflegender Angehöriger wird zunehmend zur Kenntnis genommen. Ebenso wächst die Erkenntnis, dass es für eine Stabilisierung häuslicher Pflegesituationen erforderlich ist, den Fokus auf das gesamte familiäre Netzwerk zu richten und Unterstützungsangebote dementsprechend auszurichten.

In diesem Sinne ist diesem Buch eine gute Verbreitung zu wünschen. Es hat das Potenzial, die Diskussionen um und die Implementierung von familienzentrierter Pflege substantiell zu befördern.

Bielefeld, im Februar 2007
Dr. Andreas Büscher
Wissenschaftlicher Mitarbeiter am Institut für Pflegewissenschaft an der Universität Bielefeld; verantwortlich für den Bereich ambulante pflegerische Versorgung

Vorwort der Herausgeberin der deutschsprachigen Ausgabe

Familienzentrierte Pflege auf der Grundlage des systemischen Ansatzes bewährt sich in der Praxis.

Seit der ersten deutschsprachigen Auflage im Jahr 2009 ist die familienzentrierte Pflege von vielen Kolleginnen und Kollegen mit großem Engagement aufgegriffen worden. In der individuellen Umsetzung berichten Pflegende davon, dass ihnen dieses Wissen und die damit verbundenen Fähigkeiten und Fertigkeiten helfen eine konstruktive Zusammenarbeit mit zuvor als sogenannt «schwierig» empfundenen Familien zu entwickeln. Ebenfalls haben sich weitere Pflegeteams auf den Weg gemacht, in ihrer Praxis eine systemisch ausgerichtete familienzentrierte Pflege zu etablieren. Diese Pflegeteams arbeiten in verschiedensten Bereichen: gemeindenah, ambulant oder spitalintern, von Akut- und Intensivpflege bis Palliativpflege, Rehabilitations- oder Langzeitpflege, chirurgische oder medizinische Abteilungen, von Pädiatrie bis Geriatrie; also überall dort, wo Patienten und ihre Familien von akuten oder chronischen Krankheiten betroffen sind. Im Aus- und Weiterbildungsbereich in der Schweiz hat das Schulungskonzept Eingang gefunden in Curricula der Höheren Fachschulen, der Fachhochschulen und Universität mit ihren Bachelor- und Master-Studiengängen.

Das von Lorraine Wright und Maureen Leahey in nun bereits dreißigjähriger Praxis und Forschung entwickelte Calgary Familien-Assessment- und Interventions-Modell hat sich als sehr geeignete Grundlage für unsere Umsetzungsprojekte erwiesen.

Die Erfahrungen aus dem Entwicklungsprojekt für familienzentrierte Pflege im Lindenhofspital und an der Lindenhof Schule in Bern (Schweiz) werden von Folgeprojekten bestätigt und das in Bern entwickelte Umsetzungskonzept bewährt sich als Grundlage und Ausgangspunkt auch für andere Praxisfelder.

Im oben erwähnten Entwicklungsprojekt erarbeiteten Pflegende der Abteilung für stationäre Onkologie und Dozentinnen der Schule gemeinsam ein Konzept zur Implementierung der familienzentrierten Pflege in Praxis und Lehre. Aus dieser Entwicklungsarbeit entstand eine Wegleitung für familienzentrierte Pflege im Praxisalltag und ein dazu passendes Schulungskonzept.

- Die Wegleitung umfasst Arbeitsinstrumente wie einen Leitfaden für eine Pflegeanamnese mit integrierter Familienanamnese und Geno-/Öko- und Beziehungsdiagramm, einen Leitfaden zur Dokumentation der Familiengespräche und ein Konzept für regelmäßige Fallbesprechungen mit der Methode des Reflecting Teams.
- Das Schulungskonzept ist für verschiedene Kompetenzstufen ausgestaltet worden: Diplomausbildung, Bachelor- und Masterstudium. Wird ein ganzes Pflegeteam in der Praxis geschult, kann das Konzept an die entsprechenden Bedürfnisse angepasst werden.

In diesem Entwicklungsprojekt wurden Befürchtungen und Risiken, Wünsche und Hoffnungen der Pflegenden nicht als unüberbrückbare

Gegensätze stehen gelassen, sondern als wichtige Herausforderungen für einen nachhaltigen Umsetzungsprozess verstanden. Im ersten Moment löste das Thema familienzentrierte Pflege zum Teil gegensätzliche, ja paradoxe Reaktionen aus: «Das machen wir doch schon längst!» und gleichzeitig: «Das ist doch nicht unsere Aufgabe und Kompetenz als Pflegende, das gehört in die Hand der Therapeuten.» Hinzu kamen Bedenken, keine Zeit zu haben, die Intimsphäre des Patienten und seiner Familie zu verletzen oder Probleme aufzuwühlen, die von Pflegenden nicht aufgefangen oder nicht gelöst werden können. Nachdem die Hintergründe dieser Reaktionen ausgeleuchtet worden waren, zeigten sich klare Ansatzpunkte, wie das Calgary Familien-Assessment- und Interventions-Modell und die Pflegepraxis erfolgreich verbunden werden können.

Die Pflegenden kamen nach gemachter Erfahrung zu dem Schluß: Die Pflegearbeit wird passender und wirkungsvoller mit der Fokussierung nicht nur auf den Patienten alleine, sondern auch auf seine Angehörigen oder engsten Vertrauten. Die Unterstützung und Förderung der Handlungsfähigkeit und damit der Selbsthilfefähigkeit der Familie als Ganzes wirkt sich positiv auf den Patienten aus. Die Pflegenden beachten die Fragen und die manchmal unterschiedlichen Befürchtungen und Wünsche innerhalb der Familie. Aber sie nehmen auch die Erfahrungen und die Expertise des Patienten und seiner Angehörigen ernst. So wird die Voraussetzung für eine wirkungsvolle und effiziente Zusammenarbeit zum Wohle des Patienten geschaffen.

Mit dem Calgary Familien-Assessment- und Interventions-Modell bleiben Ressourcen- und Lösungsorientiertheit nicht leere Worthülsen, sondern die Pflegenden erhalten brauchbare Instrumente, dies in ihrer Pflegepraxis umzusetzen. Als wesentliche Elemente möchte ich hier folgende hervorheben:

- Das Genogramm, Ökogramm und Beziehungsdiagramm schätzen die Pflegenden als sehr brauchbar und zudem schnell erlernbar ein. Mit dieser grafischen Darstellung sind die wichtigsten Informationen zur Zusammensetzung der Familie und ihres Umfeldes auf einen Blick ersichtlich. Das zeitaufwändige schriftliche Beschreiben einer Familiensituation in der Pflegedokumentation entfällt. Das Geno-/Öko- und Beziehungsdiagramm erstellt die Pflegende immer zusammen mit dem Patienten und wenn möglich mit seiner Vertrauensperson. Das gemeinsame Aufzeichnen der Familiensituation und das sich daraus ergebende Gespräch ermöglicht einen vertrauensvollen Beziehungsaufbau und Patient und Familie fühlen sich in ihrer Situation ernst genommen, Ressourcen und eventuelle Entbehrungen werden sichtbar. So wird bereits beim Eintritt eine Grundlage für einen weitsichtig geplanten Austritt gelegt. Voraussetzung hierfür ist, dass nicht der Fehler begangen wird, das Geno-/Öko- und Beziehungsdiagramm nur als administratives Instrument zur Sammlung von Familiendaten zu verwenden. In den vergangenen Jahren haben wir noch besser gelernt zu vermitteln, dass die Kunst darin besteht, das Geno-/Öko- und Beziehungsdiagramm mit der systemischen Grundhaltung zu verknüpfen und als ein vielschichtiges Assessmentinstrument zu verstehen. In dieser Art und Weise angewendet, wird es zu einem wirkungsvollen Interventionsinstrument und dies bereits im Anamnesegespräch.
- Aus der Fülle der im Calgary-Modell beschriebenen Interventionen möchte ich aus unserer Erfahrung das Aussprechen von Anerkennung und Wertschätzung hervorheben. Die Empfehlung von Wright und Leahey, bereits in den ersten zehn Minuten eines Gesprächs ein bis zwei Wertschätzungen auszusprechen, zeigt besondere Wirkung auf Seiten des Patienten und seiner Familie sowie auch bei der Pflegenden selber. Um überhaupt Wertschätzung und Anerkennung aussprechen zu können, ist die Pflegende gefordert, sich von Anfang an auch für die Stärken

und positiven Erfahrungen des Patienten und seiner Familie zu interessieren. Damit ist schon ein erster Grundstein für ressourcen- und lösungsorientiertes Handeln gelegt. Echte Anerkennung und Wertschätzung für den Patienten und seine Familie bedeutet jedoch nicht nur, dass diese sich verstanden fühlen, sondern hilft gerade in schwierigen Situationen, den notwendigen Mut zu schöpfen, durchzuhalten und die aktuellen Probleme anzugehen.

- Die systemischen Fragestellungen, die, eingebettet in eine zielgerichtete Gesprächsführung, stellen ebenfalls eine wirkungsvolle Intervention dar. Schon im allerersten Kontaktgespräch, dem Pflegeanamnesegespräch, wirken ausgewählte familienzentrierte Schlüsselfragen hilfreich.

Die Ergebnisse unseres Entwicklungsprojekts zeigen, dass die anfangs formulierten Befürchtungen der Pflegenden überwunden wurden. Folgende Aussagen von Pflegenden veranschaulichen die Erfahrungen: «Ich beiße mir an schwierigen Situationen nicht mehr so sehr die Zähne aus, obwohl oder vielleicht gerade weil ich mich vertiefter mit der Familie auseinandersetze und verstärkt mit der Familie zusammenarbeite.» «Die Zeit, die ich beim Eintrittsgespräch aufwende, gewinne ich bei der Pflege wieder dank gezieltem Finden von passenden und funktionierenden Maßnahmen.»

Die Pflegenden schätzen die entwickelten Arbeitsinstrumente als Grundlage, die ihre Handlungskompetenz systematisch fördert. Die interdisziplinäre Zusammenarbeit profitiert von der Einführung der familienzentrierten Pflege. Es ist nicht zu einer Konkurrenzsituation zwischen Therapeuten, Ärzten und Pflegenden gekommen, vielmehr ist die Zuständigkeit je nach Fragestellung klarer geworden.

Die Pflegenden stellen ferner fest, dass mit dieser systemischen Familienzentrierung mehr Ruhe und eine größere Sicherheit im Praxisalltag erreicht werden, auch gerade in Momenten, wenn es schwierig und hektisch wird. Wie Wright und Leahey haben die Pflegenden auch hier in der Schweiz die Erfahrung gemacht, dass mit der Anwendung der familienzentrierten Pflege Zeit maximiert und Leiden gelindert werden kann.

Von Patienten und Angehörigen wiederum hören wir Folgendes: «Ich bin beruhigt, dass den Pflegenden meine engsten Angehörigen auch sehr wichtig sind.» «Ich muss nicht alles zehnmal erzählen.» «Die Pflegenden machen ja auch tatsächlich etwas mit der vielen Information, die sie von uns erhalten.»

Schließlich noch ein Wort zum geschlechtsneutralen Schreibstil: Wo möglich wurde darauf geachtet, bei der Übersetzung vom Englischen ins Deutsche geschlechtsneutrale Formulierungen zu verwenden. Wo dies nicht möglich war, wurde zu Gunsten der Lesbarkeit nur entweder die männliche oder die weibliche Form verwendet; die jeweils andere Form ist immer mit gemeint.

Dieses Entwicklungsprojekt wurde wie auch die Herausgabe dieses Buches dank der großzügigen Unterstützung der Rotkreuzstiftung für Krankenpflege Lindenhof, Bern, und der Humanitären Stiftung des Schweizerischen Roten Kreuzes möglich.

So hoffe ich, dass dieses Buch mit seinem reichhaltigen Erfahrungs- und Forschungswissen auch im deutschsprachigen Raum Grundlage für eine Entwicklung der familienzentrierten Pflegepraxis wird.

Patient und Familie sind die Experten für ihre individuelle Situation. Tragen wir mit der Anwendung der familienzentrierten Pflege zur partnerschaftlichen Zusammenarbeit bei!

Barbara Preusse-Bleuler, RN, MNS
Dozentin und Projektleiterin
Weitere Informationen sind erhältlich unter
netzwerk@familienzentriertepflege.ch

Dank

Wir danken unseren vielen Kollegen auf lokaler, nationaler und internationaler Ebene für ihre Unterstützung, ihr Interesse und ihre positiven Kommentare zu unserem Buch. In den vergangenen 25 Jahren haben wir versucht, unsere Ideen weiterzuentwickeln, die darauf abzielen, Familien, die mit Krankheit, Verlust und Invalidität konfrontiert werden, bestmöglich einzubeziehen und zu unterstützen. Wir sind immer wieder überrascht und erfreut, dass seit dem Erscheinen der Erstausgabe im Jahre 1984 so viele praktizierende Pflegende, Studierende und Lehrende die familienzentrierte Pflege in unserem Sinn weltweit propagiert haben.

Besonderen Dank schulden wir:

- Joanne DaCunha, Verlegerin, Abteilung Pflege, F. A. Davis, für ihre unablässige Unterstützung, Zuverlässigkeit, Hilfsbereitschaft, Kompetenz und Freundlichkeit während unserer Arbeit an der fünften Auflage.
- Bob Martone, Verleger, Abteilung Pflege, F. A. Davis, für seine Vision und die Unterstüzung unserer Arbeit seit der Erstausgabe im Jahre 1984.
- Padraic Maroney, Senior Project Editor, Pflege, für seine Sorgfalt bei der Vorbereitung des Manuskripts für die Produktion.

Zu guter Letzt schulden wir uns gegenseitig Dank … für 33 Jahre dauerhaft, währende Freundschaft/Kollegialität, für «Caffe-Beano»-Gespräche am Samstagmorgen, fantastische Restauranterlebnisse und wunderschöne Reisen nach Provence, Thailand, Island, Lake O'Hara …

Laurraine M. Wright und Maureen Leahey

Einleitung

Anmerkungen zu den Auflagen eins bis fünf

Willkommen zur 5. Auflage von *Familienzentrierte Pflege*. Dieses Buch wendet sich an Pflegestudierende, ausgebildete Pflegefachpersonen und Lehrende in den Pflege-Fakultäten. Forschungsbefunde und klinische Berichte von Familien, die mit Krankheiten konfrontiert sind, machen es für Pflegende unverzichtbar und zur moralischen Pflicht, Familien fürsorglich und kompetent einzubeziehen, ganz gleich, in welchem Bereich der Pflege sie arbeiten. Angesichts der Entwicklung und Weiterentwicklung der familienzentrierten Pflege geht es nicht mehr um die Frage, ob Familien in die Gesundheitsversorgung einbezogen werden sollen, sondern um das *Wie*. Daher machen wir auch in diesem Buch wieder Vorschläge, *wie* man Familien in die pflegerische Praxis einbeziehen und ihnen die Kenntnisse und Fähigkeiten vermitteln kann, damit dies auch gelingt. Ja, dies ist ein praxisorientiertes Buch.

Die erste Ausgabe von *Nurses and Families* erschien 1984, die zweite 1994, die dritte 2000, die vierte 2005 und die fünfte wurde 2009 herausgegeben. Einige Veränderungen und Entwicklungen in der familienzentrierten Pflege und die Einflüsse größerer gesellschaftlicher Diversität in den letzten 20 Jahren sind unübersehbar und spiegeln sich in unserem Buch wieder, andere sind dagegen subtil und vielleicht weniger deutlich.

Ein klares Anzeichen für die globale Verbreitung der familienzentrierten Pflege ist die Tatsache, dass unser Buch ins Französische, Japanische, Koreanische, Portugiesische und Schwedische übersetzt wurde.

Wir haben auch eine Website für Unterrichtsmittel entwickelt:

Wir haben vier Videos/DVDs für Unterrichtszwecke produziert. (Sie sind auch als Quicktime und Windows-Media-Player-Versionen sowie *.mov-Dateien erhältlich.):

How to Do a 15 Minute (or less) Family Interview (2000).

Calgary Family Assessment Model: How to Apply in Clinical Practice (2001).

Family Nursing Interviewing Skills: How to Engage, Assess, Intervene, and Terminate with Families (2002).

How to Intervene with Families with Health Concerns (2003).

How to Use Questions in Family Interviewing (2006).

Wir freuen uns, dass diese Videos/DVDs an Pflege-Fakultäten und -Schulen weltweit eingesetzt werden; Unterrichtsprogramme ergänzen dieses Buch *Familienzentrierte Pflege*, indem sie Fähigkeiten und Fertigkeiten der Gesprächsführung in der Praxis vorführen.

Ein weiterer sichtbarer Beweis für die weltweite Verbreitung von Familien-Assessment-Modellen ist die Tatsache, dass das Calgary Familien-Assessment-Modell (CFAM) nach wie vor seinen festen Platz in den Ausbildungsprogrammen von Pflegestudierenden hat und auch von Pflegenden in der Praxis genutzt wird. Das CFAM ist Bestandteil der Ausbildungsprogramme in Nordamerika, Australien, Brasilien, Chile, England, Island, Japan, Korea, Taiwan, Thailand, Finnland, Portugal, Schottland, Spanien und Schweden. Angesichts dieser Verbreitung hielten wir es für angebracht, uns erneut mit dem CFAM auseinanderzusetzen und es zu überarbeiten, um die wachsende Bedeutung gewisser Faktoren, die einen Einfluss auf die Gesundheit und Krankheit von Familien haben, wie z. B. soziale Schicht, Gender, Kultur, Ethnie, Familienentwicklung und Überzeugungen, anzuerkennen und zu integrieren.

Eine wichtige Neuerung in unserem Buch war ein Konzept und Modell für die Intervention, das CFIM, das in die zweite Auflage eingeführt wurde. Der Grund war die Erkenntnis, dass die Interventionen genauso wichtig sind wie das Assessment und dass ein Konzept notwendig wird, das die Familien-Interventionen ordnet. Diese Veränderungen waren die Folge davon, dass sich in der familienzentrierten Pflegeforschung, Ausbildung und Praxis nicht mehr alles nur um das Assessment dreht, sondern den Interventionen mittlerweile die gleiche Bedeutung zugestanden wird.

Eine vielleicht eher subtile, aber nicht minder wichtige Entwicklung ist unsere sich fortwährend verändernde und entwickelnde Beziehung zu den Familien, mit denen wir arbeiten. Diese Veränderung schlägt sich in der Sprache nieder, in der wir die Beziehung zwischen Pflegefachperson und Familie beschreiben, die wir für höchst erstrebenswert halten. In den vergangenen 21 Jahren hat sich unsere Haltung gegenüber den Familien verändert, und so ist es heute unser Ziel, eine partnerschaftliche, beratende, nicht hierarchische Beziehung zu den Familien aufzubauen. Diese veränderte Haltung führt dazu, dass wir die Expertise der Familie als wesentlich betrachten und ihr mit Respekt und Wertschätzung begegnen. Die Expertise der Pflegefachperson und der Familie verbinden sich im Kontext des pflegerischen Gesprächs zu einer neuen und starken Synergie, die es unter anderen Bedingungen nie gab und auch nicht geben könnte.

Eine weitere subtile Entwicklung, die sich im Zeitraum des Erscheinens der fünf Auflagen vollzogen hat, ist die Hinwendung zu einer postmodernen Weltanschauung. Wir vertreten die Ansicht, dass es verschiedene Realitätsauffassungen in und von «der Welt» gibt, dass jedes Familienmitglied und jede Pflegeperson eine Welt sieht, die sie durch sprachliche Interaktionen mit sich selbst und mit anderen zum Ausdruck bringt. Wir ermutigen uns, unsere Studenten und die Familien, mit denen wir arbeiten, zu Offenheit gegenüber den verschiedenen «Welten», Unterschieden und Besonderheiten, die wir bei Familienmitgliedern und Anbietern von Gesundheitsdienstleistungen wahrnehmen.

Auch die dramatischen Umstrukturierungen im Gesundheitswesen, die in den letzten zehn Jahren in Kanada und den USA vorgenommen wurden, sind nicht ohne Einfluss auf uns geblieben. Angesichts massiver Umstrukturierungen in den Kliniken und Polikliniken, knapper Finanzmittel und «managed care» meinen viele Pflegende, sie könnten es sich im Rahmen der Gesundheitsversorgung nicht leisten, auf die Bedürfnisse von Familien einzugehen oder sie zu berücksichtigen. Die Pflegenden, besonders solche, die in der Akutversorgung der Krankenhäuser arbeiten, sind frustriert darüber, dass sie kaum noch Zeit haben, die Bedürfnisse von Familien zu berücksichtigen, weil sie immer mehr Patienten zu versorgen haben, weil diese immer häufiger an schweren Krankheiten leiden und weil die Verweildauer im Krankenhaus drastisch gekürzt wurde. Um auf diese veränderte Situation zu reagieren, haben wir uns Gedanken darüber gemacht, wie man ein 15-minütiges (oder kürzeres) Familiengespräch durchführen kann und unsere Ideen in die dritte Auflage integriert.

Wir haben uns sehr gefreut, dass diese Ideen, egal ob sie in unserem Buch oder im Rahmen von Workshops und Konferenzen präsentiert wurden, Begeisterung ausgelöst haben. Noch wichtiger ist, dass die Implementierung dieser Ideen, wie uns berichtet wurde, höchst vielversprechend ist. Wie wir von Pflegenden erfahren haben, hatten die von ihnen betreuten Familienmitglieder weniger Probleme, und die Gesundheitsförderung in Familien konnte verbessert werden; dies hat uns Mut gemacht. Ebenso erfreulich war, dass Pflegende aus der Praxis über mehr Zufriedenheit bei ihrer Arbeit mit Familien berichteten, auch wenn es nur 15 Minuten oder weniger waren.

Wir betrachten es als großes Privileg, mit Familien zusammenzuarbeiten und uns mit ihnen zu beraten, ganz gleich, ob es darum geht, die Gesundheit zu fördern und/oder krankheitsbedinge emotionale Proble zu lindern. Wir sind auch dankbar für die Möglichkeit, ausgebildeten Pflegefachpersonen sowie Pflegestudierenden zu vermitteln, wie sie Familien betreuen, sie in ihre Arbeit einbeziehen und von ihnen lernen können. Aufgrund unserer mehr als 35-jährigen Arbeit in der klinischen Praxis und in der Ausbildung von Gesundheitsfachleuten und auch aufgrund persönlicher Erfahrungen mit Krankheit innerhalb der eigenen Familie wissen wir, wie außerordentlich wichtig es ist, dass Pflegende sich mit Assessment, Intervention und den dazugehörigen Fähigkeiten sehr gut auskennen, wenn sie Familien wirklich helfen wollen. Wir wissen auch, dass Familien einen sehr großen Einfluss auf unser eigenes Leben und auf unsere Beziehungen haben.

Ein Überblick über 25 Jahre: Fortschritte und Neuerungen in der familienzentrierten Pflege

In den 25 Jahren, die seit dem Erscheinen der ersten Auflage von *Familienzentrierter Pflege* vergangen sind, gab es Neuerungen im Bereich der familienzentrierten Pflege, die durchaus zu begrüßen sind. Es sind Fortschritte zu verzeichnen, aber es gibt auch Bereiche, in denen wir noch große Anstrengungen unternehmen müssen. Wir halten das Erscheinen des *Journal of Family Nursing* im Jahre 1995 für eine der folgenreichsten Neuerungen in der familienzentrierten Pflege. Die Zeitschrift stand von Anfang an unter der qualifizierten und kompetenten Leitung von Dr. Janice M. Bell. Mit ihrem Erscheinen gab es zum ersten Mal eine Möglichkeit, Family Nurses und die Verbreitung von fachspezifischen Kenntnissen zusammenzubringen. Eine weitere Neuerung war die erste International Family Nursing Conference (IFNC) im Jahre 1988 in Calgary, Kanada. Ohne formelle Organisation oder Gestaltung wurden acht Internationale Konferenzen über familienzentrierte Pflege in Nordamerika, Südamerika (Chile) und (2007 zum ersten Mal) in Asien (Bangkok, Thailand) abgehalten. Die Konferenzen in Chile und Thailand haben dazu geführt, dass die globale Verbreitung der familienzentrierten Pflege über die Grenzen Nordamerikas hinaus weitere Anerkennung fand. 2009 wird die neunte IFNC zum ersten Mal in Europa, im isländischen Reykjavik und 2011 in Kyoto, Japan stattfinden.

Jede internationale Konferenz über familienzentrierte Pflege ist ein weiterer Beweis für die sichtbaren und kontinuierlichen Fortschritte in der Entwicklung und Verbreitung der familienzentrierten Pflege. Sie manifestieren sich in Präsentationen, Workshops und Kommentaren über den beachtlichen Wissenszuwachs in puncto Theorie, Forschung, Assessment und Interventionen in der familienzentrierten Pflege. Die Community der Family Nurses hat sich inzwischen zu einem Phänomen mit globaler Bedeutung entwickelt und zwischen den Mitgliedern sind enge kollegiale und freundschaftliche Beziehungen entstanden. Es wird diskutiert, ob die internationalen Konferenzen planmäßig organisiert werden sollen und welche Vor- oder Nachteile damit verbunden sind (Curry, 2007).

Die Familienstruktur hat sich in den letzten 25 Jahren stark verändert. Denn wie demografische Daten zeigen, nimmt die Zahl der älteren Menschen stetig zu; die geburtenstarken Jahrgänge nähern sich langsam dem Rentenalter, doch die Folgegeneration, die für ihre Rente sorgen soll, ist zahlenmäßig schwächer. Heirat und Schwangerschaft werden in eine spätere Lebensphase verlegt. Die nordamerikanische Bevölkerung ist sehr unterschiedlich zusammengesetzt, was unserem Gesundheitssystem immer mehr Verständnis einer Fülle von kulturellen, religiösen und sexuellen Gegebenheiten abverlangt. Die zunehmende Globalisierung eröffnet die Chance, dass bessere Behandlungsmöglichkeiten weltweit bekannt werden. Aber sie leistet auch einer globalen Verbreitung von Krankheiten Vorschub. Dies erschwert es den Anbietern von Gesundheitsleistungen, den Ursprung von Krankheiten zu lokalisieren, zu kontrollieren und zu isolieren.

Neben all diesen demografischen und technologischen Umbrüchen und den Veränderungen in der Praxis der Gesundheitsversorgung und der Zusammensetzung der Bevölkerung hat sich auch unsere Weltsicht tiefgreifend gewandelt, von Denkansätzen der Moderne zu Denkansätzen der Postmoderne, von säkularen zu spirituellen Sichtweisen. Weder die familienzentrierte Pflege noch wir sind immun gegen diese Veränderungen.

Viele weitere Neuerungen haben die Familien und die Entwicklung der familienzentrierten Pflege beeinflusst. Massive Umstrukturierungen und Abbau im Gesundheitswesen in Nordamerika, die Ausweitung von «managed care» in den USA und Bestrebungen zur Reduzierung der Verweildauer im Krankenhaus haben in den USA und Kanada sowie in anderen Ländern dazu beigetragen, dass pflegende Angehörige verstärkt in die Versorgung einbezogen werden. Diese Bestrebungen haben den Familien direkt und indirekt mehr Verantwortung für die Versorgung erkrankter Familienmitglieder aufgebürdet. Möglicherweise als Folge dieser dramatischen Veränderungen werden vermehrte Aktivitäten der Konsumenten- und Patientenorganisationen registriert. Auch findet mehr Zusammenarbeit mit den Familien statt, um deren Bedürfnisse bezüglich Gesundheitsversorgung abzuklären. Schließlich ist eine verstärkte Nutzung der Technologie, insbesondere von Personalcomputern, Laptops, SMS sowie Mobiltelefonen zu verzeichnen. Der Zugang zu Internet und E-Mail macht es Familienmitgliedern möglich, sich aktiv Wissen über ihre gesundheitlichen Probleme anzueignen. Sie können sich aktuelle Informationen über Probleme, über Behandlungsmöglichkeiten sowie über traditionelle und alternative Heilmethoden leicht beschaffen.

Die fünfte Auflage: Das Neue und Besondere darin

Die überarbeitete fünfte Auflage von *Nurses and Families* [die zweite deutsche Ausgabe; Anm. d. Lek.] ist ein praxisorientiertes Lehrbuch für Studierende auf verschiedenen Stufen aus der Praxis. Nach unserer Kenntnis ist es das einzige Lehrbuch, das anwendungsspezifische Leitlinien für Familien-Assessment und Familien-Intervention enthält. Dieses praktische Handbuch für die klinische Arbeit bietet Pflegestudenten, Pflegefachpersonen und Lehrenden die Chance, Familien besser zu helfen. Studierende und Pflegefachpersonen, die in den Bereichen Gemeindekrankenpflege, Public Health, Schwangerschafts- und Neugeborenen-Betreuung, Kinderkrankenpflege, Psychiatrie, Geriatrie, Palliativpflege und in der familiensystemischen Pflege arbeiten, werden von dem Buch profitieren. Auch Lehrenden, die einen familienzentrierten Ansatz unterrichten, und/oder solchen, die vorhaben, mit dem Konzept «Familie als Klient» zu arbeiten, wird es gute Dienste leisten. Lehrende, die Weiterbildungsprogramme für Pflegende, speziell mit dem Schwerpunkt *family nurse practitioner*, anbieten, können mit dem Buch das klinische Wissen und die Kompetenz der Pflegenden in der familienzentrierten Pflege auf den neuesten Stand bringen und beträchtlich erweitern.

Das Buch enthält spezielle Leitlinien, die Pflegende zur Vorbereitung, Durchführung und Dokumentation von Familiengesprächen, vom ersten Gespräch bis zur Beendigung der Behandlung, nutzen können. Es präsentiert zahlreiche Fallbeispiele aus der klinischen Praxis. Die kulturelle ethnische Vielfalt, die unterschiedlichen sexuellen Orientierungen und die entsprechenden Familienzyklen mit ihren Stadien und Übergängen werden thematisiert. Auch die vielen unterschiedlichen Arten und Strukturen von Familien in der heutigen Gesellschaft werden beleuchtet, und es werden Probleme im Zusammenhang mit diversen Praxis-Settings – Krankenhaus, Poliklinik, medizinische Grundversorgung, Gemeindekrankenpflege, Langzeitpflege und Pflegeheim – erörtert.

Grundlage unserer Empfehlungen für die klinische Praxis bilden fundierte Theorien, Forschungserkenntnisse und 30 Jahre Erfahrung mit klinischer Arbeit, auf die wir beide zurückblicken können. Dank unserer umfassenden klinischen Erfahrungen, die wir während unserer praktischen Arbeit und bei der Wissensvermittlung und Supervision von Pflegestudierenden und Studierenden aus anderen Disziplinen gesammelt haben, konnten wir die theoretischen und klinischen Empfehlungen so aufbereiten, dass sie wirklich von Nutzen sind. Die Durchführung eines 15-minütigen (oder kürzeren) Familiengesprächs ist nach wie vor eines der populärsten, gefragtesten und einträglichsten Kapitel des Buches, wie uns zahlreiche Pflegende aus der Praxis und Pflegestudierende berichtet haben. Es vermittelt Pflegenden, die in Bereichen arbeiten, wo großer Zeitdruck herrscht, wie sie Familien effektiv unterstützen können.

Mit unserem Buch wollen wir den Pflegenden

1. eine fundierte theoretische Wissensgrundlage mit Blick auf das Familien-Assessment und die Familien-Interventionen vermitteln
2. verständliche, prägnante, umfassende und evidenzbasierte Modelle für das Familien-Assessment und die Familien-Interventionen für die aktuell beste Praxis vorstellen
3. Leitlinien anbieten für pflegerische Familiengespräche und die dafür benötigten Fähigkeiten und Fertigkeiten
4. anhand von Beispielen aus der klinischen Praxis Ideen und Vorschläge für die Vorbereitung, Durchführung und Beendigung von Familiengesprächen präsentieren
5. einen Eindruck davon vermitteln, wie bedeutsam die Zusammenarbeit von Pflegenden und Familien ist, wenn es darum geht, krankheitsbedingtes Leiden zu verringern oder zu lindern.

Was ist neu und/oder einzigartig in der [kanadischen fünften] [resp. der zweiten deutschen] Auflage?

- Es gibt ein neues Kapitel mit dem Titel «Die Anwendung von Fragen in Familiengesprächen». Wir sind zuversichtlich, dass dieses Kapitel den Pflegenden hilft, Fragen gezielt einzusetzen und so die Zeit, die sie mit den Familien verbringen, besser fokussieren und nutzen zu können.
- Das weithin bekannte und in vielen Ländern angewandte Calgary Familien-Assessment-Modell (CFAM) wurde auf der Grundlage aktueller familienspezifischer Forschungserkenntnisse, Theorien und U.S.-amerikanischer Statistiken sorgfältig aktualisiert und erweitert. Dies wird die evidenzbasierte Praxis verbessern. Probleme, die durch Fragen der Vielfältigkeit bedingt sind, wie z.B. Kultur, Ethnie, sexuelle Orientierung, Gender und soziale Schicht, werden stärker berücksichtigt.
- Die Genogramme sind komplexer. Anleitungen zur Erstellung von Genogrammen für «Patchwork-Familien», lesbische und schwule Familien mit Kindern und andere Familienstrukturen sollen den Pflegenden helfen, ihre Fähigkeiten und Fertigkeiten der Gesprächsführung zu verbessern.
- Das Calgary Familien-Interventions-Modell (CFIM) wurde auf der Grundlage neuester Forschungserkenntnisse aktualisiert. Es enthält klare und speziell auf die familienzentrierte Pflege abgestimmte Interventionen zur Verbesserung und/oder Aufrechterhaltung der Familienfunktion und zur Bewältigung von Krankheiten.

- In Bezug auf immer komplexere Familiensituationen sollen die Kompetenzen der Pflegenden um Fähigkeiten und Fertigkeiten verbessert werden, um Interventionen auch bei vielschichtigen klinischen Problemen durchführen zu können (wie z. B. genetische Tests, Adipositas, generationsübergreifende Adoptionen und die Auswirkungen des Terrorismus).
- Die Auswirkungen von Informationen aus dem Internet und die zunehmende Nutzung des Internets (soziale Netzwerke, Pornografie, Cybertherapie und Cybermobbing etc.) wurden in geeignete Textpassagen integriert.
- Der Text enthält an vielen Stellen spezifische Hinweise zur Verbesserung der partnerschaftlichen Zusammenarbeit zwischen Pflegefachperson und Familie sowie Musterbeispiele für Fragen, die die Pflegefachperson sich selbst oder der Familie stellen kann.
- Neue, realitätsnahe Kästen, die auch in der klinischen Praxis verwendete Fragen berücksichtigen, sind für vielbeschäftigte Pflegefachpersonen eine schnelle und einfache Informationsmöglichkeit.

Überblick über die einzelnen Kapitel

In den ersten fünf Kapiteln wird die konzeptuelle Grundlage für eine partnerschaftliche Zusammenarbeit mit Familien erörtert. Dieses fundierte Konzept ist die Voraussetzung dafür, dass Pflegende mit Familien Gespräche führen, ihre Stärken und Probleme ermitteln und intervenieren können, um ihre Probleme zu lindern. Der praxisorientierte Teil des Buches umfasst die Kapitel 6 bis 11 und präsentiert zahlreiche Beispiele aus der klinischen Praxis, die aus verschiedenen Settings stammen.

Kapitel 1 erörtert die theoretischen Grundlagen von Familien-Assessment und Familien-Intervention. Es beschreibt die notwendige konzeptuelle Veränderung, um das Familiensystem (und nicht nur das Individuum) ins Zentrum des pflegerischen Handelns zu stellen. Ferner werden die Indikationen und Kontraindikationen für Familien-Assessment und Familien-Intervention skizziert.

Kapitel 2 stellt die wesentlichen Konzepte der Systemtheorie, Kybernetik, Kommunikationswissenschaft, biologisch begründeten Erkenntnistheorie und Veränderungstheorie vor, die die Grundlagen der in diesem Buch präsentierten Modelle CFAM und CFIM bilden. Außerdem streift es die wichtigen Denkmuster, die unsere Modelle beeinflussen, wie etwa die Postmoderne und genderspezifische Sensibilität. Beispiele aus der klinischen Praxis veranschaulichen die Anwendung der Konzepte.

Kapitel 3 stellt das aktualisierte und überarbeitete CFAM vor, ein umfassendes Konzept für das Familien-Assessment, das in die drei Kategorien Struktur, Entwicklung, Funktion unterteilt ist. Dieses weithin verwendete Modell wurde gründlich aktualisiert und erweitert, um es an die heutige Bandbreite der Familienformen in der nordamerikanischen Gesellschaft anzupassen. Darüber hinaus werden Fragen der Vielfältigkeit, wie z. B. Ethnie, Kultur, sexuelle Orientierung, Gender und soziale Schicht stärker berücksichtigt. Es werden Musterbeispiele für spezielle Fragen gegeben, die die Pflegefachperson an die Familie richten kann. Die zwei Instrumente der Kategorie Struktur, das Genogramm und das Ökogramm, werden skizziert und durch Anleitungen und nützliche Hinweise für die Anwendung bei Familiengesprächen ergänzt. Auszüge aus realen Familiengesprächen zeigen, wie mit dem Modell in der klinischen Praxis gearbeitet wird.

Kapitel 4 erläutert das aktualisierte und überarbeitete CFIM. Dank der Überarbeitung können die Pflegenden über das Assessment hinausgehen und schneller Familien-Interventionen ausfindig machen, die geeignet sind, Veränderungen der Familienfunktion im kognitiven, affektiven oder verhaltensbezogenen Bereich zu initiieren oder aufrechtzuerhalten. Reale Beispiele aus der klinischen Praxis geben einen Einblick in die Arbeit mit Familien; darüber hinaus werden verschiedene Interventionen in Betracht gezogen. Die Pflegenden haben sich traditionell hauptsächlich auf das Familien-Assessment beschränkt, weil die Pflege bislang keine Familien-Interventions-Modelle hatte, auf die sie sich beziehen konnten.

Kapitel 5 befasst sich mit den gesprächspezifischen Fähigkeiten und Fertigkeiten und beschreibt die Aufgabenbereiche der familienzentrierten Pflege. Es werden perzeptive, konzeptuelle und exekutive Fähigkeiten und Fertigkeiten vorgestellt, die für das Familien-Assessment und die Familien-Interventionen wichtig sind. Diese Fähigkeiten und Fertigkeiten werden in Form von Lernzielen präsentiert. Beispiele aus der klinischen Praxis geben der Pflegefachperson einen Einblick in die praktische Anwendung dieser Fähigkeiten und Fertigkeiten. Besonders Lehrenden wird dieses Kapitel helfen, die Fähigkeiten und Fertigkeiten bei ihren Studierenden gezielter zu bewerten. Ethische Belange im Zusammenhang mit Familiengesprächen werden ebenfalls thematisiert.

Kapitel 6 enthält Leitlinien für die Vorbereitung auf ein Familiengespräch. Es wird beschrieben, wie Hypothesen entwickelt werden, wie ein geeigneter Ort für das Gespräch ausgewählt und der erste Telefonkontakt mit der Familie hergestellt wird.

Kapitel 7 skizziert die verschiedenen Stadien des Erstgesprächs und die Stadien des ganzen Familienkontaktes: Beziehungsaufbau, Assessment, Intervention und Abschluss. Reale Beispiele aus der klinischen Praxis, die aus unterschiedlichen Settings stammen, zeigen, wie ein Gespräch in der Realität durchgeführt wird.

Kapitel 8 zeigt genau, wie ein 15-minütiges (oder kürzeres) Familiengespräch so durchgeführt werden kann, dass die Möglichkeit der Heilung oder Gesundheitsförderung gegeben ist. Die Empfehlungen entsprechen der Realität, der viele Pflegende in Zeiten von «managed care» und Umstrukturierungen im Gesundheitswesen begegnen. Das Kapitel will Pflegende auch davon überzeugen, dass jede noch so geringe Zeit, die sie Familien widmen, besser ist als gar nichts.

Kapitel 9 ist neu in der fünften Auflage (resp. 2. deutschsprachige Auflage); es macht deutlich, dass Fragen eine der wichtigsten Interventionen in der familienzentrierten Pflege sind. Darüber hinaus werden in verschiedenen klinischen Settings anwendbare Fragen für die Bereiche Beziehungsaufbau, Assessment, Entwicklung von Problemlösungsstrategien, Intervention und Feedback in der beziehungsorientierten Arbeit präsentiert.

Kapitel 10 zeigt, wie die drei häufigsten Fehler in der familienzentrierten Pflege vermieden werden können. Jeder Fehler wird genau beschrieben und diskutiert. Im Anschluss an ein Beispiel aus der klinischen Praxis wird gezeigt, wie der Fehler hätte vermieden werden können. Dieses Kapitel hat Pflegenden geholfen, ihre Arbeit mit Familien zu verbessern und mehr Zufriedenheit aus dieser Zusammenarbeit zu ziehen.

Kapitel 11 zeigt, wie die Füllle der aus dem Familien-Assessment und der Familien-Intervention gewonnenen Daten überschaubar dokumentiert werden kann. Es gibt Empfehlungen für die Auflistung von Stärken und Problemen, für die Zusammenfassung des Assessments, für die Dokumentation des Gesprächs und für die Zusammenfassung des Abschlussberichts. Die Studenten können ihre Texte mit dem in dem Kapitel enthaltenen Musterbeispielen vergleichen.

Kapitel 12 zeigt, wie die Arbeit mit Familien nach nur einer kurzen Sitzung oder nach mehreren Sitzungen therapeutisch beendet wird.

Thematisiert werden außerdem die von der Pflegefachperson initiierte Beendigung, die von der Familie initiierte Beendigung und die kontextbedingte Beendigung.

Der wesentliche Unterschied zwischen diesem Buch und anderen Büchern über familienzentrierte Pflege besteht darin, dass es hier darum geht, wie man Familien begegnen, mit ihnen Gespräche führen und mit ihnen zusammenarbeiten kann mit dem Ziel, Leiden zu lindern und/oder die Gesundheit zu fördern. Wir möchten jedoch darauf hinweisen, dass unser Buch keine fertigen Rezepte zur Durchführung von Familiengesprächen enthält. Entsprechende Fähigkeiten und Fertigkeiten entwickelt man nur in der klinischen Praxis und durch Feedback in der Supervision.

Das Buch ist als Sprungbrett für Pflegestudierende, Lehrende in der Pflege und Pflegepersonen aus der Praxis gedacht. Wir hoffen, dass sich durch die fundierte theoretische Grundlage und die praxisorientierten Empfehlungen für das Familien-Assessment und die Familien-Interventionen mehr Pflegende ermutigt und angesprochen fühlen, sich für die familienzentrierte Pflege zu engagieren. Indem sie dies tun, beanspruchen sie Aspekte der Pflege für sich, die, bewusst oder unbewusst, anderen Gesundheitsfachleuten überlassen wurden. Dabei werden sie eine wichtige und begehrte Dimension der pflegerischen Praxis zurückerobern und ihren Beitrag zur Gesundheitsförderung und Heilung der Familien leisten, mit denen sie zusammenarbeiten.

Literatur

Bell, J. M. (1996). Signal events in family nursing. *Journal of Family Nursing, 2*(4), 347–349.

Wright, L. M. & Leahey, M. (1984, 1994, 2000). Nurses and families: A guide to family assessment and intervention. Philadelphia: F. A. Davis.

Wright, L. M. & Leahey, M. (Producers). (2003). How to intervene with families with health concerns. [Videotape/ DVD]. Calgary, Canada:

Wright, L. M. & Leahey, M. (Producers). (2002). Family nursing interviewing skills: How to engage, assess, intervene, and terminate. [Videotape/DVD]. Calgary, Canada:

Wright, L. M. & Leahey, M. (Producers. (2001). Calgary Family Assessment Model: How to apply in clinical practice. [Videotape/DVD]. Calgary, Canada:

Wright, L. M. & Leahey, M. (Producers). (2000). How to do a 15-minute (or less) family interview. [Videotape/ DVD]. Calgary, Canada:

1 Familien-Assessment und Familien-Interventionen: Ein Überblick

Pflegende[1] haben den Auftrag sowie die ethische und moralische Verpflichtung, Familien in ihre Gesundheitsversorgung einzubeziehen. Erkenntnisse aus den Bereichen Theorie, Praxis und Forschung über den Einfluss der Familie auf Gesundheit, Wohlbefinden und Krankheit ihrer Mitglieder verpflichten Pflegende, familienzentrierte Pflege als integralen Bestandteil der pflegerischen Praxis wahrzunehmen. Allerdings lässt sich familienzentrierte Pflege nur dann auf verantwortungs- und respektvolle Art und Weise praktizieren, wenn sie auf einem fundierten Familien-Assessment, auf fundierten Familien-Interventionen und einer beziehungsorientierten Zusammenarbeit basiert.

Die Pflegeliteratur über die Einbeziehung von Familien in die pflegerische Arbeit ist speziell in den letzten 35 Jahren stark angewachsen. Einigen früheren und neueren Texten über familienzentrierte Pflege[2] ist es zu verdanken, dass sich durch Begriffsbildungen, Beschreibungen und Informationsaustausch über den Einbezug von Familien in die Gesundheitsversorgung eine neue Sprache entwickelt hat. Begriffe wie «family interviewing» (Wright/Leahey, 2005), «family health promotion nursing» (Bomar, 2004); «family health care nursing» (Hanson, Kaakinen/Gedaly-Duff, 2005; Hanson, 2001; Hanson/Boyd, 1996); «family nursing» (Bell, Watson/Wright, 1990; Friedman/Bowden/Jones, 2003; Gilliss, 1991; Gillies et al., 1989; Wegner/Alexander, 1993; Wright/Leahey, 1990; Broome et al., 1998; «family nursing practice», «family systems nursing» (Wright/Leahey, 1990; Wright/Watson/Bell, 1990); «nursing of families» (Feetham et al., 1993); und «family nursing als relations inquiry» (Doane/Varcoe, 2005) haben allesamt dazu beigetragen, einen wichtigen Aspekt der pflegerischen Praxis, der bis dahin übersehen, vernachlässigt oder bagatellisiert wurde, ins Bewusstsein zu heben und zu etablieren.

Die vielleicht wichtigste, aber nicht unbedingt bekannteste Publikation über familienzentrierte Pflege ist die Monografie *The Family Nurse: Frameworks for Practice* von Madrean Schober und Fadwa Affara (2001), die vom International Council of Nurses herausgegeben wurde. Es ist eine großartige Anerkennung für eine neu etablierte Rolle und ein neu etabliertes Spezialgebiet, wenn der einflussreiche International Council of Nurses «family nurse» und «family nursing» als eine der wichtigsten neuen Entwicklungen in der Pflege bezeichnet.

Wenn Pflegende Theorien über Gesundheitsversorgung aufstellen, den Bereich erforschen und Familien in stärkerem Maße daran beteiligen, verändern sie ihre normale klinische Praxisarbeit; dies hat zur Folge, dass sie lernen müssen, auf der Basis einer partnerschaftlichen

1 Gemeint sind ausgebildete Pflegefachpersonen. [Anm. d. Hrsg.]

2 Der amerikanische Begriff *family nursing* wird im vorliegenden Buch mit «familienzentrierte Pflege» übersetzt, da der deutsche Begriff «Familienpflege» bereits anderweitig besetzt ist. In Deutschland wird unter Familienpflege die «primäre Aufgabe der Haushaltsführung mit sozialpflegerischen Akzenten» verstanden. (Kühnert 1996 in Gehring et al. 2001) [Anm. d. Hrsg.]

Beziehung zwischen Pflegenden[3] und Familie Familien-Assessments und Familien-Interventionen durchzuführen. Pflegende, die überzeugt sind, dass Kranksein eine Familienangelegenheit ist, können sich das Wissen und die klinischen Fähigkeiten zur Durchführung von Familiengesprächen leicht zu eigen machen (Wright et al., 1996), denn ihre Überzeugung befähigt sie zu interaktionalem oder reziprokem Denken. Beim Familien-Assessment und bei den Familien-Interventionen muss die Wechselwirkung zwischen Gesundheit und Krankheit und Familie stets im Mittelpunkt stehen.

Es ist für Pflegende äußerst hilfreich und erhellend zu sehen, wie sich eine Krankheit auf die Familie auswirkt und wie die Interaktionen innerhalb der Familie die Ursache, den Verlauf und die Behandlung der Krankheit beeinflussen. Des Weiteren ist die reziproke Beziehung zwischen Pflegenden und Familie eine ganz wesentliche Komponente, die das Leiden mildern und die Heilung fördern kann.

1.1 Die Entwicklung der familienzentrierten Pflege

In der Pflege war es schon immer üblich, die Familie einzubeziehen, wenngleich dies nicht immer explizit benannt wurde. Da die Pflege in der häuslichen Umgebung der Patienten ihren Anfang nahm, waren die Einbeziehung der Familie und die familienzentrierte Pflege etwas völlig Natürliches. Als die Pflege während der Weltwirtschaftskrise um 1930 und des Zweiten Weltkriegs von der häuslichen Umgebung in die Krankenhäuser verlagert wurde, schloss man die Familien nicht nur von der Pflege kranker Familienmitglieder aus, sondern auch von wichtigen familiären Ereignissen wie Geburt und Tod. Nach diesen historisch bedingten Veränderungen hat sich jetzt, da die Pflege es als ihre Pflicht und Hauptaufgabe ansieht, die Familien einzuladen, sich wieder an der Gesundheitsversorgung zu beteiligen, der Kreis geschlossen. Allerdings hat sie jetzt mehr Wissen, mehr Kompetenz, mehr Respekt und mehr Willen zu partnerschaftlicher Zusammenarbeit als zu irgendeiner anderen Zeit in ihrer Geschichte.

Die Geschichte, Entwicklung und Theoriebildung in der familienzentrierten Pflege in Nordamerika sind in der Literatur umfassend diskutiert worden (Anderson, 2000; Feetham et al., 1993; Ford-Gilboe, 2002; Friedman/Bowden/Jones, 2003; Gilliss, 1991; Gillies et al., 1989; Hartrick, 2000; Hanson/Kaakinen/Gedaly-Duff, 2005; Hartrick/Doane, 2003). Diese Autoren haben die pflegerische Arbeit mit Familien in einen Kontext gestellt und damit einen wesentlichen Beitrag zur Weiterentwicklung der Wissensgrundlage der familienzentrierten Pflege geleistet. Die richtungsweisende Arbeit von Broome et al. (1998) fasst die Forschungsliteratur über die pflegerische Arbeit mit Kindern und ihren Familien zusammen, speziell die Bereiche Gesundheitsförderung, akute Krankheiten, chronische Krankheiten und Gesundheitssystem, und überprüft systematisch die in anderen Forschungsberichten verwendeten Assessment- und Interventionsmodelle.

Ermutigend ist auch, dass die Entwicklung, Weiterentwicklung und Praxis der familienzentrierten Pflege ebenfalls in Ländern außerhalb von Nordamerika dokumentiert wird: Schottland, Hong Kong (Simpson et al., 2006) und Nigeria (Irinoye, Ogunfowokan, Olaogun, 2006).

Der weltweit wohl mutigste und ambitionierteste Versuch, die Familienpflege durch die Implementierung und Verbesserung der Ausbildung und Praxis von Pflegenden zu verbessern ist die World Health Organization Family Health Nurse Multinational Study (World Health Organization, 2006). An dieser multinationalen Studie nahmen 18 europäische Länder teil, deren Ziel es war, das Konzept der Family Health Nurse (FHN, Familiengesundheitspflegende) [In den dt. Publikationen zu dieser WHO Studie

3 Es sind immer beide Geschlechter, Männer und Frauen, gemeint. [Anm. d. Hrsg.]

wird dieser Begriff verwendet. Nicht zu verwechseln mit «Family Nurse», welches der übergeordnete allgemeinere Begriff ist. Anm. d. dt. Hrsg.] in den unterschiedlichen Gesundheits- und Ausbildungssystemen zu implementieren und zu evaluieren. Die Einbeziehung von Ländern wie Slowenien, Kirgisistan, Tadschikistan, die Republik Moldawien und Litauen in diese Studie ist ein Beweis für die zunehmende globale Verbreitung der familienzentrierten Pflege. Eine Familiengesundheitspflegende ist eine erfahrene allgemeine Familiengesundheits- und Gemeindepflegeperson, zu deren Aufgaben neben Krankheitsprävention und Krankheitsmanagement auch diverse Pflichten im Zusammenhang mit den Bedürfnissen von Familien und Gemeinschaften gehören.

Sechs Jahre nach Beginn der Studie fand 2006 in Berlin die Evaluation und ein abschließendes Meeting statt mit folgendem Fazit: «Das Projekt war eine Art Aktionsforschung und ein Aktionslernprozess. Die Teilnehmer waren begeistert und engagiert, was die Forschungsergebnisse betraf. Die Implementierung einer neuen Pflegedienstleistung ist ein Veränderungsprozess und während der Durchführung der multinationalen Studie war die Entwicklung in den einzelnen Ländern sehr unterschiedlich. Einige hatten ein voll funktionsfähiges FHN-Programm entwickelt und befanden sich bereits in der zweiten Phase. Andere hatten das FHN-Programm noch gar nicht implementiert und wieder andere waren gerade mit der Implementierung beschäftigt» (S. 10). Slowenien gehörte zu den Ländern, die einen eindrucksvollen Bericht und eine beachtliche Zukunftsvision präsentierten. 2003 wurde die FHN-Rolle weiterentwickelt und 2004 implementierte das College für Pflegende ein neues Curriculum für Pflegende, die sich auf familienzentrierte Pflege spezialisieren wollten. Die Ausbildung dauert ein Jahr (40 Wochen) und schreibt klinische Praxis (53 %), Seminare (39 %) und Vorlesungen (8 %) vor. 2005 erhielten acht Studierende ihr Diplom in familienzentrierter Pflege. 2006 standen sechs weitere Studierende vor dem Abschluss ihres Studiums. Bis 2010 sollen 200 FHNs ausgebildet werden.

Die Entwicklung der familienzentrierten Pflege in Nordamerika zeigt sich besonders deutlich in den einschlägigen Lehrbüchern. Es ist erfreulich und ermutigend festzustellen, dass fünf wichtige Lehrbücher über familienzentrierte Pflege, auf die in diesem Buch ständig Bezug genommen wird, nun in der zweiten bis fünften Auflage vorliegen. Wir wissen auch, dass die Geschichte und Entwicklung der familienzentrierten Pflege in Brasilien, Finnland, Deutschland, Island, Portugal, Schweden, Thailand und Japan in Zeitschriftenartikeln und Büchern in der jeweiligen Landessprache thematisiert werden. Verfügen Pflegende über ein übersichtliches Konzept für das Familien-Assessment sowie für notwendige Interventionen zur pflegerischen Unterstützung von Familien, können sie in der Regel besser von ihrer traditionellen individualistischen Denkweise auf eine «interaktionale Denkweise» umschalten oder besser die Familie in den Mittelpunkt ihrer Überlegungen stellen.

1.2 Familien-Assessment

Zahlreiche Disziplinen haben schon versucht, das Konzept «Familie» zu definieren und zu konzeptualisieren. Jede Disziplin hat ihren eigenen Standpunkt oder ihr Konzept, von dem aus sie die Familie betrachtet, und alle tragen Fragen der Diversität zunehmend Rechnung. Die Wirtschaftswissenschaftler beispielsweise wollen wissen, wie die Familie zusammenarbeitet, um sich materielle Bedürfnisse zu erfüllen. Die Soziologen dagegen interessieren sich für die Familie als spezifische Gruppe in der Gesellschaft. Mischke-Berkey, Warner und Hansen (1989); Hanson und Boyd (1996) sowie Tarko und Reed (2002), haben Modelle und Instrumente für das Familien-Assessment ausfindig gemacht und beschrieben, die von Pflegenden und Nichtpflegenden entwickelt wurden. Es ist zwar gut, wenn die Pflegenden die verschiedenen Modelle der einzelnen Disziplinen kennen und wissen, welche Variablen für die einzelnen Modelle wichtig sind, doch nach unserer Auffassung gibt es kein Assessment-Modell, das *alle* Familienphänomene erklären kann.

Pflegende können immer von einem übersichtlichen Konzept oder einer grafischen Darstellung der Familie profitieren, ganz gleich in welchem Setting der klinischen Praxis sie arbeiten. Mit einem solchen Konzept können die Daten so gebündelt werden, dass es möglich ist, die Stärken und Probleme einer Familie zu erkennen und eine entsprechende Pflegeplanung zu erarbeiten. Ohne ein Konzept wird es schwer für die Pflegefachperson, verschiedenartige Daten zu klassifizieren oder die Beziehungen zwischen den unterschiedlichen Variablen, die Auswirkungen auf die Familie haben, zu untersuchen. Das Konzept für das Familien-Assessment macht es möglich, die Fülle scheinbar verschiedenartiger Informationen zu ordnen, und es zeigt auch den Schwerpunkt der Interventionen an.

1.3 Das Calgary Familien-Assessment-Modell: Ein multidimensionales Konzept

Das Calgary Familien-Assessment-Modell (CFAM) war eines der vier Modelle, die in der vom International Council of Nurses herausgegebenen Monografie *The Family Nurse: Frameworks for Practice* (Schober/Affara, 2001) vorgestellt wurden. Das CFAM ist ein multidimensionales Konzept, das in die drei Hauptkategorien Struktur, Entwicklung und Funktion (s. Kap. 3) unterteilt ist. Theoretische Grundlagen des Modells sind die Systemtheorie, die Kybernetik, die Kommunikationswissenschaft und die Veränderungstheorie. Das Modell ist eine Weiterentwicklung des Familien-Assessment-Modells von Tomm und Sanders (1983), das seit der ersten Auflage unseres Lehrbuchs im Jahre 1984 grundlegend verbessert wurde. Es ist gleichzeitig eingebettet in die umfassenderen Sichtweisen der Postmoderne, des Feminismus und der biologisch begründeten Erkenntnistheorie und bezieht auch Fragen der kulturellen Diversität mit ein. Eine ausführliche Beschreibung des CFAM erfolgt in Kapitel 3.

1.4 Indikationen und Kontraindikationen für ein Familien-Assessment

Pflegende brauchen Leitlinien, um entscheiden zu können, welche Familien für ein Familien-Assessment automatisch infrage kommen. Da die Familien die Gesundheitsversorgung bewusster wahrnehmen und besser informiert sind, haben die Pflegenden es heutzutage oft mit Familien zu tun, die als Familieneinheit Rat in gesundheitlichen Dingen suchen und um Hilfe bei krankheitsbedingten Problemen bitten. Dabei wird Krankheit häufig als isoliertes Phänomen einzelner Familienmitglieder präsentiert. Deshalb muss in jedem Krankheitsfall entschieden werden, ob das Problem im Kontext der Familie behandelt werden soll.

In folgenden Fällen ist ein Familien-Assessment indiziert:

- Die Familie durchlebt auf emotionaler, physischer oder spiritueller Ebene eine Belastung oder einen Schock aufgrund einer familiären Krise (z. B. eine akute oder lebensbedrohliche Krankheit, Verletzung oder Tod).
- Die Familie durchlebt auf emotionaler, physischer oder spiritueller Ebene eine Belastung oder einen Schock aufgrund eines einschneidenden Ereignisses in ihrer Entwicklung (z. B. Geburt, Heirat oder Auszug des jüngsten Kindes).
- Die Familie bezeichnet eine Erkrankung oder ein Problem als Familienangelegenheit und wünscht ein Familien-Assessment.
- Die Familie gibt an, dass ein Kind oder Heranwachsender Schwierigkeiten hat (z. B. Cybermobbing oder Furcht vor einer Krebsbehandlung).
- Die Familie durchlebt eine Situation, die die Beziehungen zwischen den Familienmitglie-

dern gefährdet (z. B. eine terminale Krankheit oder Suchtprobleme).
- Ein Familienmitglied tritt zur stationären Behandlung einer psychischen Erkrankung in eine Klinik ein.
- Ein Kind muss ins Krankenhaus.

Die Durchführung und Beendigung des Familien-Assessments entbindet die Pflegende nicht von der Pflicht, bei gravierenden Risiken, wie z. B. Suizid und Fremdgefährdung oder ernsthaften Krankheiten, ein Assessment bei einzelnen Familienmitgliedern durchzuführen. Das Familien-Assessment ist weder ein Patentrezept noch ein Ersatz für das individuelle Assessment. Kompetente Pflegende, speziell in der familienzentrierten Pflege, sind in der Lage, individuelles und FamilienAssessment parallel durchzuführen (Wright/Leahey, 1990).

In folgenden Fällen ist ein Familien-Assessment kontraindiziert:

- Ein Familien-Assessment gefährdet die individuelle Entwicklung eines Familienmitglieds. Ist beispielsweise ein junger Erwachsener vor kurzem von zu Hause ausgezogen, kann ein Familiengespräch unerwünscht sein.
- Der Kontext der Familiensituation verspricht wenig oder gar keine Aussichten auf Erfolg. (Dies ist beispielsweise der Fall, wenn die Familie der festen Überzeugung ist, dass die Pflegefachperson im Auftrag irgendeiner Institution, z. B. eines Gerichts, arbeitet.)

Während der Kontaktaufnahme muss die Pflegende der Familie eine ausführliche Begründung für das Familien-Assessment geben. (Hinweise dazu finden Sie in den Kapiteln 6 und 7.) Bei ihrer Entscheidung für ein Familien-Assessment sollte die Pflegende sich von fundierten klinischen Grundsätzen und Urteilen leiten lassen. Sie kann sich mit Kollegen und Supervisoren beraten, falls sie Zweifel hat, ob ein Assessment angezeigt ist.

Nach dem Familien-Assessment steht die Entscheidung über Interventionen an. Im folgenden Abschnitt werden die Interventionen allgemein erörtert. In den Kapiteln 4, 8 und 9 geht es dann um spezifische Empfehlungen, die Pflegende bei klinischen Entscheidungen über Interventionen in bestimmten Fällen helfen können. Die drei häufigsten Fehler bei der Arbeit mit Familien werden in Kapitel 10 diskutiert.

1.5 Pflegeinterventionen: Eine grundlegende Diskussion

Es gibt verschiedene Begriffe für die Behandlungsphase in der pflegerischen Praxis, z. B. Intervention, Behandlung, Therapie, Handlung, Aktivität und Maßnahmen (Bulechek/McCloskey, 1992b, 2000; Wright/Bell, 2009). Wir verwenden in der familienzentrierten klinischen Praxis und Forschung den Begriff *Intervention*. Bulechek und Mc Closkey (1992a, 1992b, 2000) haben zusammen mit ihren Kollegen von der University of Iowa grundlegende Arbeit zur Standardisierung der fachsprachlichen Begriffe für Pflegeinterventionen geleistet. Entwicklungen jüngeren Datums sind Taxonomien, wie z. B. die Nursing Interventions Classification (NIC; Klassifikation der Pflegeinterventionen, **dt.:** McCloskey/Dochterman, 2013), die auf Berichten von Pflegenden aus ihrer klinischen Praxis basieren (Bulechek/Butcher/McCloskey/Dochterman, 2007). Wir begrüßen die ambitionierten und dringend benötigten Bemühungen dieser Autoren, Label für Pflegeinterventionen zu entwickeln und zu validieren.

Wir gehen folgendermaßen vor: Nach dem Familien-Assessment erstellen wir anstelle einer Diagnose eine Liste mit Stärken und Problemen. Diese Liste wird als Wahrnehmung eines Beobachters und nicht als die «Wahrheit» über die Familie konzeptualisiert. Die Problemliste enthält die Probleme, die Pflegende behandeln können. Unserer Erfahrung nach sind Pflegediagnosen leider sehr rigide geworden und lassen nicht genug Raum für die Berücksichtigung ethnischer und kultureller Belange. Wir halten es für besser, die Stärken von Familien zu identifizieren und sie neben den Problemen aufzulisten (s. Kap. 11). Diese Klassifizierung hat den Vorteil, dass sie ein umfassenderes Bild von einer Familie vermittelt. Sie animiert die Pflegenden außerdem, sich nicht von den Problemen einer Familie blenden zu lassen, sondern auch zur Kenntnis zu nehmen, dass jede Familie neben ihren potenziellen oder aktuellen Gesundheitsproblemen auch Stärken hat.

1.5.1 Definition einer Pflegeintervention

Bulechek und McCloskey (2000) definieren Pflegeinterventionen als «Tätigkeiten, die eine ausgebildete Pflegefachperson auf der Grundlage einer klinischen Beurteilung durchführt, um gesundheitsspezifische Ergebnisse beim Patienten/Klienten zu erzielen. Pflegeinterventionen umfassen sowohl direkte und indirekte Tätigkeiten für Individuen, Familien und Gemeinschaften als auch pflegeinitiierte, arztinitiierte und von anderen Anbietern initiierte Tätigkeiten». Wright und Bell (2009) bevorzugen diese Definition:

«Jede Handlung oder Reaktion der Pflegenden:

- welche im Kontext der Beziehung Pflegende-Patient steht
- welche direkt oder indirekt im Patientenkontakt stattfindet
- welche Auswirkungen auf das Individuum, die Familie und die Gemeinschaft hat
- welche im Verantwortungsbereich der Pflegenden liegt.»

Mit «Handlung» und «Reaktion der Pflegenden» sind alle offensichtlichen pflegerischen Maßnahmen wie auch ihre kognitiven und emotionalen Reaktionen gemeint.

Nach der erweiterten Definition von Wright und Bell (2009) ist eine *Intervention* «gewöhnlich eine einmalige Handlung mit klar umrissenen Grenzen, die häufig ein Angebot an oder eine Tätigkeit für eine andere Person beinhaltet». Interventionen sind in der Regel zielgerichtet und bewusst und gehen meistens mit einem wahrnehmbaren Verhalten der Pflegenden einher.

1.5.2 Kontext einer Pflegeintervention

Pflegeinterventionen sollten sich auf das Verhalten der Pflegefachperson und die Reaktion der Familie konzentrieren. Darin unterscheiden sie sich von Pflegediagnosen und Pflegeergebnissen, die das Verhalten des Klienten im Blick haben (Bulechek/McCloskey, 1992a; 2000). Wir sind der Auffassung, dass die Beziehung zwischen der Pflegefachperson und dem Klienten der Kontext für das Verhalten der Pflegefachperson und des Klienten ist. Es handelt sich hier um ein interaktionales Phänomen, welches dadurch gekennzeichnet ist, dass die Reaktionen der Pflegefachperson (Interventionen) ausgelöst werden durch die Reaktionen des Klienten (Ergebnis), die wiederum ausgelöst werden durch die Reaktionen der Pflegefachperson. Wer nur das Verhalten des Klienten *oder* das der Pflegefachperson im Blick hat, ignoriert die *Beziehung* zwischen Pflegepersonen und Klienten. Alle Pflegeinterventionen sind interaktional; das bedeutet, es wird nicht etwas an dem Patienten oder für den Patienten gemacht, sondern es wird etwas zusammen mit ihm gemacht.» Pflegeinterventionen finden nur in einer Beziehung statt.

1.5.3 Die Ziele von Pflegeinterventionen

Jede Pflegeintervention zielt darauf ab, eine Veränderung herbeizuführen. Folglich sind jene Pflegeinterventionen wirksam, die exakt auf die bio-psycho-sozial-spirituelle Verfassung der Familienmitglieder abgestimmt sind und infolgedessen Reaktionen bei Klienten und Familien auslösen. Für die beziehungsorientierte Zusammenarbeit mit Familien gibt es keine fertigen standardisierten Interventionen, die für alle Familien geeignet sind. Die Pflegeperson muss vielmehr gemeinsam mit der Familie herausfinden, welche Interventionen bei einer bestimmten Erkrankung am besten helfen.

1.6 Pflegeinterventionen für Familien: Spezifische Aspekte

Pflegende haben zahlreiche Möglichkeiten, mit Familien zu arbeiten. In diesem Abschnitt werden spezifische Aspekte von Familien-Interventionen diskutiert und Indikationen sowie Kontraindikationen für Familien-Interventionen präsentiert.

1.6.1 Die Konzeptualisierung von Familien-Interventionen

Wenn es darum geht, Gedanken über Interventionen zu konzeptualisieren, helfen Vorstellungen über die Realität, die auf die Postmoderne und den Sozialkonstruktivismus zurückgehen. Es wäre unklug, herausfinden zu wollen, was «wirklich» mit einer Familie los ist oder worin das «wirkliche» Problem oder Leiden besteht; Pflegende müssen wissen, dass Dinge, die ihnen als Pflegende «real» erscheinen, sei es das Problem oder die Intervention, immer das Produkt der Art und Weise sind, wie sie die Welt konstruieren. Maturana (1988) verweist auf einen weiteren entscheidenden Effekt dieser wichtigen Aussage über die Realität, wenn er feststellt, dass Menschen (lebende Systeme) Realität schaffen – sie wird nicht von ihnen konstruiert und sie existiert auch nicht unabhängig von ihnen. Dieses Konzept hat Auswirkungen auf die klinische Arbeit der Pflegenden mit Familien. Was Pflegende in bestimmten Situationen bei ihrer Arbeit mit Familien wahrnehmen, wird davon beeinflusst, wie sie sich verhalten (ihre Interventionen), und wie sie sich verhalten, hängt davon ab, was sie wahrnehmen.

Eine Möglichkeit, die von Familienmitgliedern konstruierte «Realität» zu verändern, besteht also darin, sie bei der Entwicklung neuer Interaktionsformen zu unterstützen. Die Interventionen, die wir zu diesem Zweck einsetzen, zielen darauf ab, den kognitiven, affektiven und verhaltensbezogenen Bereich der Familienfunktion zu verändern. Verändert sich die Wahrnehmung der Familienmitglieder von sich selbst und von der Krankheit, ändert sich auch ihr Verhalten.

Die Effizienz von Familieninterventionen bei der Behandlung körperlicher Krankheiten wurde anhand zweier, von Campbell/Patterson (1995) und Campbell (2003) durchgeführter integrativer Metaanalysen untersucht. Dabei wurden nur Studien mit Kontrollgruppen überprüft. Die Ergebnisse zeigten eindeutig, dass die Interventionen nur dann effizient waren, wenn sie auf die ganze Familie und nicht nur auf das erkrankte Familienmitglied zugeschnitten waren.

Weihs und Kollegen (2002) berichteten von der Arbeit eines multidisziplinären Teams, das die einschlägige Literatur zum Thema Familien-Interventionen bei chronischen Krankheiten überprüfte und verglich. Die drei Hauptziele familienfokussierter Interventionen waren: Unterstützung der Familien, Herausforderungen im Zusammenhang mit dem Management chronischer Krankheiten zu meistern, Mobilisierung familiärer Unterstützung und Reduzierung von Anfeindungen und Leiden innerhalb der Familie. Es liegen Ergebnisse vor, die zeigen, dass die Inanspruchnahme von gesundheitlichen Dienstleistungen nach einer Individual-, Paar- oder Familientherapie erheblich zurückging (Law/Crane/Berge, 2003). Diese Studie belegt, dass die Forschung über Familien-Interventionen in der Pflege intensiviert werden muss. Gemäß den Daten des «National Institute for Nursing Research» fließen leider nur 25 % der für die Pflegeforschung insgesamt bereitgestellten finanziellen Mittel in den Bereich Familie und nur wenige Studien beschäftigen sich mit Familien-Interventionen.

Family Nurses in der klinischen Praxis sind mit den alltäglichen Schwierigkeiten und Besonderheiten der Familien, mit denen sie arbeiten, bestens vertraut. Sie profitieren einerseits von der Forschungsliteratur, die die Reaktionen der Familie im Zusammenhang mit Gesundheit und Krankheit beschreibt, und sind andererseits direkt in die *Implementierung* von Interventionen involviert und wollen infolgedessen mehr über die spezifischen Maßnahmen für die Familien wissen.

Erfreulicherweise liegen jetzt auch Studien vor, die sich mit den Familien-Interventionen für Familien, die von einer Krankheit betroffen sind, befassen. Dabei geht es speziell um den Erfolg von Familien-Interventionen, die auf Familien-Interaktionen abzielen und die zeigen, wie sich die Wahrnehmung der Krankheit durch einzelne Familienmitglieder auf andere Familienmitglieder auswirkt (Duhamel/Talbot, 2004; Duhamel/Dupuis, 2004; Noiseaux/Duhamel, 2003; O'Farrell/Murray/Hoth, 2000).

Die Dokumentation klinischer Erfahrungen deutet darauf hin, dass die dauerhaftesten Veränderungen herbeigeführt werden durch Interventionen, mit welchen die Bedeutungen oder Überzeugungen bearbeitet werden, die Familien mit bestimmten Verhaltensweisen oder Krankheitserfahrungen verknüpfen (Bohn/Wright/Moules, 2003; Duhamel/Talbot, 2004; Houger Limacher/Wright, 2003, 2006; Moules, 2002; Moules/Thirsk/Bell, 2006; Moules et al., 2007; Wright/Bell, 2009).

Es gibt auch Bestrebungen, Interventions-Strategien zur Gesundheitsförderung von Familien zu entwickeln und zu formulieren, allerdings liegen kaum Daten vor, die ihren Erfolg belegen (Loveland-Cherry/Bomar, 2004). Berichte über Familien-Interventionen zur Verbesserung der Ernährungsgewohnheiten und des Bewegungsverhaltens verweisen auf mäßige Erfolge (Nicklas et al., 2001). Die Gesundheitsförderung von Familien ist ein Bereich innerhalb der familienzentrierten Pflege, der eine Fülle von Möglichkeiten für die Entwicklung und Überprüfung von Familien-Interventionen bietet.

Pflegende müssen bei Interventionen auch den Zeitfaktor bedenken. Interventionen beginnen nicht erst mit der Interventionsphase, sondern sie sind schon integraler Bestandteil des Familiengesprächs, und zwar angefangen beim Beziehungsaufbau bis zum Abschluss der Behandlung. Normalerweise werden die Interventionen, die während des Familiengesprächs angewendet werden, vom Einfluss der Pflegenden und der Familie auf die Wahrnehmung des Leidens, des Problems oder der Krankheit bestimmt. Waren Beziehungsaufbau und Assessment erfolgreich, sind die Interventionen im Allgemeinen wirkungsvoller. Ein Beispiel: Wenn eine Pflegende, die mit einer Latino-Familie arbeitet, sich immer zuerst an die anderen Familienmitglieder wendet anstatt an den Vater, dann beendet die Familie die Arbeit mit ihr vielleicht, sodass weitere Interventionen gar nicht mehr möglich sind. In dem beschriebenen Fall muss die Pflegende sich nicht nur mit interventionsspezifischen Fähigkeiten und Fertigkeiten auskennen, sondern sie muss auch den ethnischen Belangen Rechnung tragen, bevor sie spezielle zielorientierte Interventionen auswählt.

1.6.2 Indikationen und Kontraindikationen für Familien-Interventionen

Nach dem Familien-Assessment muss die Pflegende entscheiden, ob Interventionen in Bezug auf die Familie angezeigt sind. Maßgebend für diese Entscheidung sind der Grad der Familienfunktion, die Kompetenz der Pflegenden und die verfügbaren Ressourcen. Wir empfehlen Interventionen für folgende Situationen:

- Ein Familienmitglied ist von einer Krankheit betroffen, welche sich offenkundig negativ auf andere Familienmitglieder auswirkt. Dies wäre der Fall, wenn die Alzheimer-Erkrankung des Großvaters bei den Enkelkindern Angst auslöst, oder wenn das Cybermobbing eines kleinen Kindes möglicherweise darauf zurückzuführen ist, dass der Gesundheitszustand seiner an Multipler Sklerose erkrankten Mutter sich verschlechtert.
- Ein Familienmitglied trägt mit zu den Symptomen oder Problemen eines anderen Familienmitglieds bei. Dies wäre der Fall, wenn sich die körperlichen oder psychischen Symp-

tome eines älteren Patienten verschlimmern, weil seine erwachsenen Kinder ihn nicht besuchen.

- Der verbesserte Gesundheitszustand eines Familienmitglieds löst bei einem anderen Familienmitglied bestimmte Symptome aus oder führt zu einer Verschlechterung seines Gesundheitszustandes. Dies wäre der Fall, wenn die Besserung der Asthma-Symptome eines Kindes die Bauchschmerzen bei seinem Bruder/seiner Schwester verstärkt.
- Ein Kind oder Heranwachsender entwickelt im Kontext der Erkrankung eines anderen Familienmitglieds emotionale, körperliche oder verhaltensbezogene Probleme. Dies wäre der Fall, wenn ein Heranwachsender mit Diabetes plötzlich seine Mutter bittet, ihm seine tägliche Insulininjektion zu verabreichen, obwohl er dies in den letzten sechs Monaten immer selbst getan hat.
- Bei einem Familienmitglied wird erstmals eine Erkrankung diagnostiziert. Wenn eine Familie vor diesem Zeitpunkt noch nichts über die Krankheit wusste oder keine Erfahrungen damit hat, braucht sie Informationen und möglicherweise auch Zuspruch und Unterstützung.
- Der Gesundheitszustand eines Familienmitglieds verschlechtert sich massiv. Sich verschlechternde Situationen machen es oft nötig, die Familienstruktur neu zu ordnen; somit sind Interventionen angezeigt.
- Ein chronisch krankes Familienmitglied kehrt aus dem Krankenhaus oder Rehabilitationszentrum zu seiner Familie zurück.
- Ein wichtiger Entwicklungsschritt wird von einem Familienmitglied oder der Familie nicht vollzogen oder verzögert. Dies wäre der Fall, wenn ein junger Mensch nicht in der Lage ist, zum erwarteten Zeitpunkt von zu Hause auszuziehen.
- Ein chronisch kranker Patient stirbt. Auch wenn der Tod des Patienten als Erleichterung empfunden wird, kann der Verlust der Betreuerrolle eine große Leere in der Familie entstehen lassen.

Nachdem Pflegende und Familie beschlossen haben, dass Interventionen angezeigt sind, müssen beide Seiten sich über Dauer und Häufigkeit der Familiensitzungen einig werden. Finden die Sitzungen zu häufig statt, hat die Familie vielleicht nicht genug Zeit, sich an die Veränderungen anzupassen und sie zu verarbeiten. Es ist schwierig, exakt anzugeben, wie viele Tage, Wochen oder Monate zwischen den Sitzungen liegen sollten. Wir empfehlen Pflegenden, die Familie zu fragen, wann die nächste Sitzung stattfinden soll. Familien wissen oft viel besser als Pflegende, wie häufig sie Unterstützung brauchen, um ein bestimmtes Problem zu lösen. Pflegende sollten auch bedenken, dass Dauer und Häufigkeit der Sitzungen davon abhängen, in welchem Kontext sie die Familie sehen. Wenn beispielsweise eine Pflegende im stationären Bereich mit einer Familie arbeitet, kann sie vielleicht nur ein oder zwei Sitzungen vor der Entlassung durchführen, während eine Pflegende aus der Gemeindekrankenpflege meistens mehrere Sitzungen vereinbaren kann. Im Allgemeinen bestimmt der Kontext, in dem die Begegnung mit der Familie stattfindet, Dauer und Häufigkeit der Sitzungen. Doch unabhängig davon, ob die Pflegende eine oder zehn Sitzungen für das Assessment und die Interventionen braucht, der Abschluss der Arbeit mit der Familie muss gut vorbereitet werden. Weitere Ausführungen zu diesem Thema finden Sie in Kapitel 12.

Familien-Interventionen sind nicht in jedem Fall erforderlich, und es gibt Kontraindikationen, einschließlich der folgenden:

- Alle Familienmitglieder lehnen Familiensitzungen oder eine Behandlung ob, obwohl diese empfohlen werden.
- Die Familienmitglieder befürworten Familiensitzungen oder eine Behandlung, wollen aber lieber mit einer anderen Fachperson arbeiten.

Im Allgemeinen stellt die Pflegende diese Kontraindikationen unmittelbar nach dem Familien-Assessment fest. Manchmal äußern Familien im Verlauf der Interventionen den Wunsch, die Behandlung abzubrechen. Kapitel 12 geht ausführlicher auf diese Situation ein.

Pflegende, die mit Patienten und Familien in unterschiedlichen Settings der Gesundheitsversorgung arbeiten, müssen ein gutes Gespür dafür haben, wann die Arbeit mit einer Familie indiziert und wann sie kontraindiziert ist. Pflegende sollten nicht nur zu ihrem eigenen Vorteil, sondern auch zum Vorteil der Familie Assessment und Interventionen voneinander abgrenzen. Familien kommen oft bereitwillig zum Assessment, um der Pflegenden persönlich zu begegnen und sich einen Eindruck von ihrer Kompetenz zu verschaffen. Wenn die Pflegende beim Assessment sorgfältig vorgeht und die Familie überzeugt, hat sie es leichter, Familien-Interventionen in die Wege zu leiten.

1.7 Entwicklung und Formulierung von Pflegeinterventionen für Familien

[Nach Craft und Willadsen (1992: 517) wird «die Entwicklung von Pflegeinterventionen für Familien beeinträchtigt, weil familienzentrierte Pflegetheorien fehlen». Die Autoren führen weiter aus, dass die Beschreibung, Validierung und Überprüfung solcher Interventionen relativ neu in der Pflege ist.]

Nach unserer Auffassung ist die schleppende Entwicklung von Pflegeinterventionen für Familien zu einem Teil darauf zurückzuführen, dass der Zusammenhang zwischen Krankheiten und Familiendynamiken (d.h. der interaktionale Aspekt im Zusammenhang mit Familien und Erkrankungen) verkannt wird. Wir glauben auch, dass der Mangel an entsprechenden Interventionen darauf zurückzuführen ist, dass es in der Pflege kaum Lehrerinnen gibt, die gleichzeitig kompetente Pflegepraktikerinnen mit dem Spezialgebiet familienzentrierte Pflege sind. Da Interventionen für Familien eigenständige Pflegehandlungen sind, für die Pflegende die Verantwortung haben, ist es die Aufgabe von Lehrerinnen wie Forschern, Interventionen für Familien zu formulieren, zu spezifizieren, zu erforschen, zu verstehen und zu überprüfen. Es gibt nur sehr wenige Pflegeinterventionen für Familien, die überprüft wurden. Dies überrascht nicht, wenn man bedenkt, dass die Pflege mit der Formulierung und Beschreibung von Interventionen für Familien noch in den Anfängen steckt.

In einem fundierten und bedenkenswerten Leitartikel über evidenzbasierte Pflege, Interventionen und familienzentrierte Pflege hat Hallberg (2003: 21) spezielle Anregungen im Zusammenhang mit Pflegeinterventionen für Individuen und Familien formuliert. Insbesondere empfiehlt die Autorin den Pflegenden die Entwicklung und Überprüfung von «Interventionen, die die Familienmitglieder als Experten anerkennen und ebenfalls ihrer Rolle als die primären Betreuer Rechnung tragen; Interventionen speziell für ältere Menschen zwischen 80 und 100 Jahre und für solche, die im Gegensatz zu unabhängigen älteren Menschen von anderen abhängig sind; und schließlich Interventionen, die die Zusammenarbeit zwischen Pflegenden und Familien, die ältere Menschen zu Hause pflegen, spezifizieren, und zwar auf eine Art und Weise, die die familiäre Betreuung als komplexe Aufgabe und nicht nur als Belastung oder Anstrengung darstellt». Hallberg weist nachdrücklich darauf hin, dass Interventionen für ältere Menschen und ihre Familien von den drei genannten am dringendsten benötigt werden. Pflegende, die in der klinischen Praxis direkten Kontakt zu Familien haben, nehmen Interventionen für Familien anders wahr als Pflegende, die sich überwiegend mit Forschung oder Theorieentwicklung befassen.

Die theoretische und praktische Ausbildung der Studierenden in der klinischen Arbeit mit Familien hat die Familie als Kontext im Blick (Wright/Leahey, 1990). Pflegestudierende, die sich auf familienzentrierte Pflege spezialisieren, sind bereits auf der Stufe von Weiterbildungsprogrammen oder Pflegeexperten (Wright/

Leahey, 1990; Wright/Bell, 2009). Daher ist es äußerst wichtig, dass Interventionen vor dem Hintergrund eines bestimmten Praxiskonzepts formuliert werden – z. B. Interventionen im Rahmen der Familie als Kontext, Interventionen im Rahmen der familiensystemischen Pflege oder Interventionen im Rahmen der Familientherapie. Allerdings können Interventionen, die in einem bestimmten Bereich der klinischen Arbeit mit Familien formuliert werden, auch in einem anderen Bereich der klinischen Praxis auftauchen.

1.8 Reaktionen von Familien auf Interventionen

In der obigen Diskussion über Interventionen in der Praxis der familienzentrierten Pflege ging es primär um die Verhaltensweisen der Pflegefachperson. Doch Interventionen werden nur in einer Beziehung relevant, und somit ist es genauso wichtig, die Reaktionen der Familienmitglieder auf die ausgewählten Interventionen zu überprüfen. Seit der letzten Auflage dieses Buches sind mehr Interventionsstudien durchgeführt worden. Diese Studien geben Pflegenden Auskunft darüber, was Familien hilft und was nicht. Bell und Wright (2007) stellen die in der «guten Wissenschaft» vorherrschende Auffassung infrage, wonach zuerst die Phänome (d. h. die Variablen, die die Reaktionen der Familien auf Gesundheit und Krankheit bestimmen) ganz verstanden werden müssen, bevor Interventionsstudien entwickelt und durchgeführt werden. Die Autorinnen vertreten die Ansicht, dass die Pflegenden im Rahmen ihrer pflegerischen Arbeit in den verschiedenen klinischen Settings täglich mit Beschwerden von Familien konfrontiert werden, die der unmittelbaren Behandlung und Intervention bedürfen. Mithin ist es erforderlich, die Praxis der familienzentrierten Pflege, wie sie die Pflegenden tagtäglich erleben, zu beschreiben, zu erforschen und zu evaluieren, um zu verstehen, was in einer bestimmten Situation das Richtige ist. Was tun und sagen Pflegende, um Familien im Zusammenhang mit der Wahrnehmung von Krankheiten zu helfen?

Die Studie von Robinson und Wright (1995) hat herausgearbeitet, was Pflegende tun, um die Situation von Familien zu verbessern. Die Autoren fanden heraus, dass Familien, die Schwierigkeiten hatten, mit der chronischen Krankheit eines Familienmitglieds umzugehen und Hilfe in einer Poliklinik suchten, sofort Interventionen zur Minimierung ihrer Leiden benennen konnten. Die Pflegeinterventionen, die diesen Familien halfen, ließen sich zwei Phasen des therapeutischen Veränderungsprozesses zuordnen:

- Familienmitglieder zusammenbringen, damit sie auf eine neue und andere Art miteinander sprechen können (diese stammt aus der Phase «Bedingungen schaffen, die Veränderungen ermöglichen»).
- Aufbau einer therapeutischen Beziehung zwischen Pflegefachperson und Familie, wobei die Stärkung von Mut und Vertrauen wichtig ist (aus der Phase «Bedingungen schaffen, die Veränderungen ermöglichen»).

In der Phase «im Veränderungsprozess weitergehen und Probleme überwinden» nannten die Familien vier Interventionen, die eine Besserung bewirkten:

- Wichtige Dinge ansprechen;
- Stärken und Ressourcen der Familie und einzelner Familienmitglieder wahrnehmen und benennen;
- Probleme genau wahrnehmen und diskutieren;
- krankheitsbezogenen Problemen den ihnen gebührenden Platz zuweisen.

Wie jüngste Studien belegen, interessieren sich Pflegende sehr für die Nützlichkeit der familienzentrierten Interventionen, in deren Mittelpunkt die Interaktionen in der Familie und die Untersuchung der Auswirkungen der Krankheitserfahrung einzelner Familienmitglieder auf die anderen Familienmitglieder stehen (O'Farrell/Murray/Hotz, 2000).

In einigen qualitativen Studien wurden ganz bestimmte familienzentrierte Interventionen untersucht, wie z. B. der Familie Anerkennung aussprechen (Houger Limacher/Wright, 2003, 2006), spirituelle Praktiken (McLeod, 2003), therapeutische Briefe (Moules, 2002, 2003), Interventionen für die Eltern von Kindern mit einer Knochenmarktransplantation (Noiseux/ Duhamel, 2003), Interventionen für die perinatale familienzentrierte Pflege (Goudreau/ Duhamel, 2003), Interventionen für Familien, die von chronischen Krankheiten betroffen sind (Robinson 1998, Robinson/Wright, 1995), Interventionen für Familien, in denen Herzerkrankungen vorkommen (Tapp, 2001) und Interventionen, die für therapeutische Veränderungen wichtig sind (Wright/Bell, 2009); Duhamel/Talbot, 2004).

Duhamel und Talbot (2004) haben eine ehrgeizige und arbeitsaufwändige Studie durchgeführt, um den Nutzen von familienzentrierten Pflegeansätzen auszuwerten, die das Calgary Familien-Assessment-Modell (CFAM) und das Calgary Familien-Interventions-Modell (CFIM) bei der Arbeit mit Familien einsetzten, die von kardiovaskulären und zerebrovaskulären Erkrankungen betroffen waren. Da Interventionen nur im Kontext der Beziehung zwischen Pflegender und Familie relevant werden, ist es wichtig, den Prozess selbst und nicht nur die Ergebnisse zu untersuchen. Die Studie von Duhamel und Talbot (2004) war außerordentlich wertvoll, da ihr partizipatorisches Forschungsdesign ein kontinuierliches Feedback und eine fortwährende Verbesserung der Interventionen über den gesamten Verlauf der Studie ermöglichte.

An einer solchen Studie nehmen nur Menschen teil, die mit dem Problem zu tun haben: Pflegende, Patienten und ihre Partner sowie pflegende Angehörige. Die folgenden Interventionen wurden von Familienmitgliedern als die hilfreichsten empfunden: «Das menschliche Verhalten der Pflegefachperson, Erstellung eines Genogramms, interventionsorientierte Befragung, Vermittlung von Wissen, Normalisierung und Thematisierung der Krankheitserfahrung in Gegenwart anderer Familienmitglieder» (Duhamel/Talbot, 2004: 21). Auch wenn all diese Interventionen Teil des CFAM und CFIM sind, gewähren die Studienergebnisse von Duhamel und Talbot (2004) doch interessante Einblicke, die deren Nutzen bestätigen.

Die Studie hatte darüber hinaus positive Auswirkungen auf die Pflegenden, die sich in der Studie als Koforscher betätigt hatten – ein aufschlussreiches Ergebnis. So gaben die Pflegenden an, sie könnten besser verstehen, wie sich eine Krankheit auf die Beziehungen zwischen den Familienmitgliedern auswirkt, sie könnten ermessen, wie wichtig aufmerksames Zuhören sowie ein menschlicher und persönlicher Ansatz ist, sie würden besser auf die speziellen Belange von Familienmitgliedern eingehen, um deren Angst zu verringern und neue familienzentrierte Pflegeinterventionen in ihre Praxis integrieren.

Pflegende können sehr kreativ sein, was die Implementierung familienzentrierter Pflegeinterventionen betrifft. So untersuchte Davis (1998) in ihrer Studie die Effizienz von telefonischer Beratung, die darauf abzielte, den Stress pflegender Angehöriger zu reduzieren und Familienmitgliedern, die Menschen mit Demenz betreuen, zu helfen, die Situation besser zu bewältigen. Die Befunde ihrer Studie legen nahe, dass «telefonische Beratung bewirken kann, dass pflegende Angehörige sich besser unterstützt fühlen, ihre depressiven Symptome sich verringern und die Zufriedenheit mit ihrem Leben trotz ihrer Betreuungsarbeit zunimmt» (Davis, 1998: 265).

Die genannten Interventionen enthalten unglaublich nützliche Ideen zur Verbesserung der Pflege von Familien, die von Krankheiten betroffen sind. Allerdings brauchen wir noch viel mehr Studien, die zeigen, wie Familien auf die ausgewählten Interventionen reagieren.

1.9 Das Calgary Familien-Interventions-Modell: Ein strukturierendes Konzept

Das CFIM ist ein strukturierender Rahmen zur Konzeptualisierung der Beziehung zwischen Familien und Pflegenden, der die Voraussetzungen für Veränderung und Heilung schafft. Mittelpunkt des Modells ist die Beziehung zwischen Pflegender und Familie, genauer gesagt, die Schnittstelle zwischen der Familienfunktion und den von der Pflegenden ausgewählten Interventionen (s. Kap. 4). Dies ist der Punkt, an dem Heilung stattfinden kann. Das CFIM ist ein an Resilienz, Stärken und partnerschaftlicher Zusammenarbeit orientiertes, nicht hierarchisches Modell, das den Erfahrungen der von einer Krankheit betroffenen Familienmitglieder und der Kompetenz der Pflegenden im Umgang mit Krankheit und Gesundheitsförderung Rechnung trägt. Das Modell basiert auf Denkmustern der Postmoderne und der Erkenntnistheorie. Es ist geeignet für Patienten und Familien aus unterschiedlichen Kulturen, da die ausgewählten Interventionen mit bestimmten kulturellen Gegebenheiten übereinstimmen müssen. So weit wir wissen ist es bislang das einzige familienzentrierte Interventionsmodell, das gegenwärtig dokumentiert ist.

1.10 Die Ebenen der familienzentrierten Pflegepraxis: Die Generalisten und die Spezialisten

Schober und Affara (2001) betonen, dass die familienzentrierte Pflegepraxis davon bestimmt wird, wie das Konzept Familie definiert ist: *Familie als Kontext oder Familie als Klient*. Um Unklarheiten zu vermeiden, müssen in der Pflege zwei *Kompetenzstufen* bei der klinischen Arbeit mit Familien unterschieden werden: die der Generalisten und die der Spezialisten. Generalisten sind in der Regel Pflegende mit Bachelor-Abschluss, die vorwiegend mit dem Konzept Familie als Kontext arbeiten (Wright/Leahey, 1990), jedoch gehen die fortgeschritteneren Studierenden der Bachelor-Programme dazu über, die Familie als Behandlungseinheit zu konzeptualisieren. Spezialisten hingegen sind Pflegende mit Master oder Doktor, die überwiegend mit dem Konzept Familie als Behandlungseinheit arbeiten, was eine Spezialisierung auf familiensystemische Pflege voraussetzt (Wright/Leahey, 1990). Diese Spezialisierung bedeutet, dass «Interaktion und Reziprozität immer im Fokus stehen, und zwar nicht ‹entweder/oder›, sondern ‹sowohl/als auch›» (Wright/Leahey, 1990: 149).

Familiensystemische Pflege ist die Synthese von Pflege, Systemtheorie, Kybernetik und familientherapeutischen Theorien (Wright/Leahey, 1990). Sie setzt umfassende Kenntnisse in den Bereichen Familiendynamik, Familiensystemtheorie, Familien-Assessment, Familien-Intervention und familienzentrierte Forschung ebenso voraus wie einen kompetenten Umgang mit den gesprächsspezifischen Fähigkeiten und Fertigkeiten. Die familiensystemische Pflege hat das System Familie und gleichzeitig auch das System Individuum im Blick (Wright/Leahey, 1990). Alle Pflegenden sollten in der Lage und fähig sein, in der Gesundheitsversorgung mit Familien in allen Bereichen der pflegerischen Praxis zu arbeiten. Folgerichtig versteht die Praxis der familienzentrierten Pflege der Generalisten die Familie als Kontext.

Im Gegensatz dazu sieht die Praxis der familiensystemischen Pflege der Spezialisten die Familie als Behandlungseinheit. Doch die Grenzen können sich verwischen, da die fortgeschritteneren Studierenden der Bachelor-Programme erkennen, wie wichtig die Beachtung von Interaktion und Reziprozität ist. Diese Studierenden entwickeln oft echte pflegerische Kompetenz und sind in der Lage, mit dem System Individuum und mit dem System Familie gleichzeitig umzugehen.

1.11 Schlussfolgerungen

Wir betrachten es als Privileg, mit Familien zu arbeiten, die von Krankheit und/oder Leiden, Verlust und Behinderung betroffen sind. Wir schätzen es sehr, ausgebildeten Pflegenden und Pflegestudierenden vermitteln zu können, wie sie Familien in die Gesundheitsversorgung einbeziehen können. Dabei haben wir erkannt, wie außerordentlich wichtig es ist, dass Pflegende hinsichtlich Familien-Assessment und Familien-Interventionen fundierte Kenntnisse, Fähigkeiten/Fertigkeiten und Engagement besitzen. Im weiteren Verlauf des Buches wollen wir Pflegestudierenden, Pflegenden aus der Praxis und Lehrenden neue Möglichkeiten aufzeigen, Familien zu heilen.

Literatur

Anderson, K.H. (2000). The family health system approach to family systems nursing. *Journal of Family Nursing, 6*, 103–119.

Bell, J.M., Watson, W.L. & Wright, L.M. (Eds.). (1990). The Cutting Edge of Family Nursing. Calgary, Alberta: Family Nursing Unit Publications.

Berkey, K.M. & Hanson, S. (1991). Pocket Guide to Family Assessment and Intervention. St. Louis: Mosby.

Bohn, U., Wright, L.M. & Moules, N.J. (2003). A family systems nursing interview following a myocardial infarction: The power of commendations. *Journal of Family Nursing, 9*(2), 151–65.

Bomar, P.J. (Ed.). (2004). Promoting Health in Families: Applying Family Research and Theory to Nursing Practice (3rd ed.). Philadelphia: W.B. Saunders.

Broome, M.E., Knafl, K., Pridham, K. & Feetham, S. (Eds.) (1998). Children and families in health and illness. Thousand Oaks, CA: Sage Publications.

Bulechek, G.M. & McCloskey, J.C. (1989). Nursing interventions: Treatments for potential nursing diagnoses. In R.M. Carroll-Johnson (Ed.), Current Issues in Nursing, (3rd ed., pp. 23–28). St. Louis: Mosby.

Bulechek, G.M. & McCloskey, J.C. (Eds.) (1992a). Defining and validating nursing interventions. *Nursing Clinics of North America, 27*(2), 289–299.

Bulechek, G.M. & McCloskey, J.C. (Eds.) (1992b). Nursing Interventions: Essential Nursing Treatments. Philadelphia: W.B. Saunders Company.

Bulechek, G.M. & McCloskey, J.C. (2000). Nursing Interventions Classification (NIC). St. Louis: Mosby.

Carroll-Johnson, R.M. (1990). Reflections on the ninth biennial conferences. *Nursing Diagnosis, 1*, 50.

Chesla, C.A. (1996). Reconciling technologic and family care in critical-care nursing. *Image: Journal of Nursing Scholarship, 28*(3), 199–203.

Chesla, C.A. & Stannard, D. (1997). Breakdown in the nursing care of families in the ICU. *American Journal of Critical Care, 6*(1), 64–71.

Cousins, N. (1979). Anatomy of An Illness as Perceived by The Patient: Reflections on Healing and Regeneration. New York: Bantam Books.

Craft, M.J. & Willadsen, J.A. (1992). Interventions related to family. *Nursing Clinics of North America, 27*(2), 517–540.

Cunningham, R. (1978). Family-centered care more than a cliché. *Canadian Nurse, 74*(2), 34–37.

Davis, L.L. (1998). Telephone-based interventions with family caregivers: A feasibility study. *Journal of Family Nursing, 4*, 255–270.

Doane, G.H. & Varcoe, C. (2005). Family Nursing as Relational Inquiry. Philadelphia: Lippincott, Williams & Wilkins.

Doherty, W.J. (1985). Family interventions in health care. *Family Relations, 34*, 129–137.

Duhamel, F. & Talbot, L.R. (2004). A constructivist evaluation of family systems nursing interventions with families experiencing cardiovascular and cerebrovascular illness. *Journal of Family Nursing, 10*(1), 12–32.

Duvall, E.R. (1977). Marriage and Family Development (5th ed.). Philadelphia: J.B. Lippincott.

Feetham, S.L., Meister, S.B., Bell, J.M. & Gilliss, C.L. (1993). The Nursing of Families: Theory, Research, Education and Practice. Newbury Park, CA: Sage Publications.

Forchuk, C. & Dorsay, J.P. (1995). Hildegard Peplau meets family systems nursing: Innovation in theory-based practice. *Journal of Advanced Nursing, 21*(1), 110–115.

Ford-Gilboe, M. (2002). Developing knowledge about family health promotion by testing the developmental model of health and nursing. *Journal of Family Nursing, 8*(2), 140–156.

Friedman, M.M., Bowden, V.R. & Jones, E.G. (2003). Family Nursing: Research, Theory and Practice (5th ed.). Upper Saddle River, NJ: Prentice Hall.

Gehring, M., Kean, S., Hackmann, M., Büscher, A. (Hrsg.) (2001). Familienbezogene Pflege. Bern: Verlag Hans Huber.

Gilliss, C.L. (1991). Family nursing research, theory and practice. *Image: Journal of Nursing Scholarship, 23*(1), 19–22. Gilliss, C.L., Highley, B.L., Roberts, B.M. & Martinson, I.M. (Eds.) (1989). Nursing. Menlo Park, CA: Addison-Wesley.

Gottlieb, L.N. & Feeley, N. (1995). Nursing intervention studies: Issues related to change and timing. *Canadian Journal of Nursing Research, 27*(1), 13–29.

Hallberg, I.R. (2003). Evidence-based nursing, interventions, and family nursing: Methodological obstacles and possibilities. *Journal of Family Nursing, 9*(3), 3–22.

Haller, K.B. (1990). Characteristics of interactional research. *MCN, 15*(4), 272.

Harmon Hanson, S.M. (2001). Family Health Care Nursing: Theory, Practice, and Research (2nd ed.). Philadelphia: F.A. Davis.

Harmon Hanson, S.M. & Boyd, S.T. (1996a). Family Health Care Nursing: Theory, Practice, and Research. Philadelphia: F.A. Davis.

Harmon Hanson, S.M. & Boyd, S.T. (1996b). Family nursing: An overview. In S.M.H. Hanson & S.T. Boyd (Eds.), Family Health Care Nursing: Theory, Practice and Research. Philadelphia: F.A. Davis.

Hartrick, G. (2000). Developing health promoting practice with families: One pedagogical experience. *Journal of Advanced Nursing, 31*(1), 27 -34.

Hartrick Doane, G. (2003). Through pragmatic eyes: Philosophy and the re-sourcing of family nursing. *Nursing Philosophy, 4*(1), 25–33.

Hartrick, G., Lindsey, A.E. & Hills, M. (1994). Family nursing assessment: Meeting the challenge of health promotion. *Journal of Advanced Nursing, 20*(1), 85–91.

Houger Limacher, L. & Wright, L.M. (2003). Commendations: Listening to the silent side of a family intervention. *Journal of Family Nursing, 9*(2), 130–135.

Hupcey, J.E. (1998). Establishing the nurse-family relationship in the intensive care unit. *Western Journal of Nursing Research, 20*(2), 180–194.

Janosik, E. & Miller, J. (1979). Theories of family development. In D. Hymovich & M. Barnard (Eds.), Family Health Care – General Perspectives (vol. 1, 2nd ed.) (pp. 3–16). New York: McGraw-Hill.

Keeney, B.P. (1982). What is an epistemology of family therapy? *Family Process, 21*(2), 153–168.

Kühnert, S. (1996). Die Situation der Familienpflege in NRW. In Ministerium für Arbeit, Gesundheit und Soziales des Landes Nordrhein-Westfalen (Hrsg.), Familienpflege in NRW. Köln: Moeker Merkur GmbH.

Lansberry, C.R. & Richards, E. (1992). Family nursing practice paradigm perspectives and diagnostic approaches. *Advances in Nursing Science, 15*(2), 66 -75.

Maturana, H. (1988): Reality: the search for objectivity or the quest for a compelling argument. *The Irish Journal of Psychology, 9*(1), 25 -82.

McFarlane, J.M. (1986). The Clinical Handbook of Family Nursing. New Wiley & Sons.

McCloskey, J.C. & Bulechek, G.M. (1994). Standardizing the language for nursing treatments: An overview of the issues. *Nursing Outlook, 42*(2), 56–63.

McCloskey, J.C. & Bulechek, G.M. (1996). Nursing Interventions Classification (NIC) (2nd ed.). St. Louis: Mosby.

Mischke-Berkey, K., Warner, P. & Hanson, S. (1989). Family health assessment and intervention. In P.J. Bomar (Ed.), Nurses and Family Health Promotion: Concepts, Assessment and Intervention. Baltimore: Williams & Wilkins.

Moules, N.J. (2002). Nursing on paper: Therapeutic letters in nursing practice. *Nursing Inquiry, 9*(2), 104–113.

Noiseux, S. & Duhamel, F. (2003). La greffe de moëlle osseuse chez l'enfant. Évaluation constructiviste de l'intervention auprès des parents. [Bone marrow transplantation in children. Constructive evaluation of an intervention for parents]. *Perspective Infirmière, 1*(1), 12–24.

O'Farrell, P., Murray, J. & Hotz, S.B. (2000). Psychological distress among spouses of patients undergoing cardiac rehabilitation. *Heart and Lung, 29*(2), 97–104.

Pless, I.B., Feeley, N., Gottlieb, L., Rowat, K., Dougherty, G. & Willard, B. (1994). A randomized control trial of a nursing intervention to promote the adjustment of children with chronic physical disorders. *Pediatrics, 94*(1), 70–75.

Robinson, C.A. (1995). Beyond dichotomies in the nursing of persons and families. *Image: Journal of Nursing Scholarship, 27*(2), 116–120.

Schober, M. & Affara, F. (2001). The Family Nurse: Frameworks for Practice. Geneva: International Council of Nurses.

Tapp, D.M. (2001). Conserving the vitality of suffering: Adressing family constraints to illness conversations. *Nursing Inquiry, 8*(4), 254–263.

Tarko, M.A. & Reed, K. (2002). Taxonomy of family nursing diagnosis based upon the Neuman systems model of nursing [Unpublished manuscript]. New Westminster, British Columbia, Canada: Douglas College.

Tomm, K. & Sanders, G. (1983). Family assessment in a problem oriented record. In J.C. Hansen & B.F. Keeney (Eds.), Diagnosis and Assessment in Family Therapy (pp. 101–122). London: Aspen Systems Corporation.

Watson, W.L. (1992). Family therapy. In G.M. Bulechek & J.C. McCloskey (Eds.), Nursing Interventions: Essential Nursing Treatments, Philadelphia: W.B. Saunders.

Whall, A.L. & Fawcett, J. (Eds.) (1991). Family Theory Development in Nursing: State of The Science and Art. Philadelphia: F.A. Davis.

Wrigth, L.M. & Bell, J.M. (2009). Belief and illness: A model for healing. Calgary, AB: 4th Floor Press

Wright, L.M. & Leahey, M. (1984, 1994, 2000). Nurses and Families: A Guide to Family Assessment and Intervention. Philadelphia: F.A. Davis.

Wright, L.M., Watson, W.L. & Bell, J.M. (1990). The family nursing unit: A unique integration of research, education, and clinical practice. In J.M. Bell, W.L. Watson & L.M. Wright (Eds.), The Cutting Edge of Family Nursing (pp. 95–109). Calgary, Alberta: Family Nursing Unit Publications.

Wright, L.M., Watson, W.L. & Bell, J.M. (1996). Beliefs: The Heart of Healing in Families and Illness. New York: Basic Books.

2 Das Calgary Familien-Assessment-Modell und das Calgary Familien-Interventions-Modell: Theoretische Grundlagen

Modelle sind eine gute Möglichkeit, Ideen, Gedanken und Konzepte bewusst zu machen. Allerdings können Modelle nicht für sich allein existieren. So basieren die Modelle für die Pflegepraxis auf verschiedenen Denkmustern, Theorien, Überzeugungen, Prämissen und Annahmen. Diese Modelle werden verständlicher und nachvollziehbarer, wenn die ihnen zugrunde liegenden Theorien erläutert werden. Deshalb müssen Pflegende, die das Calgary Familien-Assessment-Modell (CFAM) (s. Kap. 3) und das Calgary Familien-Interventions-Modell (CFIM) (s. Kap. 4) verstehen und im Rahmen ihrer pflegerischen Arbeit mit Individuen, Paaren und Familien einsetzen wollen, die diesen Modellen zugrunde liegenden Theorien kennen. Die theoretischen Grundlagen aller Familien-Assessment- und Familien-Interventions-Modelle müssen erläutert werden, weil sie bei der Anwendung der Modelle in der klinischen Praxis erkennbar werden.

Das CFAM und das CFIM sowie die im weiteren Verlauf des Buches präsentierten Praxisleitlinien für die familienzentrierte Pflege basieren auf folgenden theoretischen Grundlagen und Denkmustern: Postmoderne, Systemtheorie, Kybernetik, Kommunikationswissenschaft, Veränderungstheorie und biologisch begründete Erkenntnistheorie. Die einzelnen Theorien oder Denkmuster und einige der dazugehörigen spezifischen Konzepte werden vorgestellt und mit der klinischen Praxis für Individuen, Paare und Familien verknüpft. Wir möchten darauf hinweisen, dass es kein Universalmodell für die familienzentrierte Pflege gibt. «Kein einzelner theoretischer oder konzeptueller Rahmen kann die komplexen Zusammenhänge von Familienstruktur, Familienfunktion und Familienprozess adäquat beschreiben. Kein theoretischer Ansatz bietet Pflegenden eine so breite Basis an Wissen und Erkenntnissen, dass sie ihn allein als Rahmen für ein Familien-Assessment und für familienzentrierte Interventionen benutzen können. Daher basiert die pflegerische Arbeit mit Familien auch nicht nur auf einem einzelnen theoretischen Ansatz, sondern die Pflegenden müssen für ihre Arbeit mit Familien verschiedene Theorien und Konzepte heranziehen und für die Praxis, Forschung und Ausbildung in familienzentrierter Pflege einen integrativen Ansatz wählen.» (Kaakinen/Hanson, 2004:111). Wir teilen diese Ansicht.

2.1 Die Postmoderne

Menschen lieben es anscheinend, ihre Geschichte und Kultur immer wieder zu betrachten, zu durchleuchten, zu rekonstruieren und zu dekonstruieren. Die Postmoderne ist für diesen Zweck ein beliebter Filter. Alles, was vor der heutigen, «aufgeklärten» Weltsicht existierte, gilt den Anhängern postmoderner Ansichten als zur Moderne gehörig und deshalb weniger wünschenswert. Folglich ist der Einfluss postmoderner Ideen, Gegebenheiten und Überzeugungen in der Kunst, Literatur, Architektur, Wissenschaft, Kultur, Religion, Philosophie und, in der jüngsten Zeit, auch in der Pflege nachweisbar (Burnard, 1999; Glazer, 2001; Kermode/Brown, 1996; Moules, 2000; Tapp/Wright, 1996). Die Beliebtheit und die steigende Akzeptanz postmoderner Gedanken schlägt sich in der Literatur nieder.

Auch wir sind von den Gedanken der Postmoderne beeinflusst und haben sie uns zu Eigen gemacht. Diese Gedanken haben sich in unserer familienzentrierten klinischen Pflegepraxis als nützlich erwiesen. Dies bedeutet allerdings nicht, dass es uns gelungen ist, uns von dem Gedankengut der Moderne zu distanzieren, was wir auch gar nicht wollen. Wir unterstützen Glazers (2001) Kritik an postmodernen Bestrebungen, sich von den biologischen Grundlagen der Pflege abzukehren. Wir können unsere Geschichte und unsere Kultur nicht verleugnen, die uns zu dem gemacht haben, was wir waren und sind. Deshalb stehen wir dazu, dass unser Leben, unsere Beziehungen und unsere beziehungsorientierte Familienpflegepraxis früher wie heute von modernen und postmodernen Denkmustern geprägt ist.

2.1.1 KONZEPT 1 – Pluralismus ist der zentrale Fokus der Postmoderne

Die Postmoderne steht für das Ende einer uniformen Weltsicht; sie ist eine Absage an eindimensionale Erklärungen und eine Huldigung der Vielfalt. Einer der wichtigsten Gedanken der Postmoderne ist der Pluralismus oder der Glaube an die Vielfalt oder, anders ausgedrückt, die Überzeugung, dass es genauso viele Möglichkeiten gibt, die Welt zu sehen und zu erfahren, wie es Menschen gibt, die sie erfahren (Moules, 2000; Wright/Bell, 2009). Auf die familienzentrierte Pflegepraxis übertragen heißt dies, es gibt genauso viele Möglichkeiten, Krankheit zu betrachten und zu erleben, wie es Familien gibt, die von Krankheit betroffen sind. In einer ethisch motivierten, beziehungsorientierten Familienpflegepraxis manifestiert sich dieser Gedanke darin, dass die Verschiedenartigkeit kultureller und religiöser Überzeugungen und deren Einfluss auf unterschiedliche, komplexe Familienstrukturen berücksichtigt wird.

2.1.2 KONZEPT 2 – Die Postmoderne führt eine Diskussion über Wissen

Die Postmoderne ist unter anderem eine Reaktion auf die Behauptung der Moderne, Wissen werde primär durch Wissenschaft und Technologie generiert (Glazer, 2001). Die Auffassung, dass technologischer Fortschritt die Welt automatisch besser macht, wird überprüft, hinterfragt und angezweifelt (Tapp/Wright, 1996). Dies ist auch der Grund, weshalb die Denkmuster und großen Glaubenssysteme, die die Grundlage vieler unserer wissenschaftlichen, religiösen und politischen Bestrebungen und Institutionen bilden, scharf kritisiert werden. Indem diese dominanten Denkmuster hinterfragt werden, ist es möglich, «als gegeben angesehene» Überzeugungen und Praktiken zu widerlegen oder aufzudecken, die Ansichten von Randgruppen zur Kenntnis zu nehmen und bislang nicht anerkanntes Wissen aus vielen verschiedenen Bereichen zu würdigen (Tapp/Wright, 1996). Wenn wir heute Familien begegnen, die von einer Krankheit betroffen sind, schenken wir den Berichten und Erfahrungen der Familienmitglieder in ihrem speziellen kulturellen Kontext weitaus mehr Beachtung und orientieren uns nicht mehr nur an medizinischen Berichten. Die Würdigung der Erzählungen von Familien über ihre Erkrankung hat weitreichende Folgen für die familienzentrierte Pflegepraxis. Sie setzt auf die Zusammenarbeit und Beratung von Pflegenden und Familien, um das Wissen und die Erfahrung von Pflegenden und Familien gleichermaßen anzuerkennen. Diese Praktiken bilden die Eckpfeiler der beziehungsorientierten Pflege. Die Berücksichtigung der Erzählungen von Familien verbessert auch die Chancen auf Heilung, da ihre Geschichten Gehör, Verständnis und Bestätigung finden.

Ableger der Postmoderne sind der Konstruktivismus, Sozialkonstruktivismus und die biologisch begründete Erkenntnistheorie (auch bezeichnet als die Idee, dass Menschen «Wirklichkeit erschaffen») (Maturana/Varela, 1992/**dt.** 1991; Moules, 2000; Wright/Bell, 2009). Die Erkenntnistheorie hat sich in unserer klinischen Arbeit als äußerst hilfreich erwiesen und wird deshalb später in diesem Kapitel ausführlicher erörtert.

Das Gedankengut der Postmoderne wird von Feministinnen scharf kritisiert, die behaupten, das durch Patriarchat und Unterdrückung geprägte Denkmuster bagatellisiere oder ignoriere die Ansichten von Frauen immer noch (Kermode/Brown, 1996). Diese Erfahrungen haben wir bei unserer Arbeit mit Familien nicht gemacht. Beiweise für die Notwendigkeit, die Ansichten von Frauen und ihre Krankheitsbelastung in der familienzentrierten Pflegepraxis anzuerkennen, liefert die Studie von Robinson (1998). Sie fand heraus, dass die Frauen in Familien, die von chronischer Krankheit betroffen sind, negativ auf die mit der Krankheit verbundenen Belastungen, wie Verantwortung, Arbeit und Probleme, reagierten. Sobald die Pflegende und die Familienmitglieder die krankheitsbedingten Belastungen gleichmäßiger verteilten, verbesserte sich das Leben der Frauen und sie fanden neben Krankheit und Problemen wieder Zeit für sich. Sie betrachteten ihre Situation anders und verhielten sich auch entsprechend anders. Dass die Studie die Meinung der Frauen gesondert bewertet und nicht als kollektive «Familienmeinung» eingestuft hat, steht im Einklang mit dem Besten, was die Postmoderne zu bieten hat.

2.2 Die Systemtheorie

Gesundheitsfachleute haben die Systemtheorie, die von Bertalanffy 1936 entwickelt hat, jahrelang für die Arbeit mit Familien benutzt. Neben von Bertalanffys Originalschriften (1968, 1972, 1974) wurden zahlreiche Artikel und Buchkapitel über die Systemtheorie und ihre Konzepte verfasst. Diese Verbreitung von Wissen über die Systemtheorie hat sich auch in der Pflegeliteratur niedergeschlagen. Wir teilen die Meinung von Kaakinen und Hanson (2004: 100), dass «die Übertragung der Systemtheorie auf die Familie den stärksten Einfluss auf alle familienorientierten Konzepte hat».

Eine der besten Analogien bei der Übertragung von Konzepten der Systemtheorie auf die Familie ist Allmond et al. (1979: 16) gelungen. Nach ihrer Auffassung lässt sich das System Familie gut mit einem Mobile vergleichen:

> Stellen Sie sich ein Mobile mit vier oder fünf Elementen vor, das an der Decke befestigt ist und sich in der Luft sanft bewegt. Das System befindet sich im Gleichgewicht, ist aber fortwährend in Bewegung. Einige Elemente bewegen sich schnell, andere fast gar nicht. Einige sind schwerer und tragen scheinbar mehr Gewicht, während sie sich in eine Richtung mit dem Mobile bewegen; andere scheinen die Fahrt einfach mitzumachen. Eine Brise, die nur ein Element des Mobiles streift, beeinflusst sofort alle Elemente in ihrer Bewegung, manche mehr, manche weniger, und einige Elemente bewegen sich so schnell, dass sie aus der Balance geraten und sich eine Zeit lang chaotisch hin und her bewegen. Allmählich gewinnt das System Kontrolle über die sich frei bewegenden Teile, und die Balance wird wieder hergestellt, allerdings erst, nachdem unter Umständen ein deutlicher Richtungswechsel des Systems stattgefunden hat. Man kann erkennen, dass sich die Nähe und Entfernung zwischen den einzelnen Elementen verändert hat, dass jeder Kontakt der Elemente untereinander Auswirkungen hat und dass die vertikale Hierarchie eine wichtige Rolle spielt. Zwei Elemente bewegen sich vielleicht gleichförmig, ein Element scheint möglicherweise ständig von den anderen isoliert zu sein, und dennoch ist seine isolierte Position wichtig für die Balance des ganzen Systems.

Vor dem Hintergrund dieser Mobile-Analogie werden in den folgenden Abschnitten einige der wichtigsten Konzepte der Systemtheorie vorgestellt, die im Rahmen der klinischen Arbeit mit Familien häufig angewendet werden. Diese Konzepte bilden die theoretische Grundlage für die Betrachtung der Familie als System. Ein *System* lässt sich definieren als die Gesamtheit miteinander interagierender Elemente. Indem wir diese Definition auf die Familie übertragen, betrachten wir die Familie als Einheit und beobachten eher die Interaktionen der Familienmitglieder untereinander sowie zwischen der Familie und der Krankheit/des Problems als jedes Familienmitglied für sich. Es darf jedoch nicht vergessen werden, dass jedes Familienmitglied sowohl ein Subsystem als auch ein eigenständiges System darstellt. Das System Individuum ist Teil *und* Ganzes, und das trifft auch auf die Familie zu.

2.2.1 KONZEPT 1 – Das Familiensystem ist Teil größerer Suprasysteme und setzt sich aus vielen Subsystemen zusammen

Das Konzept der Hierarchie von Systemen lässt sich gut auf die Familie anwenden. Es hilft besonders Pflegenden, die nicht genau wissen, wie sie komplexe Familiensituationen konzeptualisieren sollen. Eine Familie besteht aus vielen Subsystemen, wie z. B. Eltern-Kind, Ehepartner, Geschwister. Diese Subsysteme sind wiederum aus individuellen Subsystemen zusammengesetzt. Individuen sind hoch komplexe Systeme, die aus verschiedenen Subsystemen bestehen, organischen (z. B. das kardiovaskuläre und das reproduktive System) und psychologischen (das kognitive, affektive und verhaltensbezogene System). Gleichzeitig ist die Familie eine Einheit, die Teil größerer Suprasysteme (z. B. die Nachbarschaft, eine Organisation oder die Kirchengemeinde) ist. Ein System lässt sich durch einen großen Kreis mit Elementen, Teilen oder Variablen darstellen. Die Elemente innerhalb des Kreises können durch Linien miteinander verbunden werden, welche die Beziehungen zwischen den Elementen andeuten. Außerhalb des Kreises befindet sich der größere Kontext, in dem alle anderen Faktoren platziert werden, die das System beeinflussen. Die Pflegende kann also einen Kreis zeichnen, der die Familie darstellt, und die einzelnen Familienmitglieder darin platzieren (s. **Abb. 2-1**).

Systeme werden willkürlich definiert durch ihre Grenzen, die zeigen, was sich innerhalb und außerhalb des Systems befindet. Normalerweise sind die Grenzen bei lebenden Systemen physischer Natur, z. B. die Anzahl der Mitglieder einer Familie oder die Hautfarbe eines Menschen. Aber man kann eine Grenze auch konstruieren und so ein System aus Ideen, Überzeugungen, Erwartungen oder Rollen schaffen. So kann eine Person ein System aus verschiedenen Rollen haben, etwa Tochter, Partnerin, Kollegin, Ehefrau, Schwester, Pflegeperson, Mutter und Großmutter sein. Hin und wieder kann es jedoch angezeigt sein, eine imaginäre Grenze zu ziehen, um beispielsweise ein System aus elterlicher Überzeugung über den Konsum nicht medizinischer Arzneimitteln durch ihre Kinder zu schaffen.

Pflegende, die mit Familien arbeiten, sollten zunächst fragen:

- Wer gehört zu diesem Familiensystem?
- Welche wichtigen Subsysteme gibt es?
- Zu welchen wichtigen Suprasystemen gehört die Familie?

Ferner sollte die Pflegende die Durchlässigkeit der Grenzen innerhalb des Familiensystems und seiner Subsysteme prüfen. Die Grenzen in Familiensystemen müssen sowohl durchlässig als auch undurchlässig sein. Ist die Familiengrenze zu durchlässig, verliert das System seine Identität und Integrität (z. B. wenn einige Familienmitglieder zu offen gegenüber den Einflüssen der äußeren Umgebung – erweiterte Familie, Freunde oder Gesundheitsfachleute – sind), und die Familie kann bei der Entscheidungsfindung nicht auf eigene Ressourcen zurückzugreifen. Ist die Grenze dagegen zu undurchläs-

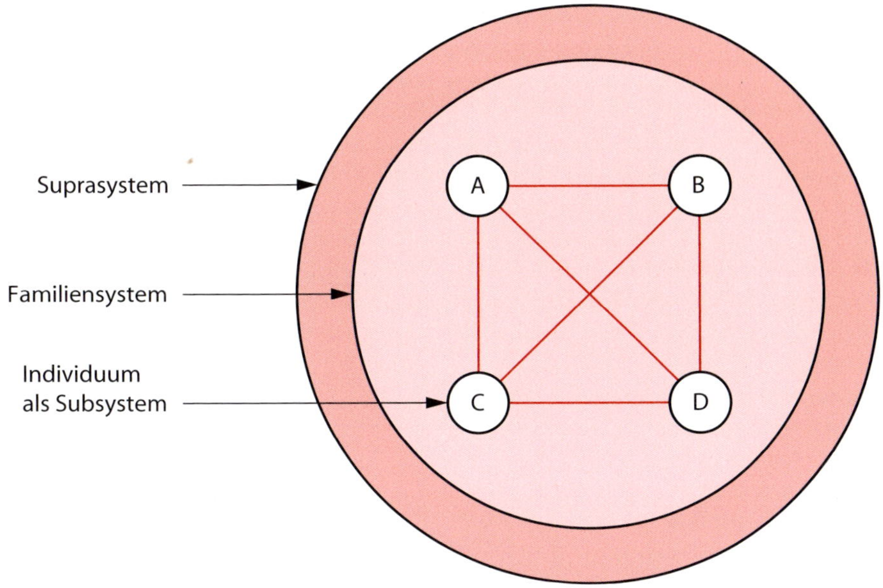

Abbildung 2-1: Die Familie und ihre Beziehung zu anderen Systemen.

sig, wird die notwendige Interaktion mit der Außenwelt unterbunden (z. B. wenn eine Familie aus Afghanistan nach Pennsylvania migriert und wegen großer sprachlicher und kultureller Unterschiede erst einmal für sich bleibt). Die verstärkte Nutzung von Mobiltelefonen, Internet, Laptops, E-Mails, Skype, Chatrooms, sozialen Netzwerken wie Facebook, Twitter und ähnlichen Technologien hat dazu geführt, dass sich die Durchlässigkeit von Grenzen in den letzten zehn Jahren dramatisch verändert hat.

Die Hierarchie von Systemen und die Grenzen, die Systeme schaffen, sind wertvolle Konzepte für Pflegende, die mit Familien arbeiten und versuchen, die Besonderheit der einzelnen Familienmitglieder zu konzeptualisieren. Bei bestimmten ethnischen Gruppen – z. B. bei iranischen Familien – ist die Beachtung von Hierarchien und Grenzen sehr wichtig.

2.2.2 KONZEPT 2 – Die Familie als Ganzes ist größer als die Summe ihrer Teile

Die Übertragung der Systemtheorie auf Familien impliziert, dass die Familie «als Ganzes» mehr ist als die Summe der einzelnen Familienmitglieder. Sie impliziert auch, dass Individuen am besten in einem größeren Kontext verstanden werden können, und das ist in der Regel die Familie. Die Beobachtung einzelner Familienmitglieder ist nicht das Gleiche wie die Beobachtung der Familie als Einheit. Wird die ganze Familie betrachtet, können die Interaktionen zwischen den einzelnen Familienmitgliedern beobachtet werden, und diese können die Funktion einzelner Familienmitglieder oft viel besser erklären. Betrachten wir das folgende klinische Szenario: Das dreijährige Kind einer jungen philippinischen Mutter hat Wutanfälle, die die Mutter nicht kontrollieren kann. Sie bittet eine Gemeindekrankenpflegerin um Rat. Die Pflegende hat verschiedene Möglichkeiten zu intervenieren:

- Sie kann sich mit der Mutter allein treffen und mit ihr über Verhaltensweisen sprechen, mit denen sie die Wutanfälle ihres Kindes kontrollieren kann.
- Sie kann sich mit dem Kind allein treffen und ein Assessment durchführen.
- Sie kann sich mit der ganze Familie (Mutter, Vater und Kind) treffen und ein Kind-und-Familien-Assessment durchführen (s. Kapitel 3), um sich ein Bild von dem Kind und seinem Verhalten im Kontext der Familie zu machen und um die Ansichten der philippinischen Familie über Disziplin kennen zu lernen.

Da der Pflegenden die Bedeutung von Konzept 2 bewusst war, entschied sie sich für ein Treffen mit der ganzen Familie. Während der ersten Sitzung benahm sich das Kind in der ersten halben Stunde des Gesprächs gut. Dann bekam es einen Wutanfall, auf den die Mutter mit Ärger und der Vater mit Rückzug reagierte. Die Pflegende hatte in weiser Voraussicht die Abfolge der Interaktionen beobachtet, die dem Wutanfall vorausgingen. Als das Kind den Wutanfall bekam, hatten die Eltern gerade eine hitzige Auseinandersetzung über ihren Erziehungsstil. Sobald der Wutanfall begann, unterbrachen die Eltern ihre Auseinandersetzung und konzentrierten sich auf das Kind. Das Kind hatte wohl auf die Spannungen zwischen den Eltern reagiert und den Wutanfall benutzt, um die Auseinandersetzung seiner Eltern zu beenden. Die Wutanfälle bekamen im Kontext der Familie eine ganz andere Bedeutung, als wenn das Kind allein beurteilt worden wäre. In diesem Beispiel wird die Familie als der Klient verstanden, aber ein einzelnes Familienmitglied ist der Auslöser der Behandlung (Schober/Affara, 2001). Immer wenn eine Familie wegen einer Frage oder eines Problems mit einem Familienmitglied Rat sucht, kann die Pflegende die ganze Familie in die Behandlung einbeziehen.

Pflegende sollten also möglichst die ganze Familie treffen und die Interaktionen der einzelnen Familienmitglieder beobachten, um das Verhalten der Familienmitglieder besser verstehen zu können. Diese Beobachtung gibt einen Einblick in die Beziehungen zwischen den Familienmitgliedern und die Funktion einzelner Familienmitglieder. Wir können die Teile eines Körpers, einer Familie, einer Praxis, einer Theorie erst dann verstehen, wenn wir wissen, wie das Ganze funktioniert, denn die Teile können nur in ihrer Beziehung zu dem Ganzen verstanden werden; umgekehrt können wir nicht verstehen, wie das Ganze funktioniert, wenn wir nichts über seine Teile wissen.

2.2.3 KONZEPT 3 – Die Veränderung eines Familienmitglieds beeinflusst alle anderen Familienmitglieder

Dieses Konzept besagt, dass jedes wichtige Ereignis oder jede wichtige Veränderung eines Familienmitglieds sich in unterschiedlichem Maße auf alle anderen Familienmitglieder auswirkt, wie die Mobile-Analogie gezeigt hat. Für Pflegende ist es sehr aufschlussreich zu beobachten, wie sich eine Krankheit auf die Familie auswirkt. Ein Beispiel: Der Vater einer malaysischen Familie hatte einen Myokardinfarkt. Dieses Ereignis wirkte sich auf alle anderen Familienmitglieder und die Beziehungen in der Familie aus. Vater und Mutter konnten nicht mehr gemeinsam an sportlichen Aktivitäten teilnehmen, und die Mutter arbeitete nicht mehr Teilzeit, sondern Vollzeit, um das Einkommen der Familie aufzubessern, das sich durch die Rekonvaleszenz des Vaters erheblich verringert hatte. Die ältere Tochter, die seit ihrer Heirat kaum Kontakt zu ihrer Familie hatte, besuchte ihren Vater jetzt häufiger. Die jüngere Tochter unterstützte ihre Mutter emotional und kam ihr dadurch näher. Da alle Familienmitglieder betroffen waren, veränderten sich die Struktur und die Funktion der Familie.

Pflegende können mit diesem Konzept auch feststellen, wie die Implementierung familienzentrierter Interventionen das Familiensystem verändert. Wenn sich ein Familienmitglied verändert, können die übrigen Familienmitglieder also nicht mehr in der gewohnten Weise reagieren, weil sich dieses Familienmitglied nun anders verhält.

2.2.4 KONZEPT 4 – Die Familie ist in der Lage, eine Balance zwischen Veränderung und Stabilität zu schaffen

In den letzten Jahren hat ein Meinungswandel stattgefunden. Man geht nicht mehr davon aus, dass Familien bestrebt sind, ein Gleichgewicht aufrechtzuerhalten; vielmehr glaubt man heute, dass die Familien ständig im Fluss sind und sich ständig verändern. Somit hat sich das Pendel zum anderen Ende des Kontinuums bewegt. Von Bertalanffy (1968) warnte jedoch vor einigen Jahren davor, Familien aus diesen extremen Blickwinkeln zu betrachten. Er wies darauf hin, dass Systeme, in diesem Fall das System Familie, in der Lage sind, die in ihnen wirkenden und von außen auf sie einwirkenden Kräfte auszubalancieren und dass Veränderung und Stabilität in lebenden Systemen durchaus nebeneinander existieren können (s. 2.5 Veränderungstheorie weiter hinten in diesem Kapitel).

Eine Veränderung in der Familie kann jedoch zu einem neuen Gleichgewicht führen. Die Familie organisiert sich neu, und zwar auf eine völlig andere Art und Weise als vorher. Wird beispielsweise bei einem Familienmitglied eine chronische Krankheit diagnostiziert, z. B. Multiple Sklerose, dann muss sich die ganze Familie völlig anders organisieren als vor der Diagnose. Die Balance zwischen Veränderung und Stabilität verändert sich ständig entsprechend den Phasen der Besserung und Verschlimmerung der Krankheit; allerdings ist die Balance zwischen Veränderung und Stabilität etwas ganz Normales.

Das Konzept der Koexistenz von Veränderung und Stabilität ist vielleicht eines der für Pflegende am schwersten zu verstehenden Konzepte der Systemtheorie. Dies liegt zum Teil daran, dass sie in der realen klinischen Praxis oft Familien begegnen, die sich entweder in einem starren Gleichgewichtszustand befinden *oder* sich ständig verändern und nicht solchen, die sich in einem manifesten Gleichgewicht zwischen diesen beiden Polen bewegen. Doch je mehr Erfahrung man in der familienzentrierten Pflege sammelt, desto mehr lernt man die Komplexität von Familien zu schätzen. Familien, die «festgefahren» sind oder gravierende Probleme haben, befinden sich entweder in einem starren Gleichgewichtszustand oder in einer Phase ständigen Wandels. Letztendlich muss die Familie Möglichkeiten finden, Stabilität und Veränderung besser auszubalancieren. Wir haben in unserer klinischen Praxis in den letzten Jahren beobachten können, dass Familien von Soldaten und andere, direkt von Terrorismus und Krieg betroffene Familien es geschafft haben, kreative Lösungen zu finden, um den ständigen Wechsel von Stabilität und Veränderung auszugleichen.

2.2.5 KONZEPT 5 – Zirkuläre Kausalität erklärt das Verhalten von Familienmitgliedern besser als lineare Kausalität

Die im Rahmen von Familiengesprächen gesammelte Informationsflut lässt sich besser verarbeiten, wenn man auf bestimmte Muster achtet. Tomm (1981: 85) veranschaulicht die Unterschiede zwischen linearen und zirkulären Mustern so:

> Der wesentliche Unterschied zwischen linearen und zirkulären Mustern zeigt sich in der Struktur der Muster. Lineare Muster bilden eine Sequenz (z. B. A → B → C), zirkuläre Muster dagegen sind rekursiv und bilden einen geschlossenen Kreis (z. B. A → B → C → A … oder A → B, B → C, C → A). Ein weniger offensichtlicher, aber entscheidender Unterschied besteht in der unterschiedlichen Relevanz von *Zeit* und *Bedeutung*, die sich in der Struktur der Muster widerspiegeln. Linearität ist gebunden an die kontinuierliche Entwicklung durch die Zeit. *Zirkularität* ist stärker an wechselseitige Beziehungen und deren Bedeutung gebunden.

Lineare Kausalität, definiert als Muster, in der ein Ereignis ein anderes auslöst, kann für Individuen und Familien eine nützliche und wichtige Funktion erfüllen. Ein Beispiel: Immer wenn es 18 Uhr schlägt, isst die Familie zu Abend. Dies ist ein Beispiel für lineare Kausalität, weil Ereignis A (es schlägt 18 Uhr) die Ursache von Ereignis B (das Abendessen) ist, oder A → B; Ereignis B hat jedoch keine Auswirkungen auf Ereignis A.

Es handelt sich um zirkuläre Kausalität, wenn Ereignis B Auswirkungen auf Ereignis A *hat*. Ein Beispiel: Wenn der Ehemann sich für die Stomapflege seiner Frau interessiert (Ereignis A) und die Frau ihm daraufhin die tägliche Prozedur erklärt (Ereignis B), dann wird der Ehemann wahrscheinlich weiter Interesse zeigen und seiner Frau Hilfe bei der Stomapflege anbieten, und seine Frau wird sich weiterhin unterstützt fühlen, und so wird der Kreis geschlossen (A → B → A). Das Verhalten eines Individuums hat Auswirkungen auf das Verhalten eines anderen Individuums und beeinflusst dieses. In Kapitel 3 wird erörtert, wie diese äußerst hilfreichen zirkulären interaktionalen Muster grafisch dargestellt werden.

Die Anwendung dieser Konzepte in der klinischen Praxis wirkt sich auf den Befragungsstil beim Familiengespräch aus. Lineare Fragen zielen auf deskriptive Merkmale ab (z. B. «Hat der Vater Angst vor einem weiteren Herzanfall?»), zirkuläre Fragen dagegen auf interaktionale Merkmale. Es gibt verschiedene Arten zirkulärer Fragen, wie Fragen nach dem Unterschied (z. B. «Wer hat am meisten Angst, dass Sunil einen weiteren Herzanfall bekommt?»), Fragen nach Auswirkungen auf das Verhalten (z. B. «Was tun Sie, Amal, wenn Sie die Schmerzen Ihrer Frau nicht mehr ertragen können?»), hypothetische oder zukunftsorientierte Fragen (z. B. «Was können Sie in Zukunft tun, um zu verhindern, dass Ihr betagter Vater stürzt?») und triadische Fragen (z. B. «Wie fühlt sich Ihre Mutter, wenn Ihr Vater Ihre Schwester Manisha unterstützt?») (Selvini-Palazzoli et al., 1978; Loos/Bell, 1990; Tomm, 1984, 1995, 1987a, 1987b, 1988; Wright/Bell, 2009). Bateson (1979: 99) schreibt: «Informationen beinhalten Unterschiede, die eine Situation verändern.» Tomm (1981: 93) wendet das Konzept der «Unterschiede» auf Beziehungen an:

> Unterschiede zwischen Wahrnehmungen/Objekten/Ereignissen/Ideen usw. sind die eigentliche Quelle aller Information und des daraus resultierenden Wissens. Bei näherer Betrachtung wird deutlich, dass solche Beziehungen immer wechselseitig oder zirkulär sind. Wenn sie kleiner ist als er, dann ist er größer als sie. Ist sie dominant, ordnet er sich unter. Wird ein Familienmitglied als schlecht bezeichnet, werden die anderen als gut bezeichnet. Selbst auf ganz einfacher Ebene macht die zirkuläre Betrachtung es möglich, implizite Information explizit zu machen, und bietet alternative Sichtweisen an. Eine lineare Betrachtung ist dagegen eng und restriktiv und verschleiert wichtige Daten eher.

In den Kapitel 3, 4, 6, 7, 8 und 9 werden verschiedene Arten von Assessment-Fragen und interventionsorientierten Fragen erörtert, die beim Familiengespräch gestellt werden können.

Mit Blick auf die Interaktion zwischen Familienmitgliedern geht man davon aus, dass jedes Familienmitglied seinen Beitrag zu adaptiver und nicht adaptiver Interaktion leistet. Ein Beispiel: In geriatrischen Einrichtungen ist es an der Tagesordnung, dass die älteren Patienten sich darüber beklagen, von ihren erwachsenen Kindern nicht oft genug besucht zu werden, und dass sie sich deshalb zurückziehen; die erwachsenen Kinder hingegen beklagen sich darüber, dass ihre alten Eltern während des Besuchs ständig an ihnen herumnörgeln. Jedes Familienmitglied nimmt den anderen «korrekt» wahr, aber keiner erkennt, dass das eigene Verhalten das Verhalten des anderen Familienmitglieds beeinflusst.

In der Regel brauchen Familien und einzelne Familienmitglieder Hilfe, um den Wechsel von der linearen Sicht auf ihre Situation zu einer interaktionalen, reziproken und systemischen Sicht zu vollziehen. Dieser Wechsel ist nur dann möglich, wenn auch die Pflegende bei der Aufdeckung der Familiendynamik auf lineares Denken verzichtet.

Die fünf vorgestellten Konzepte sind bei weitem nicht alle Konzepte der Systemtheorie, aber es sind die, die für die theoretischen Grundlagen der Arbeit mit Familien als die wichtigsten betrachtet werden.

2.3 Die Kybernetik

Kybernetik ist eine wissenschaftliche Forschungsrichtung, die Gesetzmäßigkeiten im Ablauf von Steuerungs- und Regelungsvorgängen untersucht. Der Begriff Kybernetik geht auf den Mathematiker Norbert Weiner zurück. Wir halten es für wichtig, zwischen der allgemeinen Systemtheorie und der Kybernetik zu unterscheiden, deshalb verwenden wir die Begriffe auch nicht synonym, auch wenn manche das eine als Unterabteilung des anderen verstehen. Die Systemtheorie verlagert unsere Sicht von den Teilen auf das Ganze, die Kybernetik vom Inhalt auf die Form.

2.3.1 KONZEPT 1 – Familiensysteme haben die Fähigkeit zur Selbstregulation

Interpersonelle Systeme, insbesondere Familiensysteme, «[können] als Rückkopplungskreise angesehen werden […], da in ihnen das Verhalten jedes einzelnen Individuums das jeder anderen Person bedingt und seinerseits von dem Verhalten aller anderen bedingt wird» (Watzlawick et al., 1967: 31/**dt.** 2007: 32). Wir halten diese These mit Blick auf die familienzentrierte Arbeit für sehr wichtig, da die Erkenntnis, dass das Verhalten jedes Familienmitglieds sich auf das Verhalten aller anderen auswirkt und von diesem selbst beeinflusst wird, Pflegende davon abhalten wird, ein Familienmitglied für die Schwierigkeiten der ganzen Familie verantwortlich zu machen. Damit es in einer Beziehung zu einer fundamentalen Veränderung kommt, müssen die Grenzen der Steuerungs- und Regelungsvorgänge verändert werden, um ein neues Repertoire an Verhaltensweisen zu ermöglichen oder um ein völlig neues Muster entstehen zu lassen (Transformation). Tomm (1980) zeigt, wie kybernetische Steuerungs- und Regelungskonzepte auf die Gesprächsführung in der realen klinischen Praxis anzuwenden sind. Seine grafischen Darstellungen zirkulärer Kommunikationsmuster werden in Kapitel 3 vorgestellt.

2.3.2 KONZEPT 2 – Rückkoppelungsprozesse können in Familien auf mehreren Systemebenen gleichzeitig stattfinden

Die Anwendung kybernetischer Konzepte auf die Arbeit mit Familien beruht auf der Beobachtung einfacher Phänomene (z. B. die Ehefrau äußert Kritik, der Ehemann zieht sich zurück); dies wird allgemein als einfache Kybernetik bezeichnet. Als aber die Kybernetiker mit der Untersuchung komplexerer Phänomene begannen, wurden sie auf unterschiedliche Rückkoppelungsgrade aufmerksam (z. B. Rückkoppelung als Reaktion auf Rückkoppelung und Veränderung durch Veränderung). Maturana und Varela (1980) sprechen von Kybernetik höheren Grades, die die Organisation lebender Prozesse mit Kognition verbindet.

Deshalb lässt sich das einfache Feedback-Phänomen im Interaktionsmuster «Kritik der Ehefrau – Rückzug des Ehemanns» auch als Teil einer größeren Rückkoppelungsschleife betrachten, welche die Beziehung der Ehepartner zu ihren Herkunftsfamilien einbezieht und das einfache Feedback in der Interaktion der Ehepartner neu kalibriert. Dieses Konzept ist besonders interessant für Pflegende, die mit komplexen Familiensituationen arbeiten. Die Kybernetik als Reaktion auf Kybernetik umfasst einen größeren Kontext, der sowohl den Beobachter als auch den Beobachtungsgegenstand einbezieht.

2.4 Die Kommunikationstheorie

Die Kommunikationswissenschaft beschäftigt sich mit den Interaktionen von Individuen. Familien benutzen Kommunikation, um ihren Mitgliedern bestimmte Dinge zu vermitteln: Verhaltensregeln, Wissen über ihre Umwelt, Konfliktlösungsstrategien, Entwicklung und Stärkung von Selbstwertgefühl, sprachliche Muster, um Gefühle in der Familieneinheit konstruktiv zum Ausdruck zu bringen. Einer der wichtigsten Beiträge zur Aufklärung interpersoneller Prozesse ist der Klassiker *Pragmatics of Human Communication* von Watzlawick et al. (1967/**dt.** 2007). Die von uns präsentierten Konzepte stammen im Wesentlichen aus diesem wichtigen Buch über Kommunikation und wurden durch Forschungsarbeiten, die Janet Beavin Bavelas 1992 durchgeführt hat, aktualisiert.

2.4.1 KONZEPT 1 – Jede nonverbale Kommunikation ist bedeutungsvoll

Dieses Konzept macht deutlich, dass es nicht möglich ist, nicht zu kommunizieren, weil die nonverbale Kommunikation einer Person in Anwesenheit einer anderen Person immer eine Botschaft beinhaltet (Watzlawick et al., 1967/**dt.** 2007). In persönlichen Äußerungen und in ihrer Publikation aus dem Jahre 1992 weist Janet Beavin Bavelas darauf hin, dass sie jetzt zwischen nonverbalem Verhalten und nonverbaler Kommunikation unterscheidet, wobei sie die nonverbale Kommunikation als Teil des nonverbalen Verhaltens versteht. Nonverbales Verhalten erfordert einen «Beobachter, der Schlussfolgerungen zieht», nonverbale Kommunikation eine «Person, die kommuniziert» (einen Kodierer). Im Originaltext von Watzlawick, Beavin und Jackson wurde das Konzept präsentiert, dass nonverbales Verhalten immer eine Bedeutung hat.

Der Kontext ist eine wesentliche Komponente in diesem Konzept, denn Verhalten ist nur dann relevant und aussagekräftig, wenn der unmittelbare Kontext mitberücksichtig wird. Ein Beispiel: Wenn eine Mutter sich bei einer Gemeindekrankenpflegerin beklagt, weil sie seit zwei Monaten an Schlafstörungen leidet und wegen des anhaltenden Schlafmangels gereizt ist, dann muss das Verhalten der Mutter in ihrem unmittelbaren Kontext gesehen werden. Durch weitere Befragung fand die Pflegende heraus, dass die Mutter ein Kind hat, das an einen Apnoe-Monitor angeschlossen ist, dass der Vater einen gesunden Schlaf hat und dass ferner eine U-Bahn nah an der Wohnung der Familie vorbeifährt. Mit diesen zusätzlichen Informationen über den Kontext kann die Pflegende die Schlaflosigkeit der Mutter besser verstehen und behandeln.

2.4.2 KONZEPT 2 – Kommunikation hat immer zwei Transmissionskanäle – einen digitalen und einen analogen

Mit digitaler Kommunikation ist die verbale Kommunikation gemeint. Diese besteht aus dem eigentlichen Inhalt der Botschaft oder den nüchternen Fakten. Zum Beispiel: Ein Mann verkündet stolz:

«Ich habe im letzten Monat 15 Pfund abgenommen.», oder ein zehnjähriges Mädchen sagt: «Ich kann mir jetzt schon selbst Insulin spritzen.» Wird jedoch die analoge Kommunikation miteinbezogen, kann sich die Bedeutung dieser beiden Aussagen dramatisch verändern.

Analoge Kommunikation beinhaltet nicht nur die bekannten Komponenten nonverbaler Kommunikation wie Körperhaltung, Gesichtsausdruck und Stimme, sondern auch Musik, Dichtkunst und Malerei. Ein Beispiel: Ein dicker Mann, der stolz verkündet, er habe in einem Monat 15 Pfund abgenommen, sendet sowohl digital als auch analog eine positivere Botschaft als ein abgemagerter Mann, der sagt, er habe 15 Pfund abgenommen.

Wenn wir beide Kommunikationsarten erörtern, meinen wir damit nicht, dass es einen Kanal für verbale und einen für nonverbale Kommunikation gibt. Stimmen analoge und digitale Kommunikation nicht überein, gilt die analoge Botschaft als relevanter für die beobachtende Pflegeperson. Ein Beispiel: Ein junges Mädchen, das wegen eines gebrochenen Oberschenkelknochens einen hinderlichen Gipsverband hat, sagt: «Das macht mir nichts aus», während in ihren Augen Tränen stehen. In dieser Situation muss die Pflegende die Bedeutung der analogen Botschaft erkennen. Für den Freund des Mädchens ist vielleicht die digitale Kommunikation wichtiger. Er nimmt möglicherweise die Bedeutung der analogen Kommunikation nicht wahr. Weitere Hinweise für die Arbeit mit diesem Konzept enthält das CFAM in Kapitel 3.

2.4.3 KONZEPT 3 – Symmetrie und Komplementarität haben wechselnde Bedeutungen in einer dyadischen Beziehung

Mit den Begriffen *Symmetrie* und *Komplementarität* lassen sich typische Interaktionsmuster von Familien aufdecken. Jackson (1973: 189) hat diese Begriffe definiert:

> Eine komplementäre Beziehung ist dadurch gekennzeichnet, dass eine Person gibt und die andere nimmt. In einer solchen Beziehung ist der Status der beiden Personen ungleich in dem Sinn, dass eine in einer höheren Position ist, was bedeutet, dass sie die Initiative ergreift und die andere ihr folgt. Diese beiden Personen passen zusammen oder ergänzen sich. Ein Beispiel für eine komplementäre Beziehung ist die zwischen Mutter und Säugling. Eine symmetrische Beziehung besteht dagegen zwischen Personen, die sich verhalten, als ob ihr Status gleich sei. Jede Person zeigt, dass sie das Recht hat, die Initiative zu ergreifen, den anderen zu kritisieren, Ratschläge zu erteilen usw. Eine solche Beziehung artet leicht in einen Wettbewerb aus; wenn die eine Person sagt, sie habe etwas Positives geleistet, sagt die andere, sie habe auch etwas Positives geleistet. Die Personen in einer solchen Beziehung machen deutlich, dass ihr Status gleich oder symmetrisch ist. Ein Beispiel für eine symmetrische Beziehung ist die zwischen gleichaltrigen Jugendlichen in der prä-adoleszenten Phase.

Sowohl die komplementäre als auch die symmetrische Beziehung sind in bestimmten Situationen angemessen und gesund. Ein Beispiel: Eine ausgebildete Pflegende muss sich die meiste Zeit der leitenden Pflegenden unterordnen. Kann sie dies nicht, kommt es meistens zu Konflikten, und die Beziehung wird überwiegend symmetrisch. Diese Eskalation in Richtung Symmetrie kann dazu führen, dass die leitende Pflegende negative Berichte über die untergeordnete Pflegende schreibt oder dass die untergeordnete Pflegende unter unerfreulichen Bedingungen den Dienst quittiert. Ein Beispiel für eine gesunde symmetrische Beziehung ist die zwischen Ehepartnern, die sich z. B. darüber unterhalten, wo sie ihren nächsten Urlaub verbringen wollen.

In familialen Beziehungen kommt es meistens zu Problemen, wenn entweder komplementäres oder symmetrischen Verhalten die Oberhand gewinnt. Es gibt jedoch kulturelle Gruppen, die einen Beziehungsstil bevorzugen. Paare müssen Symmetrie und Komplementarität entsprechend der Situation ausbalancieren. Während sich das Kind zu einem Teenager und dann zu einem jungen Erwachsenen entwickelt, verändert sich die Eltern-Kind-Beziehung in der Regel von einer vorwiegend komplementären zu einer eher symmetrischen, gleichberechtigten Beziehung.

2.4.4 KONZEPT 4 – Jede Kommunikation hat immer zwei Ebenen – Inhalt und Beziehung

Kommunikation besteht nicht nur aus dem, was gesagt wird (Inhalt), sondern auch aus Informationen, die die Art der Beziehung zwischen den interagierenden Personen kennzeichnen. Ein Beispiel: Ein Vater sagt zu seinem Sohn: «Komm mal her zu mir, mein Sohn. Ich möchte dir etwas sagen.» Oder er könnte sagen: «Komm her. Ich hab dir was zu sagen!» Beide Aussagen sind vom Inhalt her gleich, vermitteln aber ein völlig anderes Bild von der Beziehung. Die erste Aussage ist Ausdruck einer liebevollen Beziehung, während die zweite auf eine angespannte Beziehung hindeutet. In diesem Fall gibt der Stil einen Hinweis auf die Art der Beziehung. Somit «verrät die Kommunikation in einer Familie nicht nur, ‹wer was wann sagt›, sondern sie sagt auch etwas aus über die Struktur und die Funktionen der Beziehungen in der Familie, was Machtpositionen, Entscheidungsfindungsprozesse, Gefühle, Vertrauen und Koalitionen angeht» (Crawford/Tarko, 2004: 162).

2.5 Die Veränderungstheorie

Der Prozess der Veränderung ist ein faszinierendes Phänomen, und die Forscher haben eine Fülle von Ideen entwickelt, wie und wodurch es zu Veränderungen in Familiensystemen kommt. In der folgenden Diskussion der Veränderungstheorie[4] werden die fundiertesten und herausragendsten Punkte einer umfassenden Literatursichtung dargestellt und zusammen mit unseren Ansichten über Veränderungen und über die den Veränderungsprozess bestimmenden Bedingungen präsentiert.

Beziehungssysteme haben offenbar die Tendenz, sich progressiv zu verändern. Ein französisches Sprichwort sagt jedoch: «Je mehr etwas sich verändert, desto mehr bleibt es dasselbe.» Dieses Paradox offenbart sehr schön das Dilemma, das sich bei der Arbeit mit Familien häufig zeigt. Die Pflegende muss lernen, die Herausforderung der paradoxen Beziehung zwischen Bestand (Stabilität) und Veränderung zu akzeptieren. Maturana (1978) erklärt die Rekursivität von Veränderung und Stabilität so: Veränderung ist eine Neuordnung der Familienstruktur, die als Kompensation der Störungen auftritt und darauf abzielt, Struktur und Stabilität aufrechtzuerhalten. Die Veränderung selbst wird als Störung des Systems erlebt, und so generiert eine Veränderung sowohl weitere Veränderungen als auch Stabilität. Eine Zustandsveränderung manifestiert sich im Verhalten; deshalb muss auf Unterschiede in den Interaktionsmustern der Familie geachtet werden. Verhaltensänderungen können von Erkenntnis begleitet sein, müssen es aber nicht. Doch «die tief greifendste und dauerhafteste Veränderung ist die, die sich im Überzeugungssystem (Kognition) der Familie vollzieht» (Wright/Bell, 2009).

Watzlawick/Weakland/Fisch (1974/**dt.** 2001) haben als Erste darauf hingewiesen, dass Bestand und Veränderung trotz ihrer Gegensätzlichkeit zusammen betrachtet werden müssen. Die Forscher präsentieren eine allgemein anerkannte Auffassung zum Thema Veränderung und legen dar, dass es zwei verschiedene Arten oder Ebenen von Veränderungen gibt. Die erste ist eine Veränderung in einem gegebenen System, das sich selbst nicht verändert. Anders ausgedrückt, das System selbst bleibt unverändert, aber seine Elemente oder Teile verändern sich in irgendeiner Weise. Diese Art der Veränderung wird als *Veränderung ersten Grades* bezeichnet und stellt eine quantitative, keine qualitative Veränderung dar. Veränderungen ersten Grades sind dadurch gekennzeichnet, dass immer wieder die gleichen Problemlösungsstrategien verwendet werden. Jedes neue Problem wird mechanisch angegangen. Ist die Lösung des Problems schwierig zu finden, werden mehr alte Strategien benutzt und in der Regel energischer umgesetzt. Ein Beispiel für eine Veränderung ersten Grades ist das Erlernen einer neuen Verhaltensstrategie für den Umgang mit einem Kind, das zu häufig vor dem Computer sitzt. Ein Vater, der sein Kind durch Entzug des Computers zu bestrafen pflegte, vollzieht eine Veränderung ersten Grades, wenn er fortan das Taschengeld des Kindes kürzt.

4 In der deutschsprachigen Literatur wird der englische Begriff *change theory* mit zwei Varianten übersetzt: «Veränderungstheorie» und «Theorie des Wandels». (Anm. d. dt. Hrsg.)

Die zweite Art von Veränderungen, Veränderungen zweiten Grades genannt, verändern das System. Eine Veränderung zweiten Grades ist somit eine «Veränderung durch Veränderung». Offenbar gilt das französische Sprichwort nur für Veränderungen ersten Grades. Damit es zu einer Veränderung zweiten Grades kommt, müssen die Regeln, die das System steuern, verändert werden, und daher ändert sich auch die Struktur des Systems. Es gilt festzuhalten, dass Veränderungen zweiten Grades oft als Diskontinuität oder Sprung auftreten und dass sie plötzlich und radikal sein können. In anderen Fällen treten Veränderungen zweiten Grades in einer logischen Sequenz auf, und die betroffene Person registriert sie erst dann, wenn andere sie bemerken.

Diese Art von Veränderung bedeutet einen Quantensprung im System auf eine andere Funktionsebene. Man kann von einer Veränderung zweiten Grades sprechen, wenn eine Familie beispielsweise mehr Zeit miteinander verbringt und in der Lage ist, problematische Themen anzusprechen, nachdem sie das Problem, dass ihr Teenager die Mahlzeiten nicht zusammen mit der Familie einnehmen wollte, gelöst hat.

Watzlawick et al. (1974/**dt.** 2001) thematisieren auch die offensichtlichste Art der Veränderung, nämlich die spontane. Bei spontanen Veränderungen werden im täglichen Leben Probleme gelöst, ohne dass Fachleute oder ausgeklügelte Theorien herangezogen werden. Ein Beispiel: Eine junge anorektische Frau beginnt nach zwei Jahren spontan, wieder regelmäßig zu essen; oder ein Mann, der an Gürtelrose (Herpes zoster) leidet, berichtet, seine chronischen Schmerzen seien über Nacht verschwunden.

Bateson (1979: 98) stellt im Zusammenhang mit Veränderungen die bedenkenswerte These auf, dass wir Veränderungen fast nie bewusst wahrnehmen. Er weist darauf hin, dass in unseren sozialen Interaktionen und in unserer Umgebung ständig drastische Veränderungen stattfinden und dass wir uns an den «neuen Zustand bereits gewöhnt haben, bevor unsere Sinne uns mitteilen können, dass er neu ist». Bateson (1979) schreibt zum Thema Wahrnehmung von Veränderungen weiter, dass unser Gehirn nur Mitteilungen von Unterschieden registrieren kann. Somit werden nach Bateson (1979: 452) Veränderungen wahrgenommen als «Unterschiede, die im Verlauf der Zeit eintreten». Diese Auffassung deckt sich mit der von Maturana und Varela (1992/**dt.** 1991), die darauf hinweisen, dass Veränderungen bei Menschen ständig stattfinden. Diese Veränderungen werden entweder ausgelöst durch Interaktionen oder Störungen aus der Umgebung, in der das System (Familienmitglied) existiert, oder sie sind die Folge der inneren Dynamik des Systems (des Familienmitglieds).

Unsere Auffassung über Veränderungen basiert zum einen auf den Arbeiten der oben genannten Autoren, zum anderen auf unseren klinischen Erfahrungen bei der Arbeit mit Familien. Im Großen und Ganzen stimmen wir mit Bateson sowie Maturana und Varela überein, dass Veränderungen sich tatsächlich fortwährend in Familien ereignen, oft aber von den Leuten nicht wahrgenommen werden. Diese fortwährenden oder spontanen Veränderungen finden im täglichen Leben und während der verschiedenen Entwicklungsphasen statt, die Individuen und Familien durchlaufen. Diese Veränderungen können mit oder ohne professionelle Unterstützung bewältigt werden.

Wir glauben auch, dass es möglich ist, ein ganzes Familiensystem grundlegend zu verändern, und dass eine solche Veränderung durch tiefgreifende Ereignisse im Leben beschleunigt werden kann, z.B. durch eine ernste Erkrankung, Behinderung, Scheidung, Arbeitslosigkeit, Drogenabhängigkeit, Terrorismus, Verlagerung des Wohnsitzes wegen terroristischer Aktivitäten, Krieg, Hurrikans, Tsunamis oder Tod eines Familienmitglieds und durch pflegerische Interventionen. Auch in der Gesellschaft können global einschneidende Veränderungen stattfinden, wie der 11. September 2001 gezeigt hat. Veränderungen innerhalb der Familie können im kognitiven, affektiven oder verhaltensbezogenen Bereich auftreten, aber Veränderungen in einem dieser Bereiche haben Auswirkungen auf die anderen Bereiche. Familienzentrierte Pflegeinterventionen können somit für einen oder für alle drei Bereiche ausgewählt werden. Die Interventionen werden in Kapitel 4 ausführlicher erörtert, in dem auch das CFIM vorgestellt wird. Nach unserer Auffassung können Interventionen mit den resultierenden Veränderungen nicht direkt korreliert werden, und deshalb können auch Ergebnisse oder die Art der zu erwartenden Veränderungen nicht vorhergesagt werden.

Es ist wichtig für die Pflegenden (die mit Systemen arbeiten), die Beziehungen zwischen den Systemen sorgfältig zu beobachten. Um Veränderungen im Basissystem (Individuum) herbeizuführen, müssen sie auf der höheren Ebene oder Metaebene (Familiensystem [s. Abb. 2-1, S. 49]) intervenieren. Das bedeutet, Pflegende, die Veränderungen im Familiensystem herbeiführen wollen, müssen in der Lage sein, eine Metaposition gegenüber der Familie einzunehmen. Sie müssen die Interaktionen des Familiensystems und gleichzeitig ihre eigenen Interaktionen mit der Familie konzeptualisieren. Sollte es allerdings zu Problemen zwischen der Pflegenden und der Familie kommen, muss das Problem von einer Ebene aus gelöst werden, die dem System Pflegende-Familie übergeordnet ist, vorzugsweise von einem Supervisor, der das Problem von einer höheren Metaposition aus betrachten kann.

2.5.1 KONZEPT 1 – Veränderung ist abhängig von der Wahrnehmung des Problems

In einem heute berühmten Ausspruch verkündete Alfred Korzybski: «Die Landkarte ist nicht das Gebiet.» Das bedeutet, eine Bezeichnung ist nicht identisch mit der bezeichneten Sache und eine Beschreibung unterscheidet sich vom beschriebenen Gegenstand. Übertragen auf das Familiengespräch heißt dies, unsere Darstellung einer bestimmten Situation oder unsere Wahrnehmung eines Problems oder mehrerer Probleme hängt davon ab, wie wir, die Pflegenden, es sehen. Die Art und Weise, wie wir ein Problem wahrnehmen, hat weitreichende Auswirkungen darauf, wie wir intervenieren, und daher auch darauf, wie Veränderungen stattfinden und ob diese effektiv sind.

Pflegende, die mit Familien arbeiten, tappen häufig in die Falle, dass sie die Wahrnehmung eines Familienmitglieds in Bezug auf die Familie für «wahr» halten oder entscheiden, wer «Recht hat». Es gibt mit Blick auf die Funktion der Familie nicht die eine «Wahrheit» oder «Wirklichkeit» oder besser gesagt, es gibt genauso viele «Wahrheiten» oder «Wirklichkeiten» wie Familienmitglieder (Maturana/Varela, 1992/**dt.** 1991). Der Fehler des Partei-Ergreifens in der beziehungsorientierten Familienpflege wird in Kapitel 10 erörtert. Die Pflegende hat die Aufgabe, die Wahrnehmungen, Auffassungen und Überzeugungen aller Familienmitglieder zu akzeptieren und der Familie eine andere Sicht auf ihre gesundheitlichen Belange, Erkrankungen oder Probleme anzubieten. Vor dem Hintergrund ihrer lebenslangen Interaktionsgeschichte mit anderen Menschen und ihrer genetischen Geschichte konstruieren die Familienmitglieder selbst die Realität einer Situation (Maturana/Varela, 1992/**dt.** 1991). In einem Interview mit Simon (1985: 36) vertritt Maturana noch radikalere Ansichten im Hinblick auf die Wahrnehmungen einzelner Familienmitglieder:

> Die Systemtheorie hat uns erst in die Lage versetzt zu erkennen, dass die verschiedenen Ansichten der einzelnen Familienmitglieder Gültigkeit haben. Aber die Systemtheorie meint damit, dass es sich um unterschiedliche Ansichten über das gleiche System handelt. Ich sage etwas anderes. Ich sage nicht, dass die verschiedenen Beschreibungen der Familienmitglieder verschiedene Ansichten über das gleiche System sind. Ich sage, dass es nicht *ein* System gibt und dass es die absolute, objektive Familie in der Form nicht gibt. Ich sage,

dass es für jedes Familienmitglied eine andere Familie gibt und dass jede vollkommen gültig ist.

Maturana und Varela (1992/**dt.** 1991) betonen, dass menschliche Systeme durch ihre Sprache und ihr Zusammenleben mit anderen ihre Wirklichkeit selbst «erschaffen». Wir teilen die Auffassung, dass Probleme ganz unterschiedlich, aber dennoch korrekt wahrgenommen werden können. Als Pflegende sind wir jedoch Teil des größeren gesellschaftlichen Systems und daher an moralische, gesetzliche, kulturelle und gesellschaftliche Normen gebunden, die von uns verlangen, dass wir bei illegalen oder gefährlichen Verhaltensweisen diesen Normen entsprechend handeln (Wright/Bell, 2009).

Wenn eine Pflegende menschliche Probleme nicht aus einer systemischen oder kybernetischen Perspektive heraus konzeptualisiert, dann stützt sie ihre Wahrnehmung der Familie und deren Erkankung, Probleme und Belange aufgrund der verschiedenen theoretischen Annahmen auf eine völlig andere Konzeption der «Wirklichkeit». Wir sprechen lieber von verschiedenen theoretischen Annahmen als von korrekten oder «richtigen» Wahrnehmungen der Probleme.

2.5.2 KONZEPT 2 – Veränderung wird bestimmt von der Struktur

Veränderungen, die in einem lebenden System stattfinden, werden geleitet von der jeweiligen Struktur des Systems. Das Konzept des strukturellen Determinismus (Maturana/Varela, 1992/ **dt.** 1991) besagt, dass jedes Individuum eine spezifische biopsychosozial-geistige Struktur besitzt, die das Produkt seiner genetischen Geschichte (Phylogenese) und seiner Interaktionsgeschichte (Ontogenese) ist.

Für die pflegerische Praxis bedeutet dies, dass die interpersonellen, intrapersonellen und die umgebungsbezogenen Einflüsse, die als Störung wahrgenommen werden, von der Struktur des Individuums abhängen, das heißt, die Struktur bestimmt, welche Interaktionen strukturelle Veränderungen auslösen. Wir können also nicht vorhersagen, welche familienzentrierten Pflegeinterventionen geeignet sind, zu einem bestimmten Zeitpunkt bei einem bestimmten Familienmitglied eine Veränderung herbeizuführen, und welche nicht. Individuen werden demnach selektiv gestört durch die Interventionen, die von der Pflegenden entsprechend der biopsychosozial-geistigen Struktur der Individuen ausgewählt werden. Wir können nicht vorhersagen, welche familienzentrierten Pflegeinterventionen zu einer bestimmten Person passen und folglich ihre Struktur stören werden und welche nicht. Aus diesem Grund geben wir auf die Familie zugeschnitte Interventionen den Vorzug vor standardisierten, problemorientierten Interventionen.

Pflegende, die das Konzept des strukturellen Determinismus kennen, entwickeln gegenüber Familienmitgliedern eine von tiefem Respekt, Achtung und Neugier geprägte Einstellung. Wenn das Konzept des strukturellen Determinismus in der klinischen Arbeit mit Familien zur Anwendung kommt, stellen Wright und Levac (1992: 913) fest, ist die Bezeichnung der Familien als unkooperativ, unwillig oder unmotiviert nicht nur «ein erkenntnistheoretischer Fehler [...], sondern auch in biologischer Hinsicht unmöglich». Dieses Konzept hat die Art und Weise, wie wir über Familien und die von uns ausgewählten Interventionen denken, entscheidend verändert.

2.5.3 KONZEPT 3 – Veränderung ist abhängig vom Kontext

Sollen Veränderungen in einem Familiensystem herbeigeführt werden, muss stets die wichtige Variable Kontext berücksichtigt werden. Die Planung der Interventionen setzt genaue Kenntnis der kontextuellen Einschränkungen und Ressourcen voraus. Dies ist besonders wichtig, weil in der Gesundheitsindustrie Rechenschaftspflicht, Kosteneffizienz, Effektivität und zeitsparende Interventionen zählen. Pflegende müssen in der Praxis der Gesundheitsversorgung ihre Rolle gegenüber der Familie genau kennen. Sie müssen beispielsweise wissen, ob sich noch andere Gesundheitsfachleute um die Familie kümmern, und wenn ja, welches deren Aufgaben sind. Sie müssen außerdem wissen, worin sich diese Aufgaben von denen der Pflegenden unterscheiden und inwieweit die Pflegende und die Familie den Kontext (z. B. Krankenhaus, Ambulatorium oder eine Nachsorge-Einrichtung) beeinflussen und von diesem beeinflusst werden. Wir halten es für sinnvoll, die positiven Beiträge, die jeder Gesundheitsexperte zur Pflege der Familie leisten kann, in den Vordergrund zu stellen, anstatt einzelnen Gesundheitsexperten, die in der familienzentrierte Pflege diverse Eigeninteressen (z. B. Kostensenkung) wahrnehmen, eigennützige Motive zu unterstellen.

Größere Systeme (z. B. Schulen, psychiatrische Einrichtungen, Krankenhäuser und Einrichtungen des öffentlichen Dienstes) schreiben den Familien oft gewisse «Regeln» vor, die letztlich dazu dienen, die Stabilität des größeren Systems aufrechtzuerhalten und Veränderungen zu unterbinden (Imber/Coppersmith, 1983; Imber-Black, 1991). Ein Beispiel ist die «Regel» der einseitigen Schuldzuweisung. Dies bedeutet, die Institutionen versuchen, den Familien die Schuld für Schwierigkeiten anzulasten (z. B. mangelnde Motivation) und sie zur Behandlung an andere Stellen zu überweisen, um sie zu «heilen». Dieses Verhalten ist in etwa vergleichbar mit dem Verhalten einer Familie, die den Patienten wegschickt, damit er «geheilt» wird.

Da die Mitglieder einiger größerer Systeme, speziell die Fachleute, intensiv am Leben eines Patienten oder Familienmitglieds teilnehmen, geht ihr Engagement häufig über die unmittelbaren Probleme hinaus. Dies führt dazu, dass die Krankenhauspatienten und ihre Familien so viel Unterstützung bekommen, dass die Ressourcen der Familie ausgehebelt werden. Dieser Zustand bringt die Familie in eine untergeordnete Position, aus der heraus sie ihre wirklichen Bedürfnisse nicht mehr artikulieren kann. Wenn eine Pflegende gebeten wird, ein Familien-Assessment durchzuführen, wird sie möglicherweise zu einem weiteren Störfaktor im Leben der Familie und damit handlungsunfähig, noch ehe sie angefangen hat, weil so viele andere Fachleute sich um die Familie kümmern. Dies ist ein Grund mehr für Pflegende, den weiteren Kontext, in dem die Familie und die anderen Fachleute sich befinden, sorgfältig zu prüfen. In einigen Fällen ist das schwerwiegendere Problem eher in der Beziehung der Familie zu den anderen Fachleuten zu suchen als in der Familie selbst. Interventionen, die auf das System Familie-Experte abgestimmt sind, sollten daher vor denen implementiert werden, die zur Lösung der Probleme des Familiensystems vorgesehen sind.

Ein weiteres Problem ist die Unklarheit, was die fachliche Kompetenz und Zuständigkeit betrifft. Wenn Familien sich in einem größeren System befinden, z. B. einer Drogenklinik, wo Patienten ambulant behandelt werden, bekommen sie möglicherweise unterschiedliche Empfehlungen für den Umgang mit einem bestimmten Problem (z. B. Kokainabhängigkeit), je nachdem, ob sie in der Klinik, zu Hause oder im Rahmen einer Unterrichtsstunde beraten werden. Der Grund ist meistens der, dass keine Klinik und kein krankenhauseigenes Unterrichtsprogramm, was den spezifischen Behandlungsplan der Familie betrifft, mehr Entscheidungsbefugnis hat als andere.

Es kann auch zu Konflikten zwischen größeren Systemen oder zwischen Familien und größeren Systemen kommen. Unerkannte oder ungelöste Konflikte führen häufig zu einer Triadenbildung, die gesundes Verhalten unterbindet. Ein Beispiel: Wenn Eltern ihren heranwachsenden Sohn in ein Drogenrehabilitationszentrum schicken wollen und die Pflegende und der Leiter der Einrichtung uneins über die Rehabilitationsmaßnahmen sind, dann kommt die Familie in eine Situation, in der das größere System (das System Pflegende-Leiter der Einrichtung) Druck auf sie ausübt, sodass sie entweder für die Pflegende oder den Leiter der Einrichtung Partei ergreifen muss.

Es ist wichtig zu wissen, inwieweit eine Familie durch ihre Beziehung zu diesen Suprasystemen beeinflusst wird und ihrerseits Einfluss auf diese ausübt. Werden kontextuelle Belange nicht beachtet, könnten Veränderungen in der Familie vereitelt, sabotiert oder unmöglich gemacht werden.

2.5.4 KONZEPT 4 – Veränderung ist abhängig von der gemeinsamen Entwicklung der Behandlungsziele

Veränderung setzt voraus, dass Pflegende und Familien in einem realistischen Zeitrahmen gemeinsam Ziele festlegen. In vielen Fällen scheitert die Arbeit mit Familien hauptsächlich daran, dass entweder die Pflegende oder die Familie unrealistische oder unangemessene Ziele festlegen. Durch ein offenes Gespräch mit den Familienmitgliedern über Behandlungsziele können Missverständnisse und Enttäuschungen auf beiden Seiten vermieden werden.

Da es eines der obersten Ziele der Familien-Interventionen ist, die Überzeugungen oder Ansichten der Familie über ein Problem oder eine Krankheit zu verändern (Wrigh/Bell, 2009), sollte die Pflegende die Familie dabei unterstützen, in verhaltensbezogener, kognitiver und affektiver Hinsicht anders auf Probleme zu reagieren. Daher ist es eines der Ziele der Pflegenden, der Familie zu helfen, selbst nach Lösungen für ihre Probleme zu suchen.

Die Festlegung von spezifischen Behandlungszielen erfolgt in Zusammenarbeit mit der Familie. Der Assessment-Prozess dient unter anderem dazu, zum einen das Leiden und die Probleme zu identifizieren, die die Familie aktuell am meisten belasten, und zum anderen die Veränderungen zu bestimmen, die die Familie mit Blick auf das Problem erwartet. Dies sind die Grundlagen für die Ziele des Familiengesprächs und gleichzeitig der Behandlungsvertrag.

Verträge mit Familien können mündlich oder schriftlich abgeschlossen werden. In unserer eigenen klinischen Praxis und im Pflegealltag unserer Pflegestudierenden schließen wir in der Regel mit den Familien mündliche Verträge ab, in denen die zu behandelnden Probleme benannt werden und die Zeit oder Anzahl der Sitzungen festgelegt wird. Nach Ablauf dieser Zeit werden die Fortschritte ausgewertet und der Vertrag mit der Familie beendet oder, falls weitere pflegerische Arbeit erforderlich ist, ein neuer Vertrag abgeschlossen.

In den meisten Fällen ist es möglich, bestimmte Ziele (in Form eines Vertrags) mit der Familie festzulegen, wobei sich die Familienmitglieder mündlich verpflichten, die angegebenen Probleme zu bearbeiten. Die bei Abschluss der Behandlung vorzunehmende Auswertung umfasst ein Assessment der Veränderungen im Familiensystem sowie der Veränderungen des jeweiligen Patienten.

Zusammenfassend ist festzuhalten, dass Familien-Assessment und Familien-Interventionen meistens mehr Wirkung und Erfolg zeigen, wenn klare pflegerische Ziele vorgegeben sind. Allerdings kommen die Familien selten mit der Einsicht zum Familiengespräch, dass die Familie sich verändern muss. Deshalb hat die Pflegende nicht nur die Aufgabe, die Ziele mit der Familie festzulegen, sondern sie muss die Familie auch befähigen, ihre Probleme anders wahrzunehmen. Zuerst muss die Pflegende die Familie motivieren; dies ist am einfachsten zu bewerkstelligen, wenn sie sich zuerst um Verständnis bemüht und auf die aktuellen Leiden, Probleme, Belange und Veränderungen eingeht, die die Familie in diesem Zusammenhang anstrebt. Weitere Informationen zu den Themen Zielsetzung, Verträge und Abschluss der Behandlung finden Sie in den Kapiteln 7 und 12.

2.5.5 KONZEPT 5 – Verstehen alleine führt nicht zu Veränderung

Veränderungen bei der Arbeit mit Familien kommen selten dadurch zustande, dass die Familie ihre Probleme besser versteht, sondern eher dadurch, dass ihre Überzeugungen und ihr Verhalten sich verändern. Gesundheitsfachleute, die mit Familien arbeiten, gehen zu häufig davon aus, dass die Familie durch Verstehen ihrer Probleme Lösungen finden kann. Von der Systemebene her betrachtet werden Probleme jedoch nur dann gelöst, wenn die Überzeugungen über Gesundheit und Krankheit, die Probleme und das Verhalten sich verändern, und zwar unabhängig davon, ob dies mit Einsicht einhergeht (Wright/Bell, 2009).

In der Pflege herrscht die Meinung vor, dass man die Ursache eines Problems kennen muss, um es zu lösen. Folglich verbringen wohlmeinende Pflegende viele Stunden damit, eine Fülle von Daten (meistens zur Vorgeschichte) zu sammeln, um die Ursache eines Problems zu ergründen. In vielen Fällen bestärken die Patienten und Familien die Pflegenden in ihrer Suche und machen eifrig dabei mit. Der Patient fragt vielleicht: «Warum habe ich einen Herzanfall bekommen?» oder «Warum hört mein Sohn nicht auf, Crack zu nehmen?» oder «Warum musste meine Frau so jung sterben?» Wir sind strikt dagegen, nach Antworten zu suchen, weil wir nicht glauben, dass dies die Voraussetzung für Veränderung schafft, sondern die Beteiligten lediglich davon abhält, all ihre Kräfte auf die Veränderungen zu konzentrieren. Wir sind ganz entschieden der Auffassung, dass die Voraussetzung für Veränderung nicht die Frage nach dem «Warum» ist, sondern nach dem «Was». Pflegende sollten also lieber fragen «*Was* bedeutet der Herzanfall des Vaters für ihn und seine Familie?» und «*Was* bedeutet der Herzanfall mit Blick auf seine Arbeit?» Solche Fragen sind für die Interventionen sehr viel nützlicher als die Beschäftigung mit dem «Warum».

Fragen nach dem «Warum» sind typisch für psychoanalytische Ansätze, die Psychopathologien aufdecken sollen. Diese Ansätze sind nicht vergleichbar mit dem systemischen oder kybernetischen Ansatz zur Aufdeckung der Familiendynamik, der menschliche Probleme, wie etwa die Wahrnehmung von Krankheiten, Verlust oder Behinderung als interpersonelle Krisen oder Dilemmas versteht. Selbst wenn das «Warum» eines Problems in einigen Fällen tatsächlich aufgeklärt wird, trägt es nur selten zur Lösung des Problems bei. Daher ist es sinnvoller herauszufinden, welches Verhalten hier und jetzt zum Fortbestand des Problems beiträgt und was hier und jetzt getan werden kann, um eine Veränderung herbeizuführen. Die Ursachensuche ist nicht zu empfehlen, denn sie verleitet dazu, Probleme eher linear anstatt systemisch zu betrachten. Anders ausgedrückt: Wir sind der Meinung, dass Probleme zwischen Menschen existieren und nicht in ihnen.

2.5.6 KONZEPT 6 – Familienmitglieder reagieren nicht zwangsläufig alle gleich auf Veränderungen

Denken Sie an die früher in diesem Kapitel beschriebene Mobile-Analogie zurück und stellen Sie sich das Mobile vor, nachdem der Wind es durcheinandergewirbelt hat. Einige Elemente bewegen sich schneller oder heftiger als andere. Ähnliches passiert auch bei Veränderungen in Familiensystemen, denn oft beginnt ein Familienmitglied schneller als die anderen, zu reagieren oder sich zu verändern, und bewirkt damit, dass sich auch der Rest der Familie verändert. Der Grund dafür ist, dass die anderen Familienmitglieder nicht gleich auf das sich verändernde Familienmitglied reagieren können; deshalb breiten sich die Veränderungen wellenförmig im ganzen System aus. Wir haben dieses Phänomen in der Praxis bei Familien von Soldaten beobachtet, als der Ehepartner aus dem Krieg oder von einer Friedensmission nach Hause zurückkehrte. Der Wunsch der Familienmitglieder, «zur Normalität zurückzukehren» (oder zu ihrer früheren Funktion), kollidiert oft mit den Erfahrungen, die das zurückgekehrte Armeemitglied mit Veränderungen gemacht hat. Ein solches Ereignis bedeutet meistens für alle Familienmitglieder eine Zeit intensiver Anpassung.

Die Untersuchung von Robinson (1998) hat auch deutlich gemacht, dass in Familien, die von einer chronischen Krankheit betroffen sind, alle Familienmitglieder reagieren, aber nicht unbedingt in gleichem Maße. Ihre Studie ergab, dass Frauen emotional stärker betroffen sind als andere Familienmitglieder, unabhängig davon, ob sie selbst, ihr Ehepartner oder ihr Kind erkrankt sind.

Veränderung hängt von der Selbstregulation (Kybernetik) des Familiensystems ab. Eine kleine Intervention kann daher verschiedenartige Reaktionen auslösen, wobei einige Familienmitglieder sich stärker oder schneller verändern als andere.

2.5.7 KONZEPT 7 – Es liegt in der Verantwortung der Pflegenden, Rahmenbedingungen zu schaffen, die Veränderungen ermöglichen

Nach unserer Ansicht ist es die Aufgabe der Pflegenden, in Zusammenarbeit mit der Familie Veränderungen zu ermöglichen. Veränderungen ermöglichen heißt nicht, dass die Pflegende das Ergebnis vorhersagen kann, und sie sollte auch nicht auf ein bestimmtes Ergebnis fixiert sein. Die Aufgabe, Veränderungen zu ermöglichen, ist eine Sache, Experte für die Lösung von Familienproblemen zu sein oder zu bestimmen, was verändert werden muss, jedoch eine andere. Wir glauben, dass Familien Experten sind, was ihre Erfahrungen mit Gesundheit, Krankheit und Behinderung anbelangt, und dass Pflegende Experten sind, wenn es um Gesundheitsförderung und die Behandlung von ernsthaften Erkrankungen und Behinderungen geht. Pflegende sollten sich auf keinen Fall dazu äußern, wie Familien sich verhalten sollten. Sonst kann es passieren, dass die Pflegende mit den Veränderungen oder Ergebnissen im Familiensystem unzufrieden ist, wenn sie nicht den Vorstellungen der Pflegenden vom Funktionieren einer Familie entsprechen. Wichtiger als die Zufriedenheit der Pflegenden ist jedoch, dass die Familie mit ihrer neuen Funktion zufrieden ist.

Die Pflegende muss hin und wieder den Grad oder das Ausmaß der Verantwortung überprüfen, die sie für die Behandlung übernehmen will. Der Grad ihrer Verantwortung ist unverhältnismäßig, wenn die Probleme der Familie sie stärker beschäftigen oder belasten oder wenn sie sich dafür mehr verantwortlich fühlt als die Familie selbst. Umgekehrt kommt es auch vor, dass sie ihrer Aufgabe, Veränderung zu ermöglichen, distanziert, desinteressiert, wenig engagiert und wenig verantwortungsbewusst nachkommt. In beiden Extremfällen ist eine klinische Supervision angezeigt.

Wie viel Veränderung die Pflegende glaubt, bei ihrer Arbeit mit Familien ermöglichen zu können, hängt von ihrer Kompetenz, ihrem Einfühlungsvermögen, dem Kontext der Behandlung und der Reaktion der Familie ab. Pflegenden sollte bewusst sein, dass sie nicht die Initiatoren (engl.: *change agents*) der Veränderung sind; sie können und werden niemanden verändern (Wright/Levac, 1992). Ob sich ein Familienmitglied verändert, hängt allein von der biopsychosozial-geistigen Struktur des einzelnen Familienmitglieds ab, nicht von der der anderen (Maturana/Varela, 1992/**dt.** 1991). Daher ist es Aufgabe der Pflegenden, einen Kontext zu schaffen, in dem Veränderung möglich ist.

2.5.8 KONZEPT 8 – Veränderung findet statt, wenn die angebotenen pflegerischen Interventionen und die biopsychosozial-geistige Struktur der Familienmitglieder zusammenpassen

Das Konzept des «Zusammenpassens» [im Englischen mit dem passenden Wort *fit* benannt; Anm. d. dt. Hrsg.] basiert auf der Idee des strukturellen Determinismus (Maturana/Varela, 1992/**dt.** 1991). Das heißt, die Struktur des Familienmitglieds und nicht die pflegerischen Angebote der Pflegenden entscheidet darüber, ob die Intervention als Störung erlebt wird, die Veränderungen in Gang setzt. Dieses Konzept steht im Einklang mit der These, dass die Pflegende nicht Initiator von Veränderungen ist (Wright/Levac, 1992), sondern jemand, der neben anderen Dingen auch einen Kontext für Veränderungen schafft (Wright/Bell, 2009). Wie unsere Erfahrungen mit der klinischen Praxis zeigen, reagieren Familienmitglieder auf bestimmte pflegerische Angebote, weil ihre aktuelle biopsychosozial-geistige Struktur und die ausgewählten Pflegeinterventionen zusammenpassen. (Mehr Informationen zu diesem Aspekt finden Sie in Kapitel 4 und im Rahmen der Diskussion des CFIM.) Dies bedeutet, dass die Pflegende Besonderheiten wie Kultur, ethnische Herkunft, sexuelle Orientierung und soziale Schicht mit Feingefühl behandeln muss.

Dank des Konzepts des «Zusammenpassens» müssen Pflegenden sich und den Patienten nicht die Schuld geben, wenn pflegerische Maßnahmen und die Struktur der Familienmitglieder «nicht zusammenpassen», die Maßnahmen deshalb «nicht befolgt» und «nicht bis zum Schluss durchgehalten» werden (Wright/Bell, 2009); Wright/Levac, 1992). Pflegende, die um die Bedeutung des Zusammenpassens wissen, können sich neugierig auf die Suche nach Interventionen machen, die zu einem bestimmten Zeitpunkt besser zu bestimmten Familienmitgliedern passen. Pflegende, die das Konzept nicht beachten, vernachlässigen oder nicht zu würdigen wissen, neigen dazu, Vorhaltungen zu machen, Verhaltensweisen aufzudrängen und Familienmitglieder als unkooperativ, nicht veränderungswillig und renitent gegenüber den Gesundheitsfachleuten zu bezeichnen.

2.5.9 KONZEPT 9 – Veränderung kann viele Gründe haben

Veränderung wird von so vielen Variablen beeinflusst, dass es in den meisten Fällen schwierig ist zu sagen, was die Veränderung ausgelöst, angeregt oder herbeigeführt hat. Veränderung ist nicht immer das Ergebnis gezielt ausgewählter Interventionen. Meistens ist sie das Ergebnis der Befragungsmethode. Interventionsorientierte Fragen (eine ausführliche Erörterung der Fragen im Rahmen des CFIM finden Sie in Kap. 4; Kap. 9 erläutert die Anwendung von Fragen in Familiengesprächen) allein können schon den Boden für Veränderungen bereiten. Es ist wichtiger, dass Pflegende Veränderungen den Familien zuschreiben, als dass sie sich damit beschäftigen, welchen Beitrag sie selbst dazu geleistet haben (mehr Informationen zum Thema Beendigung der Arbeit mit Familien finden Sie in Kap. 12). In Anbetracht dessen, was wir heute über Veränderungsprozesse in Familien wissen, ist es unzulässig, sich die Anerkennung für Veränderungen selbst als Verdienst anzurechnen oder sie sich von anderen als Verdienst anrechnen zu lassen.

2.6 Die Biologie der Erkenntnistheorie

Die Biologie der Erkenntnistheorie ist von den Neurobiologen Maturana und Varela (1992/**dt.** 1991) in ihrer richtungweisenden Publikation *The Tree of Knowledge: The Biological Roots of Human Understanding* (El árbol del concocimiento, Ersterscheinung 1984; **dt.:** Der Baum der Erkenntnis. Die biologischen Wurzeln menschlichen Erkennens) ausführlich beschrieben und begründet worden. Die Autoren vertreten die Auffassung, dass Menschen Ereignisse und Erfahrungen in ihrem Leben aus unterschiedlicher Sicht betrachten. Diese Idee ist nicht neu, aber die Ansichten von Maturana und Varela darüber, wie wir Menschen Beobachtungen machen und Anspruch darauf erheben, sind weitaus radikaler: Sie basieren auf biologischen und physiologischen und nicht auf philosophischen Erkenntnissen (Wright/Bell, 2009); Wright/Levac, 1992). Die Art und Weise, wie eine Pflegende die Realität betrachtet, bestimmt, wie sie Menschen und ihre Funktionen, Beziehungen und Krankheiten betrachtet.

2.6.1 KONZEPT 1 – Es gibt zwei Möglichkeiten, die Welt zu erklären: Realität und Realität-in-Klammern (Maturana/Varela, 1992/dt. 1991; Wright/Levac, 1992; Wright et al., 1996)

Die Sichtweise der Realität geht davon aus, dass ein verbindlicher Referenzbereich zur Erklärung der Welt existiert und dass die Entitäten in diesem Bereich unabhängig vom Beobachter existieren. Diese Entitäten sind beliebig zahlreich und umfassend und können explizit oder implizit als Geist, Wissen, Wahrheit usw. bezeichnet werden. Diese Erklärungsmöglichkeit suggeriert, dass wir die Welt und die Ereignisse darin real und korrekt, also die objektive Wirklichkeit, wahrnehmen können. Aus dieser «objektivistischen» Sicht «haben ein System und seine Komponenten eine Konstanz und Stabilität, die unabhängig ist vom Beobachter, der sie erschafft» (Mendez et al., 1988: 154). Pflegediagnosen, emotionale Konflikte, Stolz und Politik – all das sind Produkte einer objektiven Wahrnehmung der Realität.

Wird Realität «in Klammern gesetzt», erkennt man, dass Entitäten zwar existieren, aber dass sie nicht unabhängig von dem lebenden System sind, das sie erschafft. Die einzigen «Wahrheiten», die es gibt, sind die, die von Beobachtern erschaffen werden, z. B. von Pflegenden und Familienmitgliedern. Die Sichtweise einer Person ist keine verzerrte Wahrnehmung einer als korrekt vorausgesetzten Interpretation. Anstelle eines realen Universums, das darauf warte, entdeckt oder korrekt benannt zu werden, geht Maturana von einem «Multiversum» aus, in dem viele «Beobachterversen» nebeneinander existieren, von denen jedes für sich genommen völlig korrekt ist. Wenn Pflegende wollen, dass Familien mehr Optionen und Möglichkeiten haben, Krankheit mithilfe verschiedener Strategien zu bewältigen oder ihr Wohlbefinden zu steigern, müssen sie den Familienmitgliedern helfen, sich in Richtung Realität-in-Klammern zu orientieren. Wenn es Pflegenden gelingt, neutral zu bleiben, werden die Familien eher zur Überzeugung kommen, dass es nicht nur eine richtige Methode gibt, mit Gesundheit oder Krankheit, Verlust oder Behinderung umzugehen.

2.6.2 KONZEPT 2 – Wir erschaffen unsere Wirklichkeiten durch sprachliche Interaktion mit der Welt, mit uns selbst und mit anderen

Die Wirklichkeit liegt nicht «irgendwo da draußen», um von uns vereinnahmt zu werden; Menschen leben in vielen verschiedenen Bereichen der Wirklichkeiten, die sie erschaffen, um ihre Erfahrungen zu erklären (Maturana/Varela, 1992/**dt.** 1991). Die Fähigkeit, selbst Bedeutung zu erschaffen, auf die Welt und andere zu reagieren und mit ihr und anderen zu interagieren, aber immer bezogen auf ein System innerer kohärenter Gegebenheiten, kann als wesentliche Qualität des Lebens angesehen werden. Nach Maturana und Varela (1980) gilt diese Aussage für alle Organismen, ob mit oder ohne Nervensystem. Sie führen weiter aus, dass Erkenntnis am besten erklärt werden kann als fortwährende Interaktion zwischen dem, was wir erwarten zu sehen (unsere unbewussten Prämissen oder Überzeugungen) und dem, was wir erschaffen. In einem Telefoninterview erläuterte Maturana (1988, persönliche Mitteilung) diese Sicht der Realität so:

> Wir existieren in vielen Bereichen der Wirklichkeiten, die wir selbst erschaffen. Ich meine damit, dass es gar nicht möglich ist, unabhängig von uns irgendeine Aussage über irgendetwas zu machen. Was immer wir also tun, wir haben es allein zu verantworten, weil es einzig und allein von uns abhängt, und alle Bereiche der Wirklichkeit, die wir erschaffen, sind gleichermaßen legitim, auch wenn es nicht in allen gleich erstrebenswert oder angenehm ist zu leben. Aber sie sind immer von uns erschaffen, in unserem Zusammenleben mit anderen Menschen. Wenn wir also eine Gemeinschaft erschaffen, in der Elend herrscht, dann ist es so. Erschaffen wir eine Gemeinschaft, in der Wohlstand herrscht, dann ist es so. Aber es sind immer wir im Zusammenleben mit anderen, die […]

Wirklichkeit erschaffen. Wirklichkeit ist in der Tat eine Erklärung der Welt, [in] der wir mit anderen leben.

Kurzum, die Welt, die ein Mensch sieht, ist nicht die Welt, sondern eine Welt, die er zusammen mit anderen erschafft (Maturana/Varela, 1992/**dt.** 1991). Pflegende, die diesen ethischen Aspekt verinnerlichen, werden merken, dass sie neugierig sind auf die Welt, die die einzelnen Familienmitglieder erschaffen, und wissen wollen, wie diese «Welt» ihre Fähigkeit oder Unfähigkeit prägt, mit Krankheit umzugehen.

2.7 Schlussfolgerungen

Die Pflege ist bestrebt, die Theorien, die die Grundlage der Modelle für die klinische Praxis bilden, besser zu erläutern und zu beschreiben. Im Rahmen ihrer wichtigen und wertvollen Überprüfung von familienzentrierten Studien und Interventionen stellte Hallberg (2003: 9) fest, dass «der theoretische Rahmen, die Interventionen und die Ergebnisbewertung nicht übereinstimmen». Mit diesem Kapitel haben wir versucht, die dem CFAM und dem CFIM zugrunde liegenden Theorien transparenter zu machen, und hoffen, dass unsere Praxismodelle dadurch mehr Relevanz, Bedeutung und natürlich auch Nutzen für die klinische Arbeit mit Familien erbringen. Die Herausforderung für die Pflegenden wird darin bestehen, weiterhin forschungsorientiert zu praktizieren und praxisorientiert zu forschen, damit wir besser verstehen, welche Theorien am besten geeignet sind, die Praxis zu entwickeln, speziell was die Auswahl von Interventionen betrifft.

Literatur

Allmond, B.W., Buckman, W. & Gofman, H.F. (1979). The Family Is the Patient: An Approach to Behavioral Pediatrics for the Clinician. St. Louis: Mosby.

Arnold, E.N. (1999). Communicating with families. In E.N. Arnold & K.U. Boggs (Eds.), Interpersonal Relationships: Professional Communication Skills for Nurses (3rd ed., pp. 292–321). Philadelphia: W.B. Saunders.

Bateson, G. (1979). Mind and Nature: A Necessary Unity. New York: Dutton.
dt.: (1982). Geist und Natur. Frankfurt/Main: Suhrkamp.

Bavelas, J.B. (1992). Research into the pragmatics of human communication. *Journal of Strategic and Systemic Therapies, 11*(2), 15–29.

Crawford, J.A. & Tarko, M.A. (2004). Family communication. In P.J. Bomar (Ed.), Promoting Health in Families: Applying Family Research and Theory to Nursing Practice (3rd ed.). Philadelphia: W.B. Saunders.

Hallberg, I.R. (2003). Evidence-based nursing, interventions, and family nursing: Methodological obstacles and possibilities. *Journal of Family Nursing, 9*(3), 3–22.

Jencks, C. (1992). The postmodern agenda. In C. Jencks (Ed.), The Post-Modern Reader (pp. 10–39). London: Academy Press.

Kermode, S. & Brown, C. (1996). The postmodernist hoax and its effects on nursing. *International Journal of Nursing Studies, 33*(4), 375–384.

Lister, P. (1991). Approaching models of nursing from a postmodernist perspective. *Journal of Advanced Nursing, 16*(2), 206–212.

Lister, P. (1997). The art of nursing in a «postmodern» context. *Journal of Advanced Nursing, 25*(1), 38–44.

Loos, F. & Bell, J.M. (1990). Circular questions: A family interviewing strategy. *Dimensions in Critical Care Nursing, 9*(1), 46–53.

Lyotard, J.F. (1992). The Inhuman: Reflections on Time. Stanford: Stanford University Press.

Maturana, H. (1978). Biology of language: The epistemology of reality. In G.A. Miller and E. Lenneberg (Eds.), Psychology and Biology of Language and Thought (pp. 27–63). New York: Academic Press.

Maturana, H.R., Varela, F. (1980): Autopoiesis and Cognition: The Realization of the Living. Dordrecht/London: Reidel.

Maturana, H.R. (1988): Reality: The search for objectivity or the quest for a compelling argument. *The Irish Journal of Psychology, 9*(1), 25–82.

Maturana, H.R. & Varela, F. (1992). The Tree of Knowledge: The Biological Roots of Human Understanding. Boston: Shambhala Publications, Inc.
dt.: (1991). Der Baum der Erkenntnis. Die biologischen Wurzeln des menschlichen Erkennens. München: Goldmann, 11. Auflage. [deutschsprachige Erstausgabe 1987. Bern, München: Scherz Verlag]

Mendez, C.L., Coddou, F. & Maturana, H.R. (1988). The bringing forth of pathology. *Irish Journal of Psychology, 9*(1), 144–172.

Mitchell, D.P. (1996). Postmodernism, health, and illness. *Journal of Advanced Nursing, 23*(1), 201–205.

Moules, N.J. (2000). Postmodernism and the sacred: Reclaiming connection in our greater-than-human worlds. *Journal of Marital and Family Therapy, 26*(2), 229–240.

Selvini-Palazzoli, M., Boscolo, L., Cecchin, G. & Prata, G. (1978). A ritualized prescription in family therapy:

Odd days and even days. *Journal of Marriage and Family Counseling, 4*(3). 3–9.
dt.: (1979). Gerade und ungerade Tage. *Familiendynamik, 4*(2), 138–147.

Schober, M. & Affara, F. (2001). The Family Nurse: Frameworks for Practice. Geneva: International Council of Nurses.

Tapp, D. M. & Wright, L. M. (1996). Live supervision and family systems nursing: Postmodern influences and dilemmas. *Journal of Psychiatric and Mental Health Nursing, 3*(4), 225–233.

Tomm, K. (1984). One perspective on the Milan systemic approach: Part II. Description of session format, interviewing style and interventions. *Journal of Marital and Family Therapy, 10*(3), 253–271.
dt. in: Tomm, Karl (2004). Die Fragen des Beobachters: Schritte zu einer Kybernetik zweiter Ordnung in der systemischen Therapie. Heidelberg: Carl Auer Verlag, 4. Auflage.

Tomm, K. (1981). Circularity: A preferred orientation for family assessment. In A. S. Gurman (Ed.), Questions and Answers in the Practice of Family Therapy (Vol. 1) (pp. 874–887). New York: Brunner/Mazel.

Tomm, K. (1985). Circular interviewing: A multifaceted clinical tool. In D. Campbell & R. Draper (Eds.), Applications of Systemic Family Therapy: The Milan Approach (pp. 33–45). London: Grune & Stratton.
dt. in: Tomm, Karl (2004). Die Fragen des Beobachters: Schritte zu einer Kybernetik zweiter Ordnung in der systemischen Therapie. Heidelberg: Carl Auer Verlag, 4. Auflage.

Tomm, K. (1980). Towards a cybernetic-systems approach to family therapy at the University of Calgary. In D. S. Freeman (Ed.), Perspectives on Family Therapy (pp. 3–18). Toronto: Butterworths.
dt. in: Tomm, Karl (2004). Die Fragen des Beobachters: Schritte zu einer Kybernetik zweiter Ordnung in der systemischen Therapie. Heidelberg: Carl Auer Verlag, 4. Auflage.

Tomm, K. (1987a). Interventive interviewing: Part I. Strategizing as a fourth guide-line for the therapist. *Family Process, 26*(1), 3–13.
dt. in: Tomm, Karl (2004). Die Fragen des Beobachters: Schritte zu einer Kybernetik zweiter Ordnung in der systemischen Therapie. Heidelberg: Carl Auer Verlag, 4. Auflage.

Tomm, K. (1987b). Interventive interviewing: Part II. Reflexive questioning as a means to enable self-healing. *Family Process, 26*(6), 167–183.
dt. in: Tomm, Karl (2004). Die Fragen des Beobachters: Schritte zu einer Kybernetik zweiter Ordnung in der systemischen Therapie. Heidelberg: Carl Auer Verlag, 4. Auflage.

Tomm, K. (1988). Interventive interviewing: Part III. Intending to ask lineal, circular, strategic, or reflexive questions? *Family Process, 27*(1), 1–15.
dt. in: Tomm, Karl (2004). Die Fragen des Beobachters: Schritte zu einer Kybernetik zweiter Ordnung in der systemischen Therapie. Heidelberg: Carl Auer Verlag, 4. Auflage.

Varela, F. J. (1979). Principles of Biological Autonomy. New York: Elsevier North Holland.

von Bertalanffy, L. (1974). General systems theory and psychiatry. In S. Arieti (Ed.), American Handbook of Psychiatry (pp. 1095–1117). New York: Basic Books.

von Bertalanffy, L. (1968). General Systems Theory: Foundations, Development, Applications. New York: George Braziller.
dt.: (1984). Systemtheorie. Berlin: Colloquium-Verlag 1972, 17–28. [unveränderte 2. Aufl.]

von Glasersfeld, E. (1984). An introduction to radical constructivism. In P. Watzlawick (Ed.), The Invented Reality: Contributions to Constructivism (pp. 17–40). New York: Norton.
Siehe auch: von Foerster, H., von Glasersfeld, E., Hejl Peter M. (2006): Einführung in den Konstruktivismus. München: Piper, 9. Auflage.

Watson, J. (1995). Postmodernism and knowledge development in nursing. *Nursing Science Quarterly 8*(2), 60–64. Watzlawick, P. (Ed.). (1984). The Invented Reality: Contributions to Constructivism. New York: Norton.
dt.: (2006): Die erfundene Wirklichkeit. Wie wissen wir, was wir zu wissen glauben? Beiträge zum Konstruktivismus. Hrsg. u. kommentiert von Paul Watzlawick. Ungekürzte Taschenbuchausgabe. München: Piper.

Watzlawick, P., Weakland, J. H. & Fisch, R. (1974). Change: Principles of Problem Formulation and Problem Resolution. New York: Norton.
dt.: (2001): Lösungen. Zur Theorie und Praxis menschlichen Wandels. 6., unveränderte Auflage. Bern: Verlag Hans Huber.

Watzlawick, P., Beavin, J. H. & Jackson, D. D. (1967). Pragmatics of Human Communication: A Study of Interactional Patterns, Pathologies, and Paradoxes. New York: Norton.
dt.: (2007): Menschliche Kommunikation. Formen – Störungen – Paradoxien. 11., unveränderte Auflage. Bern: Verlag Hans Huber.

Wrigth, L. M. & Bell, J. M. (2009). Belief and illness: A model for healing. Calgary, AB: 4th Floor Press

Wright, L. M. & Levac, A. M. (1992). The non-existence of non-compliant families: The influence of Humberto Maturana. *Journal of Advanced Nursing, 17*(8), 913–917.

Wright, L. M., Watson, W. L. & Bell, J. M. (1990). The family nursing unit: An unique integration of research, education, and clinical practice. In J. M. Bell, W. L. Watson & L. M. Wright (Eds.), The Cutting Edge of Family Nursing (pp. 95–109). Calgary, Alberta: Family Nursing Unit Publications.

Wright, L. M., Watson, W. L. & Bell, J. M. (1996). Beliefs: The Heart of Healing in Families and Illness. New York: Basic Books.

3 Das Calgary Familien-Assessment-Modell

Das Calgary Familien-Assessment-Modell (CFAM) ist ein integriertes multidimensionales Konzept. Seine theoretischen Grundlagen sind die Systemtheorie, Kybernetik, Kommunikationswissenschaft und die Veränderungstheorie, und es ist beeinflusst von der Postmoderne und der biologisch begründeten Erkenntnistheorie. Die vorliegende fünfte Auflage unseres Buches erörtert die Arbeit mit dem CFAM, zum einen als Instrument beim Familien-Assessment und zum anderen als strukturgebendes Konzept oder Modell, das geeignet ist, mit Familien an der Lösung von Problemen zu arbeiten.

Das CFAM hat seit Veröffentlichung der ersten Auflage unseres Buches im Jahre 1984 weithin Anerkennung gefunden. Es wurde von vielen Fakultäten und Pflegeschulen in Australien, Großbritannien, Nordamerika, Brasilien, Hong Kong, Japan, Finnland, Schweden, Korea, Taiwan, Portugal, Singapur, Spanien, Island und Thailand übernommen. In der Literatur wurde es vielfach zitiert, besonders im *Journal of Family Nursing*. Außerdem wurde das CFAM vom International Council of Nurses als eines der vier weltweit wichtigsten Familien-Assessment-Modelle anerkannt (Schober/Affara, 2001). Das ursprünglich von Tomm und Sanders (1983) entwickelte Familien-Assessment-Modell wurde in das CFAM übernommen, 1994, 2000 und 2005 gründlich überarbeitet und für die fünfte Auflage noch weiterentwickelt.

Das CFAM besteht aus drei Hauptkategorien:

1. Struktur
2. Entwicklung
3. Funktion.

Jede Kategorie ist in verschiedene Subkategorien unterteilt. *Jede* Pflegende muss entscheiden, welche Subkategorien relevant und geeignet sind, eine *bestimmte* Familie zu einem *bestimmten* Zeitpunkt zu untersuchen und einzuschätzen. Dies bedeutet, dass bei der ersten Begegnung mit der Familie nicht alle Subkategorien abgefragt werden müssen, manche sogar nie. Überprüft die Pflegeperson zu viele Subkategorien, wird sie von der Datenfülle überschwemmt. Überprüft sie zu wenige Subkategorien, bekommen die Familie und die Pflegende ein ungenaues Bild von den Stärken und Problemen und von der Familiensituation.

Die drei Kategorien und die verschiedenen Subkategorien lassen sich gut als Baumdiagramm darstellen (s. **Abb. 3-1**). Die Subkategorien auf der rechten Seite des Baumdiagramms ergeben viele mikroskopische Daten. Die Pflegende muss in der Lage sein, flexibel mit dem Diagramm zu arbeiten, um alle relevanten Informationen für ein integratives Assessment zu bündeln. Diese Datenbündelung hilft ihr, komplexe Familiensituationen zu überschauen.

Die Pflegende muss stets bedenken, dass ein Familien-Assessment vor dem Hintergrund ihrer persönlichen und beruflichen Lebenserfahrungen, Überzeugungen und Beziehung zu den von ihr befragten Familienmitgliedern stattfindet. «Es sollte nicht als ‹die Wahrheit› über die Familie betrachtet werden, sondern als Momentaufnahme.» (Levac et al., 2002: 12).

Pflegende sollten sich überlegen, wie sie das CFAM einsetzen wollen: als Modell für ein Familien-Assessment oder als strukturgebendes Konzept für die klinische Arbeit, um einer bestimmten Familie bei der Bewältigung ihres

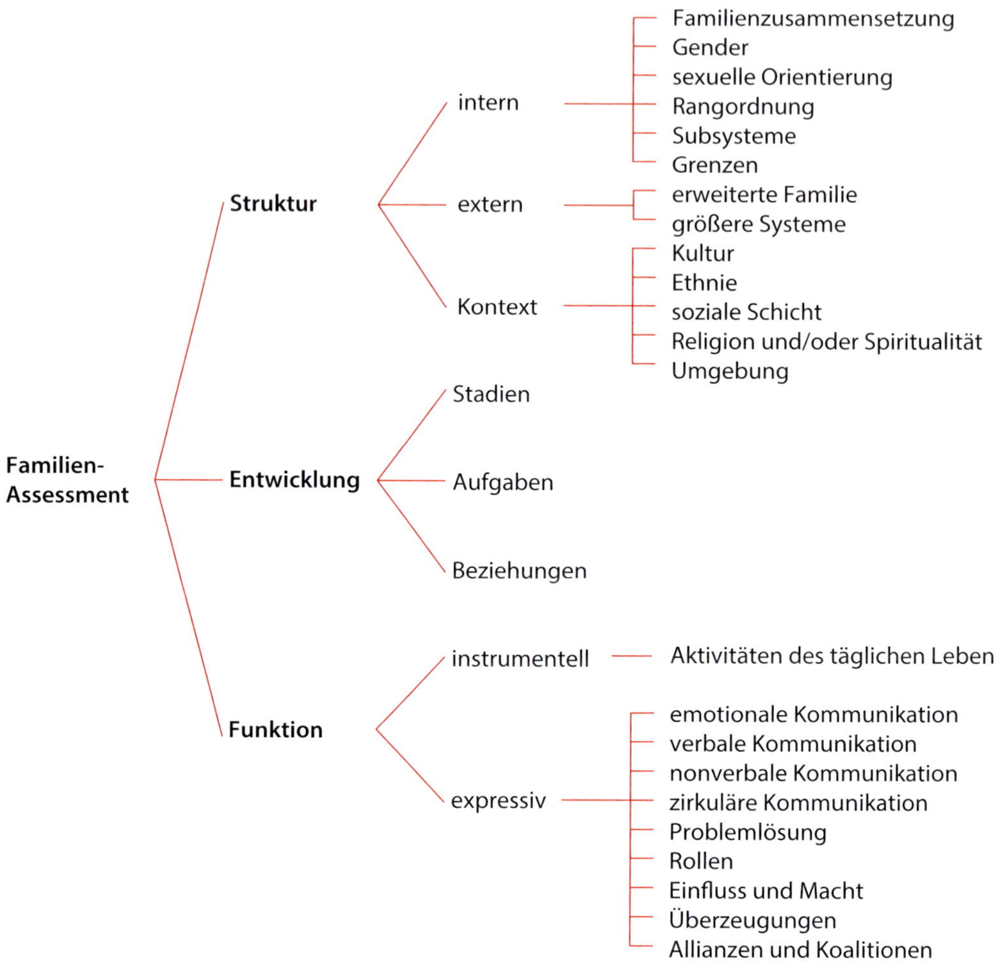

Abbildung 3-1: Baumdiagramm des CFAM.

gesundheitlichen Problems zu helfen. Für Studierende und Pflegende aus der Praxis, die unerfahren in der Familienarbeit sind und das CFAM kennen lernen, wird es eine gute Hilfe beim direkten Familien-Assessment sein. Auch Forscher, die das Modell für diese Zwecke nutzen, werden es zu schätzen wissen. Beim Familien-Assessment werden den Familienmitgliedern Fragen zu ihrer Situation gestellt, um eine Momentaufnahme von der Struktur, Entwicklung und Funktion der Familie zu einem bestimmten Zeitpunkt zu bekommen.

Wir haben das CFAM allerdings nicht zu Forschungszwecken, sondern für die klinische Arbeit benutzt. Sobald die Pflegende Erfahrung im Umgang mit den Kategorien und Subkategorien des CFAM gesammelt hat, kann sie das CFAM als strukturgebendes Konzept benutzen, um Familien bei der Problemlösung zu helfen. Ein Beispiel: Eine Familie mit allein erziehendem Elternteil im Entwicklungsstadium von Familien mit heranwachsenden Kindern kann bestimmt auf viele positive Erfahrungen aus früheren Stadien zurückgreifen, um mit der plötzlichen Krankheit ihres Teenagers zurechtzukommen. Die Pflegende, die durch die Arbeit mit dem CFAM an die Entwicklungsphasen von Familien erinnert wird, kann diese Potenziale nutzen. Sie wird entsprechende Fragen stellen und zusammen mit der Familie Interventionen entwickeln, um ihre Funktionsfähigkeit während der Krankheit des Kindes zu stärken.

Familien wenden sich in der Regel nicht an Gesundheitsfachleute, um ein «Assessment» durchführen zu lassen, sondern sie suchen Pflegende auf oder werden von diesen aufgesucht, wenn sie versuchen, eine Krankheit zu bewältigen, oder Hilfe brauchen, um ihre Lebensqualität zu verbessern. Das CFAM gibt Pflegenden Anleitung für die Unterstützung dieser Familien.

In diesem Kapitel wird jede Kategorie einzeln vorgestellt. Begriffe werden definiert und es werden für jede CFAM-Kategorie beispielhaft relevante Fragen vorgeschlagen, die die Pflegende den Familienmitgliedern stellen kann. Damit sie diese Fragen nicht ohne Bezug zur Realität anwenden muss, stellen wir in den Kapiteln 4, 7, 8, 9 und 10 echte Beispiele aus der klinischen Praxis vor, um zu zeigen, wie die Fragen und das CFAM in der Praxis anzuwenden sind. Die Anwendung von assessment- und interventionsorientierten Fragen wird in Kapitel 4 mit dem Titel «Das Calgary Familien-Interventions-Modell» (CFIM) thematisiert. Wir möchten nochmals betonen, dass nicht alle Subkategorien des Modells beim ersten Gespräch abgefragt werden müssen und dass die Fragen zu den einzelnen Subkategorien nicht für jede Familie geeignet sind. Familien setzen sich bekanntlich aus Individuen zusammen, trotzdem steht nicht das Individuum im Mittelpunkt des Familien-Assessments, sondern die Interaktionen aller Mitglieder der Familie *untereinander*.

3.1 Strukturelles Assessment

Im Rahmen des Assessments muss die Pflegeperson die Struktur der Familie überprüfen, das heißt, sie muss wissen, wer zur Familie gehört, welche Beziehung die Familienmitglieder zu denen außerhalb der Familie haben und wie der Kontext der Familie aussieht. Drei Aspekte der Familienstruktur lassen sich leicht ermitteln: die interne Struktur, die externe Struktur und der Kontext. Jede dieser Dimensionen wird einzeln vorgestellt.

3.1.1 Interne Struktur

Die interne Struktur umfasst sechs Subkategorien:

1. Familienzusammensetzung
2. Gender
3. sexuelle Orientierung
4. Rangordnung
5. Subsysteme
6. Grenzen.

3.1.1.1 Familienzusammensetzung

Die Subkategorie Familienzusammensetzung ist aufgrund der verschiedenen Definitionen des Begriffs Familie nicht ganz eindeutig. Wright/Bell (2009) definieren Familie als eine Gruppe von Individuen, die zusammengehalten werden durch starke emotionale Bande, ein Zugehörigkeitsgefühl und gegenseitige emotionale Anteilnahme an ihrem Leben. Fünf Haupteigenschaften sind kennzeichnend für das Konzept Familie:

1. Die Familie ist ein System oder eine Einheit.
2. Ihre Mitglieder können, müssen aber nicht miteinander verwandt sein und können, müssen aber nicht zusammenleben.
3. Zu der Einheit können Kinder gehören, müssen es aber nicht.
4. Die Einheit zeichnet sich aus durch Zugehörigkeitsgefühl und Bindung zwischen den Mitgliedern, einschließlich zukünftiger Verpflichtungen.
5. Die Mitglieder der Einheit übernehmen füreinander Fürsorgefunktionen wie Schutz, Ernährung und Sozialisation.

Mit diesem Konzept können Pflegende den unterschiedlichen Familienformen gerecht werden, die es in der heutigen Gesellschaft gibt, wie z. B. die biologische Erzeugerfamilie, die Kernfamilie (Herkunftsfamilie), die Familie mit einem allein erziehenden Elternteil, die Stieffamilie, die wiederverheiratete Familie und schwule, lesbische, bisexuelle, «queere», intersexuelle, transsexuelle oder «twin-spirited» (LGBQITT, Akronym für die «community of **l**esbian, **g**ay, **b**isexual, **q**ueer, **i**ntersexed, **t**ransgender, and **t**win-spirited people» Anm. d. Hrsg.) Paare oder Familien. Wenn man für eine Gruppe von Menschen Begriffe wie «Paar», «Kernfamilie» oder «Familie mit einem allein erziehenden Elternteil» benutzt, werden Attribute der Mitgliedschaft spezifiziert, doch die Bezeichnung ändert nichts daran, dass diese verschiedenen Gruppierungen «Familien» sind wie andere auch. Entscheidend für die Familienzusammensetzung sind Attribute wie Zuneigung, starke emotionale Bande, Zugehörigkeitsgefühl und Dauerhaftigkeit der Mitgliedschaft.

Die Pflegenden müssen eine Definition für die Familie finden, die über die traditionellen Grenzen hinausgeht, welche die Mitgliedschaft an Blutsverwandtschaft, Adoption und Heirat festmachen. Für uns und unsere klinische Arbeit hat sich die folgende Definition als die brauchbarste erwiesen: Die Familie bestimmt selbst, wer dazugehört. Mit dieser Definition können Pflegende die Vorstellungen der Familienmitglieder berücksichtigen, welche Beziehungen für sie und ihre Erfahrungen mit Gesundheit und Krankheit wichtig sind. Gehören zur Familie beispielsweise auch die Leihmutter und das Paar, das die Leihmutter in Anspruch nimmt? Der unbekannte Samenspender? Dolbin-Macnab und Rausch (2006) haben überprüft, wie die einzelnen Länder mit der Anonymität des Samenspenders umgehen. Einige Länder informieren die erwachsenen Kinder bei Vorliegen gesundheitlicher Probleme einvernehmlich über die Identität des Samenspenders, andere Länder geben dessen Identität preis, sobald das Kind das Erwachsenenalter erreicht hat.

Wie die Forschung belegt, besteht eine eindeutige Wechselwirkung zwischen der Gesundheit eines Menschen und der Qualität seiner langfristigen Beziehungen (Post/Neimark, 2007). Nicht die Dauer einer Beziehung ist entscheidend, sondern die Qualität. Eine Studie kommt zu dem Schluss, dass Ehepartner, die bei verbalen Verunglimpfungen durch ihre Partner ihren Ärger unterdrücken, ein höheres Risiko haben, früh zu sterben, als Ehepartner, die ihrem Ärger Luft machen (Harburg/Kaciroti/Gleiberman, 2008).

Wir kennen natürlich die typischen nordamerikanischen, in getrennten Wohnungen lebenden Kernfamilien, doch mit unserer Definition können wir die früheren, gegenwärtigen und potenziell zukünftigen emotionalen Beziehungen im Familiensystem berücksichtigen. Wir unterstützen den Grundsatz der American Academy of Pediatrics (2002), wonach Kinder, die von einem Partner eines gleichgeschlechtlichen Paares geboren oder adoptiert wurden, die Sicherheit von zwei juristisch als Elternteile definierten Personen brauchen. Wir wissen, dass Schwule und Lesben ihren Freundeskreis oft als «Familie» bezeichnen und dass für viele Schwule und Lesben diese «Familie» oft genauso wichtig und prägend, manchmal sogar noch wichtiger und prägender ist als ihre Herkunftsfamilie.

Außerdem gibt es noch die Familien, in denen die Großeltern hauptsächlich für ihre Enkelkinder sorgen, eine Situation, die seit 1990 auf über 40% angestiegen ist (Brown-Standridge/Floyd, 2000), manchmal mit negativen Auswirkungen auf die Gesundheit der Großmutter (Haglund, 2000). In den USA leben 4,5 Millionen Kinder bei einem Großelternteil, der hauptsächlich für sie sorgt (Haskell, 2003).

Einige Autoren, z. B. Penn (2007), stellen sogar die gängige Vorstellung, dass alle Paare zusammenleben wollen, in Frage. Er diskutiert «commuter couples», eine alternative Beziehungsform, in der die Partner voneinander getrennt leben, aber eine verbindliche monogame Liebesbeziehung führen. Solche Paare wissen eine Lebensform, die ihnen sowohl Freiheit als auch eine innige Beziehung bietet, sehr zu schätzen. DDDs (Dual Dwelling Duos [getrennt lebende Paare]) und immer mehr neue alternative Formen der Zweierbeziehung, z. B. das Zusammenleben zweier unverheirateter Partner, die gemeinsam das elterliche Sorgerecht ausüben sind entstanden. Unsere Definition von Familie orientiert sich daran, welche Personen für die Familie dazugehören, und nicht daran, wer mit im Haushalt lebt.

Veränderungen in der Familienstruktur sind unbedingt zu beachten. Diese Veränderungen können endgültig sein, z. B. wenn ein Familienmitglied stirbt oder neu dazukommt, etwa ein neues Baby, ein betagter Elternteil, ein Kindermädchen oder ein Pensionsgast. Veränderungen können auch vorübergehend sein, z. B. wenn in Stieffamilien an Wochenenden oder während der Ferienzeit die Kinder aus den früheren Beziehungen dazu kommen. Obdachlose Familien oder solche, deren Kind in einer Einrichtung untergebracht ist, leben oft vorübergehend bei Verwandten und gehen dann wieder fort. Im Jahre 2002 pendelten in New York mehr als 13 000 Kinder nachts zwischen Obdachlosenunterkünften und anderen Einrichtungen hin und her (Egan, 2002).

Verluste sind umso belastender, je kürzer sie zurückliegen, je jünger die Familienmitglieder zum Zeitpunkt des Verlustes sind, je kleiner die Familie ist, je größer das zahlenmäßige Ungleichgewicht zwischen männlichen und weiblichen Familienmitgliedern durch den Verlust wird, je größer die Anzahl der Verluste ist und je größer die Anzahl früherer Verluste ist. Die Begleitumstände des Verlustes können von großer Bedeutung für die Pflegende sein. So haben einige Eltern von Kindern mit schweren psychischen Erkrankungen berichtet, ihnen sei nahe gelegt worden, ihre Kinder in eine Pflegefamilie zu geben, um ihnen so eine intensive gesundheitliche Behandlung zu sichern.

Eine schwere Krankheit oder der Tod eines Familienmitglieds, besonders durch Gewalteinwirkung oder Krieg, kann eine Familie auseinanderreißen. Wenn beide Elternteile durch einen Autounfall oder Flugzeugabsturz, Mord/Suizid, Naturkatastrophen wie der Hurrikan Katrina, Krieg, Terroranschläge wie der 11. September, häusliche Gewalt wie die Virginia Tech-Morde ums Leben kommen, oder wenn ein Elternteil im Gefängnis sitzt und der andere stirbt, übernehmen manchmal Tanten und Onkel die Erziehung ihrer Nichten und Neffen oder Großeltern die Erziehung ihrer Enkel, eine Familienstruktur, die oft zu wenig beachtet wird. Andere Familienstrukturen ergeben sich auch, wenn ein Elternteil wegen einer Kriegsverletzung in einer Rehabilitationseinrichtung untergebracht ist. Wie stark ein Todesfall die Familie trifft, hängt davon ab, welche Bedeutung der Tod in sozialer oder ethnischer Hinsicht für sie hat, ob sie früher schon Verluste hinnehmen musste, in welcher Phase des Lebenszyklus der Todesfall sich ereignet und wie die Begleitumstände des Todes waren (Becvar, 2001, 2003). Wie die Forschungsergebnisse von Bowser et al. (2003) zeigen, besteht bei Erwachsenen ein positiver Zusammenhang zwischen HIV-Risikoverhalten und dem Auftreten von plötzlichen Todesfällen in der frühen Kindheit, die nicht adäquat verarbeitet wurden. Wir unterstützen die Schlussfolgerung dieser Autoren, dass Präventionsmaßnahmen stärker familienbasiert und familienzentriert sein müssen.

Unsere Gedanken nach dem 11. September 2001 ebenso wie die der Familien, mit denen wir arbeiten, haben unsere Sensibilität nur noch geschärft, was Verluste, ihre Bedeutung in unserer Kultur und ihre spezifische Bedeutung für die einzelne Familie und ihren Umgang mit der Ungewissheit anbelangt. Jede Familie, die von dieser Tragödie betroffen ist, steht vor der Herausforderung, dem Geschehen, dem Warum und dem Umgang mit der veränderten Landschaft einen Sinn zu geben. Familien können ganz unterschiedliche Möglichkeiten finden, um eine beispiellose Tragödie zu bewältigen.

Die Position und Funktion der verstorbenen Person innerhalb des Familiensystems und die

Offenheit des Familiensystems müssen ebenfalls beachtet werden. Wir halten es für sinnvoll, beim strukturellen Assessment die Verluste und Todesfälle in der Familie zu registrieren, gehen aber nicht immer davon aus, dass diese Verluste in jedem Fall von großer Bedeutung für die Familie sind. Damit distanzieren wir uns von der Auffassung einiger Autoren, die es für wichtig halten, das Anpassungsverhalten als Reaktion auf einen Verlust beim Familien-Assessment routinemäßig zu erfassen, auch dann, wenn dieser Verlust nicht sofort als relevant für die Hauptprobleme präsentiert wird.

Im Rahmen unserer klinischen Arbeit mit Familien hat es sich als hilfreich erwiesen, uns zur Ermittlung der Familienzusammensetzung diese Fragen selbst zu stellen: Wer ist in *dieser* Familie? Wen zählt die Familie zur «Familie»?

Fragen an die Familie: Wer gehört zu Ihrer Familie? Lebt sonst noch jemand bei Ihnen, beispielsweise die Großeltern, Pensionsgäste? Zu Ihrer Familie gehören also Sie und Faris, Ihr 35-jähriger Sohn, der gerade aus Afghanistan zurückgekehrt ist – sonst noch jemand? Ist in der letzten Zeit jemand ausgezogen? Gibt es noch jemanden, den Sie zur Familie zählen, der aber nicht bei Ihnen lebt? Jemand, mit dem Sie nicht biologisch verwandt sind?

3.1.1.2 Gender

Diese Subkategorie ist ein grundlegendes Konstrukt, ein elementares ordnendes Prinzip. Wir schließen uns der konstruktivistischen Position des «sowohl … als auch» an – das bedeutet, für uns ist Gender sowohl eine universelle «Realität», die im Zusammenhang mit Hierarchie und Macht eine Rolle spielt, als auch eine Realität, die wir mithilfe unseres ganz persönlichen Bezugsrahmens konstruiert haben. Wir verstehen Gender sowohl als elementare Basis aller Menschen wie auch als individuelle Gegebenheit. Pflegende müssen diese Subkategorie unbedingt beachten, weil die unterschiedliche Art und Weise, wie Männer und Frauen die Welt erleben, von zentraler Bedeutung für das pflegerische Gespräch ist. Wir können Familien helfen, wenn wir darauf setzen, dass die Unterschiede zwischen Frauen und Männern verändert werden können, wenn wir uns von hinderlichen, kulturell bedingten Rollenerwartungen lösen und uns stärker auf die verborgenen Kräfte konzentrieren.

In Paarbeziehungen drehen sich die von Männern und Frauen beschriebenen Probleme häufig um die unausgesprochene Diskrepanz zwischen ihren Vorstellungen bezüglich Gender – das heißt, was ihre Familie, die Gesellschaft oder Kultur ihnen darüber vermitteln, wie Männer und Frauen empfinden, denken oder sich verhalten sollten – und ihre eigenen Erfahrungen.

Wir plädieren dafür, die männlichen und weiblichen Anteile, die jeder Mensch in sich trägt, zu integrieren. Die Entwicklung des Menschen ist ein Prozess, der sich in Richtung immer komplexerer Formen der Verknüpfung und Integration bewegt und nicht in Richtung Dissoziation und Vereinzelung. Gender ist für uns ein Bündel von Ansichten oder Erwartungen bezogen auf männliche und weibliche Verhaltensweisen und Erfahrungen. Geprägt wurden diese Ansichten und Erfahrungen durch kulturelle, religiöse und familiale Einflüsse und durch die soziale Schicht und die sexuelle Orientierung. Sie sind in gewisser Hinsicht wichtiger als anatomische Unterschiede, wenngleich Menschen mit nicht eindeutigen Genitalien oft eine intersexuelle Orientierung nachgesagt wird.

Gender spielt eine wichtige Rolle in der familienzentrierten Gesundheitsfürsorge, insbesondere wenn es um Kinder geht. Die unterschiedlichen Rollen der Eltern bei der Versorgung eines kranken Kindes können für Stress in der Familie sorgen. Ist das Kind krank, kümmert sich in der Mehrzahl der Fälle die Mutter um die Behandlung. Robinson (1998: 277) stellte Rollenbelastung in Familien fest, in denen eine chronische Krankheit zu einer unwillkommenen, dominanten und mächtigen Belastung geworden ist: «Es stellte sich heraus, dass die Frauen – die Ehefrauen und Mütter in diesen Familien – tagtäglich, 24 Stunden am Tag, tagein, tagaus für die Betreuung zuständig waren.» Die Frauen waren nicht nur belastet durch die Verantwortung, sondern mussten auch noch den größten Teil der Arbeit erledigen. Gender kann auch mit Blick auf die Entwicklung von gesundheitsbezogenen Interventionen eine wichtige Variable sein. Im Rahmen ihrer Studie, in der Interventionen zur Reduzierung von Unsicherheiten und Sorgen für die Eltern von Kindern mit der Diagnose Typ I-Diabetes untersucht wurden, haben Hoff et al. (2005) unterschiedliche Behandlungsergebnisse in Abhängigkeit vom Geschlecht des Elternteils festgestellt.

Nach Levac et al. (2002) ist das Assessment der genderspezifischen Einflüsse besonders wichtig, wenn gesellschaftliche, kulturelle oder familiale Ansichten über männliche und weibliche Rollen zu Spannungen in der Familie führen. In solchen Situationen wünschen sich Paare vielleicht eine gleichberechtigte Beziehung, die sich an folgenden Grundsätzen orientiert:

- Beide Partner haben den gleichen Status; das heißt, sie haben den gleichen Anspruch auf persönliche Ziele, Bedürfnisse und Wünsche.
- Die Bedürfnisse der Partner sind gleich wichtig; das heißt, Pläne berücksichtigen die Wünsche beider Partner in gleicher Weise.
- Beide Partner begegnen sich mit Aufmerksamkeit; das heißt, jeder Partner zeigt Interesse an den Bedürfnissen und Wünschen des anderen.
- Beide Partner fördern das Wohlbefinden des anderen; das heißt, die Beziehung soll die psychische Gesundheit beider Partner in gleicher Weise fördern.

Bei Supervisionen fordern wir Pflegende, die familienzentriert pflegen, auf, ihre eigenen Ansichten über Männer, Frauen, Intersexuelle und Transsexuelle zu überprüfen. Hier sind einige Musterbeispiele der Fragen, die wir ihnen zu diesem Zweck vorlegen: Wie sollten Sie als Frau sich Männern gegenüber verhalten? Wie sollten Männer sich Ihnen gegenüber verhalten? Wie sollten Männer sich gegenüber kranken Familienmitgliedern verhalten? Wie drücken Männer nach Ihrer Beobachtung Emotionen aus? Wie denken Sie über Paare, die selbst bestimmen, welches Geschlecht ihr Kind haben soll? Wessen Arbeit interessiert Sie mehr: die des Ehemannes oder die der Ehefrau? Wen laden Sie lieber zum Gespräch ein: den Ehemann oder die Ehefrau? Wenn ein Vater Ihren Anruf entgegennimmt, mit wem vereinbaren Sie den Termin: mit dem Vater, mit der Mutter oder mit beiden?

Fragen an die Familie: Sabeen, inwieweit haben die Ansichten Ihrer Eltern Ihre eigenen Vorstellungen von Männlichkeit und Weiblichkeit beeinflusst? Angenommen, Sie sprechen mit Ihren Söhnen darüber, wie man in Verbindung bleiben kann anstatt sich zu trennen, würden Sie anders argumentieren? Wenn Sie die Gefühle zeigen würden, die Sie verbergen, Hashim, würde Ihre Frau dann besser oder schlechter von Ihnen denken? Wie kommt es, dass deine/eure Mutter mehr Verantwortung für die Dialyse übernimmt als dein/euer Vater?

3.1.1.3 Sexuelle Orientierung

Diese Subkategorie schließt Menschen mit ein, die aufgrund ihrer sexuellen Orientierung der Mehrheit und einer Minderheit angehören. *Heterosexismus*, also die Bevorzugung der heterosexuellen Orientierung gegenüber anderen sexuellen Orientierungen, ist eine Art multikulturelles Vorurteil, das sowohl Familien als auch Anbietern von Gesundheitsdienstleistungen schaden kann. Menschen, die aufgrund ihrer sexuellen Orientierung einer Minderheit angehören, sind LGBQITT-Personen (Community of **l**esbian, **g**ay, **b**isexual, **q**ueer, **i**ntersexed, **t**ransgender, and **t**win-spirited people). Dieses Akronym ist eine Art Sammelbegriff für Menschen mit anderen sexuellen Orientierungen – Lesben, Schwule, Bisexuelle, «queer people», Intersexuelle, Transsexuelle und «twin-spirited people» – und nicht sehr präszise. «Queers» sind Menschen, dereren Gender-Identität nicht exakt den gesellschaftlichen Normen entspricht, die traditionell Männern oder Frauen zugeschrieben werden und die sich selbst außerhalb dieser Normen sehen. Intersexuelle sind Menschen mit nicht eindeutigen Genitalien oder Chromosomenanomalien. Als «twin-spirited» werden in der Kultur der indigenen Bevölkerung Menschen bezeichnet, die eine enge Verbindung zur jenseitigen Welt haben. Diese Menschen können, müssen aber nicht lesbisch, schwul, bisexuell oder transsexuell sein. Generell verweist der Begriff auf eine in der Person angelegte Dualität.

In der nordamerikanischen Gesellschaft sind Diskriminierung, Wissensdefizite, Klischeevorstellungen und mangelnde Sensibilität gegenüber der sexuellen Orientierung durchaus ein Thema. Die Diskussion über die Ehe zwischen Homosexuellen hat sich jedoch hier und da negativ auf die Frage der Gleichbehandlung ausgewirkt. Auch wenn ca. 1 % aller US-amerikanischen Haushalte aus gleichgeschlechtlichen Paaren bestehen (USA Today, 2003), sind Akzeptanz, Toleranz und das Wissen der Pflegenden in Sachen sexueller Orientierung ganz unterschiedlich ausgeprägt. So stellt schon die erste Begegnung mit transsexuellen Personen für Pflegende oft eine ungewohnte Herausforderung dar. Lesbische Frauen, schwule Männer, «queer persons» sowie heterosexuelle Frauen und Männer leben in Kulturen, die sich teilweise überlappen und teilweise nicht, und die Entwicklung ihrer Genderrolle verläuft in unterschiedlichen Bahnen, die zu unterschiedlichen Ausprägungen der Genderrolle führen. Auch Immigranten haben wohl verschiedene Ansichten über die Schwulenkultur kennen gelernt. Samir (2000: 98) stellt fest: «Im Irak existiert faktisch keine Schwulenkultur, nicht einmal ansatzweise. Das einzige arabische Land mit einer Schwulenkultur ist der Libanon. […] In den meisten arabischen Ländern wird Homosexualität missbilligt, und in manchen ist sie ein Verbrechen, das äußerst hart bestraft wird.»

Bei klinischen Supervisionen im Bereich der beziehungsorientierten Familienpflegepraxis ist es ratsam, die verschiedenen Einstellungen gegenüber der sexuellen Orientierung kritisch zu überprüfen. Wenn wir lesbische Paare mit heterosexuellen Paaren vergleichen, vermeiden wir den Begriff «normale» Paare. Wir sagen also nicht, dass lesbische Paare im Vergleich zu «normalen» Paaren mehr Bewältigungsstrategien haben, sondern wir sagen, dass lesbische Paare diese Überzeugung haben und heterosexuelle Paare jene. Wir gehen nicht davon aus, dass Dinge, die für schwule Paare gelten, sich auch auf lesbische Paare übertragen lassen oder dass ein Patient heterosexuell ist, wenn er sagt, dass er verabredet ist. Wir finden, dass Pflegende in der Lage sein sollten, einen Patienten unabhängig von seiner sexuellen Orientierung zu unterstützen, und dass die allerwichtigsten Ziele die Wahrung seiner Integrität und seiner interpersonellen Beziehungen sind. Wenn eine Fachperson die Neigungen eines Patienten oder seine Entscheidung als heterosexuelle, homosexuelle, bisexuelle, «queere», intersexuelle oder transsexuelle Person zu leben, nicht unterstützen kann, dann sollte diese Fachperson sich aus eigener Initiative aus der Behandlung solcher Patienten zurückziehen.

Fragen an die Familie: Elsbeth, in welchem Alter haben Sie erste sexuelle Erfahrungen gemacht (und nicht, in welchem Alter hatten Sie zum ersten Mal Geschlechtsverkehr)? Als LaCheir Ihrer Mutter zum ersten Mal sagte, sie sei lesbisch, hat sich da etwas im Verhalten Ihrer Mutter ihr gegenüber verändert? Wie haben Ihre Eltern reagiert, als Ihr Bruder LeeArius erklärte, er sei schwul und wolle sich scheiden lassen? Lilah, was haben Ihre Eltern Ihnen über Ihre zweigeschlechtlichen Genitalien erzählt?

3.1.1.4 Rangordnung

Mit Rangordnung ist die Position der Kinder einer Familie in Abhängigkeit von Alter und Geschlecht gemeint. Beim Assessment spielen die Geburtenfolge, das Geschlecht und der Altersunterschied zwischen den Geschwistern eine wichtige Rolle. Toman (1988) hat auf dem Gebiet der Geschwisterkonstellation geforscht. Seine Hauptthese, das Duplikationstheorem, lautet: Je ähnlicher neue soziale Beziehungen früheren intrafamilialen sozialen Beziehungen sind, desto dauerhafter und glücklicher sind sie. So ist die Heirat zwischen dem älteren Bruder (einer jüngeren Schwester) und der jüngeren Schwester (eines älteren Bruders) sehr wahrscheinlich glücklich, weil die Beziehungen komplementär sind. Heiraten dagegen zwei Erstgeborene, kann sich eine symmetrische Konkurrenzbeziehung entwickeln, in der beide Partner die Führungsposition beanspruchen.

Auch die folgenden Faktoren haben einen Einfluss auf die Geschwisterkonstellation: der Zeitpunkt der Geburt jedes einzelnen Geschwisters in der Familiengeschichte, die Persönlichkeitsmerkmale des Kindes, der für das Kind angestrebte «Plan» der Familie und die Einstellungen und Vorurteile der Eltern gegenüber geschlechtsspezifischen Unterschieden. Wir haben festgestellt, dass die Geschwister von Kindern mit Aufmerksamkeitsdefizit-/Hyperaktivitätsstörungen (ADHS) sich stark durch diese Kinder gestört fühlen und dass ihre Erfahrungen von der Familie oft bagatellisiert oder ignoriert werden.

Auch wir halten die Berücksichtigung der Geschwisterkonstellationen für wichtig, empfehlen Pflegenden jedoch auch zu bedenken, dass die verschiedenen Methoden der Kindererziehung auch die Folge zunehmender Geburtenkontrolle, der Frauenbewegung, der wachsenden Anzahl berufstätiger Frauen und der Verschiedenartigkeit der Familienkonstellationen ist. Wir sind der Auffassung, dass die Position der Geschwister zwar einen prägenden Einfluss auf die Persönlichkeit hat, aber keinen, der unveränderlich ist. Diese Einflüsse werden in jedem neuen Lebensabschnitt neu bewertet. Ein Individuum überträgt familiale Erfahrungen auf soziale Settings außerhalb der Familie, wie z. B. Kindergärten, Schulen und Clubs. Angesichts der Verfügbarkeit des Internet und seines immensen Einflusses hat sich die Anzahl der möglichen Beziehungen und Erfahrungen rasant erweitert. Da das Individuum von seiner Umgebung beeinflusst wird, wirken sich diese Einflüsse im Allgemeinen auch auf seine Beziehungen zu Kollegen, Freunden und Ehepartnern aus. Im Laufe der Zeit können sich neben der Geschwisterkonstellation auch noch andere Einflüsse auf die Persönlichkeitsstruktur auswirken.

Wir empfehlen Pflegenden, sich vor der Begegnung mit einer Familie zu überlegen, ob die Rangordnung das Familiengespräch beeinflusst. Die Pflegende könnte sich fragen: «Wenn dies das jüngste Kind in der Familie ist, könnte dies der Grund dafür sein, dass die Eltern ihm nicht erlauben wollen, sich selbst Insulin zu spritzen?» Die Pflegende kann auch überlegen, welchen Einfluss die Geburtenfolge auf die Motivation, die Leistungen und die Berufswahl hat: Wird von dem erstgeborenen Kind erwartet, im Studium gewisse Leistungen zu erbringen? Welchen Einfluss hat der Schuleintritt des jüngsten Kindes auf die andauernden In-vitro-Fertilisations-Versuche der Ehepartner? Wir legen Pflegenden nahe, nicht nur bei jüngeren Kindern auf die Rangordnung zu achten, sondern auch bei Geschwistern im höheren Lebensalter. Wird nicht bedacht, dass Individuen möglicherweise unter dem Einfluss älterer oder anhaltender Konflikte stehen, können Chancen auf Heilung vertan werden.

Fragen an die Familie: Wie viele Kinder haben Sie, Amber? Welches Kind ist das älteste? Wie alt ist es? Welches Kind kommt dann? Gab es Fehlgeburten oder Schwangerschaftsabbrüche? Wenn Ihre ältere Schwester Gerda sanfter zu Ihrer Mutter wäre und sie weniger kontrollieren würde, wären Sie dann bereit, öfter mit Ihrer Mutter zu sprechen, auch über heikle Themen, etwa dass sie wegen ihrer Makuladegeneration nicht mehr Auto fahren sollte?

3.1.1.5 Subsysteme

Der Begriff *Subsysteme* bezieht sich auf die einzelnen Differenzierungsebenen des Familiensystems; eine Familie führt ihre Funktionen mithilfe ihrer Subsysteme aus. Subsysteme sind z. B. Dyaden wie Ehemann/Ehefrau oder Mutter/Kind. Subsysteme lassen sich anhand der Merkmale Generation, Geschlecht, Interessen, Funktion oder Geschichte beschreiben.

Jedes Mitglied der Familie gehört verschiedenen Subsystemen an. In jedem Subsystem hat es eine andere Machtposition und setzt andere Fähigkeiten ein. Eine 65-jährige Frau kann in einer Familie Großmutter, Mutter, Ehefrau und Tochter sein. Der älteste Junge gehört zum Subsystem Geschwister, zum Subsystem männliche Familienmitglieder und zum Subsystem Eltern-Kind. In jedem Subsystem verhält er sich seiner Position entsprechend. Er muss die Macht, die er über seinen jüngeren Bruder im Subsystem Geschwister hat, abtreten, wenn er mit seiner Stiefmutter im Subsystem Eltern-Kind interagiert. Das weibliche Einzelkind, das bei dem allein erziehenden Elternteil lebt, hat verschiedene Herausforderungen zu bewältigen, wenn es jedes zweite Wochenende bei seinem Vater, dessen neuer Ehefrau und ihren beiden gemeinsamen Töchtern verbringt. Jedes Familienmitglied muss in der Lage sein, sich den Bedürfnissen der verschiedenen Subsystemebenen anzupassen.

In unserer klinischen Praxis hat es sich bewährt, darauf zu achten, ob es in der Familie klare Generationsgrenzen gibt und falls ja, ob die Familie sie als hilfreich empfindet oder nicht. Wir achten beispielsweise darauf, ob ein Kind die Stelle eines Elternteils oder Ehemanns einnimmt. Ist das Kind wirklich Kind oder existiert ein Subsystem Ersatzehepartner-Ehepartner? Wenn wir solche Hypothesen vor und während der Familiensitzung aufstellen, können wir isolierte Daten miteinander verknüpfen und so die Hypothese entweder bestätigen oder verwerfen.

Fragen an die Familie: In manchen Familien gibt es spezielle Untergruppen; z. B. tun die Frauen bestimmte Dinge, die Männer andere. Gibt es in Ihrer Familie auch solche Untergruppen? Wenn ja, wie wirkt sich dies auf den Stress in der Familie aus? Wenn deine Mutter und deine Schwester DeRong nachts aufstehen und darüber sprechen, dass dein Vater Crack konsumiert, was tun die Jungen dann? Welche Untergruppe wird durch Cleves Crack-Problem am meisten beeinträchtigt und wie? Welche Familienmitglieder setzen sich zusammen und sprechen über Shabanas Selbstverletzungen?

Eltern-Kind: Wie hat sich Ihr Verhältnis zu Caitylin verändert, seitdem bei ihr ein schweres akutes respiratorisches Syndrom diagnostiziert wurde?

Ehepartner: Wie viel Zeit haben Sie und Sherwinn im Monat für sich, in der sie nicht über die Kinder sprechen?

Geschwister: Stell dir eine Skala von 1 bis 10 mit 10 als höchstem Wert vor und sage mir dann, wie viel Angst du hattest, als AhPoh eine Herzinsuffizienz entwickelt hat?

3.1.1.6 Grenzen

Die Subkategorie Grenzen bezieht sich auf die Regel, die «bestimmt, wer teilnimmt und wie» (Minuchin, 1974: 53). Familiensysteme und Subsysteme haben Grenzen, deren Funktion darin besteht, die Differenzierung des Systems oder Subsystems zu schützen. Die Grenze eines Familiensystems wird beispielsweise definiert, wenn ein Vater seiner Teenagertochter erklärt, dass ihr Freund nicht bei ihnen einziehen kann. Die Grenze des Subsystems Eltern-Kind wird deutlich gemacht, wenn eine Mutter ihrer Tochter sagt: «Du bist nicht die Mutter deines Bruders. Wenn er seine Medizin nicht nimmt, werde ich mit ihm darüber reden.»

Grenzen können diffus, undurchlässig oder durchlässig sein. Werden Grenzen diffus, nimmt die Differenzierung des Familiensystems ab. Beispielsweise können Familienmitglieder eine emotional enge Beziehung zueinander entwickeln und sich alle stark miteinander verbunden fühlen. Diese Familienmitglieder haben dann ein starkes Gefühl der Zugehörigkeit zur Familie, aber weniger individuelle Autonomie. Die diffuse Grenze eines Subsystems ist augenfällig, wenn ein Kind «die Funktion eines Elternteils übernimmt» oder bei Entscheidungen die gleiche Verantwortung und Befugnis hat wie ein Erwachsener.

Sind die Grenzen undurchlässig, tendieren die Subsysteme dazu, sich aus der Verantwortung zurückzuziehen. Der Ehemann, der fest daran glaubt, dass nur Frauen sich um ältere Angehörige kümmern sollten und von seiner Frau in dieser Auffassung bestärkt wird, fühlt sich wahrscheinlich nicht oder nur sehr bedingt zuständig für das Subsystem älterer Erwachsener-erwachsenes Kind. Klare durchlässige Grenzen bieten dagegen ein richtiges Maß an Flexibilität. Hier gibt es zwar Regeln, aber die können verändert werden. Wir unterstützen nicht die Pathologisierung von Koalitionen oder Subsystemen, bloß weil sie existieren. Bei unserer Arbeit mit Familien, die verschiedenen Kulturen, Ethnien und Schichten angehören oder aus ländlichen Gegenden stammen, haben wir festgestellt, dass es sehr positiv für Familien sein kann, andere wichtige Beziehungen zu pflegen.

Grenzen verändern sich meistens im Laufe der Zeit. Nach Boss (2002) verwischen sich die Familiengrenzen, wenn sich die Familie nach dem Verlust oder der Aufnahme eines Familienmitglieds neu strukturiert. Dies lässt sich gut bei Familien beobachten, die eine Trennung oder Scheidung erleben. Oder wenn aus einem Paar Eltern werden, wird das erwünschte Kind unter Umständen als ein Familienmitglied erlebt, dass psychisch anwesend, physisch jedoch abwesend ist. Dies gilt umso mehr, wenn eine Leihmutter oder ein bekannter Samenspender in die Schwangerschaft involviert ist. Familien, die einen Angehörigen mit Alzheimer-Krankheit betreuen, erleben dagegen das umgekehrte Phänomen: das Familienmitglied ist physisch anwesend, aber psychisch abwesend.

Eine andere Form der Verwischung von Grenzen erleben Familien, wenn ein Familienmitglied im Gefängnis ist und dann wieder nach Hause kommt. Bei einer Anzahl von ca. 650 000 Sträflingen, die 2006 aus staatlichen oder bundesstaatlichen US-amerikanischen Gefängnissen entlassen wurden, sind die Auswirkungen auf die Familien beträchlich. Die Familiengrenzen können auch infrage gestellt werden, wenn Familienmitglieder, insbesondere junge Eltern, als Soldaten im Kriegseinsatz sind oder nach einem solchen Einsatz in einer Rehabilitationseinrichtung leben. Weitere gute Beispiele hierfür sind die Tage unmittelbar nach dem 11. September 2001 oder nach dem Hurrikan Katrina, als viele Menschen vermisst wurden. Boss (2002) bezeichnet die Situation als «unklaren Verlust», der am schwersten zu verkraften ist, weil die Familien und Freunde sich hilflos fühlen und das Bestreben Dinge abzuschließen in der Kultur der Vereinigten Staaten weitverbreitet ist. In den ersten Tagen nach dem 11. September 2001 hatten Familien, die Verwandte vermissten, kaum eine Chance, mit Verlusten abzuschließen. Viele arabischstämmige Amerikaner und andere Einwanderergruppen erlebten den Terror in Flashbacks und fühlten sich an ihre Unterdrückung im Nahen Osten erinnert.

Grenzen können sich förderlich oder hinderlich auf die Familienfunktion auswirken. So schützen Immigrantenfamilien, die in eine neue Kultur kommen, ihre Familienmitglieder oft so lange, bis sie sich mit der Zeit an das kulturelle Milieu angepasst haben. Ihre Grenzen gegenüber außerfamilialen Systemen sind sehr undurchlässig und werden mit der Zeit immer flexibler. Einige islamische Familien bevorzugen einen großen Zusammenhalt, eine eher hierarchische Familienstruktur, einen traditionellen Kleidungsstil sowie einen impliziten Kommunikationsstil. Daher sind sie oft eine Herausforderung für ihre Kinder im Teenageralter, die den nordamerikanischen urbanen Lebensstil übernehmen.

Die Dimension der engen Beziehung im Zusammenhang mit Grenzen ist ein weiterer Aspekt, den Pflegende berücksichtigen sollten. Der jeweilige Raum ist anhand folgender Kriterien einzuschätzen: Kontaktzeit (gemeinsam verbrachte Zeit, persönlicher Raum (physische Nähe, Berührung), emotionaler Raum (geteilte Affekte), informationaler Raum (was jeder über den anderen weiß), private Gespräche ohne die Anwesenheit anderer und Entscheidungsraum (die Entscheidungsbefugnisse von Individuen oder Subsystemen). Die Dimension der engen Beziehung kann im Zusammenhang mit der Subkategorie Grenzen wichtig werden, wenn Pflegende es mit chronisch kranken älteren Menschen und ihren erwachsenen Kindern zu tun haben.

Bei klinischen Supervisionen mit Pflegenden ermuntern wir sie zu überlegen, wie sich die einzelnen Familien von anderen Familien in der Nachbarschaft und in der Stadt unterscheiden. Die Pflegende überlegt, ob ein Subsystem Eltern, ein Subsystem Ehepartner, ein Subsystem Geschwister usw. existiert, ob die Grenzen eindeutig, undurchlässig oder diffus sind, ob die Qualität der Grenzen sich förderlich oder hinderlich auf die Familie auswirkt und, wenn es sich um verschiedene Stieffamilien handelt, welche Grenze die maßgebende ist.

Fragen an die Familie: Die Pflegeperson kann Rückschlüsse auf die Grenzen ziehen, wenn sie beispielsweise den Ehemann fragt, ob es jemanden gibt, mit dem er reden kann, wenn die Gedanken an seinen bevorstehenden Ruhestand ihn belasten. Die gleiche Frage kann die Pflegende an die Ehefrau richten. Zu wem würden Sie gehen, wenn Sie glücklich sind? Wenn Sie traurig sind? Gibt es jemanden in Ihrer Familie, der etwas dagegen hätte, dass Sie mit dieser Person sprechen? Wer würde es am meisten begrüßen, dass Sie mit dieser Person sprechen? Wie würde es sich auf die Möglichkeit deiner Mutter auswirken, mit der Krankheit deines Vaters umzugehen, wenn sie mehr von deinen Großeltern unterstützt würde?

3.1.2 Externe Struktur

Die externe Struktur umfasst zwei Subkategorien:

1. die erweiterte Familie
2. größere Systeme.

3.1.2.1 Die erweiterte Familie

Zur erweiterten Familie gehören die Herkunftsfamilie, die Erzeugerfamilie sowie die Mitglieder der jeweiligen Generation und der Stieffamilie. Vielfältige Loyalitätsbande gegenüber Mitgliedern der erweiterten Familie können eine unsichtbare, aber sehr mächtige Kraft in der Familienstruktur sein. Besondere Beziehungen und unterstützende Allianzen können über große geografische Entfernungen existieren. Auch konfliktreiche und schwierige Beziehungen können frisch und sehr lebendig sein, selbst wenn die erweiterte Familie weit entfernt lebt oder kein häufiger Kontakt zu ihr besteht. Wie die einzelnen Familienmitglieder sich selbst als Individuen und gleichzeitig als Mitglieder dieser «Familien-Ich-Masse» (engl.: *family ego mass*; Bowen, 1978) sehen, ist ein wichtiger Aspekt des strukturellen Assessments.

Levac et al. (2002) raten, die Quantität und die Qualität der Kontakte mit der erweiterten Familie zu überprüfen, um Informationen über die Qualität und Quantität der Unterstützung zu erhalten. Weingarten (2000: 159) berichtet von den Vorzügen einer Interaktion via Website zwischen einem jungen Mann, der seit einer Sportverletzung gelähmt ist, und seiner erweiterten Familie. Der junge Mann sagte: «Die Website hat erstaunliche Auswirkungen auf mich. Es ist eine fantastische Kommunikationsmöglichkeit für mich und meine Familie. […] Die Website hat den Leuten geholfen zu verstehen, was mit mir passiert ist, Menschen, mit denen ich nicht jeden Tag spreche, ohne dass es für mich zu kompliziert wurde […]. Menschen aus all meinen Lebensbereichen hatten so nicht nur Kontakt zu mir, sondern auch untereinander.» Weingarten (2000) verweist darauf, dass solche Verbindung stiftenden Interaktionen «Hoffnung geben», eine Auffassung, die wir unterstützen und heilsam finden.

Im Rahmen unserer klinischen Arbeit überlegen wir, ob es viele Hinweise auf die erweiterte Familie gibt. Wie wichtig ist die erweiterte Familie für das Funktionieren dieser Familie? Kann die erweiterte Familie diese Familie im

Notfall unterstützen? Wenn ja, wie? Per Telefon oder Handy, E-Mail, Videokamera, Skype, ichat, Internet-Chatgroup? Lebt sie in der Nähe?

Fragen an die Familie: Wo leben Ihre Eltern, Shafiq? Wie oft haben Sie Kontakt zu ihnen? Was ist mit Ihren Brüdern, Schwestern, Stiefverwandten? Welche Familienmitglieder sehen Sie nie? Welche Verwandten stehen Ihnen am nächsten? Wer ruft wen an? Wie oft? Wen bitten Sie um Hilfe, wenn es Probleme in der Familie gibt, Zabin? Um welche Art von Hilfe bitten Sie? Wäre Ihre Familie in Irland für Sie da, wenn Sie ihre Hilfe bräuchten? Würden Sie sie lieber per E-Mail oder via Chatroom kontaktieren?

3.1.2.2 Größere Systeme

Größere Systeme sind größere soziale Einrichtungen und ihre Mitarbeitenden, zu denen die Familie wichtige Kontakte unterhält. Zu den größeren Systemen gehören im Allgemeinen auch arbeitsbezogene Systeme, und für manche Familien gehören auch Sozialhilfe, Jugendfürsorge, Pflegestellen, Gerichte und Polikliniken dazu. Es gibt auch größere Systeme für bestimmte Populationen, z.B. Einrichtungen, die Dienste für geistig oder körperlich Behinderte oder gebrechliche alte Menschen anbieten. Für viele Familien stellt die Zusammenarbeit mit diesen größeren Systemen kein Problem dar, sie kann sogar ihr Leben bereichern. Wir glauben, dass Gesundheitsfachleute in größeren Systemen wohlwollende Begleiter sein können, die die Geschichten der Familien über deren Hoffnungen und bevorzugte Lebensweisen unterstützen. Wir raten Pflegenden in Klientenbesprechungen mit Mitarbeitenden größerer Systeme auf ihre Äußerungen zu achten, um die Erzählungen der Familie über Mut, Entwicklung und Ausdauer zu unterstützen anstatt solche über Hoffnungslosigkeit und Probleme zu verstärken.

Familiengruppenkonferenzen wie sie in Neuseeland als gesetzlich institutionalisierter Prozess initiiert wurden, sind eine weitere Möglichkeit, die Familien mit einem partizipatorischen Modell zur Entscheidungsfindung zu unterstützen, wenn es um Fragen zum Schutz des Kindeswohls geht (Connolly, 2006). Eine solche Vorgehensweise stärkt die Familien. Wir schätzen ganz besonders die Arbeit von Fraenkel (2006), der Familien als Experten sieht und auf der Basis eines partnerschaftlichen Entwicklungsmodells für Familienprogramme gemeinschaftsorientierte Programme für Familien entwickelt. Er plädiert dafür, dass Fachleute sich als Lernende begreifen, die den Familien mit Respekt begegnen und partnerschaftliche professionelle Beziehungen mit ihnen anstreben.

Zwischen einigen Familien und größeren Systemen entwickelt sich jedoch manchmal eine schwierige Beziehung, die sich auf die Entwicklung der Familienmitglieder auswirkt. Einige Gesundheitsfachleute in größeren Systemen tragen ihren Teil dazu bei, dass Familien als «sehr schwierig», «renitent», «unwillig» oder «unkooperativ» bezeichnet werden. Mit solchen Bezeichnungen engen diese Gesundheitsfachleute ihren Blickwinkel ein. Nolan, Orlando und Liptak (2007) haben eine Studie durchgeführt, in der sie die Koordination der Behandlung für Kinder mit Entwicklungsstörungen untersuchten. Sie fanden heraus, dass 50 % von 83 Familien angaben, das medizinische Personal kommuniziere nie oder nur selten mit den Schulen und 27 % sagten, die Familien würden nie oder nur selten an Entscheidungen beteiligt. Die Kommunikation aller beteiligen Systeme über die Behandlung war ausschlaggebend für die Zufriedenheit mit dem Dienst.

Eine andere Beziehung zu einem größeren System, die Pflegende auch in Betracht ziehen sollten, ist das Computer-Netzwerk. Elektronisches Schwarzes Brett, Chatrooms, SMS und Diskussionsforen nehmen immer mehr zu. Internet-Untreue und Cybersex zum Auftakt für Affären und häufig auch für sexuelle Abhängigkeit sind ein brandaktuelles Gesprächsthema für viele Paare und Pflegende. Nach unserer Auffassung bedeutet Untreue, Energie jeglicher Art (Gedanken, Gefühle und Verhalten) aus der bestehenden, verbindlichen Beziehung abzuziehen, und zwar auf eine Art, die der Beziehung schadet. Internet-Romanzen beginnen oft außerhalb jedes lebensechten Kontextes, eskalieren manchmal aber schnell zu einem Kontext ganz eigener Art.

Das Internet bietet den Familien viele gute Dienste an, was Information, Überprüfung, Empathie, Beratung und Motivation anbelangt. Einige haben mithilfe von E-Mails die individuelle psychotherapeutische Beratung verbessert, erweitert, vertieft, begründet, erläutert und vorbereitet. Wir sind allerdings der Ansicht, dass Online-Dialoge in einigen Fällen eine eher stabilisierende als eine transformierende Wirkung haben – was bedeutet, dass diese Dialoge den Status quo eher festigen, als dass sie eine Veränderung bewirken.

Wir empfehlen dringend, gezielt nach Mitteln und Wegen zu suchen, wie professioneller Sachverstand und elektronische Möglichkeiten kombiniert werden können. Ein Beispiel hierfür ist «Telenursing». Eine Frage für die familienzentrierte Tele-Gesundheitsversorgung könnte lauten: Wie stellen die Gesundheitsfachleute sicher, dass *alle* Familienmitglieder bei Diskussionen zwischen Pflegeperson und Familie gehört werden? Die Lösung könnte sein, alle Mitarbeitenden der größeren Systeme in einer Videokonferenz mit der Familie die Behandlung diskutieren, planen und evaluieren zu lassen.

Im Rahmen unserer klinischen Supervision raten wir den Pflegenden, darauf zu achten, ob das *System,* um das es geht, nur die Familie ist oder die Familie *und* die Mitarbeiter eines größeren Systems. Um dies herauszufinden, bieten sich folgende Fragen an: Welche Gesundheitsfachleute kümmern sich um die Familie? Wie ist die Beziehung zwischen der Familie und dem größeren System? Wie regelmäßig ist der Kontakt? Ist die Beziehung symmetrisch oder komplementär? Kümmern sich die größeren Systeme zu viel um die Familie? Mischen sie sich zu viel ein? Kümmern sie sich zu wenig? Mischen sie sich zu wenig ein? Gibt das größere System der Familie die Schuld für ihre Probleme? Welche Ziele wollen die Mitarbeiter für die Familie erreichen? Wird die Pflegende gebeten, Verantwortung für die Aufgabe eines anderen Systems zu übernehmen? Wie wird das Problem von der Familie definiert und wie von den Mitarbeitern? Eine junge Frau mit metastasierendem Brustkrebs antwortete auf die Frage «Was ist für Sie Ihre Familie?» «Ich habe drei Familien: meine eigene Familie, meine Kirchengemeinde und meine ‹Familie› im Krebszentrum.»

Fragen an die Familie: Welche Fachleute kümmern sich um Ihre Familie, Mr. Rajwani? Wie viele Einrichtungen haben regelmäßig Kontakt mit Ihnen? Ist Ihre Familie von einem Dienstleistungsanbieter zu einem anderen gewechselt? Wer ist am meisten davon überzeugt, dass Ihre Familie diese Institutionen braucht? Wer ist am meisten davon überzeugt, dass Ihre Familie diese Einrichtungen nicht braucht? Deckt sich Ihre Definition des Problems mit der der Einrichtung? Sind Sie der gleichen Ansicht wie die Einrichtung, was die Lösung des Problems betrifft? Welches war die beste bzw. die schlechteste Empfehlung, die Sie von Fachleuten zur Lösung des Problems bekommen haben, Atul? Wie schätzen Sie unsere Zusammenarbeit bislang ein, Laura? Würden Sie es mir sagen, wenn Sie Einwände hätten?

3.1.3 Kontext

Mit Kontext ist die ganze Situation oder der Hintergrund gemeint, die/der im Zusammenhang mit einem Ereignis oder einer Person relevant ist. Jedes Familiensystem ist eingebettet in größere Systeme, z. B. Nachbarschaft, soziale Schicht, Region und Land, von denen es beeinflusst wird. Die Gemeinschaft der Internet-Nutzer ist ein weiterer Kontext, der zu berücksichtigen ist. Der Kontext prägt und definiert sowohl das Individuum als auch die Familie und hinterlässt somit bleibende Spuren. Der Kontext umfasst fünf Subkategorien, ist aber nicht auf diese beschränkt:

1. Kultur
2. Ethnie

3. soziale Schicht
4. Spiritualität und/oder Religion
5. Umgebung.

3.1.3.1 Kulturelle Zugehörigkeit

Diese Subkategorie bezieht sich auf die Zugehörigkeit einer Familie zu einer Gruppe, die geprägt ist durch eine gemeinsame Geschichte, Ethnie, soziale Schicht und Religion. Kultur steht für eine Kombination deutlich wahrnehmbarer und subtiler Prozesse, die über Generationen von der Familie weitergegeben und von der sie umgebenden Gemeinschaft gewöhnlich noch verstärkt werden. Die Kultur ist ein wichtiger Faktor, der die familialen Interaktionen bestimmt. Wir sind der Auffassung, dass Pflegende die großen Unterschiede innerhalb von ethnischen Gruppen und zwischen den einzelnen ethnischen Gruppen kennen müssen. Manche Menschen sind Immigranten der zweiten, dritten oder vierten Generation, deren Vorfahren in einem anderen Land geboren wurden. Andere stammen vielleicht aus «gerade erst angekommenen» Immigrantenfamilien, die entweder legal oder illegal eingereist und zum Teil Flüchtlinge sind. Eine weitere Kategorie sind die «immigriert-amerikanischen» Familien, d. h. die Eltern sind in einem anderen Land geboren, ihre Kinder jedoch in den USA.

Wie die Volkszählung aus dem Jahr 2000 belegt, betrug die in einem anderen Land geborene Bevölkerung der USA 31,3 Millionen; das bedeutet eine Steigerung von 57 % gegenüber 1990 und die Fortsetzung eines Aufwärtstrends, der in den 1970er-Jahren begonnen hat (U.S. Census Bureau, 2002). Etwa ein Fünftel der Kinder in den USA wachsen in Immigrantenelternhäusern auf, und viele von ihnen waren von einem oder beiden Elternteilen für längere Zeit getrennt. Die Ergebnisse der Untersuchung von Suarez-Orozco et al. (2002: 625) an 385 aus China, Zentralamerika, der Dominikanischen Republik, Haiti und Mexiko stammenden jungen Heranwachsenden deuten darauf hin, dass «Kinder, die von ihren Eltern getrennt waren, häufiger von depressiven Symptomen berichten als Kinder, die nicht von ihren Eltern getrennt waren». Die Immigrationserfahrung ist im Hinblick auf die Gesundheitsfürsorge nicht von untergeordneter, sondern von zentraler Bedeutung.

Bei einigen Immigrantenfamilien können die Auswirkungen der kulturellen Anpassung als Übergangsschwierigkeiten betrachtet werden, wenn die dringlichsten Probleme wie das wirtschaftliche Überleben, Rassismus und Veränderungen in der erweiterten Familie und den Unterstützungssystemen bewältigt werden müssen. Bestimmte Erfahrungen, z. B. eine Handelsschul- oder College-Ausbildung, finanzieller Erfolg im Geschäftsleben oder eine Mischehe können die Anpassung an die vorherrschende Kultur erleichtern, wohingegen ein isoliertes Leben in einer ländlichen Region oder in einem urbanen Ghetto eher bewirkt, dass ethnische Muster beibehalten werden. Man muss sich jedoch immer vor Augen halten, dass diese Ansichten über Assimilation und Isolation aus unserer «Beobachterperspektive» stammen. Wichtig ist die kulturelle Geschichte der Familie und die Art und Weise, wie sie dekonstruiert und gemeinsam neu konstruiert wird.

Ethnische Unterschiede in der Familienstruktur und ihre Implikationen für die Intervention werden meist auf stereotype Art hervorgehoben. Hier einige Beispiele: Das Verhältnis der in Nordamerika lebenden Italiener zu ihren erweiterten Familien ist durch enge Kontakte und große Loyalität geprägt. Afroamerikanische Familien haben dagegen eher flexible Familiengrenzen, und einige beteiligen die Großmütter an der Kindererziehung. Die Mitglieder einiger lateinamerikanischer Kulturen legen Wert auf Emotionalität zwischen den Verwandten und den Generationen, während die Generationsgrenzen bei den in Nordamerika lebenden Iren eher undurchlässig sind.

Einige Forscher haben versucht, diesen Klischees auf den Grund zu gehen. So haben Lonczak et al. (2007) eine Pilotstudie mit 97 amerikanischen Heranwachsenden durchgeführt, die von den Ureinwohnern Alaskas abstammten.

Die Forscher untersuchten die Beziehungen zwischen der Familienstruktur und dem Leben mit der erweiterten Familie einerseits und dem Drogenkonsum andererseits. Obwohl es sich um eine Pilotstudie handelte, ziehen die Forscher den Schluss, dass das Leben in der ursprünglichen Familie mit zwei Elternteilen ein wichtiger Schutzmechanismus in der Gruppe dieser Jugendlichen sein könnte. Dagegen stellten sie eine positive Korrelation zwischen dem Leben in der erweiterten Familie und dem Beginn des Zigarettenkonsums dieser Jugendlichen fest.

Im Rahmen unserer klinischen Arbeit war es für uns wichtig festzustellen, dass die Familien aus den verschiedenen ethnischen Gruppen überaus vielfältig sind und sich in keine Schablone pressen lassen. Angesichts der Tatsache, dass auf den «Dating Sites» im Internet immer öfter Singles aus verschiedenen ethnischen Gruppen vertreten sind, ist dies von besonderer Bedeutung. Bei der Auseinandersetzung mit kultureller Diversität geht es immer darum, einerseits die Unterschiede inmitten unserer Gesellschaft zu bewerten und andererseits die Stärken zu würdigen, die uns als Menschen auszeichnen. Wir sind überzeugt, dass unsere eigene kulturelle Geschichte uns hilft, unser Denken zu organisieren und unser Leben zu regeln, dass sie uns aber auch für das Unbekannte und Unsichtbare blind machen und Ungerechtigkeit fördern kann. So kann nicht genug betont werden, wie wichtig es ist, gut zuzuhören, wenn eingwanderte Frauen, die aus ihrem Land geflohen sind, über ihre Geschichte und den Kontext berichten.

Pflegende sollten ihr Bewusstsein für die unterschiedlichen Überzeugungen und Werte von Familien sensibilisieren und bereit sein, ihren «ethnischen Filter» zu verändern. Wir halten es für wichtig, dass sie erkennen, wo in diesem Zusammenhang ihre eigenen blinden Flecken sind, und ihre Interventionen entsprechend korrigieren. Wir sind keine «Experten», haben nie «Recht» und kennen auch nie die ganze «Wahrheit», wenn es um die Kultur und Ethnie einer Familie geht. Auch wenn wir einen Übersetzer engagieren, der uns bei der Arbeit mit der Familie unterstützt, sollten wir nicht davon ausgehen, dass der Übersetzer ein «Experte» ist, was die Ethnie dieser Familie betrifft. Wir sollten vielmehr gemeinsam mit dem Übersetzer, mit dem wir zusammenarbeiten, versuchen, informiert und neugierig zu sein, was unsere eigene Diversität und die der anderen betrifft. Die Bedeutung partizipatorischer Modelle für den Wissenstransfer und Austausch kann gar nicht hoch genug veranschlagt werden, unabhängig davon, ob wir mit indigenen Volksgruppen oder mit anderen ethnischen Gruppen arbeiten. So legen die Befunde der Studie von Hiott et al. (2006) über geschlechtsspezifische Unterschiede zum Thema Angst und Depressionen bei Menschen lateinamerikanischer Herkunft nahe, dass Pflegende Fragen über soziale Isolation und Trennung von der Familie stellen sollten. Die Antworten auf diese Fragen können Aufschluss darüber geben, welche Rolle Stress im Zusammenhang mit Angst und Depressionen spielt. Diese Erkenntnisse sind bei der Entwicklung eines Behandlungsplans ebenfalls zu berücksichtigen.

Folgende Fragen helfen in diesem Zusammenhang weiter: Was ist die Kultur dieser Familie? Gab es im Zuge der Immigration Phasen, in denen die Kinder und Eltern getrennt waren? Wenn ja, mit welchen Folgen? Gehört das soziale Netzwerk der gleichen ethnischen Gruppe an? Findet die Familie das hilfreich oder nicht? Würden unsere Gespräche anders verlaufen, wenn die Dienstleistungen und Angebote in Wirtschaft, Bildung, Gesundheitswesen, Recht und Freizeit den ethnischen Werten der Familie entsprächen? Sind die Instrumente zur Einschätzung und Überprüfung, die wir in unserer klinischen Praxis benutzen, für diese ethnische Gruppe relevant? Berücksichtigen sie die Werte und Überzeugungen der Familie, um die es geht?

Fragen an die Familie: Können Sie mir etwas über japanische Praktiken oder Traditionen im Zusammenhang mit Krankheiten erzählen?

Inwieweit hat die Tatsache, dass Sie aus Afghanistan stammen, einen Einfluss darauf, wann Sie Rat bei Gesundheitsfachleuten suchen? Welche Bedeutung hat Gesundheit für Sie? Woran erkennen Sie, dass Sie gesund sind? Woran erkenne ich, dass Sie gesund sind? Sie sind die zweite Generation einer chilenischen Einwandererfamilie; worin gleichen und worin unterscheiden sich Ihre Gesundheitspraktiken und die Ihrer Großeltern? Welche Gewohnheiten halten Sie in dieser Lebensphase Ihrer Familie für sinnvoll?

3.1.3.2 Ethnische Zugehörigkeit

Die Subkategorie Ethnie ist ein grundlegendes Konstrukt und nicht einfach eine Variable unter vielen. Die Ethnie beeinflusst die Identifikation von Individuen und Gruppen. In einer von Hill und Thomas (2002) durchgeführten Studie berichteten die Teilnehmerinnen, die in schwarz-weißen heterosexuellen Partnerschaften lebten, von hemmenden und stärkenden Faktoren. Die Identität wurde dadurch gestärkt, dass die Teilnehmerinnen auf verschiedene Bezugsgruppen orientiert und stark waren und es ablehnten, für Schwarze oder Weiße Partei zu ergreifen. Die Subkategorie Ethnie überschneidet sich mit den Variablen Schicht, Religion und Kultur. Rassistische Vorurteile, Klischees und Diskriminierung haben einen starken Einfluss auf die Familieninteraktion und können sich, wenn sie nicht beachtet werden, negativ auf die Beziehung zwischen der Pflegenden und der Familie auswirken. Speziell in den letzten zehn Jahren wurde der «Mythos der Gleichheit» (Hardy, 1990) hinterfragt und die Einzigartigkeit verschiedener Familienformen in den Vordergrund gestellt, besonders seit das Internet verstärkt genutzt wird.

Pflegende, die mit Familien arbeiten, anerkennen erst seit kurzem, dass die Unterschiede in der Familienstruktur und Familienentwicklung von Afroamerikanern, Asiaten, Hispanoamerikanern, Weißen und anderen potenzielle Stärken sind, wenn es darum geht, diesen Familien zu helfen, unter verschiedenen wirtschaftlichen und sozialen Bedingungen zu funktionieren. Es gibt kaum Literatur über diese potenziellen Stärken in den Beziehungen zwischen Partnern unterschiedlicher Kulturen oder Ethnien. Wir raten Pflegenden, bei der Arbeit mit diesen Paaren die Stärken und nicht die Schwierigkeiten in den Vordergrund zu stellen.

Es gilt zu beachten, dass in den USA ein rasanter Wandel stattgefunden hat, was den Anteil der Ethnien an der Gesamtbevölkerung anbelangt. Ungefähr jeder zweite, der zwischen dem 1. Juli 2005 und dem 1. Juli 2006 in die USA kam, war hispanischer Abstammung (United States Census Bureau, 2007b). Menschen mit hispanischen Wurzeln stellen die größte ethnische Minderheit in den USA und machen 15 % der Gesamtbevölkerung aus. In hispanisch-amerikanischen Haushalten stammen 64 % der Familien aus Mexiko, 9 % aus Puerto Rico, 3,5 % aus Kuba, 3 % aus San Salvador und 2,7 % aus der Dominikanischen Republik (United States Census Bureau, 2007b). Der prozentuale Anteil der schwarzen Bevölkerung beträgt laut Schätzung vom 1. Juli 2005 13,4 %; in dieser Zahl enthalten sind auch Menschen unterschiedlicher ethnischen Herkunft (United States Census Bureau, 2007a).

Verschiedene Ethnien stellen weder intrakulturell noch interkulturell ein Problem dar. Was jedoch zu Problemen führt, sind die daraus resultierenden Vorurteile, Diskriminierungen und andere Formen interkultureller Aggression. Da die Anzahl der Familien aus verschiedenen Ethnien in den USA ständig steigt, glauben wir, dass die Ethnie im Laufe der Zeit immer weniger Anlass für Konflikte sein wird. Laut Penn (2007: 63) «gaben im Jahre 2002 20 % der 18 bis 19-Jährigen an, mit jemandem aus einer anderen Ethnie liiert zu sein. Nur zehn Jahre früher waren es noch unter 10 %. Von den Mitgliedern von Match.com sagen 70 %, sie würden sich auch mit jemandem aus einer anderen Ethnie verabreden». Familien aus verschiedenen Ethnien widerlegen auf friedliche Art viele Annahmen, die jahrzehntelang die Politik, die Sitten und Gebräuche sowie die Gewohnheiten in Amerika geprägt haben.

Einige Menschen empfinden die Bezeichnung «Rasse/Ethnie» als sehr abwertend, unabhängig davon, ob sie zu einer ethnischen Mehrheit oder Minderheit gehören, weil wir alle Mitglieder der Rasse Mensch sind. Für sie suggeriert diese Bezeichnung, dass es strikte Grenzen zwischen den Gruppen der menschlichen Rasse gibt und sie halten die Bezeichnung daher für ungeeignet, den Zusammenhalt zwischen den Menschen zu fördern.

Für Pflegende ist es wichtig, die gesundheitsbezogenen Überzeugungen und Verhaltensweisen einer Familie zu kennen, die von Zugehörigkeit zu einer Ethnie, Privilegien oder Unterdrückung beeinflusst sind. Bei unserer klinischen Arbeit mit Familien hat es sich als ratsam erwiesen, unsere Vorstellungen über unsere eigene Ethnie, Marginalisierung, unsichtbare und sichtbare Minderheiten und «den Mythos der Gleichheit» kritisch zu prüfen und die Unterschiede zwischen und innerhalb Gruppen unterschiedlicher Ethnien bewusst wahrzunehmen. So versuchen wir herauszufinden, wie beispielsweise jamaikanisch-amerikanische Familien im Vergleich zu afroamerikanischen Familien zu einem Krankenhausaufenthalt stehen und was vietnamesische Paare im Vergleich zu japanischen Paaren über die Heimunterbringung einer betagten Großmutter denken.

Wir finden, dass Gesundheitsfachleute in puncto Ehtnie und Kultur über eine gewisse Kompetenz verfügen sollten. Amerikaner nicht afrikanischer Herkunft, die mit afroamerikanischen Familien arbeiten, sollten sich beispielsweise keine Vertraulichkeiten anmaßen; aber sie sollten das Thema Rassismus ansprechen, auf verschiedenen Systemebenen intervenieren, einen problemlösenden Ansatz wählen, Religionsführer wie beschrieben einbeziehen, die Väter einbinden und Stärken anerkennen. Die meisten dieser Empfehlungen gelten in gleicher Weise für alle Ethnien, die miteinander arbeiten.

Fragen an die Familie: Wie unterscheidet sich die Kindererziehung Ihrer Verwandten in Hongkong von der Ihren? Wenn wir beide die gleiche ethnische Zugehörigkeit hätten, würde unser Gespräch dann anders verlaufen? Wie? Würde diese Veränderung Ihnen helfen, wieder gesund zu werden oder eher nicht? Können Sie mir sagen, was ich wissen muss, damit ich Ihnen so gut wie möglich helfen kann?

3.1.3.3 Soziale Schicht

Die soziale Schicht entscheidet über Bildung, Einkommen und Beruf. Jede Schicht, ob obere Oberschicht, untere Oberschicht, obere Mittelschicht, untere Mittelschicht, obere Unterschicht oder untere Unterschicht, zeichnet sich durch bestimmte Wertvorstellungen, einen bestimmten Lebensstil und bestimmte Verhaltensweisen aus, die sich auf die Familieninteraktion und die Gesundheitspraktiken auswirken. Von der sozialen Schicht hängt es ab, wie die Familienmitglieder sich selbst definieren und von anderen definiert werden, was sie mögen, wie sie ihr tägliches Leben organisieren und wie sie mit Herausforderungen, Auseinandersetzungen und Krisen umgehen. Senioren aus der Mittelschicht beispielsweise helfen in der Regel ihren erwachsenen Kindern, während ältere Erwachsene aus der Arbeiterschicht eher Hilfe erhalten.

Die soziale Schicht gilt als ausschlaggebend für die Ausbildung des Werte- und Überzeugungssystems einer Familie. Viele soziologische und psychologische Untersuchungen vermitteln ein konfuses Bild von den schichtspezifischen Unterschieden innerhalb der verschiedenen ethnischen Gruppen.

Wir glauben, dass in einer an Ethnien und Gesellschaftsklassen orientierten Gesellschaft Schicht und Ethnie nicht untrennbar sind. Da bestimmte Ethnien als Minderheiten unverhältnismäßig oft von Armut betroffen sind, repräsentiert die afroamerikanische Untergruppe statistisch für viele Gesundheitsfachleute die untere Einkommensschicht und die weiße Untergruppe die mittlere oder obere Einkommensschicht. Obwohl die Gruppe der Hispanoamerikaner, also Mexikaner, Puertoricaner, Kubaner und Menschen aus Süd- und Mittelamerika, stark zugenommen hat und in den USA mittlerweile zu einer ziemlich großen Gruppe geworden ist, gab es bis vor kurzer Zeit noch keine ehe- und familienbezogenen Daten über sie. Solche Daten beschränkten sich im Allgemeinen auf Schwarze (Afroamerikaner) und Weiße und ließen die Hispanoamerikaner oder Asiaten unberücksichtigt. Was die Familien in den verschiedenen Ethnien oder sozialen Schichten anbelangt, vermittelt die Literatur häufig ein unklares Bild von den Einflüssen der Ethnie und Schicht, ganz zu schweigen von dem «Mythos der Gleichheit».

Die Pflege gilt nicht nur als kulturübergreifende Disziplin, sondern auch als schichtübergreifend und politisch neutral. Wir glauben, dass viele Pflegende sich in den Familien intensiv mit der Krankheit beschäftigen, ohne danach zu fragen, welche *Bedeutung* bestimmte Ereignisse für die Familienangehörigen haben, wie ihr tägliches Leben aussieht und ob sie Zugang zu Beschäftigung, Einkommen und Unterkunft haben. Belange der sozialen Schichtzugehörigkeit werden oft als unbedeutend für das «ernste Gespräch» über die Krankheit angesehen. Diese Position gibt den Pflegenden die Möglichkeit, viele mit der Schicht zusammenhängende Probleme, wie z. B. Ungleichheit und Ungerechtigkeit, einfach auszuklammern. Doch bei der Behandlung muss der kulturelle, der soziale und der ökonomische Kontext der Menschen, die Hilfe suchen, berücksichtigt werden. Ob Fabrikarbeiter, Farmer oder Geschäftsleute: Ihre Familien versuchen, mit den gestiegenen Kosten für die Gesundheitsversorgung und mit dem drohenden Verlust der Versicherungsleistung zurechtzukommen. Ihre Entscheidungen hängen immer davon ab, welche Art von Gesundheitsversorgung sie sich leisten können. Angesichts der steigenden Kosten für Medikamente und einer immer älter werdenden Bevölkerung sorgen sich viele Familien um ihre Langzeitpflege und machen sich Gedanken um die Versorgung ihrer Angehörigen. Die wirtschaftlich unsichere Situation, der Krieg, die Angst vor Terrorismus und die Folgen des 11. Septembers 2001 haben die Schwierigkeiten für die Schicht der sozial schwachen Bevölkerung, wie zum Beispiel der Working Poor, noch vergrößert.

Die Befunde der Studie von Tubbs, Roy und Burton (2005) geben Aufschluss darüber, wie Familien mit niedrigem Einkommen ihre Familienzeit gestalten. Vier Arten von Aktivitäten kristallisierten sich als Kontext für Eltern-Kind-Interaktionen heraus: Zeit, in der geredet wird; Zeit, in der Mahlzeiten eingenommen werden; Zeit, in der gespielt wird und Zeit, in der über Gefahren gesprochen wird (z. B. Süßigkeiten, Kekse). Diese Familienzeit war eingebettet in andere Aktivitäten und nicht in Freizeitaktivitäten oder «eine Extrazeit» außerhalb der ganz normalen täglichen Versorgung der Kinder.

Das Assessment der sozialen Schicht hilft den Pflegenden, die Stressoren und Ressourcen der Familie in einem neuen Licht zu betrachten. Frauen erleben nach einer Scheidung häufig einen sozialen Abstieg, Männer hingegen nicht. Pflegende, die merken, dass ihre Auffassungen von denen der Familie abweichen, sollten neue Strategien bei der Gesundheitsförderung und Intervention implementieren. Für die Praxis der Gesundheitsfürsorge ist wichtig, dass Pflegende wissen, welche Auswirkungen das «gläserne Dach» (unsichtbare Barrieren) und eine temporäre Teilzeitarbeit im Unterschied zu einem unbefristeten, gut bezahlten Vollzeitarbeitsplatz haben. Gesundheitsfachleute sollten auch wissen, dass Frauen, die in einen von Männern dominierten Arbeitsbereich, wie z. B. das Militär, vordringen, dem Risiko der Schikanierung ausgesetzt sind.

Bei unserer klinischen Arbeit haben wir uns oft gefragt, inwieweit die soziale Schicht, in der eine Familie lebt, ihre gesundheitsbezogenen Überzeugungen, ihre Werte, ihre Inanspruchnahme von Dienstleistungen und ihre Interaktionen mit uns beeinflusst. Eine ernsthafte Erkrankung kann dazu führen, dass finanzielle

Probleme sich verschärfen und nur unzureichend behoben werden können und Lösungen erforderlich machen, die jedem vernünftigen Umgang mit diesem Problem widersprechen. Wir fragten uns, ob die schichtspezifischen Unterschiede zwischen den Familien sich positiv oder negativ auf die Fähigkeit einer Familie auswirken, beispielsweise mit einer chronischen Krankheit umzugehen.

Fragen an die Familie: Wie oft sind Sie in den letzten fünf Jahren umgezogen? Haben die Umzüge den Umgang Ihres Sohnes mit seiner AIDS-Erkrankung positiv oder negativ beeinflusst? Wie viele Schulen hat Ihre Tochter Frishta besucht? Wie wirkt sich Ihre finanzielle Situation auf Ihre Inanspruchnahme von Gesundheitsdienstleistungen aus? Inwieweit verstärkt Nuars Schichtarbeit den Stress in Ihrer Familie?

3.1.3.4 Spiritualität und/oder Religion

Die spirituellen und religiösen Überzeugungen, Rituale und Praktiken einer Familie können sich positiv oder negativ auf ihre Fähigkeit auswirken, mit einer Krankheit oder einem gesundheitlichen Problem umzugehen. Deshalb müssen Pflegende diesen bislang vernachlässigten Bereich unbedingt untersuchen. Empfindungen wie Furcht, Schuld, Ärger, Frieden und Hoffnung können durch spirituelle oder religiöse Überzeugungen verstärkt oder gemildert werden. Wright (2005) empfiehlt, beim Assessment zwischen Spiritualität und Religion zu unterscheiden, weil die Familienmitglieder dann bereitwilliger Auskunft über diesen potenziell heiklen Bereich geben. *Spiritualität* ist definiert als eine Kraft, die allen Dingen im Leben eine höchste Bedeutung und einen höchsten Sinn gibt und bewirkt, dass Menschen sich in dieser Welt auf eine besondere Art und Weise gegenüber anderen, sich selbst und dem ganzen Universum verhalten (Wright, 2005). Religion ist definiert als Zugehörigkeit zu oder Mitgliedschaft in einer bestimmten Glaubensgemeinschaft mit gemeinsamen Glaubensbekenntnissen, Ritualen, moralischen Werten und manchmal auch einem Gesundheitskodex, die alle auf eine bestimmte höhere oder transzendente Macht zentriert sind, die in der Regel als Gott bezeichnet wird (Wright, 2005).

Nach Levac et al. (2002) ist die Überprüfung des Einflusses der Religion sehr wichtig in dem Moment, da eine chronische oder lebensbedrohende Krankheit diagnostiziert wird, und ganz besonders wichtig im Fall von Krisen, die großes Leid verursachen, wie z. B. ein traumatisierender Tod durch einen Autounfall, ein plötzlicher Tod durch Krankheit, Gewaltanwendung oder Missbrauch oder eine lebensbedrohende Diagnose. In solchen Situationen ist es ganz wichtig, dass die Pflegende feststellt, welche Bedeutung das durch diese tragischen Ereignisse bedingte Leiden für die Familie hat und welchen Sinn die Familienmitglieder in ihrem Leiden sehen (Wright, 2005). Wir vertreten die Auffassung, dass Glauben, Spiritualität und Transzendenz von elementarer Bedeutung sind. Es sind dies die Schlüssel zu *family resilience* [Fachbegriff für Belastbarkeit und Widerstandsfähigkeit der Familie; Anm. d. dt. Hrsg.].

Spiritualität und Religion bestimmen auch die Werte, die Größe, den Umgang mit Gesundheit und die Sozialisationspraktiken einer Familie. So ist Individualismus eng mit der protestantischen Arbeitsethik verknüpft. Unterstützung durch die Gemeinschaft und durch die Familie kennzeichnet die Religionen der Mormonen und die der Juden, die Unterstützung zwischen den Generationen und innerhalb der Generationen sicherstellen sollen. Einige ethnische Gruppen haben eine volksheilkundliche Tradition, in der gesundheitliche und religiöse Praktiken kombiniert werden. In manchen spiritualistischen Praktiken hilft ein Medium oder Berater, die Geister zu bannen, die Krankheiten verursachen. Beispielsweise gibt es in vielen kubanischen und anderen hispanischen Gemeinschaften *espiritistas* oder Heiler. Diese Heiler, Religionsführer, Schamanen und Geistlichen können unendlich wertvolle Ressourcen für

Familien sein, die mit Krisen und langfristigen Bedürfnissen, wie z. B. der Unterstützung eines Angehörigen, umgehen müssen.

Spiritualität und Religion sind verborgene Ressourcen, die bei der Arbeit mit Familie meistens viel zu selten genutzt werden. Es handelt sich dabei um «Bewusstseinsströme, die durch alle Aspekte unseres Lebens fließen, angefangen vom Familienerbe bis hin zu persönlichen Glaubenssystemen, Ritualen und Praktiken sowie Glaubensgemeinschaften» (Walsh, 1999:3). Der außergewöhnliche Erfolg der Anonymen Alkoholiker zeigt beispielhaft, welche Macht von einem Programm ausgeht, das auf Spiritualität setzt.

Wir empfehlen Pflegenden, die Familien zu Hause besuchen, auf Anzeichen von Religiosität in der Wohnung zu achten, z. B. auf Statuen, Kerzen, Flaggen und religiöse Texte wie die Bibel, die Torah oder den Koran. Wir interessieren uns für verbotene Nahrungsmittel und Ernährungsgewohnheiten sowie für traditionelle oder alternative Gesundheitspraktiken, die von religiösen Überzeugungen beeinflusst sind. Wir vermeiden jedoch stets, daraus zu schließen, dass ein starker spirituell oder religiös geprägter Glaube das eheliche Glück oder die Interaktion verbessert, auch wenn er eine Scheidung weniger wahrscheinlich macht.

Unsere klinische Arbeit mit Familien hat uns gelehrt, dass die Erfahrung von Leid sich oft zu einer spirituellen Erfahrung wandelt, wenn die Familienmitglieder versuchen, ihrem Leid einen Sinn zu geben (Wright, 2001, 2005). Wenn Pflegende wirklich helfen wollen, müssen sie anerkennen, dass Leid, und in vielen Fällen auch die Sinnlosigkeit von Leid, letztendlich spirituelle Belange sind. Deshalb haben wir uns bei unserer klinischen Arbeit auch für den Einfluss von Religion und Spiritualität auf die Gesundheitspraktiken der Familie interessiert. Leser, die mehr über Inhalte und Beispiele aus der klinischen Praxis wissen wollen, die den Zusammenhang zwischen Spiritualität und Leiden thematisieren und auch auf das Assessment und die Intervention eingehen, verweisen wir auf das Buch *Spirituality, Suffering, and Illness: Ideas for Healing* von Lorraine M. Wright.

Fragen an die Familie: Welche Bedeutung hat Spiritualität oder Religion für Sie im Alltag? Haben Sie Verbindung zu einer religiösen Gemeinschaft, einer Moschee, einem Tempel, einer Kirche oder einer Synagoge? Würde ein Gespräch mit einem Mitglied Ihrer Kirche Ihnen helfen, mit Pierres Krankheit umzugehen? Empfinden Sie Ihre spirituellen Überzeugungen als stärkend? Oder eher als Stress? Und die anderen Familienmitglieder? Wer in Ihrer Familie wäre am meisten dafür, dass Sie mithilfe spiritueller Überzeugungen versuchen, Perminders Krebserkrankung zu verarbeiten? Was gibt Ihnen Hoffnung? Haben Sie schon einmal die Erfahrung gemacht, dass ein Gebet oder andere religiöse Praktiken Ihnen helfen, mit der Schizophrenie Ihres Sohnes Surinder zurechtzukommen? Wenn ja, darf ich fragen, wofür beten Sie? Wurden Ihre Gebete erhört? Wie steht Ihre Religion zu Geschlechterrollen? Ethnischer Zugehörigkeit? Sexueller Orientierung? Welchen Einfluss haben diese Dinge auf Sie, Davinderpal?

3.1.3.5 Umgebung

Die Subkategorie Umgebung bezieht sich auf die weitere Gemeinde, die Nachbarschaft und die häusliche Umgebung. Umgebungsbezogene Faktoren, wie z. B. genügend Platz und Privatsphäre, sowie der Zugang zu Schulen, Tagesheimen, Freizeitangeboten und öffentlichen Verkehrsmitteln haben einen Einfluss auf die Familienfunktion. Diese Faktoren sind besonders wichtig für ältere Menschen, die es wahrscheinlich vorziehen, in einer ärmlichen Umgebung zu bleiben, selbst wenn es gefährlich geworden ist, dort zu leben. Epstein (2003: 76) macht in diesem Zusammenhang auf ein beunruhigendes Phänomen aufmerksam: «In Amerikas verwahrlosten Stadtteilen leiden heute junge Menschen an Krankheiten, welche bis jetzt alte Menschen betroffen haben. Könnte es sein, dass es schon ausreicht, in einer solchen Umgebung zu leben, um krank zu werden?»

Einige dieser Stadtgebiete verzeichnen die höchste Mortalitätsrate im ganzen Land, und die ist nicht auf Schussverletzungen oder Drogenmissbrauch zurückzuführen, sondern auf die Prävalenz chronischer Krankheiten. Epstein führt weiter aus, dass «der zermürbende tagtägliche Stress, in Amerika in Armut leben zu müssen, die Menschen ‹verwittert›, ein Zustand, der in etwa vergleichbar ist mit dem Aussehen von Häusern, die Wind und Regen ausgesetzt sind». Wir haben unsere Vorstellungen von Obdachlosigkeit revidiert und nehmen zur Kenntnis, dass Familien mit Kindern die am schnellsten wachsende Gruppe der Obdachlosen darstellen. Obdachlosigkeit ist weder ein urbanes noch ein regionales Problem, sondern eines, das in ganz Nordamerika zu beobachten ist.

Bei unserer klinischen Arbeit mit Familien fragen wir uns und die Pflegenden, mit denen wir arbeiten, ob die häusliche Umgebung für die Anzahl der dort lebenden Menschen groß genug ist. Und weiter: Empfindet die Familie das anders als wir? Welche gesundheitlichen und sonstigen Dienstleistungen der Grundversorgung stehen den Familienmitgliedern in ihrer häuslichen Umgebung zur Verfügung? In der Nachbarschaft? Wie ist der Zugang zu Verkehrsmitteln und Freizeitangeboten, was Entfernung, Annehmlichkeit usw. angeht? Wie sicher ist die Gegend? Wenn wir offene Fragen zu anderen, die Familie beeinflussenden Umgebungsfaktoren stellen, erhalten wir viel differenziertere Antworten, wie z. B. über «den Glaube an die Politik», «das Shoppen in der Mall», über «Musik» oder den Fernsehsender «CNN».

Fragen an die Familie: Welche öffentlichen Dienste nimmt Ihre Familie in Anspruch? Würden Sie sich gerne über Dienstleistungen der Gemeinde informieren, wissen aber nicht, wie Sie Kontakt aufnehmen können? Stellen Sie sich eine Skala von 1 bis 10 mit 10 als höchstem Wert vor und geben Sie an, wie angenehm das Leben in dieser Gegend für Sie ist. Was würde Ihnen das Leben so erleichtern, dass Sie weiter allein zu Hause zurechtkommen könnten?

3.1.4 Die Instrumente für das strukturelle Assessment

Genogramm und Ökogramm eignen sich besonders zur Darstellung der internen und externen Struktur einer Familie. Beide sind einfach zu handhaben, man braucht dafür nur Papier und Bleistift. Der von Duhamel und Campagna (2000) entwickelte Genograf kann ebenfalls zur Darstellung des Genogramms benutzt werden. Es gibt aber auch Computerprogramme mit Genogrammen.

Das *Genogramm* ist eine grafische Darstellung der Familienkonstellation. Das *Ökogramm* hingegen stellt die Kontakte der Familie zu anderen Personen außerhalb der Familie grafisch dar und zeigt die wichtigen Kontakte zwischen Familie und Außenwelt im Überblick. Uns ist bewusst, dass die Unterscheidung zwischen Genogramm und Ökogramm mit Blick auf einige kulturelle Gruppen ziemlich willkürlich ist. So ist das Standardgenogramm für Afroamerikaner eher nicht geeignet ist, weil stillschweigend vorausgesetzt wird, dass die Familie eine streng biologische Einheit ist. Wir raten Pflegenden in solchen Fällen, die beiden Instrumente entsprechend den Erfordernissen zu verändern, sodass besondere Familienkonstellationen ebenfalls dargestellt werden können.

Die beiden Instrumente wurden als Hilfsmittel entwickelt, die das Assessment, die Pflegeplanung und die Intervention bei der Arbeit mit Familien erleichtern sollen. Sie dienen dazu, das Verhalten, die Beziehungen und die zeitlichen Bezüge innerhalb der Familien neu zu bewerten und die Selbstwahrnehmung der Familie zu verbessern und zu normalisieren. Indem Genogramme sowohl in die Zukunft als auch in die Vergangenheit und Gegenwart weisen, lassen sie unterschiedliche Bewertungen von Erfahrungen zu. Sie können der Pflegeperson und der Familie helfen, das Gesamtbild wahrzunehmen und Probleme im historischen und aktuellen Kontext zu betrachten. Genogramme können außerdem verwendet werden, um kulturell kompetente Pflegende auszubilden und sie können Pflegenden helfen, ihre Selbsterkenntnis zu steigern. Nach Rempel, Neufeld und Kushner (2007) eignen sich Genogramme und Ökogramme bestens für die interaktive Datengewinnung. Grundlage ihrer Empfehlung sind ihre Erkenntnisse aus einer Studie über die Erfahrungen von männlichen pflegenden Angehörigen im Zusammenhang mit hilfreichen und nicht hilfreichen Interaktionen. Nach Ansicht der Forscher lieferten diese Instrumente eine Fülle von kontextuellen Informationen, die ihnen halfen, die Erfahrungen der Familie zu verstehen.

Wir teilen die Meinung von McGoldrick, Gerson und Petry (2008), dass die Datengewinnung mit diesen Instrumenten in der Realität äußerst schwierig sein dürfte, auch wenn viel über die Erweiterung von Genogrammen diskutiert wird, um Daten aus größeren sozialen Kontexten (sexuelle, kulturelle, religiöse oder spiriutelle Genogramme) zu gewinnen. Es gibt Gendergramme, die über die gesamte Lebensphase Daten über die Beziehungen zwischen den Geschlechtern liefern. Wir können allenfalls einige wenige Dimensionen gleichzeitig überprüfen und wir empfehlen, diese Dimensionen direkt mit dem Anlass der Begegnung mit der Pflegeperson zu verknüpfen. Ein Beispiel: Eine Pflegeperson, die mit einem Paar in einer Rehabilitationseinrichtung über das Thema sexuelle Abhängigkeit spricht, kann die entsprechende Familiengeschichte durchaus mithilfe eines Genogramms darstellen. Dieses Thema wäre allerdings unpassend, wenn die Pflegeperson die Familie auf einer Intensivstation aufsuchen würde. McGoldrick, Gerson und Petry (2008) benennen wichtige Themenbereiche, die mit Genogrammen schwer zu erfassen sind:

- in Familienunternehmen involvierte Familienmitglieder
- die Beziehungen der Familienmitglieder zum Gesundheitssystem
- kulturelle Belange im Zusammenhang mit dem Genogramm
- Familiengeheimnisse
- bestimmte Aspekte in den Beziehungen der Familie, wie z. B. Macht, Vermeidungsverhalten etc.
- Verhalten gegenüber Freunden
- Beziehungen zu Arbeitskollegen
- spirituelle Genogramme
- gemeinschaftsbezogene Genogramme
- Aufdecken medizinischer und psychologischer Stressoren

Genogramme geben normalerweise keine Auskunft über die emotionalen Beziehungen der Familienmitglieder, weder die gegenwärtigen noch die früheren. Die komplexen Beziehungen derer, die unser Herz erfreut, uns gefördert und erzogen, uns verärgert oder schwer traumatisiert haben, werden in der Regel nicht erfasst. Dies ist ein Nachteil und gleichzeitig ein Vorteil von Genogrammen, die eher eine Momentaufnahme der aktuellen Situation sind.

Mit dem Computer lassen sich dreidimensionale grafische Darstellungen modellieren, die für komplexe Genogramme genutzt werden können. Wir raten Pflegenden in der Praxis, Genogramme als klinisch relevante Instrumente zu benutzen und nicht als grafische Darstellung oder Vordruck für die Datensammlung. Computergestützte Genogramme können helfen, spezifische Strukturen von Familien, ihre Resilienzen und Symptomkonstellationen aufzudecken. Das Sammeln von Daten, die Darstellung und Ermittlung der Familiengeschichte lassen sich mit einem Computer viel leichter bewerkstelligen. Wir raten Pflegenden, sich folgende Frage zu stellen: Welchen Nutzen hat das Sammeln großer Datenmengen über die Geschichte dieser Familie und inwiefern erleichtern die Daten die Arbeit mit der Familie? Der Computer und die Informationen aus dem Genogramm liefern eine umfangreiche Datenbasis für die Arbeit mit der Familie, aber es ist nicht klar, wie hilfreich diese für die direkte familienzentrierte Betreuung ist. Mit einer Genogramm-Computersoftware hat man natürlich viel mehr Möglichkeiten, die Probleme der Familie zu verschiedenen Zeiten in der Familiengeschichte darzustellen. Pflegende und Familienmitglieder können so entscheiden, welche Aspekte des Genogramms sie zu welchem Zweck darstellen wollen und gleichzeitig eine Datenbasis über die gesamte Familiengeschichte generieren.

3.1.4.1 Das Genogramm

Das Genogramm vermittelt eine Fülle von Informationen in Form einer grafischen Darstellung. Wenn man bedenkt, wie viele Wörter nötig wären, um die darin enthaltenen Informationen sprachlich wiederzugeben, dann wird klar, wie einfach und nützlich dieses Instrument ist. Ein Genogramm auf einer Patientenakte erinnert die Pflegenden fortwährend daran, die Familie in den Mittelpunkt ihrer Überlegungen zu stellen. In der Phase des Beziehungsaufbaus lässt es sich nutzbringend bei der ersten Begegnung mit der Familie einsetzen. Es liefert eine Fülle von Daten über Beziehungen und ihre Entwicklung im Verlauf der Zeit und kann auch eine begrenzte Anzahl von Informationen über Gesundheit, berufliche Tätigkeit, Religion, Ethnie und Migration enthalten. Es lässt sich ebenfalls einsetzen, um Informationen über die Entwicklung und andere Bereiche der Familienfunktion zu sammeln, die sowohl der Familie als auch der Pflegenden helfen. Es ermöglicht den Pflegenden, Hypothesen für weitere Evaluationen im Rahmen eines Familien-Assessment zu entwickeln.

Gerüst des Genogramms ist die übliche genetische und genealogische grafische Darstellung eines Familienstammbaums, die die interne Familienstruktur zeigt. In der Regel werden mindestens drei Generationen abgebildet. Die Familienmitglieder einer Generation bilden eine horizontale Reihe. Eine eheliche oder eheähnliche Beziehung wird beispielsweise durch eine horizontale Linie gekennzeichnet, Kinder durch vertikale Linien. Die Darstellung der Rangordnung der Kinder verläuft von links nach rechts und beginnt mit dem ältesten Kind. Jedes Familienmitglied wird erfasst. Ein Blankogenogramm ist in **Abbildung 3-2** dargestellt.

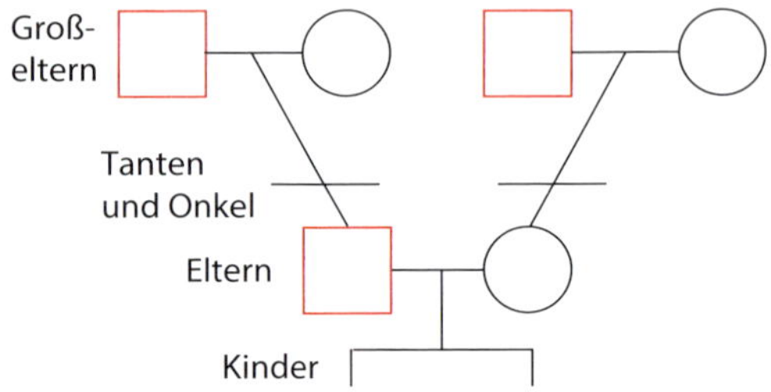

Abbildung 3-2: Blankogenogramm.

Einige Autoren benutzen etwas andere Symbole für Genogramme. Die Symbole in **Abbildung 3-3** entsprechen jedoch den allgemeinen Gepflogenheiten. Mit zunehmender Anwendung von Computer-Genogrammen ist mit einer Standardisierung der Symbole und Farben zu rechnen.

In die Quadrate bzw. Kreise werden Name und Alter der Personen eingetragen. Außerhalb des Symbols werden wichtige Informationen notiert (z. B. reist viel, ist depressiv, arbeitet zu viel), die von der Familie erfragt wurden. Bei verstorbenen Familienmitgliedern wird das Todesjahr über dem Quadrat bzw. Kreis vermerkt. Wird das Symbol für eine Fehlgeburt gebraucht, wird das Geschlecht des Kindes angegeben, falls dies bekannt ist. Ein kleines Quadrat bezeichnet einen Samenspender (McGoldrick/Gerson/Petry, 2008). Es ist ratsam, einen Kreis um die einzelnen Haushalte zu zeichnen. Wenn Kinder in verschiedenen Kontexten gelebt haben (z. B. in der unmittelbaren biologischen Familie, in einer Pflegefamilie, bei den Großeltern, in einer Adoptivfamilie) ist es unserer Erfahrung nach sinnvoll, mit verschiedenen Genogrammen zu arbeiten, um die Familien, in denen das Kind im Laufe der Zeit gelebt hat, übersichtlich darzustellen.

Abbildung 3-4 zeigt als Beispiel das Genogramm der Familie Lamensa, das die Kernfamilie und die erweiterte Familie darstellt. Raffaele, 47 Jahre, ist seit 1995 mit Silvana, 35 Jahre, verheiratet. Vor ihrer Heirat haben sie zwei Jahre in einer eheähnlichen Beziehung

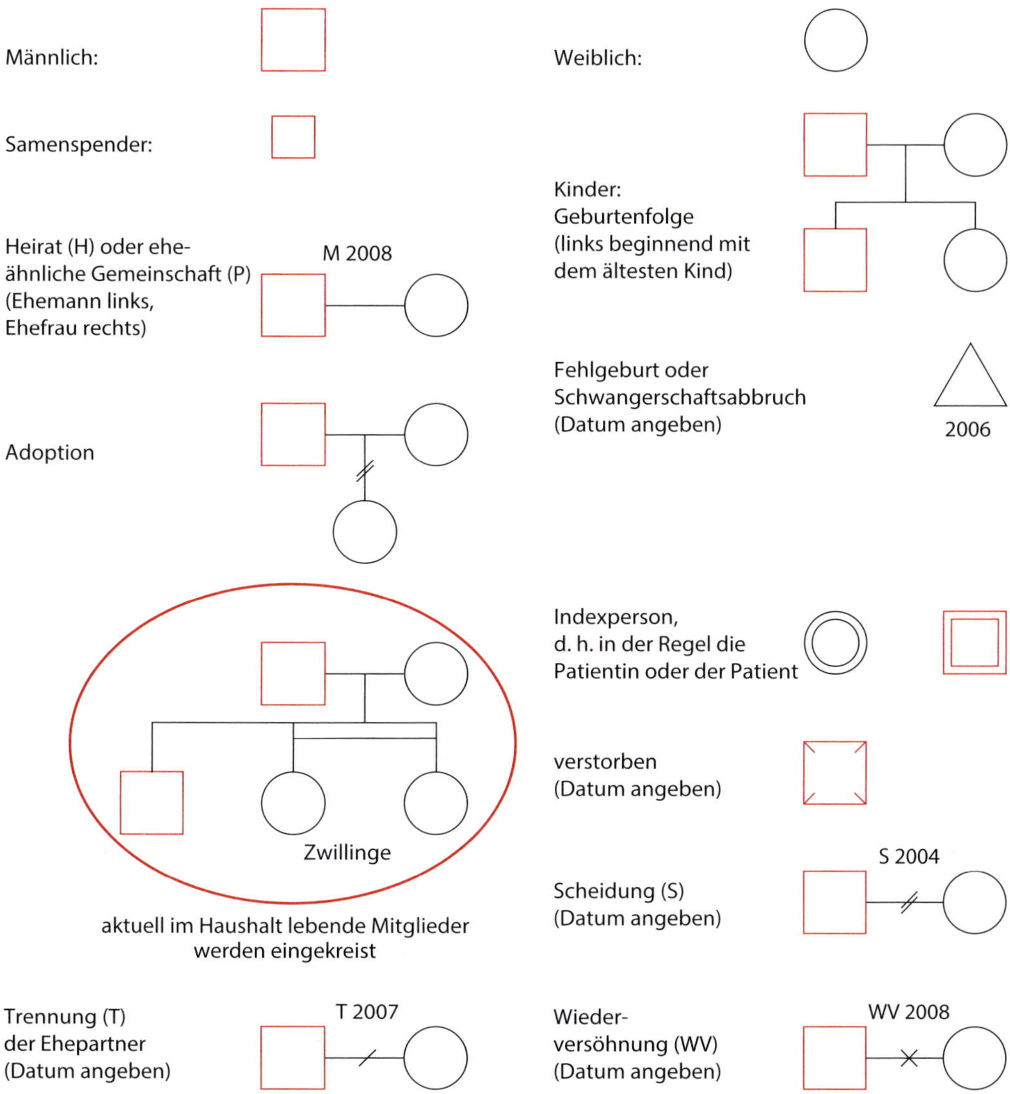

Abbildung 3-3: Die Symbole in einem Genogramm.

gelebt. Sie haben zwei Kinder: Gemma, 14 Jahre, geht in die 8. Klasse, und Antonio, 7 Jahre, wiederholt die 1. Klasse. Raffaele arbeitet als Maschinist und wird von Silvana als «Alkoholiker» bezeichnet. Silvana ist Hausfrau und gibt an, sie sei seit einigen Jahren «depressiv». Die Eltern von Raffaele sind gestorben. Sein Vater starb 2005, seine Mutter 2003 an einem Schlaganfall. Raffaeles älterer Bruder hat auch ein Alkoholproblem. Der kleine Antonio wurde nach seinem Großvater benannt. Silvanas Mutter, Nunziata, 54 Jahre, leidet an Arthritis, die sich seit dem Tod ihres Ehemannes im Jahre 2002 kontinuierlich verschlechtert hat. Silvana hat zwei ältere Schwestern und einen Bruder.

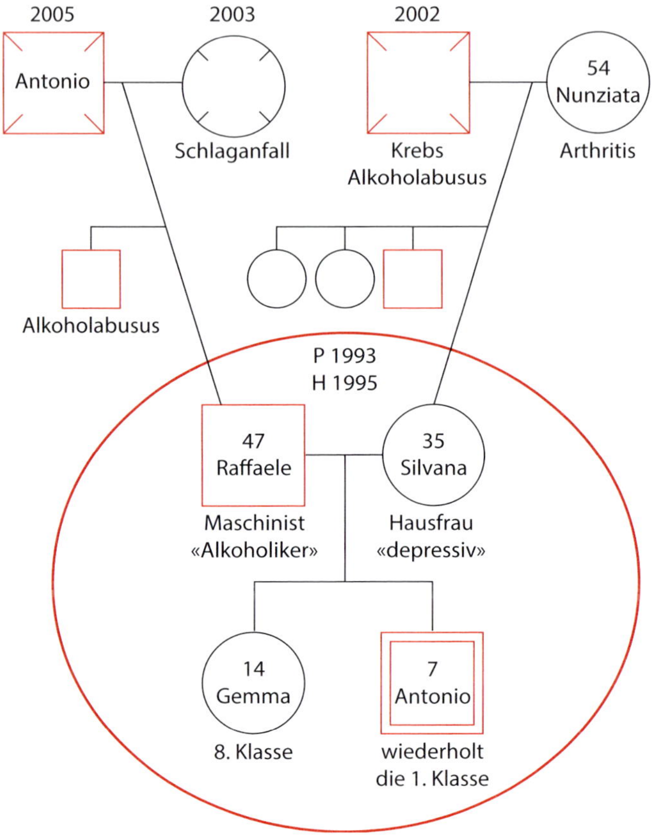

Abbildung 3-4: Musterbeispiel eines Genogramms: die Familie Lamensa.

Abbildung 3-5 zeigt das Genogramm eines lesbischen Paares, Loree (30 Jahre) und Sarah (28 Jahre). Loree hat einen Sohn geboren, der von Sarah adoptiert wurde. Loree und Sarah leben seit 2006 als Paar zusammen und sind seit 2008 verheiratet. Lorees leiblicher Sohn, Griffin (8 Jahre), wurde künstlich gezeugt. Der unbekannte Samenspender wird durch ein kleines Quadrat dargestellt. Lorees Mutter Adrienne (65), eine im Ruhestand lebende Pflegefachfrau aus Jamaika, ließ sich 1981 von Lorees Vater scheiden, heiratete 1982 wieder, bekam von ihrem zweiten Ehemann noch eine Tochter, Mitzi, und wurde Witwe, als ihr Mann 1988 starb. Mitzi überlegt, ob sie sich einer Geschlechtsumwandlung unterziehen soll. Sarahs Eltern sind getrennt und ihr Vater lebt in einer Partnerschaftsbeziehung mit Dan, seinem Geschäftspartner. Sarah ist ein Einzelkind. Loree hat einen jüngeren Bruder, Spencer (28 Jahre), und ihre Halbschwester Mitzi (25 Jahre).

Die Arbeit mit einem Genogramm

Zu Beginn des Gesprächs baut die *Pflegende* die Beziehung mit der Familie auf, indem sie ihr mitteilt, dass sie miteinander ein Gespräch führen werden, damit sie weiß, wer zur Familie gehört, und sich ein Bild von der Situation machen kann. Dann verschafft sie sich mithilfe des Genogramms einen Überblick über die interne und externe Familienstruktur sowie über den

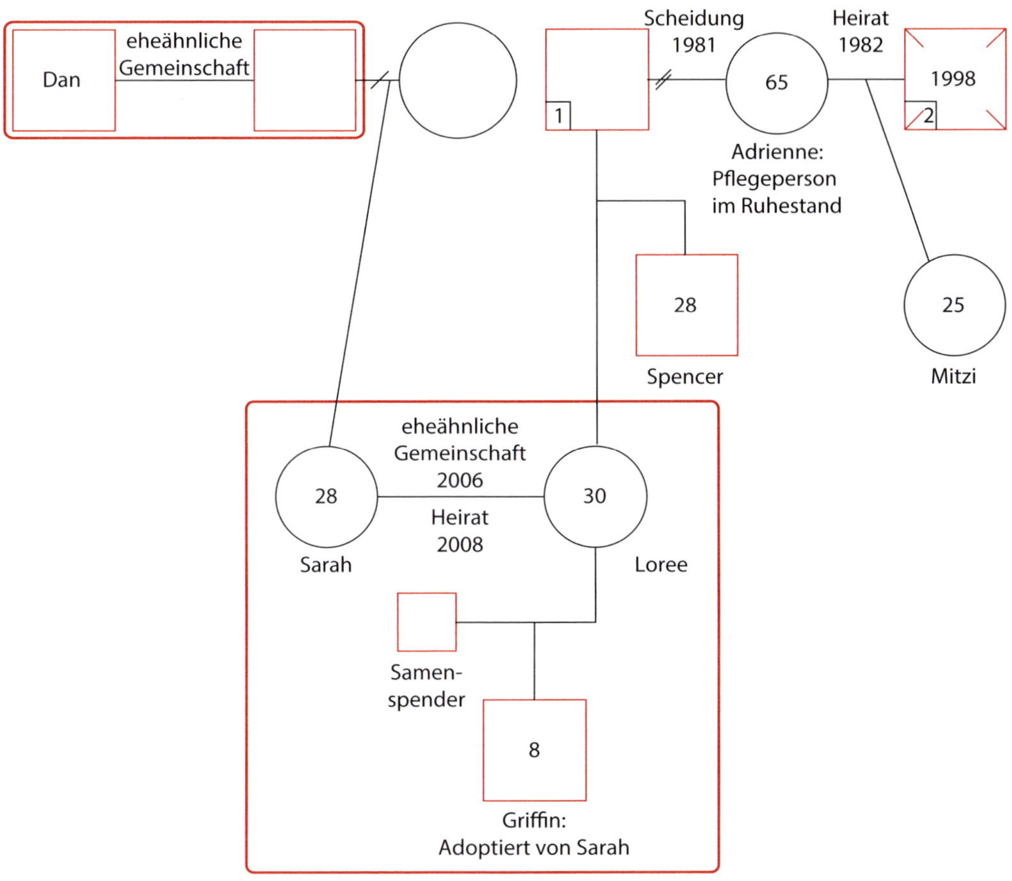

Abbildung 3-5: Musterbeispiel eines Genogramms: Künstliche Befruchtung und lesbisches Paar.

Kontext. Jetzt kennt sie die Zusammensetzung und die Grenzen der Familie.

Die Pflegende nimmt ein leeres Blatt Papier und zeichnet ein Quadrat oder einen Kreis für die Person in der Familie, an die sie zuerst eine Frage richtet. Das nachfolgende Musterbeispiel eines Gesprächs wurde mit der Familie Manuyag geführt.

Pflegende:
Frau Manuyag, Sie sind 23, sagten Sie, und Herr Manuyag, wie alt sind Sie?

Herr Manuyag:
Vierunddreißig.

Pflegende:
Wie lange sind Sie schon verheiratet?

Herr Manuyag:
Dieses Mal oder das erste Mal?

Pflegende:
Dieses Mal, und dann das erste Mal.

Herr Manuyag:
Zwei Jahre Elena und ich.

Pflegende:
Und das erste Mal?

Herr Manuyag:
Zehn Jahre das erste Mal.

Pflegende:
Frau Manuyag, waren Sie vorher schon einmal verheiratet?

Frau Manuyag: (lacht nervös)
Ich bin doch erst 23.

Pflegende:
Ja, aber viele Leute leben in einer Partneschaft zusammen oder heiraten, wenn sie noch sehr jung sind.

Frau Manuyag:
Nein, ich habe bei meinen Eltern gelebt, bis ich Matias kennen lernte.

Pflegende:
Hat jemand von Ihnen Kinder aus einer früheren Beziehung? *(Wendet sich an beide)*

Herr Manuyag:
Ja, ich habe zwei Söhne.

Frau Manuyag:
Nein.

Pflegende:
Haben Sie beide außer Teresita hier (schaut zu dem Säugling auf der Couch) noch andere Kinder?

Frau Manuyag:
Ja, Manandro.

Herr Manuyag:
Du meinst den alten Stinker?

Pflegende:
Alter Stinker?

Herr Manuyag:
Er kann noch nicht die Toilette benutzen.

Pflegende:
Ach so, und er ist wie alt?

Frau Manuyag:
Er ist fast drei Jahre. Ich habe versucht, ihn an die Toilette zu gewöhnen, seit ich wusste, dass ich mit Teresita schwanger war, aber anscheinend will er einfach nicht.

Pflegende: (nickt)
Mm.

Herr Manuyag:
Ja, der alte Stinker!

Pflegende:
Und Teresita ist jetzt wie viele Wochen alt?

Frau Manuyag:
Morgen wird sie 21 Tage alt *(lächelt den Säugling an)*.

Pflegende:
Lebt sonst noch jemand bei Ihnen?

Herr Manuyag:
Nein. Ihre Eltern wohnen nebenan.

Die *Pflegende* hat jetzt ein rudimentäres Genogramm der Familie Manuyag (s. **Abb. 3-6**) und hat Informationen gesammelt, die wichtig sein könnten, je nachdem wie die Familie auf verschiedene Ereignisse in ihrer Familiengeschichte reagiert hat:

- Manandro wurde vor der Eheschließung gezeugt.
- Manandro wird von seinem Vater wenig liebevoll «alter Stinker» genannt.
- Elena Manuyag hat versucht, Manandro von seinem zweiten Lebensjahr an beizubringen, die Toilette zu benutzen.
- Elena Manuyag hat vor ihrer Heirat in ihrer Herkunftsfamilie gelebt, die nebenan wohnt.
- Matias Manuyag war schon einmal verheiratet und hat noch zwei andere Söhne.

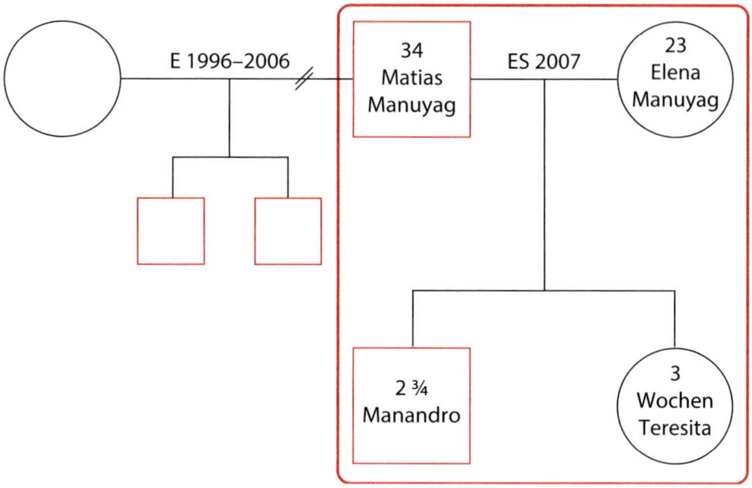

Abbildung 3-6: Genogramm der Familie Manuyag.

Nachdem die Pflegende Informationen über die Kernfamilie gesammelt hat, kann sie sich nach der erweiterten Familie erkundigen. Im Allgemeinen ist es nicht so wichtig, sehr detailliert nach diesen Verwandten zu fragen, aber die klinische Beurteilung sollte hier den Ausschlag geben. Sind beispielsweise die Großeltern an der Kolostomiepflege des Kindes beteiligt, sollte das Genogramm alle drei Generationen darstellen. Hat das Kind sich dagegen das Handgelenk verstaucht, ist die Darstellung von zwei Generationen völlig ausreichend. Nachdem die Pflegende sich nach den Eltern und Geschwistern des Ehemannes erkundigt hat, fragt sie nach der Herkunftsfamilie der Ehefrau. Es ist wichtig, dass sich die Pflegeperson einen Überblick über die Familienstruktur verschafft, ohne sich jedoch von der Datenfülle verwirren zu lassen. **Kasten 3-1** enthält wichtige Hinweise für die Erstellung von Genogrammen.

In der Regel wird an Stieffamilien die gleiche Art von Fragen gerichtet wie an Kernfamilien, allerdings mit einer Ausnahme. Es ist im Allgemeinen leichter, erst den einen Ehepartner nach früheren Beziehungen zu fragen und dann den anderen. Dies gilt besonders für komplexe Familiensituationen mit verschiedenen Elternteilen und Geschwistern. Wir weisen nochmals darauf hin, dass es nicht nötig ist, ausführliche Informationen über die erweiterte Familie zu sammeln. Ratsam ist es jedoch, einen Kreis um die unter einem Dach wohnenden Familienmitglieder zu zeichnen, um die verschiedenen Haushalte unterscheiden zu können. Gewöhnlich ist es einfacher, das Jahr der Scheidung anzugeben als die Anzahl der Jahre, die die Scheidung zurückliegt.

Abbildung 3-7 zeigt ein Musterbeispiel des Genogramms einer Stieffamilie. In dieser Stieffamilie lebt Michael, 35 Jahre, seit 2007 mit Melanie, 33 Jahre, Teilzeitarbeit als Kellnerin, in einer Konkubinatsbeziehung. Mit im Haushalt leben Melanies zwei Kinder, Kathy, 11 Jahre, und Jacob, 9 Jahre, der ADHS hat und in die 3. Klasse einer Förderschule geht. Michael hat seine erste Frau Laura 1997 geheiratet. 2001 wurden sie geschieden. Michael und Laura haben einen Sohn, der jetzt 8 Jahre alt ist. Michael ist ein Einzelkind. Sein Vater beging im Jahre 2004 Suizid, seine Mutter lebt noch. Melanie ist die jüngste von drei Töchtern, beide Eltern leben noch. Melanie heiratete David 1997, trennte sich 2004 von ihm und ließ sich 2007 scheiden. David, 36 Jahre, ist Mechaniker

Kasten 3-1

Wichtige Hinweise für die Erstellung von Genogrammen

- Setzen Sie für die Erstellung des Genogramms Prioritäten, die sich an der Familiensituation orientieren.
- Die Darstellung von drei Generationen ist sinnvoll, wenn das gesundheitliche Problem des Kindes (ob körperlich oder emotional) von der dritten Generation beeinflusst wird oder diese von dem Problem betroffen ist.
- Eine kurze Darstellung von zwei Generationen ist für den Anfang meistens am sinnvollsten, besonders wenn es um präventive Maßnahmen (Immunisierung) oder unbedeutende gesundheitliche Probleme (Sportverletzung) geht. Falls nötig, kann das Genogramm später noch auf die dritte Generation ausgedehnt werden.
- Laden Sie möglichst viele Familienmitglieder zur ersten Sitzung oder zum ersten Besuch ein, damit Sie die Meinung aller Familienmitglieder anhören und ihre Interaktionen beobachten können.
- Beteiligen Sie die Familie an der Erstellung des Genogramms.
- Benutzen Sie das Genogramm, um «das Eis zu brechen», die Struktur des Gesprächs vorzugeben und ein zielgerichtetes Gespräch einzuleiten.
- Fragen Sie die Familienmitglieder, wie ein abwesendes wichtiges Familienmitglied die Frage beantworten würde.
- Vermeiden Sie Gespräche, in denen Familienmitglieder, besonders abwesende, verletzt oder kritisiert werden.
- Zeigen Sie Interesse an jedem Familienmitglied und achten Sie auf Unterschiede in der Entwicklung.
- Passen Sie die Fragen dem Entwicklungsstadium der Kinder an, damit sie sich aktiv am Gespräch beteiligen können.
- Achten Sie auf nonverbale und verbale Äußerungen der Kinder.
- Sind einige Familienmitglieder schüchtern oder wollen sie sich offensichtlich nicht direktbeteiligen (z. B. Heranwachsende), stellen Sie anderen Familienmitgliedern Fragen über sie.
- Stellen Sie den Familienmitgliedern zuerst «leichte» Fragen und erkundigen Sie sich dann genauer nach den Subsystemen.
- Stellen sie den Familienmitgliedern (besonders Kindern) leichte Fragen über Alter, Beruf, Interessen, Gesundheitszustand, Schulnoten und Lehrer, damit sie sich entspannen.
- Leiten Sie im Gespräch von den Familienmitgliedern über auf die Subsysteme, um Daten über die Beziehungen zwischen den Familienmitgliedern zu erhalten. Fragen Sie nach der Eltern-Kind-Beziehung oder nach der Beziehung der Geschwister, je nachdem, welche Probleme die Eltern haben.
- Klären Sie bei Stieffamilien folgende Punkte ab: Kontakt zu dem Elternteil ohne Sorgerecht; Sorgerecht; Zufriedenheit der Kinder mit der Besuchsregelung; Beziehungen innerhalb der Stieffamilie.
- Beobachten Sie die Familieninteraktionen.
- Achten Sie bei der Erstellung des Genogramms auf inhaltliche Aspekte (was wird gesagt) und auf expressive Aspekte (wie wird es gesagt).
- Ist die aktuelle Familiensituation abgeklärt, erkundigen Sie sich nach der erweiterten Familie, falls dies relevant ist (z. B.: «Können Ruhis Eltern bei der Tracheostomiepflege des Babys helfen? Gelegentlich auf das Baby aufpassen?»)

- Wenn das Thema Generationen angesprochen wird, kann die Pflegende die Gelegenheit nutzen und nach den psychosozialen Gesundheitsaspekten der Familiengeschichte fragen (z. B. «Gibt es in Ihrer Familiengeschichte Alkoholmissbrauch [oder Gewalt, Lernschwierigkeiten, psychische Störungen]?») Stellen Sie keine allgemeinen Fragen, sondern solche, die sich auf die Probleme der Familie beziehen.

Levac et al., 2002 : 14. Bearbeitet mit freundlicher Genehmigung.

und lebt zurzeit in einer Konkubinatsbeziehung mit Camille und ihren drei Söhnen. Camille und ihr erster Ehemann, Rob, ließen sich 2000 scheiden, versöhnten sich 2002 wieder und ließen sich 2003 wieder scheiden.

Für die Erstellung von Genogrammen komplexer Stieffamiliensituationen gibt es keine speziellen Richtlinien. Im Allgemeinen hat es sich jedoch bewährt, zuerst Informationen über die Zusammensetzung des Haushalts zu sammeln. Im Anschluss daran wird die Familienkonstellation jeder Familie dargestellt. Es sollte möglichst die genaue Geburtenfolge der Kinder aus den jeweiligen Ehen dargestellt werden, wobei das älteste Kind auf der linken und das jüngste auf der rechten Seite steht. Wir teilen die Auffassung von McGoldrick, Gerson und Petry (2008) über die Faustregel, die besagt, dass die einzelnen Eheschließungen möglichst chronologisch und von links nach rechts darzustellen

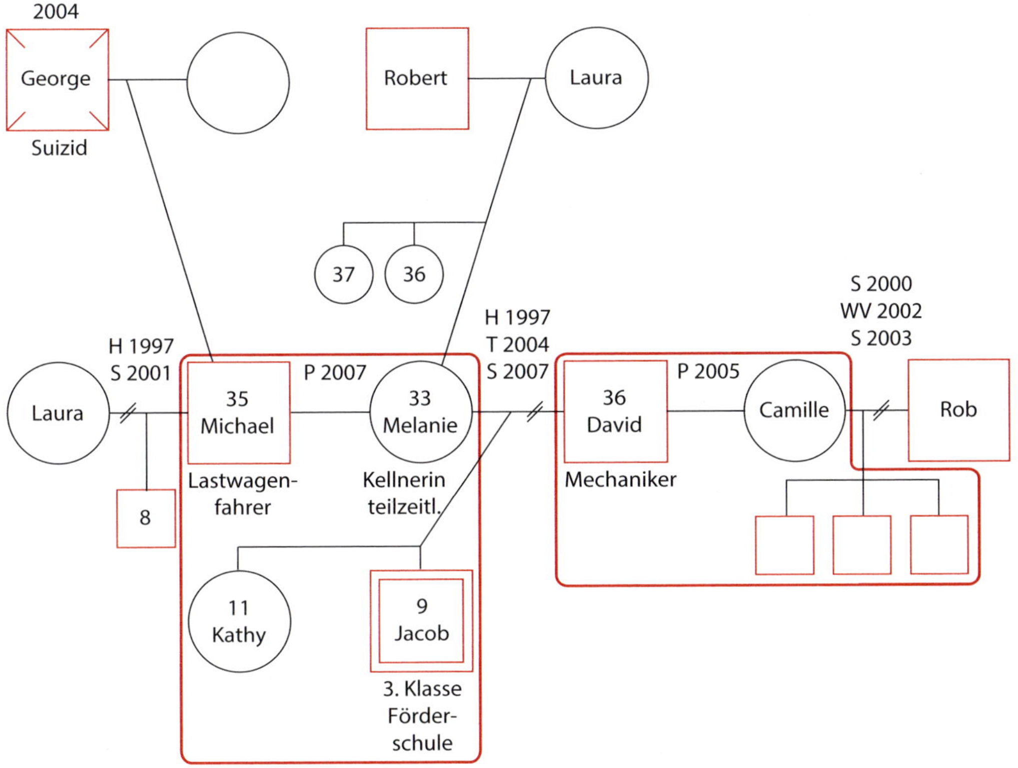

Abbildung 3-7: Musterbeispiel des Genogramms einer Stieffamilie.

sind. Bei mehreren Beziehungen ist es hilfreich, in einer unteren Ecke die Nummer der Beziehung oder Eheschließung zu vermerken. In Abbildung 3-5 sind die Ehegatten von Adrienne mit #1 und #2 bezeichnet. Manchmal ist es sinnvoll, um jeden Haushalt einen Kreis zu zeichnen. Falls einer der Partner eine Affäre hat, wird diese Beziehung durch eine unterbrochene und nicht durch eine durchgezogene Linie angezeigt. Weitere wichtige Informationen, z. B. dass die Kinder zwischen zwei Haushalten pendeln, können neben dem Genogramm notiert werden. Die Pflegende sollte stets bedenken, dass das Genogramm ein Überblick über die Familie sein soll und keine exakte Darstellung für genetische Zwecke.

Weitere Probleme ergeben sich bei mehrfachen Eheschließungen und Eheschließungen oder Wiederverheiratungen innerhalb der Familie. Wenn beispielsweise Cousin und Cousine oder Stiefgeschwister heiraten, sollte die Pflegende um der Übersichtlichkeit willen verschiedene Blätter benutzen. Bei komplexen Familiensituationen muss die Pflegende zwischen Klarheit und Genauigkeit abwägen. Wenn Genogramme mit dem Computer erstellt werden, können Unklarheiten durch Heranzoomen relevanter und wichtiger Informationen reduziert werden. Wir raten Pflegenden, sich daran zu orientieren, was praktikabel und möglich ist.

Erstellen Sie lieber ein brauchbares Genogramm, als eins, das sehr detailliert, aber unübersichtlich ist. Um festzustellen, wo die Kinder aufgewachsen sind, bleibt der pädiatrischen Pflegefachperson manchmal nichts anderes übrig, als die Daten für jedes Kind chronologisch festzuhalten und verschiedene Genogramme für die einzelnen Zeitphasen zu erstellen, um die jeweiligen Familienkonstellationen abzubilden, die das Kind erlebt hat. Mit entsprechender Software können spezifische Genogramme für bestimmte Situationen im Leben eines Menschen erstellt werden. Machen die Familienmitglieder unterschiedliche Angaben, sollten Pflegende dies auf dem Genogramm vermerken, aber keine weiteren Fragen dazu stellen. Jeder hat seine Wahrheit und andere Erinnerungen.

Ein typisches Genogramm einer Stieffamilie ist vielleicht jenes in **Abbildung 3-8**. Wie das Genogramm zeigt, besteht die Familie Faris aus David, 42 Jahre, Software-Designer, der seit dem Jahr 2005 mit Patti, 40 Jahre, Teilzeitjob als Aushilfe im Einzelhandel, in Konkubinatsbeziehung lebt. Sie haben eine Tochter, Madison, 1 Jahr, bei der kürzlich juveniler Diabetes diagnostiziert wurde. Davids Zwillingssöhne Jack und Ben, 6 Jahre, verbringen abwechselnd eine Woche in der Stadt im Haus ihrer Mutter und im Apartment ihres Vaters. David wurde 2004 geschieden; seine Exfrau hat eine dreijährige Tochter. Patti hat einen Sohn, Dan, 20 Jahre, von ihrem ersten Mann Jim, von dem sie sich 1990 scheiden ließ. Dan lebt allein und hat mehrere Teilzeitjobs in verschiedenen Bars. Patti hat noch zwei weitere Töchter: Tamika, 16 Jahre, die vor kurzem die Schule abgebrochen hat, und Shannon, 14 Jahre, die in die 8. Klasse geht. Sie sind aus ihrer zweiten Ehe mit Lloyd, die 1997 geschieden wurde. Die beiden Teenager leben bei ihrer Mutter und besuchen Lloyd und seine Familie meistens für zwei Wochen im Sommer. Das aktuelle gesundheitliche Problem ist Madisons juveniler Diabetes. Zurzeit leben David, Patti und die drei Mädchen zusammen in einem Haushalt, und jede zweite Woche kommen noch die Zwillinge dazu. Davids Mutter leidet an Diabetes, seine ältere Schwester auch.

Ein Musterbeispiel für eine andere Familiensituation ist die Familie Fitzgerald-Kucewicz, wo ein Kind bei der Großmutter und deren Ehemann lebt. Die Patientin, die 8-jährige Sophia Kucewicz, lebt zusammen mit ihrer Großmutter, der 45-jährigen Patricia Fitzgerald und mit Vincent, der mit Patricia seit zehn Jahren in einer Konkubinatsbeziehung lebt, sowie mit ihrer 19-jährigen Tante Susan. Patricia war vorher 14 Jahre mit Steven Fitzgerald verheiratet. Patricia und Steven haben drei Kinder: die 19-jährige Susan, den 23-jährigen Douglas und

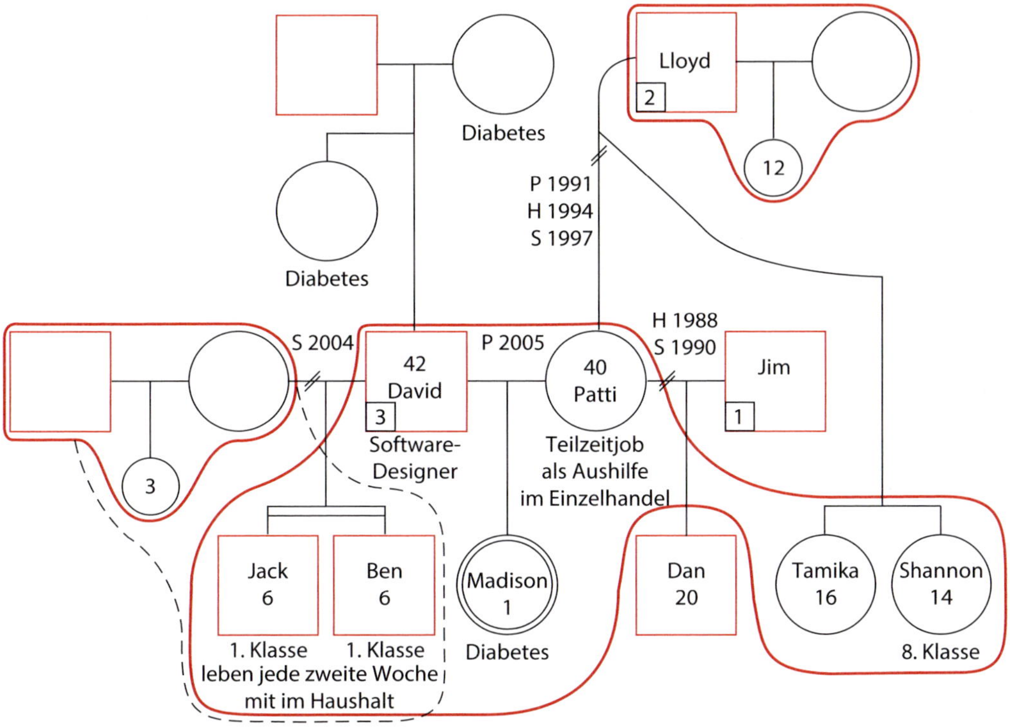

Abbildung 3-8: Musterbeispiel eines Genogramms: Die Stieffamilie Faris.

Sophias Mutter, die 25-jährige Joan. Joan war im Alter von 16 Jahren schwanger mit Sophia. Sophias Vater, Michael Kucewicz, und ihre Mutter Joan hatten eine kurze Beziehung, aus der Sophia hervorging. Obwohl Michael von der Schwangerschaft wusste, verließ er die Stadt kurz vor Sophias Geburt. Er hat sie nie gesehen. Als Sophia zwei Jahre alt war, bekam Joan noch ein Kind, Kayla, die seit ihrem vierten Lebensjahr bei ihrem biologischen Vater lebt. Als Sophia zweieinhalb Jahre alt war, brachte ihre Mutter Ben mit nach Hause, den Sophia als Vater ansah. Joan und Ben konnten Sophia und Kayla keine stabile Umgebung bieten und lebten zeitweise bei Patricia und Vincent. Patricia berichtet, dass Joan und Ben Drogen und Alkohol konsumierten und oft arbeitslos waren. Ben griff Joan körperlich und verbal an, und nach einem besonders schlimmen Vorfall zwischen Joan und Ben im Kellergeschoss von Patricias Haus rief Patricia die Polizei. Die Jugendfürsorge schaltete sich ein, und so übernahmen Patricia und Vincent die Vormundschaft für Sophia. Joan und Ben zogen in eine eigene Unterkunft und erklärten sich bereit, Sophia jedes zweite Wochenende zu nehmen. Das gesundheitliche Problem in dieser Familie sind Sophias Albträume, die besonders nach den Besuchen in Joans und Bens Wohnwagen auftreten. **Abbildung 3-9** zeigt das Genogramm der Familie Fitzgerald-Kucewicz.

Die meisten Familien sind sehr interessiert und arbeiten mit der Pflegenden bei der Erstellung eines Genogramms bereitwillig zusammen. Manche sehen zum ersten Mal eine solche Darstellung ihres Familienlebens. Deshalb sollte die Pflegende darauf gefasst sein, dass die Familienmitglieder auf wichtige Ereignisse reagieren könnten. Eine Familie spricht vielleicht ganz ungeniert über heikle Inhalte. Wenn

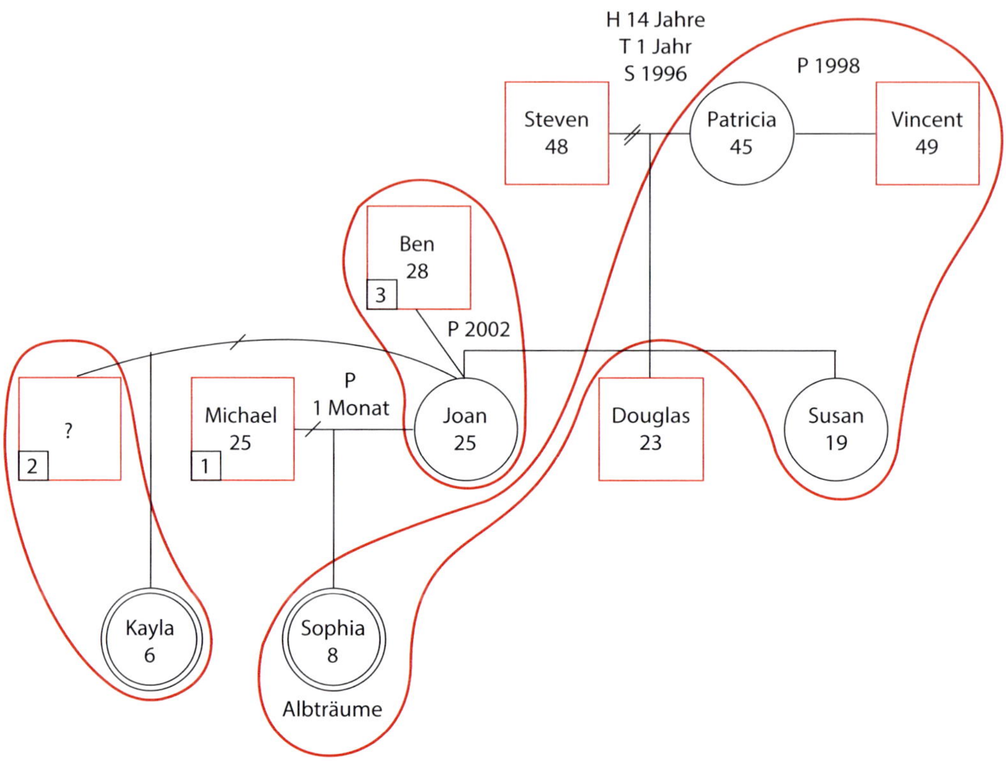

Abbildung 3-9: Das Genogramms der Familie Fitzgerald-Kucewicz.

in ihrer Herkunftsfamilie eine Scheidung nichts Ungewöhnliches ist, geben sie bereitwillig Auskunft über ihre diversen Ehen und die ihrer Geschwister. Eine streng katholische Familie hingegen könnte schon empfindlich reagieren, wenn sie sieht, dass die Pflegende das Wort «Scheidung» notiert.

3.1.4.2 Das Ökogramm

Der Vorteil des Ökogramms ist, genau wie beim Genogramm, die Übersichtlichkeit. Das Ökogramm soll die Kontakte der Familienmitglieder zu größeren Systemen darstellen. Hartman (1978: 467) schreibt:

> Das Ökogramm gibt einen Überblick über die Familie und ihre Situation; es bildet die wichtigen positiven oder konfliktträchtigen Beziehungen zwischen der Familie und der Außenwelt ab. Es zeigt auch, wo Ressourcen vorhanden sind oder fehlen und wo eventuell Entbehrungen herrschen. Diese Form der Darstellung macht die Art der Beziehungen deutlich und zeigt auf, wo es nötig ist, Konflikte zu schlichten, Brücken zu bauen und Ressourcen ausfindig zu machen und zu mobilisieren.

Anders als das auf die Vergangenheit ausgerichtete Genogramm stellt das Ökogramm die aktuelle Funktion der Familie und den umgebenden Kontext dar. Diese Konzentration auf die gegenwärtige Situation ist eine wichtige Botschaft in einer Zeit, in der es in unserem Gesundheitssystem vorrangig um Ergebnisse geht. Das Ökogramm stellt wechselseitige Beziehungen zwischen Familienmitgliedern und öffentlichen

Institutionen wie Schulen, Gerichte, Gesundheitseinrichtungen etc. dar.

Die Arbeit mit einem Ökogramm

Wie beim Genogramm können die Familienmitglieder sich auch hier während des Assessments an der Erstellung des Ökogramms beteiligen.

Der Kreis im Mittelpunkt des Ökogramms enthält das Genogramm und wird als «Familie oder Haushalt» bezeichnet. Die äußeren Kreise stehen für wichtige Menschen, Einrichtungen oder Institutionen im Umfeld der Familie. Die Größe der Kreise ist ohne Bedeutung. Die Linien zwischen der Familie und den äußeren Kreisen zeigen die Qualität der Beziehung an.

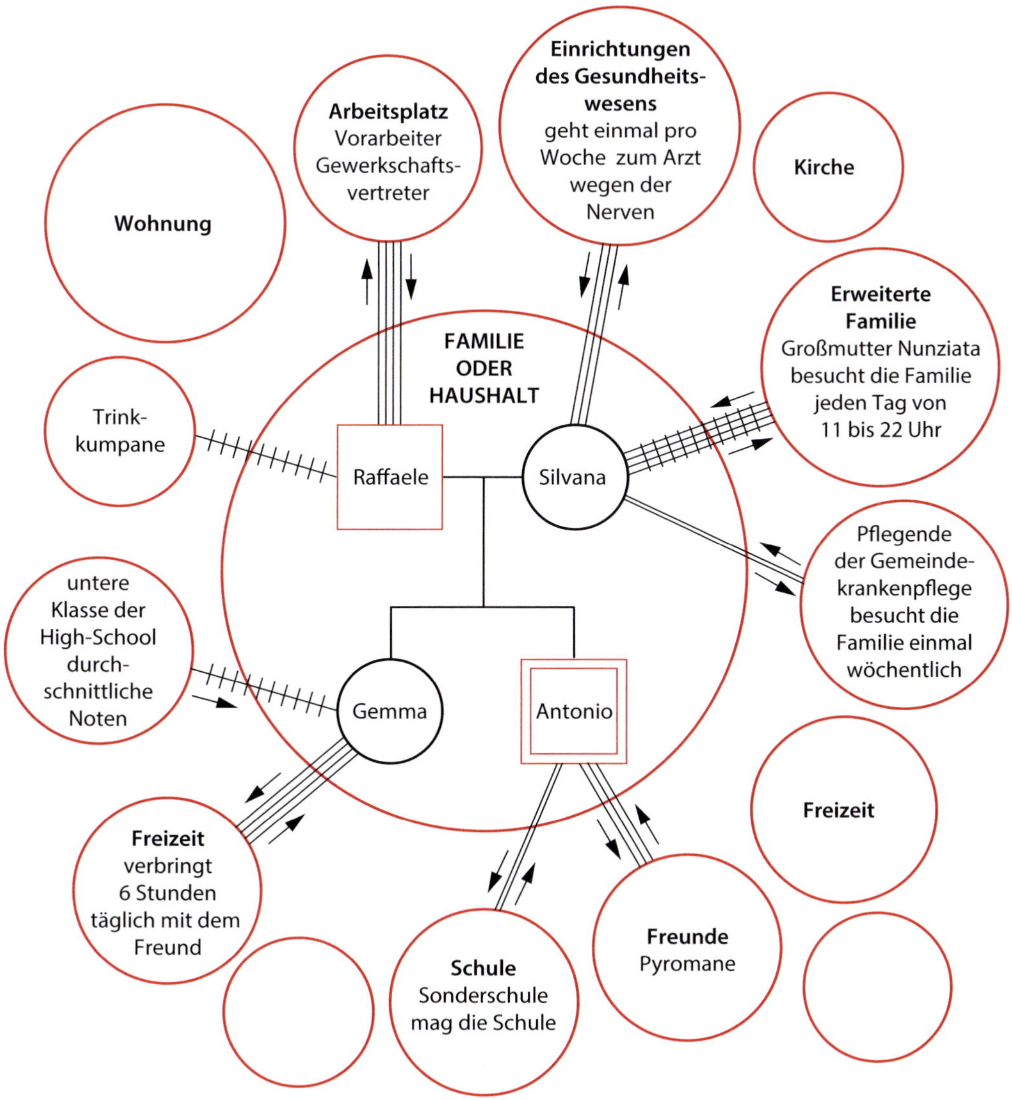

Abbildung 3-10: Das Ökogramm der Familie Lamensa.

Durchgezogene Linien bedeuten eine enge Beziehung, unterbrochene Linien eine lose Beziehung und Linien mit Schrägstrichen eine belastete Beziehung. Je breiter die Linie ist, desto stärker ist die Bindung. Pfeile neben den Linien verweisen auf den Fluss von Energien und Ressourcen. Entsprechend der Anzahl wichtiger Kontakte können beliebig viele zusätzliche Kreise gezeichnet werden.

In **Abbildung 3-10** ist das Ökogramm der Familie Lamensa zu sehen. Hier stehen Raffaele, Silvana, Gemma und Antonio im zentralen Kreis. Raffaele hat eine enge Beziehung zu seinem Arbeitsplatz, wo er als Vorarbeiter und Gewerkschaftsvertreter fungiert. Die Beziehung zu seinen «Trinkkumpanen» ist mäßig eng, aber belastend für ihn. Silvanas Beziehungen beschränken sich im Wesentlichen auf ihre Mutter und das Gesundheitssystem. Sie geht jede Woche einmal «wegen der Nerven» zu ihrem Arzt und einmal zur Pflegenden der Gemeindekrankenpflege. Silvanas Mutter Nunziata besucht Silvana jeden Tag von 11 bis 22 Uhr. Zwischen Silvana und ihrer Mutter besteht eine enge Beziehung, aber Silvana sagt, sie «mag es nicht, dass Mama so oft kommt». Antonio hat ein paar Freunde, die meisten von ihnen mit pyromanischen Neigungen. Wegen seiner Lernstörungen besucht er eine Sonderschule; er mag den Lehrer und auch die Schule. Gemma geht in die untere Klasse einer High-School; ihre Noten sind durchschnittlich. Sie geht oft nicht zur Schule, und wenn doch, beteiligt sie sich wenig am Unterricht. Sie verbringt etwa sechs Stunden am Tag mit ihrem Freund.

Als die Pflegende das Ökogramm gemeinsam mit der Familie Lamensa fertig gestellt hatte, sagte Mrs. Lamensa (Silvana): «Ich scheine meine ganze Zeit mit Ärzten oder anderen Gesundheitsfachleuten zu verbringen.» Mr. Lamensa (Raffaele) erwiderte: «Du bist auch so sehr mit deiner Mutter beschäftigt, dass du für niemanden sonst Zeit hast.» Dank der Informationen aus dem Ökogramm konnte die Pflegende mit den Familienmitgliedern weiter darüber sprechen, welche Art von Beziehungen sie sich zu den im Haushalt lebenden und den nicht zur engeren Familie gehörenden Personen wünschten.

Zusammenfassend lässt sich festhalten, dass Genogramme und Ökogramme in *allen* Settings der Gesundheitsversorgung, insbesondere in der medizinischen Grundversorgung, verwendet werden können, weil sie Pflegenden einen guten Überblick über die Familie und ihre Interaktionen mit größeren Systemen und der erweiterten Familie verschaffen. **Kasten 3-2** enthält wichtige Hinweise für die Erstellung von Ökogrammen.

Kasten 3-2
Wichtige Hinweise für die Erstellung von Ökogrammen

- Stellen Sie Fragen, die Aufschluss über die Beziehungen der Familie zu anderen Personen oder Gruppen außerhalb der Familie geben, z. B.:
  - Zu welchen Einrichtungen der Gemeinde haben Sie zurzeit Kontakt? Welche nützen Ihnen am meisten und welche am wenigsten?
  - Wie würden Sie Ihre Beziehungen zu den Lehrern der Schule beschreiben?
  - Wie sind Sie zum ersten Mal mit dem Kinderschutzdienst in Kontakt gekommen? Wie ist momentan Ihre Beziehung zu dieser Einrichtung?

Levac et al., 2002 : 14. Bearbeitet mit freundlicher Genehmigung.

3.2 Assessment der Entwicklung

Die Pflegende muss nicht nur die Familienstruktur kennen, sondern sie muss auch wissen, in welcher Entwicklungsphase des Lebenszyklus die Familienmitglieder sich befinden. Die meisten Pflegenden kennen die Entwicklungsphasen eines Kindes und sind mit der Literatur über die Entwicklung im Erwachsenenalter vertraut. Viele interessieren sich zudem für das schnell wachsende Literaturangebot über die Entwicklung im fortgeschrittenen Alter, weil die geburtenstarken Jahrgänge mittlerweile auch in die Jahre kommen. Aber was bedeutet Familienentwicklung? Sie ist mehr als die parallel verlaufenden, unterschiedlichen Entwicklungsphasen von Kindern, Erwachsenen und älteren Menschen, die zufällig zu einer «Familie» gehören. Wir meinen, dass Familien aus Menschen mit einer gemeinsamen Geschichte und einer gemeinsamen Zukunft bestehen.

Familienentwicklung ist ein allgemeines Konzept, aber jede Familie hat ihre eigene Entwicklung, die von ihrer Vergangenheit, ihrer aktuellen Situation und ihren Zukunftserwartungen beeinflusst wird. McGoldrick, Gerson und Petry (2008: 14) definieren Familie so: «Menschen, die miteinander verbunden sind durch ihre gemeinsame biologische, rechtliche, physische, soziale und emotionale Geschichte und durch ihre gemeinsame Zukunft.»

Es gibt kein Universalmodell der Entwicklung des Familienlebenszyklus. Dies wird klar angesichts der Tatsache, dass die Bevölkerung immer älter wird. Der natürliche Wechsel von alten und neuen Generationen ist nicht mehr so eindeutig wie in der Vergangenheit, wie folgende Beispiele zeigen: Kinder werden früher reif, leben aber länger zu Hause, Ehen werden später geschlossen und Senioren sind mit weit über 60 Jahren immer noch berufstätig. Diese Verwischung von Grenzen kann zu Spannungen und Verwirrungen in den Familien führen.

In Anlehnung an postmoderne Auffassungen sind wir überzeugt, dass eine präzise, absolute und universelle Beschreibung der Familienentwicklung nur in begrenztem Umfang möglich ist. Die Anhänger der Postmoderne unterscheiden sich von den Anhängern der Moderne darin, dass Ausnahmen sie mehr interessieren als Regeln, spezifische kontextualisierte Details mehr als große Verallgemeinerungen, Unterschiede mehr als Ähnlichkeiten. Wir sind nicht interessiert an allgemein akzeptierten Wahrheiten, Fakten und Regeln, sonder an der Bedeutung, die eine Familie ihrer individuellen Entwicklungsgeschichte zuordnet.

Im Rahmen unserer klinischen Supervisionen hat es sich als sinnvoll erwiesen, zwischen «Familienentwicklung» und «Familienlebenszyklus» zu unterscheiden. Die *Familienentwicklung* ist der *individuelle,* von der Familie konstruierte Weg. Die Familienentwicklung wird geprägt von vorhersagbaren und unvorhersagbaren Ereignissen, wie z. B. Krankheiten, Katastrophen (Terrorangriffe, Feuer, Erdbeben, Hurrikans und Überflutungen) und gesellschaftlichen Trends (Nutzung von Internet und Mobiltelefonen, Börsenkursschwankungen, Unternehmensfusionen und Veränderungen der Kriminalitäts- und Geburtenstatistik). Der *Familienlebenszyklus* ist der *typische* Weg, den die meisten Familien gehen. Die typischen Ereignisse im Lebenszyklus sind gebunden an das Kommen und Gehen von Familienmitgliedern. So gibt es im Lebenszyklus der meisten Familien die Ereignisse Geburt, Kindererziehung, Auszug der Kinder aus dem Elternhaus, Ruhestand und Tod. Solche Ereignisse sind mit Veränderungen verbunden, die eine formale Umstrukturierung von Rollen und Regeln in der Familie erfordern. Der Verlauf des Lebenszyklus von Familien wird, ungeachtet kultureller und ethnischer Unterschiede, von einer im Allgemeinen vorhersehbaren Abfolge von Stadien bestimmt. Auch wenn es individuelle Unterschiede, individuelles Timing und individuelle Bewältigungsstrategien gibt, sind die biologischen Gegebenheiten und gesellschaftlichen Erwartungen, z. B. der Eintritt in die Grundschule und das Ausscheiden aus dem Arbeitsleben, in Nordamerika doch weitgehend die gleichen.

In Anbetracht unseres vorrangigen Interesses an der individuellen Entwicklung einzelner Familien könnte man fragen, warum das CFAM überhaupt einen Abschnitt über Familienentwicklung enthält. Wir favorisieren eine Haltung des informierten «Nichtwissens», die nach unserer Auffassung bei der Arbeit mit Familien von Vorteil ist. Das heißt, wir sind informiert, was die Literatur, die Forschung und die Entwicklungsgeschichten anderer Familien betrifft. Aber wir sind «nicht wissend», jedoch neugierig auf die Entwicklungsgeschichte einer ganz bestimmten Familie, darauf, was sie im Laufe der Jahre erlebt hat.

Pflegende haben immer noch eine umfangreiche Geschichte der Familienentwicklung im Kopf. Wir finden, dass Pflegende diese Geschichte kennen sollten. Die ersten Autoren (Duvall, 1977) entwickelten ein Vier-Phasen-Modell des Familienlebenszyklus, das später ausgeweitet wurde zu einem Modell mit acht aufeinanderfolgenden Phasen, beginnend mit der Heirat als erste Phase. Als es immer mehr verschiedenartige Familienformen gab, wurden komplexere Modelle entwickelt (Carter/McGoldrick, 1988, 1998, 1999a; McGoldrick/Carter, 2003). Die meisten frühen Untersuchungen über Familienlebenszyklen begannen mit einer Beschreibung der ersten Eheschließung, betrachteten jedoch auch die Situation vor der ersten Ehe, z. B. das Zusammenleben. Im Jahre 2000 lebten mehr als 3 Millionen unverheiratete Paare zusammen (Fields/Casper, 2001). Für die erste Eheschließung ist das Durchschnittsalter in den USA im Zeitraum von 1970–2003 bei Frauen auf 25,3 und bei Männern auf 27,1 Jahre gestiegen (United States Cnesus Bureau, 2007c).

Im Bereich der Familientherapie gab es «Pioniere», die mit dem Modell der Familienentwicklung arbeiteten. Es gibt eine Fülle von Literatur über die Schnittstelle zwischen Familienentwicklung, Familienfunktion und Familientherapie. Carter und McGoldrick (1988) vertreten die Auffassung, dass es mit dem Konzept des Familienlebenszyklus gelingt, Symptome vor dem Hintergrund der normalen Funktion über die Zeit zu betrachten und dass eine «Therapie» helfen kann, der Familienentwicklung neue Impulse zu geben. Familientherapeuten wie Haley (1977), Minuchin (1974) und die Mailänder Gruppe (Selvini-Palazzoli/Boscolo/Cecchin/Prata, 1980) untersuchten die Auftretenshäufigkeit von Symptomen in Abhängigkeit von der Neuaufnahme oder dem Verlust eines Familienmitglieds. Diese Therapeuten arbeiteten mit Familien, die den Übergang von einem Stadium des Familienlebenszyklus in das nächste nicht reibungslos oder ohne Weiteres schafften, wobei sie sich auf die belastenden Übergänge zwischen den einzelnen Stadien konzentrierten. Beim Assessment und bei der Planung von Interventionen galt das Interesse der Therapeuten besonders den Ereignissen im Lebenszyklus, die Markierungspunkte für Veränderungen waren. Obwohl die Therapeuten verschiedene Ansätze wählten, versuchten alle, dem Zusammenhang zwischen Psychopathologien und dem Entwicklungsstadium des Familienlebenszyklus auf die Spur zu kommen. Minuchin beispielsweise untersuchte Ziele vor dem Hintergrund normativer Erwartungen, während die Mailänder Gruppe den normativen Aspekt bewusst ausklammerte (Wright/Watson, 1988). Carter und McGoldrick (1988, 1998) erforschten die Auswirkungen von generationenübergreifendem Stress an den Übergängen in der Familienentwicklung. Sie kamen zu dem Schluss, dass bei einem Zuviel an vertikalem (generationenübergreifendem) Stress schon ein geringes Maß an horizontalem (aktuellem) Stress zu starker Zerrüttung und Symptombildung führt.

In den letzten zehn Jahren haben entscheidende Veränderungen den Familienlebenszyklus beeinflusst, wie z. B. geringere Geburtenraten und die bewusstere Wahrnehmung der Unterschiede zwischen Männern und Frauen. Erstens ist die Literatur über Familien und deren Entwicklungsstadien (z. B. Scheidung, Wiederverheiratung, Pflegefamilien, Auswirkungen von Immigration, chronischer Krankheit und Terrorismus usw.) deutlich angewachsen. Zweitens wurden die Unterschiede in der Entwicklung von Männern und Frauen bewussster wahrgenommen, und es wurde über die Entwicklung der verschiedenen Ethnien in der nordamerikanischen Gesellschaft neu nachgedacht. Drittens ist die Geburtenrate gesunken, die Lebenserwartung gestiegen, die Rollen von Frauen und Männern haben sich verändert,

Mikro-Trends (Penn, 2007) werden bewusster wahrgenommen, und die Zahl der Scheidungen und Wiederverheiratungen ist gestiegen. Viertens hat sich die Auffassung, Geschichte sei ein «objektives» Ordnen von «Fakten» der Vergangenheit, gewandelt. Die Familienentwicklung wird jetzt als interaktiver Prozess gesehen, wobei die Person des Erzählers einen Einfluss darauf hat, welche Geschichten der Entwicklung erzählt und hervorgehoben werden. All diese Veränderungen haben eine kritische Neubewertung unserer Vorstellungen von «Normalität» und von der Entwicklung einer «Familie» notwendig gemacht. Die Beziehung zwischen demografischem Wandel und den Veränderungen der Prävalenz, des Timings und der Abfolge wichtiger Übergänge in der Familienentwicklung ist dabei ebenfalls zu berücksichtigen.

Im Rahmen unserer klinischen Arbeit mit Familien, die sich in unterschiedlichen Strukturen und Entwicklungsstadien präsentieren, haben uns Falicovs (2003; 2007) Theorien zur Familienentwicklung gute Dienste geleistet. Falicov setzt bei Kultur und Gender auf Relativität anstatt auf Universalität, auf Übergänge anstatt auf Stadien, auf Dimensionen und Prozesse anstatt auf Markierungspunkte und auf Ressourcen anstatt auf Defizite. Wir teilen ihre Auffassung, dass bei einem systemorientierten Ansatz in der Familienentwicklung zwei gegensätzliche Tendenzen integriert werden müssen: Stabilität und Veränderung, wobei zu betonen ist, dass wirklich beide Tendenzen gemeint sind und nicht die eine oder die andere. Veränderung und Stabilität müssen gleichzeitig im Auge behalten werden. Wir halten aus klinischer Sicht nichts davon, Familien als «festgefahren» und veränderungsunfähig zu betrachten, aber wir halten es für sinnvoll, nach Kontinuitäts-, Identitäts- und Stabilitätsmustern zu suchen, die beibehalten werden können, während neuere Verhaltensmuster sich verändern.

Wir glauben, dass es ausreichende Belege für die Auffassung gibt, dass die Kategorie Familienentwicklung des CFAM für Pflegende heuristisch wertvoll ist. Sie sollten jedoch auch die Probleme kennen, die mit einer kritiklosen Übernahme und Anwendung verbunden sind. Wir halten radikale Verallgemeinerungen wie «Der Familienlebenszyklus ist genetisch determiniert.» oder «Der Familienlebenszyklus ist kulturell universell.» für nicht vertretbar. Wir raten Pflegenden dringend, die Implikationen der Subkategorien Kultur, Ethnie und soziale Schicht sorgfältig zu bedenken, wenn sie mit der Kategorie Familienentwicklung arbeiten.

Wir warnen Pflegende auch davor, die Kategorie Familienentwicklung *kritiklos* anzuwenden und die *reibungslose Verlaufsform* überzubewerten. Widersprüche und Schwierigkeiten beim Durchlaufen des Lebenszyklus sind normal. Familien sind komplexe Systeme, die viele verschiedene Verlaufsformen gleichzeitig bewältigen müssen, das heißt Verlaufsformen auf biologischer, psychologischer, soziologischer und kultureller Ebene. Spannungen und ständige Veränderungen, bedingt durch Widersprüche zwischen diesen Verlaufsformen, sind normal. Das Familienleben ist selten problem- oder ereignislos, sondern abwechslungsreich und lebendig. Wir empfehlen daher Pflegenden, die mit der Kategorie Familienentwicklung arbeiten, die Familien von ihren Freuden und positiven Erlebnissen und von ihren Spannungen und Belastungen berichten zu lassen. Die Geschichte der Familienentwicklung, die von einem Familienmitglied erzählt wird, ist die «Beobachterperspektive» dieses Familienmitglieds (Maturana/Varela, 1992/**dt.** 1991).

Wir halten es für sinnvoll, nicht nur die dem Familienlebenszyklus entsprechenden Stadien und Aufgaben zu beschreiben, sondern auch die Beziehung zwischen den Familienmitgliedern. *Beziehung* ist definiert als relativ langfristige, einmalige emotionale Verbindung zwischen zwei Personen. Jeder Mensch braucht sowohl emotionale Bindungen als auch seine Individualität. Er muss zwei Bedürfnisse austarieren: (1) Enge emotionale Bindungen versus Aufrechterhaltung der Individualität; (2) Unabhängiges Denken versus zielorientiertem Handeln (Rovers, 2006). Bowlby (1977: 203) schreibt:

«Affektive Bande und subjektiver Zustand starker Emotionen sind meistens miteinander verknüpft. […] Die intensivsten Emotionen entstehen während des Aufbaus, der Aufrechterhaltung, des Abbruchs und des Neuaufbaus affektiver Bande, die deshalb manchmal als emotionale Bande bezeichnet werden. So entspricht der Aufbau einer Beziehung dem Zustand der Verliebtheit, die Aufrechterhaltung einer Beziehung der Liebe zu einer Person und der Verlust eines Partners der Trauer über eine Person. Ein drohender Verlust löst Angst aus, und ein realer Verlust verursacht Trauer, doch beide Situationen können auch Ärger hervorrufen. Die unangefochtene Aufrechterhaltung einer Beziehung wird als Quelle der Sicherheit und der Neuaufbau einer Beziehung als Quelle der Freude empfunden.»

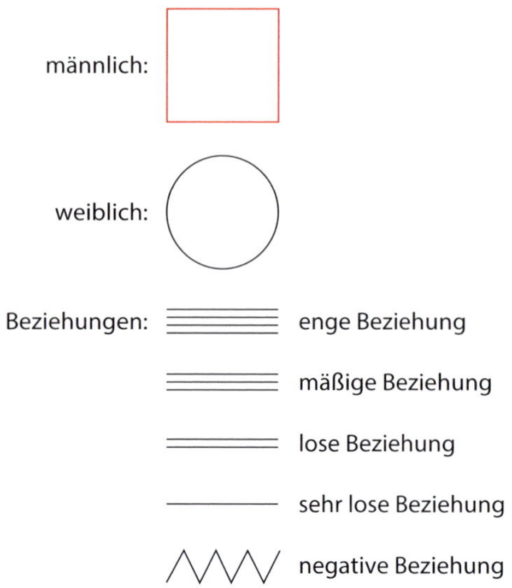

Abbildung 3-11: Die in einer Beziehungsgrafik verwendeten Symbole.

Obwohl die Begriffe *bonding* («Verbundenheit») und *attachment* («Anhänglichkeit») manchmal zur Beschreibung verschiedenartiger Beziehungen benutzt werden, haben wir uns entschlossen, in diesem Buch und bei unserer klinischen Arbeit nicht zwischen diesen Begriffen zu differenzieren. Wir sind uns bewusst, wie komplex die Beziehungen zwischen den Familienmitgliedern in internationalen Verbindungen sind, wie viel Beziehungsstress und harte Entscheidungen Immigranten, die aus wirtschaftlichen und sozialen Gründen ihr Land verlassen, bei der Trennung und Zusammenführung von Eltern, kleinen Kindern sowie älteren Familienmitgliedern verkraften müssen. Wir teilen die Auffassung von Falicov (2007), dass schwierige gender- und generationsbedingte Veränderungen beim Thema Beziehungen berücksichtigt werden müssen. Wenn wir mit einer Familie arbeiten, achten wir für gewöhnlich am meisten auf die Gegenseitigkeit und die Qualität der Beziehungen. Wir stellen die Beziehungen zwischen den Familienmitgliedern in einer Grafik dar, deren Symbole (s. **Abb. 3-11**) jenen gleichen, die in den Grafiken für das strukturelle Assessment verwendet werden. Auch hier möchten wir noch einmal darauf hinweisen, dass es bei Beziehungen weder das richtige Maß noch die optimale Konfiguration gibt.

Wir halten das Netzwerkparadigma für eine wichtige Grundlage zur Integration der Beziehungs- und Familiensystemtheorie. Dieses Paradigma integriert dyadische Systeme und Familiensysteme, die sowohl voneinander getrennt als auch miteinander verbunden sind. Die Pflegende hat verschiedene Dinge im Blick, betrachtet jede Systemebene sowohl als Teil und wie auch als Ganzes und verlagert den Fokus je nach Bedarf von einer Ebene auf die andere. Wir schätzen dieses Konzept, weil der Begriff Beziehung sich auf verschiedene Systemebenen und auf Netzwerke anwenden lässt, was besonders wichtig ist, da die Kohorte der geburtenstarken Jahrgänge immer älter wird. Die Beziehungstheorie (engl.: *attachment theory*) ist nicht nur relevant für die Eltern-Kind-Beziehung, sondern für alle Altersstufen. Nach unserer Auffassung sind die Hauptelemente von Beziehungsprozessen (Affektregulation, interpersonelles Verständnis, Informationsverarbeitung und die Gewährung von Unterstützung in engen Beziehungen) auf Familiensysteme ebenso anwendbar wie auf die Individualentwicklung.

In der Kategorie Entwicklung des CFAM erörtern wir die verschiedenen Stadien des Familienlebenszyklus, den emotionalen Übergangsprozess (die wichtigen Prinzipien) und die Veränderungen zweiten Grades, das heißt die in jedem Stadium anstehenden Themen und zu bewältigenden Aufgaben. Um die Verschiedenartigkeit der Familienentwicklung aufzuzeigen, diskutieren wir sechs Musterbeispiele verschiedener Familienlebenszyklen:

1. den Lebenszyklus der nordamerikanischen Mittelschichtfamilie
2. den Lebenszyklus einer Familie während und nach der Scheidung
3. den Lebenszyklus der wiederverheirateten Familie
4. den Lebenszyklus der Familie mit gutem Ausbildungsstand und den der Familie mit geringem Einkommen
5. den Lebenszyklus der Adoptivfamilie
6. den Lebenszyklus schwuler, lesbischer, bisexueller, queerer, intersexueller, transsexueller und twin-spirited Familien (s. Kap. 3.1.1.3 Sexuelle Orientierung).

3.2.1 Das Leben einer nordamerikanischen Mittelschichtfamilie

Wir danken Carter und McGoldrick (1988, 1999b) für die Beschreibung der sechs Stadien im Lebenszyklus der nordamerikanischen Mittelschichtfamilie (s. **Tab. 3-1**). Wir betrachten die Erweiterung, Verkleinerung und Neuordnung des Beziehungsnetzes, also den Zeitpunkt, wenn Familienmitglieder neu in die Familie aufgenommen werden, diese verlassen und sich weiterentwickeln. Die Beziehungsmuster und Themen mögen Ihnen bekannt vorkommen, doch wir möchten darauf hinweisen, dass Struktur und Form der nordamerikanischen Familie sich radikal wandeln. Wir finden, Pflegende sollten einen brauchbaren konzeptuellen Rahmen haben, der sich an der *Realität orientiert*: Familien mit Doppelverdienern; Haushalte mit einem permanent allein erziehenden Elternteil; unverheiratete Paare; homosexuelle Paare; wiederverheiratete Paare und Eineltern-Familien mit Adoptionen. Krisen in Phasen des Übergangs sollten nicht als bleibende Traumata verstanden werden. Wir halten es für dringend nötig, auf eine Ausdrucksweise zu verzichten, die alte Klischees belebt. Folglich versuchen wir, Etikettierungen wie «Scheidungskinder», «berufstätige Mutter», «uneheliches Kind», «vaterlose Familie» usw. zu vermeiden, wenn wir über Familien sprechen. Ferner möchten wir Pflegende dringend bitten, immer zu reflektieren, inwieweit die Kultur, die Ethnie, Gender und die sexuelle Orientierung die Entwicklungsstadien, Aufgaben und Beziehungen der Familie beeinflussen.

3.2.1.1 Stadium 1: Der Auszug aus dem Elternhaus und Start als junger Erwachsener

Wir beginnen die Beschreibung der Stadien des Familienlebenszyklus der nordamerikanischen Mittelschichtfamilie mit dem Stadium junge Erwachsene. Die wichtigste Aufgabe junger Erwachsener besteht darin, sich mit ihrer Herkunftsfamilie zu arrangieren, das heißt sie müssen versuchen, mit ihr in Verbindung zu bleiben und sich gleichzeitig von ihr abzugrenzen, ohne die Verbindung abreißen zu lassen oder reaktiv in eine emotionale Ersatzbeziehung zu flüchten. Die Herkunftsfamilie hat einen immensen Einfluss darauf, wen wann wie und ob überhaupt der junge Erwachsene heiraten wird. Die Zahl der unverheirateten Männer und Frauen Ende 20 und Anfang 30, die immer noch bei ihren Familien leben, ist stark gestiegen. Dieser Anstieg ist bei Hispanoamerikanern, Schwarzen und Weißen zu beobachten. 2004 waren in den Vereinigten Staaten 86,4 % der 20–24-jährigen und 56,6 % der 25–29-jährigen Männer sowie 75,4 % der 20–24-jährigen und 40,8 % der 25–29-jährigen Frauen unverheiratet (United States Census Bureau, 2007d). Überdies liegt das Durchschnittsalter bei der ersten Eheschließung höher. In den USA lebten im Jahr 2000 mehr als 50 % der jungen Männer und 46 % der jungen

Tabelle 3-1: Die Stadien des Familienlebenszyklus

Stadium	emotionale Aspekte des Übergangsprozesses: wichtige Prinzipien	Veränderungen zweiten Grades, die für die Familienentwicklung wichtig sind
1. Auszug aus dem Elternhaus: junge Erwachsene	emotional und finanziell Verantwortung für sich selbst übernehmen	1. Abgrenzung von der Herkunftsfamilie 2. Aufbau enger Beziehungen zu Gleichaltrigen 3. sich beruflich etablieren und finanziell unabhängig werden
2. Verbindung von zwei Familien durch Eheschließung: das neue Paar	sich in das neue System integrieren	1. Bildung des Systems Ehe 2. Neuordnung der Beziehungen zur erweiterten Familie und Freunden mit dem Ziel, die Ehepartner zu integrieren
3. Familien mit kleinen Kindern	neue Mitglieder in das System integrieren	1. Vorbereitungen im System Ehe, um Platz für ein Kind zu schaffen 2. sich gemeinsam um die Versorgung des Kindes, die Finanzierung des Lebensunterhalts und die Hausarbeit kümmern 3. Neuordnung der Beziehungen zur erweiterten Familie mit dem Ziel, die Eltern- und Großelternrolle zu integrieren
4. Familien mit Jugendlichen	Flexibilität der Familiengrenzen an die Unabhängigkeit der Kinder und die Gebrechlichkeit der Großeltern anpassen	1. Die Eltern-Kind-Beziehung so verändern, dass Jugendliche sich frei in das Familiensystem hinein und heraus bewegen können 2. Überprüfung von Ehe und Beruf in der Lebensmitte 3. Einstieg in die gemeinsame Betreuung der älteren Generation
5. Kind(er) ins Leben entlassen und sich weiterentwickeln	Akzeptieren, dass neue Mitglieder in die Familie kommen und andere sie verlassen	1. Neuaushandlung des Systems Ehe als Dyade 2. Aus der Eltern-Kind-Beziehung wird eine Beziehung wie sie zwischen Erwachsenen üblich ist. 3. Neuausrichtung der Beziehungen mit dem Ziel, Schwiegerkinder und Enkel zu integrieren 4. Umgang mit Krankheit und Tod der Eltern (Großeltern)
6. Familien im späteren Lebensalter	Veränderung der generationenspezifischen Rollen akzeptieren	1. Aufrechterhaltung individueller und gemeinsamer Funktionen und Interessen trotz schwindender Körperkräfte; Erprobung von neuen familialen und sozialen Rollen 2. zentrale Rolle der mittleren Generation fördern 3. Weisheit und Erfahrung der älteren Generation im System nutzen und die ältere Generation unterstützen, ohne sie zu bevormunden 4. Umgang mit dem Verlust des Ehepartners, der Geschwister und anderer Bekannter gleichen Alters und Vorbereitung auf den eigenen Tod; Rückschau auf das Leben und Aussöhnung damit

Carter und McGoldrick, 1999a, S. 2.

Frauen (im Alter zwischen 18 und 24 Jahren) bei ihren Eltern (Fields/ Casper, 2001).

Dieses Stadium kann in der Familienentwicklung mehrere Jahre andauern. Es ist eine Gelegenheit für junge Erwachsene zu überlegen, was sie von der Herkunftsfamilie übernehmen wollen und was nicht, und was sie beim Durchlaufen der nachfolgenden Stadien des Familienlebenszyklus erreichen wollen. Sowohl für Männer als auch für Frauen ist dies eine besonders entscheidende Phase. Männer haben in diesem Stadium gelegentlich Schwierigkeiten, sich auf Beziehungen einzulassen, und entwickeln eine vollständig auf die Arbeit ausgerichtete pseudounabhängige Identität. Die Frauen definieren sich manchmal über einen Mann und verschieben die Entwicklung einer unabhängigen Identität auf später oder verzichten ganz darauf.

Wir halten es im Rahmen unserer klinischen Arbeit für wichtig, Interesse zu zeigen und zu versuchen, die Ansichten und das Erbe des Klienten hinsichtlich seines Familienstandes und die Erwartungen junger Menschen in puncto Flexibilität der Wege ins Erwachsenenalter zu berücksichtigen. Angesichts der Tatsache, dass etwa einer von vier unverheirateten Amerikanern auf den über 1.000 Dating-Websites nach einer romantischen Beziehung sucht, steht fest, dass die Möglichkeiten der Kontaktanbahnung, wie wir sie von früher kennen, durch das Internet und Chatrooms ersetzt worden sind (Penn, 2007). Internet-Ehen werden immer häufiger, was sehr wahrscheinlich dazu führen wird, dass immer mehr Paare aus verschiedenen Ethnien und Nationalitäten zusammenfinden.

Aufgaben

1. **Die Abgrenzung des Ich gegenüber der Herkunftsfamilie.** Der Wandel zum jungen Erwachsenen beinhaltet das Entwickeln einer Form des Umgangs mit den Eltern, die auf gegenseitigem Respekt basiert und es ermöglicht, die Eltern als das zu würdigen, was sie sind. Der junge Erwachsene korrigiert die Meinung über seine Eltern dahingehend, dass er weder versucht, sie zu etwas zu machen, was sie nicht sind, noch ihnen die Schuld für etwas zu geben, was sie nicht sein konnten. Die Schwierigkeit dieser Aufgabe sollte nicht unterschätzt werden. Jede ethnische Gruppe hat Normen und Erwartungen, was akzeptable Formen der Beziehung und des Umgangs mit der Familie sowie Abhängigkeit und Unabhängigkeit anbelangt.
2. **Der Aufbau enger Beziehungen zu Gleichaltrigen.** Im Vordergrund steht der Übergang des jungen Erwachsenen von einer Selbstorientierung zu einer Orientierung auf andere. Für den Aufbau enger Beziehungen steht ihm kein erprobtes Modell zur Verfügung. Er muss die Kluft zwischen Autonomie und Bindung überbrücken, indem er den Austausch mit anderen sucht, anstatt andere zur Selbstbestätigung zu nutzen. Da junge Erwachsene in zunehmendem Maße Dating-Sites, Facebook und Chatrooms nutzen, lernen sie Menschen mit unterschiedlichen Verhaltensweisen und Persönlichkeiten kennen.
3. **Etablierung des Selbst im beruflichen Bereich und finanzielle Unabhängigkeit.** Junge Erwachsene zwischen 20 und 30 probieren verschiedene Identitäten aus, um ihre beruflichen Möglichkeiten und Interessen zu testen oder weiterzuentwickeln. Ein junger Erwachsener, der mit Ende 20 oder Anfang 30 eine berufliche Perspektive oder einen Beruf hat, leidet weniger an Selbstzweifeln oder geringem Selbstwertgefühl als einer ohne Perspektive, ist im Allgemeinen leistungsfähiger und hat wenig Ängste. Themen wie Wettbewerbsfähigkeit, Erwartungen und Unterschiede in Bezug auf die Arbeit und die finanziellen Ziele müssen von dem jungen Erwachsenen und seiner Herkunftsfamilie überprüft werden.

Beziehungen

In Stadium 1 gibt es für junge Erwachsene keine richtigen oder falschen Beziehungen. Die Pflegende sollte vielmehr herausfinden, welche Überzeugungen die Familienmitglieder in Bezug auf ihre Beziehungen zueinander haben und wie sie diese Beziehungen einschätzen. Diese Überzeugungen werden beeinflusst durch die Kultur, Gender, die Ethnie, die sexuelle Orientierung, die soziale Schicht und davon, ob der junge Erwachsene zu Hause lebt. **Abbildung 3-12** zeigt Beispiele für Beziehungen in Stadium 1. Im ersten Beispiel ist die Beziehung des jungen Erwachsenen zu Vater und Mutter gleich. Im zweiten Beispiel ist die Beziehung des jungen Erwachsenen zu beiden Elternteilen enger als die Beziehung der Eltern untereinander, die ihrerseits negativ ist. Von Bedeutung ist im zweiten Beispiel, dass es in der Kindheit des jungen Erwachsenen einen Todesfall gegeben hat. Man kann vermuten, dass der Grund für seine Schwierigkeiten, seine Identität zu etablieren, damit zu tun hat, dass die Familie sich nicht mit der Situation seiner verstorbenen Schwester auseinandersetzen will und damit, dass die Eltern allein ohne Kinder leben müssen.

Fragen an die Familie: Welcher Elternteil akzeptiert Ihre beruflichen Pläne mehr? Wie zeigt er/sie das? Was hält Ihre Schwester Manal von der Reaktion Ihrer Eltern auf Ihre beruflichen Pläne? Wie würde Ihre Mutter reagieren, wenn Ihr Vater Ihren Wunsch akzeptieren würde, ein unabhängiges Leben mit Menschen zu führen, die keine Muslime sind? Würde es Ihre Eltern beruhigen, wenn Sie weiterhin aus religiösen Gründen einen Hijab [Kopfbedeckung der Muslima; Anm. d. Übers.] tragen würden?

3.2.1.2 Stadium 2: Die Verbindung von zwei Familien durch Eheschließung: das neue Paar

Für viele Paare ist die Eheschließung nur eine Verbindung von zwei Menschen. Doch beide Partner sind in Familien aufgewachsen, die durch die Eheschließung nun miteinander verbunden sind. Obwohl die Partner von ihren Herkunftsfamilien emotional, finanziell und funktional bis zu einem gewissen Grad getrennt sind, bringen sie ihre ganze Familie mit in die Beziehung. Dies ist von besonderer Bedeutung, wenn die Ehe arrangiert wurde. Eine Eheschließung ist eine Verbindung von zwei Generationen, an der mindestens drei Familien beteiligt sind: seine Herkunftsfamilie, ihre Herkunftsfamilie und das frisch getraute Ehepaar. Da es heute sehr viele Stieffamilien gibt, steigt die Wahrscheinlichkeit, dass mehrere Familien zusammenkommen, exponentiell an. Auch ist es nicht selbstverständlich, dass das Paar heterosexuell ist, denn sowohl in den USA als auch in Kanada werden Ehen zwischen Schwulen, Lesben und andere zivile Verbindungen immer häufiger offiziell anerkannt.

Aufgaben

1. **Etablierung der Paar-Identität**. Das neue Paar etabliert sich als identifizierbare Einheit. Dies bedeutet, dass viele Dinge, die vorher jeder für sich geregelt hat, nun zu besprechen sind. Dabei geht es um so alltäglich Dinge wie Ess- und Schlafgewohnheiten, Sexualkontakte

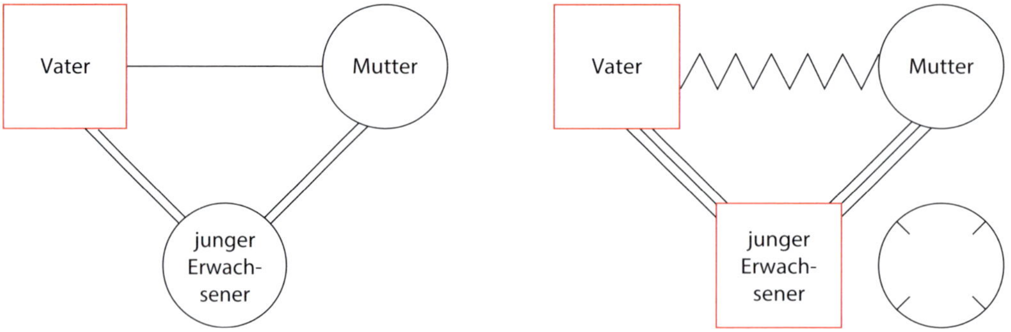

Abbildung 3-12: Musterbeispiele für Beziehungen in Stadium 1.

und die Nutzung von Raum und Zeit. Die Partner müssen entscheiden, welche Traditionen und Regeln aus jeder Familie sie beibehalten und welche sie selbst entwickeln wollen. Sie müssen einen akzeptablen Umgang mit Nähe und Distanz lernen und individuelle Unterschiede im Beziehungsstil anerkennen. Zwar steht in den meisten Studien über die Qualität und Stabilität von Ehen die Kommunikation zwischen den Partnern im Mittelpunkt, aber wir meinen, dass die Liebe von entscheidender Bedeutung für die Qualität und Stabilität einer Ehe ist. In einigen Kulturen wird das Konzept der «Liebesheirat» gegenüber der arrangierten Ehe jedoch ganz anders bewertet.

2. **Neuordnung der Beziehungen zu den erweiterten Familien mit dem Ziel, die Ehepartner zu integrieren.** Die Beziehung zu den Herkunftsfamilien beider Partner wird neu gestaltet, damit auch der neue Partner seinen Platz finden kann. Sich neuen Eigenarten zu öffnen, ist für das Paar und auch für die Herkunftsfamilien keine geringe Belastung. Manchen Paaren ist ihre Unabhängigkeit so wichtig, dass sie die Beziehung zu ihren Eltern abbrechen. Für andere bedeutet Neuordnung, den Partner vollständig in die Herkunftsfamilie zu integrieren. Die dritte häufige Variante strebt eine Balance zwischen Kontakt und Distanz an. LaSala (2002: 327) verweist auf die große Variationsbreite der Beziehungsstile. So «legen schwule Männer großen Wert auf Unabhängigkeit von ihren Eltern, während lesbische Frauen nach einer harmonischen Beziehung zwischen den Generationen streben».
3. **Die Entscheidung für oder gegen Kinder.** Für die meisten Paare ist das Glück am Anfang des zweiten Stadiums am größten. Obwohl eine kleine, aber stetig wachsende Anzahl verheirateter Paare sich gegen Kinder entscheidet, wollen die meisten immer noch Eltern werden. Allerdings wird die Wahl des *richtigen Zeitpunkts* immer schwieriger, weil die Rolle der Frau sich verändert hat, der Gebrauch von Kontrazeptiva weit verbreitet ist, eine Vielzahl von Fertilisationsmöglichkeiten zur Verfügung steht und weil die Menschen heute immer später heiraten. Paare, die sich vor der Geburt ihres Kindes in ihrer Ehe entsprechend auf das Ereignis vorbereitet haben, können das Kind viel besser in die Familie integrieren.

Beziehungen

Abbildung 3-13 zeigt Musterbeispiele für die Beziehung zwischen Paaren in Stadium 2, in dem die Ehepartner eine enge emotionale Beziehung aufbauen. Das erste Beispiel zeigt die Möglichkeit, die Beziehung zu den Herkunftsfamilien nicht abreißen zu lassen, sondern sie aufrechtzuerhalten und umzugestalten. Das zweite Beispiel zeigt eine Beziehung, die entsteht, wenn beide Partner nicht richtig zusammenfinden. Die Beziehung der Frau zu ihrer Herkunftsfamilie ist enger als die zu ihrem Mann, während dem Mann seine Inter-

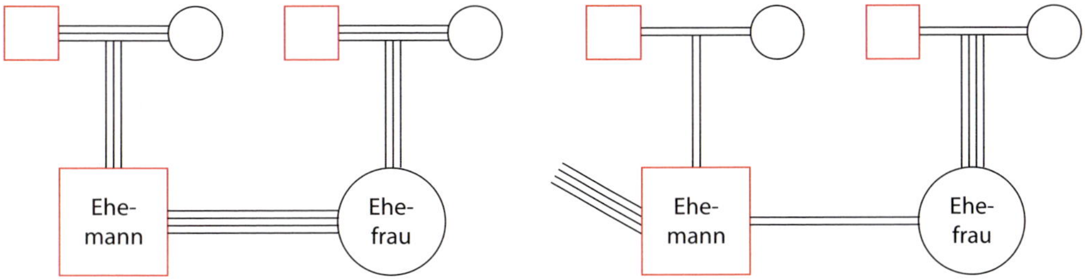

Abbildung 3-13: Musterbeispiele für Beziehungen in Stadium 2.

essen (z. B. Arbeit und Freunde) wichtiger sind als seine Frau. Wir haben festgestellt, dass negative beziehungsbedingte Ereignisse am Anfang der Ehe Paare besonders stark belasten. Diese und andere beziehungsbedinge Verletzungen sind gekennzeichnet durch einen Vertrauensbruch in einer kritischen Situation.

Fragen an die Familie: Sabeen, welche Familie war am meisten für Ihre Heirat mit Hashim? Wie haben Sie pakistanische und amerikanische Traditionen in ihre Ehe integriert? Wie haben Ihre Geschwister zum Ausdruck gebracht, dass sie für Ihre Heirat sind? Was hält Ihr Ehepartner von der Ehe Ihrer Eltern? Wenn Sie an die Ehe Ihrer Eltern denken, was würden Sie in Ihrer Ehe genauso machen? Wie hat sich die Diagnose Multiple Sklerose auf Ihre Beziehung als Paar ausgewirkt?

3.2.1.3 Stadium 3: Familien mit kleinen Kindern

In diesem Stadium kümmern sich die Erwachsenen um eine jüngere Generation. Wie die Studie von Perren et al. (2005) ergab, beeinflussen die Erfahrungen aus der Herkunftsfamilie oft die neue Familie. Die Autoren fanden heraus, dass Studienteilnehmer, die sich an negative Dinge in der Beziehung ihrer Eltern erinnerten, häufiger über negative Veränderungen ihrer eigenen Ehe während des ersten Jahres ihrer Elternschaft berichteten.

Die Geburt und Erziehung eines Babys ist mit Schwierigkeiten verbunden. Zudem ist die Übernahme von Verantwortung und der Umgang mit den Ansprüchen abhängiger Kinder für die meisten Familien eine Herausforderung zu einer Zeit, in der die finanziellen Ressourcen knapp und die Eltern mit ihrer beruflichen Weiterentwicklung beschäftigt sind. In Familien mit zwei berufstätigen Elternteilen führt die Arbeitsaufteilung bei der Versorgung der Kinder und bei der Hausarbeit häufig zu Streitigkeiten. Wir haben die Feststellung gemacht, dass es beträchtliche Unterschiede zwischen Männern und Frauen gibt, was die Bewältigungsstrategien beim Umgang mit diesen Problemen angeht. Frauen mit kleinen Kindern greifen sehr viel häufiger als Männer auf folgende Strategien zurück: kognitive Restrukturierung, Delegieren, Einschränkung nicht beruflicher Aktivitäten und Inanspruchnahme von Unterstützung.

Nach unserer Auffassung ist das Problem der berufstätigen Familie, die Versorgung der Kinder und andere Aufgaben im Haushalt sicherzustellen, ein soziales Problem, das von dem Paar gelöst werden muss und nicht das «Problem der Frau», mit dem sie allein fertig zu werden hat. Wir wissen noch nicht, wie sich die Zunahme der «späten Väter» in den Vereinigten Staaten auf dieses Problem auswirken wird. Fest steht, dass in den Vereinigten Staaten zwischen 1980 und 2002 die Geburtsrate bei Vätern im Alter von 40–44 Jahren um 32 % und bei Vätern im Alter von 45–49 Jahren um 21 % stieg (Penn, 2007). Bei 50–54-jährigen Vätern stieg sie um fast 10 %. Dieser Trend zeigt, dass viele Väter über 60 die Freuden des Familienlebens genießen. Die Grenzen zwischen den Generationen verwischen sehr schnell, wenn die «späten Väter» sich um die Schule und den Sport der Kinder und gleichzeitig um ihre Rentenansprüche Sorgen machen.

Aufgaben

1. **Vorbereitungen im System Ehe, um Platz für ein Kind zu schaffen.** Es ist Aufgabe des Paares, darauf zu achten, dass einerseits weiterhin die persönlichen Bedürfnisse beider Partner berücksichtigt werden und dass es andererseits seiner Verantwortung als Eltern gerecht wird. Mit der Ankunft des ersten Kindes entstehen Probleme, die den persönlichen Raum, die sexuelle und emotionale Beziehung des Paares und die Sozialisierung betreffen. Sowohl die Mütter als auch die Väter sind sich immer mehr bewusst, wie wichtig es ist, das Kind in die Familie zu integrieren. Kinder kommen in ganz unterschiedliche Situationen: (1) in solche, wo Platz für sie ist, (2) in solche, wo kein Platz für

sie ist, oder (3) in ein Vakuum, das sie ausfüllen sollen. Hat das Kind eine Behinderung, muss das Paar Abstriche an seinen Erwartungen machen und mit seinen emotionalen Reaktionen umgehen, was stärkere Belastungen mit sich bringt. Nach unserem Dafürhalten gehört bei Paaren, die Eltern werden, Wandel in verschiedenen Bereichen zu den normalen Familienprozessen: Wandel des «Selbstsinns» (engl.: *sense of self)*, Wandel der Beziehung zu den Herkunftsfamilien, Wandel des Verhältnisses zum Kind, Wandel in Bezug auf Stress und soziale Unterstützung, sowie Wandel in der Partnerschaft.

2. **Sich gemeinsam um die Versorgung des Kindes, die Finanzierung des Lebensunterhalts und die Hausarbeit kümmern.** Das Paar muss eine für beide Partner akzeptable Regelung finden, die die Versorgung des Kindes und die Erledigung der Hausarbeit sicherstellt und nicht zu Lasten eines Partners geht. Eine wichtige Aufgabe ist hier die Verwaltung der Finanzen und die Aufteilung familiärer und sonstiger Pflichten. Außerdem muss das Paar sich mit den emotionalen und finanziellen Kosten der Lösungen für die Versorgung des Kindes auseinandersetzen. Sowohl Mütter als auch Väter tragen zur Entwicklung des Kindes bei und können dies auf ähnliche oder verschiedene Weise tun. Eine körperliche und spielerische Stimulation des Kindes unterstützt die verbale Interaktion. Die Eltern können die Fähigkeiten ihres Kindes, Beziehungen zu Gleichaltrigen aufzubauen und gute schulische Leistungen zu erbringen, entweder fördern oder behindern. Einige Mittelschichtfamilien reagieren auf den durch das Schulsystem ausgeübten, starken Druck, indem sie die Werte Leistung und Produktivität in den Vordergrund stellen, während einige Familien aus der Arbeiterschicht auf diesen Druck eher mit Gefühlen des Ausschlusses und der Entfremdung reagieren. Jüngste Erfahrungen mit dem Thema Einwanderung und die Frage, ob die Kinder mit den notwendigen Papieren versehen werden oder nicht, können sich ebenfalls auf die Beziehungen zu Gleichaltrigen und auf die schulischen Leistungen auswirken.
3. **Neuordnung der Beziehungen zu den erweiterten Familien mit dem Ziel, die Rolle der Eltern und Großeltern zu integrieren.** Das Paar muss die neue Vater bzw. Mutterrolle gestalten und entwickeln, ohne die Rolle des Ehemanns bzw. der Ehefrau aufzugeben oder zu ersetzen. Die Mitglieder beider Herkunftsfamilien übernehmen ebenfalls neue Rollen und werden z. B. Großvater oder Tante. In einigen Fällen entwickeln Großeltern, die anfangs gegen die Heirat waren, ein starkes Interesse an den kleinen Kindern. Für viele ältere Erwachsene ist dies eine besonders schöne Zeit, weil sie sich intensiv mit den Enkeln beschäftigen können, ohne die mit der Elternschaft verbundene Verantwortung tragen zu müssen. Sie haben auch die Chance, eine neue Beziehung zu ihren Kindern aufzubauen, wie sie unter Erwachsenen üblich ist. Ansichten über Kindererziehung und Gesundheitspraktiken können unterschiedliche oder übereinstimmende Meinungen zu Tage fördern. Smith (2000: 2) berichtet, dass im Jahre 1995 «50 % der noch nicht schulpflichtigen Kinder (in den USA) von einem Verwandten versorgt wurden, wobei die Großeltern am häufigsten (30 %) als alleinige Betreuer genannt wurden».

Beziehungen

Den Eltern stellt sich die Aufgabe, ihre Beziehung als Ehepartner weiterzuführen und sowohl persönliche Gespräche unter Erwachsenen als auch zwischen ihnen als Erwachsenen und dem Kind zu führen. Raum für private Dinge und gemeinsame Unternehmungen ist wichtig. Nach Gottman und Notarius (2002) verschlechtert sich bei 40 bis 70 % der Paare mit der Elternschaft die Qualität der Ehe; meistens fallen sie in die typischen Geschlechterrollen zurück, wenn Hausarbeit, Versorgung der Kinder und berufliche Belastung sie übermäßig beanspruchen. Die Gespräche und sexuellen

Kontakte nehmen ab, die Freude und das Vergnügen am Baby nehmen jedoch zu.

Kinder brauchen Sicherheit und enge Beziehungen zu Erwachsenen, aber auch die Gelegenheit, eine positive Beziehung zu den Geschwistern aufzubauen. Wir meinen, Eltern sollten ihren Kindern durch ihre Erziehung vermitteln, dass sie Teil einer Gemeinschaft sind und in wechselseitiger Beziehung mit anderen leben.

In **Abbildung 3-14** sind Musterbeispiele für Beziehungen in Stadium 3 dargestellt. Im zweiten Beispiel ist die Beziehung zwischen den Kindern und zwischen den Ehepartnern negativ und von Konkurrenzdenken geprägt (angedeutet durch die gezackten Linien). Die Mutter hat eine sehr enge Beziehung zur Tochter, die Beziehung des Vaters zur Tochter ist dagegen unterentwickelt. Der Vater hat eine sehr enge Beziehung zum Sohn, während die Beziehung der Mutter zum Sohn unterentwickelt ist. Dieses Beispiel veranschaulicht generationenübergreifende gleichgeschlechtliche Koalitionen.

Fragen an die Familie: Wie viel Prozent Ihrer Zeit wenden Sie für die Betreuung Ihrer Kinder auf? Wie viel Prozent Ihrer Zeit wenden Sie auf, um ihre Ehebeziehung zu pflegen? Fühlen Sie sich beide wohl bei dieser Zeitverteilung? Was halten Ihre Kinder davon? Wenn Ihre Kinder der Meinung wären, Sie sollten sich mehr um sie kümmern, wie würden sie Ihnen dies zu verstehen geben? Wie hat die Fehlgeburt sich auf Ihre Ehe ausgewirkt?

3.2.1.4 Stadium 4: Familien mit Jugendlichen

Dies ist eine Zeit intensiver Umwälzungen und Übergänge, in der die biologischen, emotionalen und soziokulturellen Veränderungen außerordentlich schnell aufeinanderfolgen. Gleichaltrige, Internettechnologien wie SMS und Facebook, Pornografie, Sport und andere Aktivitäten wetteifern um die Aufmerksamkeit des Jugendlichen. Dieses Stadium ist stark von der sozialen Schicht geprägt. In armen, städtischen Gebieten beginnt die Adosleszenz früh und die Kinder dort lernen oft schon in sehr jungen Jahren Gewalt im Zusammenhang mit Sexualität, Verantwortung für den Haushalt sowie Drogen- und Alkoholkonsum kennen. In vielen Mittelschichtfamilien endet die Adoleszenz der jungen Menschen dagegen häufig erst, wenn sie Mitte zwanzig oder dreißig sind. Sie sind dann auch noch finanziell von ihren Eltern abhängig und leben immer noch mit ihnen zusammen.

Aufgaben

1. **Die Eltern-Kind-Beziehung so verändern, dass Jugendliche sich frei in das Familiensystem hinein und heraus bewegen können.** Die Familie steht vor der Aufgabe, die Abhän-

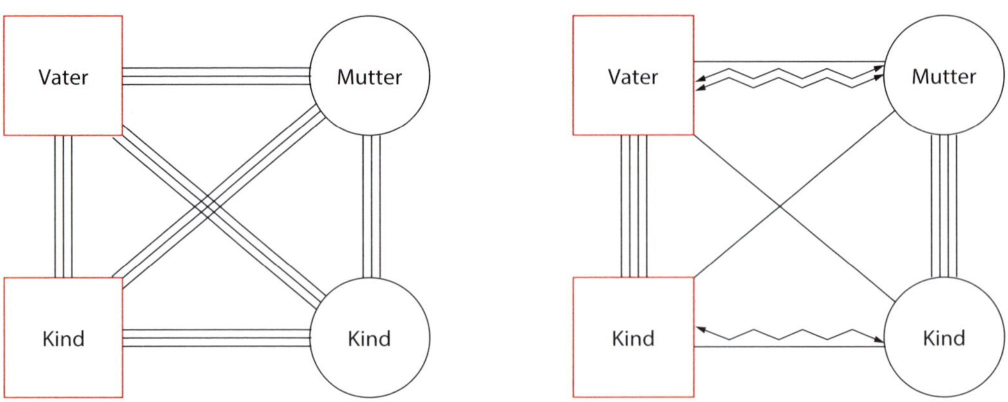

Abbildung 3-14: Musterbeispiele für Beziehungen in Stadium 3.

gigkeitsbeziehung, die sie seinerzeit zu dem kleinen Kind aufgebaut hat, in eine zunehmend unabhängige Beziehung zu dem Jugendlichen umzuwandeln. Da die materielle Abhängigkeit weiterhin besteht, wird oft nicht wahrgenommen, dass die psychische Unabhängigkeit größer wird. Oft entstehen Konflikte, wenn die Unabhängigkeit des Teenagers den Familienfrieden bedroht. So können Teenager für Konfliktstoff in der Ehe sorgen, wenn sie fragen, wer in der Familie über das Auto bestimmt – die Mutter oder der Vater? Oft reagieren Familien auf die Freiheitsbestrebungen des Jugendlichen auf zwei Arten: Erstens sie stellen sofort strenge Regeln auf und stellen das frühere Stadium der Abhängigkeit wieder her; oder – zweitens – sie entlassen die Jugendlichen in eine verfrühte Unabhängigkeit. Im zweiten Fall unterstützt die Familie nur die Unabhängigkeit und ignoriert das Bedürfnis nach Abhängigkeit. Dies kann zur Folge haben, dass der Teenager frühzeitig seinen eigenen Weg geht, wenn er eigentlich noch gar nicht reif ist, auf eigenen Füßen zu stehen. Dann kehrt er möglicherweise geschlagen nach Hause zurück. Die Eltern müssen ihre «Beschützerrolle» aufgeben und die Rolle des «Vorbereiters» auf die Herausforderungen des Erwachsenenlebens übernehmen.

Die Aufgabe der Eltern, die Verantwortung schrittweise an die Jugendlichen abzugeben, wird schwieriger, wenn es gesundheitliche Probleme gibt. So haben Fulkerson et al. (2007) festgestellt, dass familiärer Zusammenhalt, Mahlzeiten im Kreis der Familie und eine positive Atmosphäre bei den Mahlzeiten signifikant positiv mit dem psychosozialen Wohlbefinden von übergewichtigen Jugendlichen korreliert. Die Autoren fanden des Weiteren heraus, dass die von ihnen untersuchten Jugendlichen der Klassen 7 bis 12, die wegen ihres Übergewichts verspottet und von ihren Eltern ermahnt wurden, sich gesünder zu ernähren, psychisch weniger stabil waren. Es ist schwierig für Eltern, übergewichtigen oder zu Übergewicht neigenden Teenagern die Vorteile einer gesunden Enährung nahezubringen und gleichzeitig den Eindruck zu vermeiden, sie wollten sie zu einer Diät überreden.

2. **Überprüfung von Ehe und Beruf in der Lebensmitte.** In dieser Phase setzen sich die Eltern oft mit Dingen auseinander, die Erickson (1963/**dt.** 1995) als *Generativität* bezeichnet – das Bedürfnis, für eine andere Generation als Mensch, Partner und Mentor von Nutzen zu sein. Die häufigen Auseinandersetzungen und Konflikte mit dem sozial und sexuell heranreifenden Teenager über Werte, Lebensstile, berufliche Pläne usw. kann dazu führen, dass auch die Eltern ihre Ehe und ihren Beruf einer kritischen Betrachtung unterziehen. Dieses Stadium kann positives Wachstum oder schmerzvolle Auseinandersetzung für Männer und Frauen bedeuten; das hängt von vielen Faktoren ab, unter anderem auch von kulturellen und geschlechtsspezifischen Erwartungen.
3. **Einstieg in die gemeinsame Betreuung der älteren Generation.** Die Eltern werden langsam älter und die Großeltern auch. Die Eltern (besonders Frauen) haben manchmal das Gefühl, von zwei Seiten bedrängt zu werden: Die Teenager fordern mehr Freiheit, die Großeltern mehr Unterstützung. Da die Frauen heute erst im späteren Lebensalter Kinder bekommen und ältere Menschen länger leben, wird die Doppelforderung nach Aufmerksamkeit und Unterstützung sehr wahrscheinlich noch zunehmen. Die Aufgabe hier lautet: Die Erfahrungen der älteren Menschen und die generationsübegreifende Reziprozität wertzuschätzen.

Beziehungen

Während die Beziehungen der Familienmitglieder innerhalb der Familie weiter bestehen, interessieren die Teenager sich mehr für ihre Freunde als für die Familie. Diese Übergänge im Familienlebenszyklus können belastend sein, weil die Beziehungen der Familienmitglieder untereinander auf eine harte Probe gestellt werden. Wir empfehlen, offen darüber zu sprechen und auch wichtige Emotionen nicht auszusparen. Mit Blick auf die Entwicklung des Jugendlichen ist es normal und angemessen, wenn die Beziehung zu den Eltern in den Hintergrund tritt. Sein immer größer werdendes soziales Netzwerk verhindert jedoch eine enge Beziehung zur Familie nicht, auch wenn die Beziehung zu ihr sich verändert. Der Ehemann und die Ehefrau müssen sich in dieser Phase wieder mehr um ihre eigene Beziehung kümmern.

Musterbeispiele für Beziehungen im vierten Stadium sind in **Abbildung 3-15** zu sehen. Das zweite Beispiel zeigt, dass die Mutter eine sehr enge Beziehung zum ältesten Sohn und eine negative Beziehung zu ihrem Ehemann hat. Die Beziehung des Vaters ist zu allen Familienmitgliedern nicht sonderlich eng, und zwischen den beiden Söhnen gibt es Konflikte.

Fragen an die Familie: Was dürfen Ihre beiden Teenager heute, was sie früher, als sie noch jünger waren, nicht durften? *Fragen an die Teenager:* Wie werden eure Eltern wohl reagieren, wenn eure jüngere Schwester Nenita sich zu einem Date verabreden will? Werden sie anders reagieren als bei euch? Stellt euch eine Skala von 1 bis 10 mit 10 als höchstem Wert vor; wie sehr vertrauen eure Eltern euch, dass ihr kein Crystal Meth (Metamfetamin) nehmt?

3.2.1.5 Stadium 5: Die Kinder ins Leben entlassen und sich weiterentwickeln

Viele nordamerikanische Mittelschichtfamilien, deren Kinder erwachsen sind, glaubten früher, dass sie ein leeres Nest haben werden. Doch diese Erwartung entspricht nicht der Realität. Steigende Mieten und Anfangslöhne, die nicht so stark ansteigen wie die von erfahreneren Arbeitern, wurden als einige der Gründe für diesen Trend ausfindig gemacht. Eine andere Erklärung ist die, dass die jungen Nordamerikaner Schwierigkeiten mit dem Erwachsenwerden haben und nicht willens sind, auf eigenen Füßen zu stehen und sich mit weniger Wohlstand zufriedenzugeben, als ihre Eltern ihnen bieten.

Aufgaben

1. **Neuaushandlung des Systems Ehe als Dyade.** In vielen Fällen wird versucht, einige grundlegende Dinge in der Ehe zu verändern, besonders dann, wenn beide Partner einer Erwerbstätigkeit nachgehen und die Kinder ausgezogen sind. Die Beziehung zwischen den Ehepartnern kann stärker in den Vordergrund rücken. Die Balance zwischen Abhängigkeit, Unabhängigkeit und gegenseitiger Abhängigkeit muss neu ausgelotet werden.
2. **Aus der Eltern-Kind-Beziehung wird eine Beziehung wie sie zwischen Erwachsenen üblich ist.** Die Herkunftsfamilie muss die

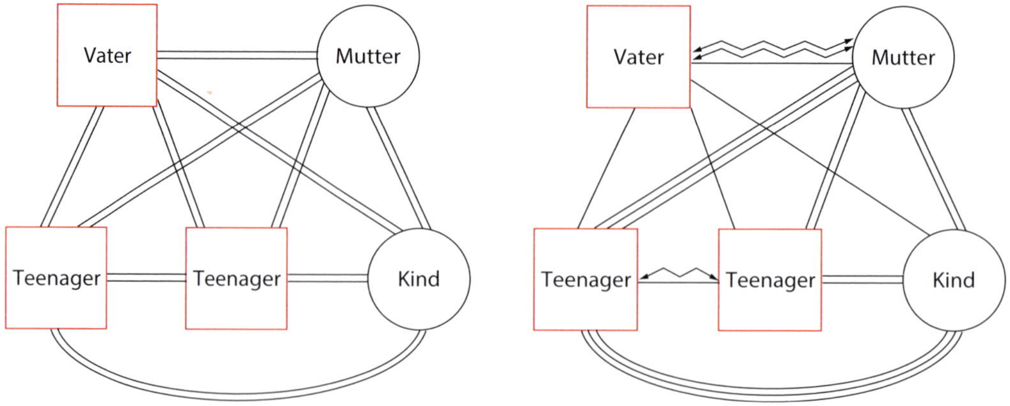

Abbildung 3-15: Musterbeispiele für Beziehungen in Stadium 4.

frühere Eltern-Kind-Beziehung aufgeben und sich an die neue Beziehung Eltern-erwachsenes Kind gewöhnen. Dies erfordert eine Veränderung der emotionalen Bindungen und finanziellen Verpflichtungen. In diesem Stadium müssen die Familienmitglieder vor allem verkraften, dass Familienmitglieder das Familiensystem verlassen und andere hinzukommen.

3. **Neuausrichtung der Beziehungen mit dem Ziel, erwachsene Kinder und deren Partner zu integrieren.** Die Eltern stellen die familiären Beziehungen und Erwartungen darauf ein, dass der Ehepartner oder Partner ihres Kindes auch seinen Platz in der Familie findet. Dies kann dann zu Problemen führen, wenn die Eltern sich auf eine(n) heterosexuelle(n) Schwiegersohn oder Schwiegertochter einstellen, der/die den gleichen ethnischen und religiösen Hintergrund hat wie sie und der Sohn/die Tochter ihnen aber eine(n) andere(n) präsentiert. Die einstige Befürchtung, dass die Zeit nach der Heirat des erwachsenen Kindes besonders für die Frauen einsam und traurig ist, wird revidiert. Oft wird festgestellt, dass die Zufriedenheit in der Ehe größer ist.
4. **Der Umgang mit Krankheit und Tod der Eltern (Großeltern).** Für viele Familien sind Krankheit und Tod eines alten Elternteils etwas Natürliches. Es kann tröstliche Erinnerungen wecken, der schönen Momente, Ratschläge und Leistungen der älteren Menschen zu gedenken. Wenn jedoch zwischen dem Ehepaar und den alten Eltern gewisse Dinge noch nicht bereinigt sind, kann dies gravierende Folgen haben, nicht nur für die Kinder, sondern auch für die neue dritte Generation. Die Art der Krankheit, von der die Senioren betroffen sind, bestimmt, bis zu welchem Grad die unmittelbare Umgebung in Mitleidenschaft gezogen wird. So reagieren pflegende Angehörige, die nichts über die Alzheimer-Krankheit und deren Auswirkungen auf die kognitiven Funktionen und Verhaltensweisen wissen, häufig ineffizient und kontraproduktiv auf unangemessenes oder destruktives Verhalten. Damit verstärken sie unabsichtlich ihren Stress. Nach Fruhauf und Aberle (2007) suchen viele weibliche pflegende Angehörige oft Hilfe, weil sie depressiv sind, was häufig darauf zurückzuführen ist, dass sie verschiedene Rollen übernehmen und viele Verluste verkraften müssen und unter Schuldgefühlen leiden. Wir empfehlen Gesundheitsfachleuten, sich nicht nur um die generationenübergreifenden, mit Krankheit, Verlust und Krisen einhergehenden Probleme der Familie zu kümmern, sondern auch die generationsübergreifenden Stärken und Erfahrungen wahrzunehmen. Das Aufdecken wichtiger Ereignisse, Übergänge und Bewältigungsstrategien kann die Resilienz der Familie fördern.

Beziehungen

Die Familienmitglieder gehen weiter ihren Interessen außerhalb der Familie nach und übernehmen neue, dem Stadium angemessene Rollen. Musterbeispiele für Beziehungen sind in **Abbildung 3-16** dargestellt. Probleme können entstehen, wenn beide Ehepartner sich zu sehr an das jüngste Kind klammern. Solche Konflikte lassen sich vermeiden, wenn sie dem ältesten Kind erlauben auszuziehen und sich dann auf das nächste Kind konzentrieren.

Fragen an die Familie: Wie haben Ihre Eltern Ihnen geholfen, von zu Hause auszuziehen? Worin unterscheidet sich Ihr Auszug von zu Hause von dem Ihres Sohnes Zubin? Werden Ihre Eltern besser, schlechter oder wie bisher miteinander auskommen, wenn Sie ausgezogen sind? Wer wird die Kinder am meisten vermissen, Ihre Mutter oder Ihr Vater? Was sollte Ihr Kind jetzt, wo es eine neue Beziehung hat, anders machen als Sie? Falls Ihre Eltern noch leben, gibt es Dinge, über die Sie gerne mit ihnen sprechen würden?

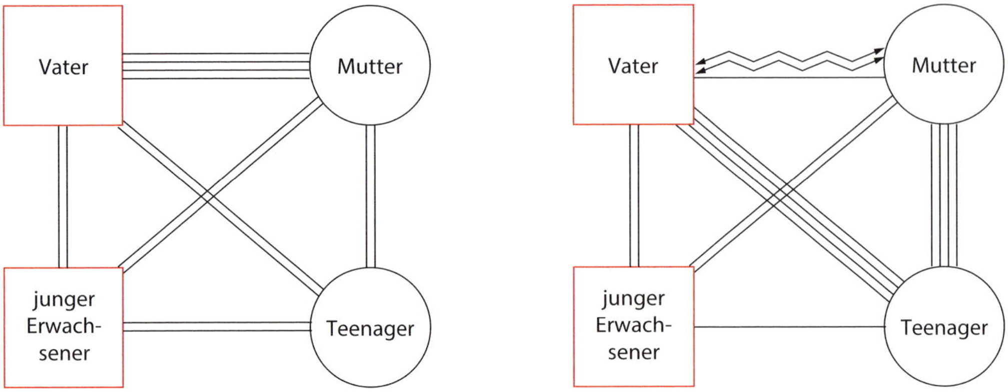

Abbildung 3-16: Musterbeispiele für Beziehungen in Stadium 5.

3.2.1.6 Stadium 6: Familien im späteren Lebensalter

Dieses Stadium beginnt mit dem Ausscheiden aus dem Berufsleben und dauert bis zum Tod beider Ehepartner. Es ist jedoch schwer zu sagen, wann genau dieses Stadium in einer Familie beginnt, denn «gegenwärtig gibt es in den Vereinigten Staaten fünf Millionen Menschen, die 65 Jahre und älter sind und im Berufsleben stehen; das sind doppelt so viele wie Anfang der 1980er Jahre und es werden immer mehr» (Penn, 2007: 29). Bei vielen Ehepaaren kann dieses Stadium 20 bis 30 Jahre dauern. Wichtige emotionale Prozesse in dieser Phase heißen, sich an die Veränderung der generationenspezifischen Rollen anzupassen und eine Haltung zu entwickeln, die es ermöglicht, die Erfahrungen der älteren Menschen wertzuschätzen.

Aufgaben

1. **Aufrechterhaltung individueller und gemeinsamer Funktionen und Interessen trotz körperlicher Gebrechen: Erprobung neuer familialer und sozialer Rollen.** Die Beziehung zum Ehepartner bleibt wichtig, und die Zufriedenheit in der Ehe hebt die Stimmung der Ehepartner und sorgt dafür, dass sie aktiv bleiben. Wir haben herausgefunden, dass die Stimmung des Ehemannes stark vom Gesundheitszustand, dem sozioökonomischen Status und dem Einkommen, und – wenn auch weniger stark – von der Familienfunktion bestimmt wird. Die Stimmung der Ehefrau ist dagegen stark abhängig von der Familienfunktion und weniger stark vom Gesundheitszustand und dem sozioökonomischen Status.

Das ältere Ehepaar bekommt neue Rollen als Großeltern und Schwiegereltern und muss sich auf die Ehepartner seiner Kinder einstellen und Raum für die Enkelkinder schaffen. Ob ein älterer Familienangehöriger Schwierigkeiten mit der anstehenden Veränderung des Status hat, lässt sich daran erkennen, dass er sich weigert, etwas von seiner Macht abzugeben, z. B. sich aus dem Unternehmen zurückzuziehen oder die Nachfolge im Familienunternehmen zu regeln. Von der Statusveränderung sind sowohl die älteren Familienmitglieder als auch die Familienmitglieder in mittleren Jahren betroffen. Es kann zu Schwierigkeiten und Missverständnissen kommen. So kann es passieren, dass die älteren Erwachsenen sich aufgeben und völlig abhängig von der jüngeren Generation werden, oder dass die jüngere Generation nicht akzeptiert, dass die Kräfte der älteren Menschen schwinden und weiterhin so tut, als könnten sie noch alles, oder dass die jüngere Generation nur die Gebrechen der älteren Menschen wahrnimmt und sie behandelt, als wären sie in jeder Hinsicht unfähig.

2. **Das System für die Weisheit und Erfahrung der alten Menschen öffnen.** Die Aufgabe, die ältere Generation zu unterstützen ohne sie zu bevormunden, ist besonders wichtig, weil die Menschen heute allgemein länger leben. Es ist nicht ungewöhnlich, dass eine 70-jährige Tochter ihre 90-jährige Mutter versorgt und beide ganz in der Nähe des 50-jährigen Sohnes bzw. Enkels leben. Die Eltern der geburtenstarken Jahrgänge sind heute die Generation der «jungen Alten». Sie sind hoch motiviert, an Selbsthilfegruppen teilzunehmen, und verbessern ihre Lebensqualität dadurch, dass sie sich für Beratung, traditionelle und alternative Gesundheitspraktiken und Bildungsangebote interessieren. Viele haben via E-Mail und Handy Kontakt zu «neuen» Familienmitgliedern geknüpft. Sie kümmern sich nicht darum, was früher über das Altern erzählt wurde, sondern erwarten und verlangen als Konsumenten eine gute Lebensqualität. Viele Großeltern tragen Verantwortung für die Erziehung von Kindern. Wie das US-amerikanische statistische Bundesamt mitteilte, kümmerten sich im Jahre 2000 42 % der Großeltern, die mit einem ihrer Enkelkinder unter 18 Jahren zusammenlebten, um einen Großteil der Grundbedürfnisse eines oder mehrerer Enkelkinder (United States Census Bureau, 2002).
3. **Umgang mit dem Verlust des Ehepartners, der Geschwister und anderer Bekannter gleichen Alters und die Vorbereitung auf den eigenen Tod.** In diesem Stadium schauen alte Menschen auf ihr Leben zurück und kümmern sich um unerledigte Dinge in der Familie, im geschäftlichen Bereich und im Bekanntenkreis. Viele Menschen haben es gern, wenn sie über ihr Leben sprechen und es Revue passieren lassen können, und sie schätzen es, ihre Erfahrungen an nachfolgende Generationen weiterzugeben.

Beziehungen

Das Paar kümmert sich um seine Beziehung und verändert sie entsprechend dem Grad der Funktionsfähigkeit beider Partner. In den USA lebte im Jahre 2000 die Mehrzahl der Erwachsenen über 65 Jahre nicht allein, sondern mit anderen Familienmitgliedern zusammen; weniger als 5 % lebten in Einrichtungen. In der Bevölkerungsgruppe, die 75 Jahre und älter war, lebten 67 % der Männer mit ihren Ehepartnerinnen zusammen. Neunundvierzig Prozent der Frauen lebten allein und 22 % waren zum damaligen Zeitpunkt nicht verheiratet, sondern lebten entweder mit Verwandten oder anderen Personen zusammen (Fields/Casper, 2001).

In diesem Stadium steht das richtige Maß an gegenseitiger Abhängigkeit zwischen zwei Generationen im Vordergrund. Für Pflegende ist das Konzept der gegenseitigen Abhängigkeit besonders wichtig, wenn sie mit Familien arbeiten, die aus erwachsenen Töchtern und deren Eltern bestehen. Ältere Männer und ältere Frauen aus der Mittelschicht haben eine gleich große Bereitschaft, ihren Kindern, besonders den Töchtern, zu helfen und sie zu unterstützen. Da die Eltern meistens mehr Kontakt zu ihren Töchtern als zu ihren Söhnen haben, sind die generationenübergreifenden Beziehungen zwischen Töchtern und ihren Eltern in der Regel ziemlich eng. Wie das Beispielmuster in Abbildung 3-16 und **Abbildung 3-17** rechts zeigt, projiziert das Ehepaar seine Konflikte auf die erweiterte Familie. Dies bedeutet Schwierigkeiten für die nachfolgende Generation.

Fragen an die Familie: Wenn Sie auf Ihr Leben zurückblicken, was hat Ihnen am meisten Freude gemacht? Worüber waren Sie am glücklichsten? Was bedauern Sie am meisten? Was sollten Ihre Kinder anders machen als Sie? Was sollten sie genauso machen? Welche Pläne haben Sie und Ihre Tochter Aminah wegen deren Schizophrenie gemacht, jetzt, wo Ihr Gesundheitszustand sich verschlechtert?

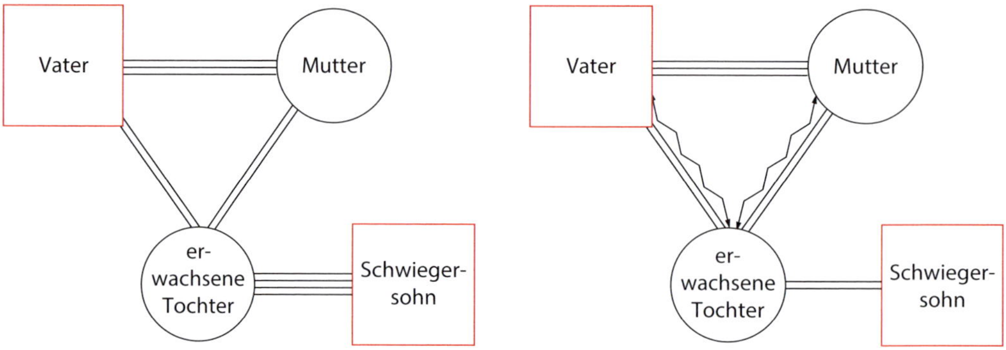

Abbildung 3-17: Musterbeispiele für Beziehungen in Stadium 6.

3.2.2 Der Familienlebenszyklus während und nach der Scheidung

Zum gegenwärtigen Zeitpunkt ist Nordamerika im Umbruch, was den Familienstand und die verschiedenen Formen des Zusammenlebens anbelangt. Besonders auffällig ist die hohe Scheidungsrate. In den USA waren im Jahre 1996 10 % der Erwachsenen im Alter von 18 Jahren und älter geschieden, was einer Steigerung von 3 % gegenüber 1970 entspricht (Saluter/Lugaila, 1998).

Im Jahre 2005 lag die Scheidungsrate in den Vereinigten Staaten pro 1.000 Einwohner bei 3,6 gegenüber 4,2 im Jahre 2000 und 4,4 im Jahre 1995 (Daily Almanac, 2007). Ob sie konstant bleibt, ansteigt oder abnimmt, ist reine Spekulation, die sich durch verschiedene Theorien untermauern lässt. Die unsichere wirtschaftliche Situation, die Ausbreitung von AIDS, die Furcht vor Terrorismus und eine stärkere Hinwendung zum Glauben können Gründe für die abnehmende Scheidungsrate sein. Familien mit allein erziehenden Elternteilen sind ebenfalls auf dem Vormarsch. In den USA ist die Anzahl der Familien mit allein erziehenden Müttern von 3 Millionen (12 %) im Jahre 1970 auf 10 Millionen (26 %) im Jahre 2000 angestiegen (Fields/Casper, 2001). Ebenso angestiegen ist die Anzahl der Familien mit allein erziehenden Vätern, nämlich von 393 000 (1 %) auf 2 Millionen (5 %) im Jahre 2000 (Fields/Casper, 2001).

In der Scheidungsphase stehen Familien häufig unter einem enormen Druck. Familien mit allein erziehenden Elternteilen müssen im Verlauf ihrer Entwicklungen die gleichen Aufgaben bewältigen wie Familien mit zwei Elternteilen, allerdings ohne deren Ressourcen. Dies ist eine zusätzliche Belastung für die übrigen Familienmitglieder, die sich zum Ausgleich bei Aufgaben wie körperliche Pflege, soziale Kontrolle und Stressmanagement mehr anstrengen müssen. Wir warnen Pflegende jedoch vor der Annahme, dass allein die Familiensituation schon ausreicht, um die Familienfunktion zu beeinflussen. Wir haben festgestellt, dass der Faktor Familienzusammensetzung allein viel zu komplex ist, um Ergebnisse voraussagen zu können und empfehlen, spezifischere Variablen zu berücksichtigen, z. B. ob die Eltern nach der Scheidung auch weiterhin als Eltern zur Verfügung stehen.

Für allein erziehende Elternteile stellt der Mangel an Zeit, Geld und Energie oft ein Problem dar. Einige Mütter und Väter sind besorgt, weil sie wahrgenommene familiäre und gesellschaftliche Erwartungen, die mit dem Leben «einer normalen Familie» mit zwei Elternteilen vergleichbar sind, nicht erfüllen können. Manche Frauen glauben, Verhaltensweisen zeigen zu müssen, die im Widerspruch stehen zu denen, die sie meinen zeigen zu müssen, wenn sie noch einmal vorhätten zu heiraten. Sie werden ständig von der Familie, von Freunden und von der Kirche gedrängt, doch wieder zu heiraten, damit ihre Kinder in einer «normalen» Familie aufwachsen. Diese Frauen sagen, sie seien in einem Dilemma gefangen, weil sie Verhaltensweisen wie z. B. Unterwürfigkeit zeigen wollen, die auf einen potenziellen Ehemann anziehend wirken, sich gleichzeitig aber scheinbar anders verhalten müssen, z. B. selbstbewusst auftreten, wenn sie ihr Leben erfolgreich bewältigen wollten. Wir raten Pflegenden, die mit Familien mit allein erziehenden Elternteilen arbeiten, nach widersprüchlichen Erwartungen zu fragen, denn so können sie ihnen helfen, sich vorher zu überlegen, wie sie auf derartige paradoxe Situationen reagieren können.

Ferner ist es wichtig, dass Pflegende, die in ihrer Pflegepraxis familienzentriert arbeiten, sich auf die positiven Veränderungen zu konzentrieren, die viele getrennt lebende Frauen feststellen. Frisch getrennt lebende Frauen entwickeln oft Bewältigungsstrategien, die ihrer Weiterentwicklung zugute kommen, wie z. B. selbständiger werden und sich weiterbilden, und [sie entdeckten an sich] positive Veränderungen, wie z. B. größeres Selbstvertrauen und das Gefühl, mehr Kontrolle über die Situation zu haben als in der Phase unmittelbar nach der Trennung.

In der Zeit nach der Scheidung ist ferner Resilienz, also Widerstandsfähigkeit und Durchhaltevermögen, ein weiterer Fokus für Pflegende. Eine wichtige Voraussetzung dafür ist, dass Elternteile und Kinder fähig sind, enge, konstruktive und sich gegenseitig unterstützende Beziehungen aufzubauen, die von großer Bedeutung sind, wenn es darum geht, Familien vor den Auswirkungen der mit einer Scheidung verbundenen Widrigkeiten zu schützen. Faktoren, die Resilienz und eine positive Anpassung an die Scheidung fördern, sind solche, die auf die Lebensumstände der Kinder Rücksicht nehmen. Kellys Auswertung (2007: 47) der zahlreichen empirischen Forschungsbefunde zeigt, dass die «Kontakte der Kinder zu ihrem abwesenden Elternteil nicht auf einer festen Basis (z. B. jedes zweite Wochenende) geregelt werden sollten, sondern den jeweiligen Interessen, Fähigkeiten und der Art der Eltern-Kind-Beziehung Rechnung tragen müssen». Sie empfiehlt, Kindern entsprechend ihrem Alter und ihrem Entwicklungsstand ein Mitspracherecht bei der Regelung einzuräumen, aber nicht von ihnen zu verlangen, sich für den einen oder anderen Elternteil zu entscheiden.

Es gilt zu beachten, dass ca. 75 % der Kinder, die eine Scheidung erleben, robust genug und in der Lage sind, ihr Leben weiterzuführen, und dass nur 25 % langfristigere Anpassungsprobleme haben (Greene et al., 2003). Wie die Befunde der Studie von Baum (2003) über geschiedene Ehepaare in Israel zeigen, bewerteten beide Elternteile ihre frühere Beziehung umso schlechter, je länger und schwieriger das Scheidungsverfahren war. Interessant ist auch der folgende Befund von Baum: Je mehr Verantwortung der Vater für die Scheidung übernahm und je mehr er sich als die treibende Kraft sah, desto bereitwilliger kam er seinen väterlichen Pflichten nach. Die Befunde der Langzeitstudie von Ahrons (2007), in der Kinder 20 Jahre nach der Scheidung ihrer Eltern befragt wurden, hat gezeigt, dass Kinder, die angaben, ihre Eltern seien kooperativ, auch von besseren Beziehungen zu ihren Eltern, Großeltern, Stiefeltern und Geschwistern berichteten. Ob die familiären Beziehungen nach einer Scheidung besser werden, gleich bleiben oder schlimmer werden, hängt von komplexen Wechselwirkungen verschiedener Faktoren ab. Bei vielen Problemen, die früher «der Scheidung» zugeschrieben wurden, wird jetzt erkannt, dass es sie schon in der Phase vor der Scheidung gab; eine Scheidung ist ein langwieriger Prozess, der vor der Trennung beginnt und bis lange Zeit nach der Scheidung andauert (Ahrons, 2006).

Im Rahmen unserer klinischen Supervision raten wir den Pflegenden, sich auf die Geschwister zu konzentrieren, ein Subsystem, das während der Zeit, in der sich die Familie neu ausrichtet, meistens intakt bleibt. Geschwister sind oft die Einheit der Kontinuität. Wir versuchen außerdem, Einrichtungen ausfindig zu machen und zu fördern, die Eltern in der Zeit nach der

Scheidung helfen, z. B. sich gegenseitig zu unterstützen, als Team zusammenzuarbeiten, klare flexible Grenzen zu setzen, intensiv Informationen auszutauschen, konstruktive Problemlösungen zu finden und ihre Kinder umsichtig, kompetent, engagiert und souverän zu erziehen. Da viele Väter nicht daran gewöhnt sind, sich ohne Anweisung ihrer Frauen um ihre Kinder zu kümmern, ziehen sie sich oft aus deren Leben zurück. Sie wollen ihre Exfrau meiden und Konflikten aus dem Wege gehen und fühlen sich möglicherweise unwohl, wenn sie keine klar definierte Rolle als Autoritätsperson im Leben ihrer Kinder haben. Ahrons (2007: 53) hat festgestellt, dass Kinder, deren Beziehung zu ihren Vätern sich nach der Scheidung verschlechterte, auch eine distanzierte, negative oder gar keine Beziehung zu ihren Großeltern väterlicherseits, zu ihren Stiefmüttern und Stiefgeschwistern hatten. Pflegende können in solchen Situationen erfolgreich intervenieren und dafür sorgen, dass für die Zeit nach der Scheidung für beide Seiten akzeptable Regelungen vereinbart werden, die dem Wohl der Kinder dienen. Baum (2006) empfiehlt Pflegenden, den Vätern zu helfen, ihre elterliche Rolle und ihre elterliche Identität unabhängig von ihrer Rolle und Identität als Ehegatte neu zu definieren. Bei Familien, die in schwer zu beeinflussenden Streitigkeiten verstrickt sind, raten wir Pflegenden, das Klima so weit zu verbessern, dass die Eltern Distanz halten und Konflikte sowie Triangulationen minimiert werden können.

Scheidungen kommen in allen Familien und in jedem Stadium des Familienlebenszyklus vor, unabhängig von Schicht oder Ethnie. Je nach Zeitpunkt und Dauer sowie der Diversität der an dem Prozess beteiligten Personen wirkt sich eine Scheidung allerdings unterschiedlich aus. Das Scheitern der Ehe kann plötzlich sein oder sich in die Länge ziehen. So oder so ist emotionale Arbeit gefragt, damit die Familie die Veränderungen, Gewinne und Verluste der Mitgliedschaft in der Familie verkraften kann. In **Tabelle 3-2** sind einige Beispiele für die Phasen während und nach einer Scheidung dargestellt. Carter und McGoldrick (1999) halten eine Aufteilung in drei Spalten aus klinischer Sicht für sinnvoll. Die erste Spalte benennt die Phase, die zweite Spalte die Einstellung, die Familienmitgliedern hilft, den Übergang zu schaffen und die in der dritten Spalte beschriebenen Entwicklungsschritte auf dem Weg zur nächsten Phase zu bewältigen. Wir glauben, dass klinische Arbeit, die auf die dritte Spalte abzielt, keinen Erfolg haben wird, wenn die Familie Schwierigkeiten mit den in der zweiten Spalte aufgelisteten Einstellungen hat.

Fragen an die Familie: Wie denken Sie über die Gründe, die zur Scheidung geführt haben? Von wem kam der Vorschlag, sich scheiden zu lassen? Wer hat wen verlassen? Wer hat sich am meisten dafür eingesetzt, akzeptable Vereinbarungen für *alle* Familienmitglieder zu finden? Wie hat Ihr Exehemann Luis seine Bereitschaft gezeigt, sich weiter gemeinsam mit Ihnen um die Kinder zu kümmern? Wie haben Sie darauf reagiert? Welche Veränderungen haben Sie bei Ihren Kindern festgestellt, als sich Ihre Beziehung zu Luis verändert hat? Was würden Ihre angeheirateten Verwandten über die Art und Weise sagen, wie Sie die Beziehung Ihrer Kinder zu Ihnen gefördert haben? Was würden Ihre Kinder dazu sagen? Welche Methoden haben Ihnen am besten geholfen, mit Luis schwierige Probleme zu lösen? Was würden Sie anderen geschiedenen Eltern raten, wenn es darum geht, schwierige Probleme mit ihren Expartnern zu lösen? Wie haben Ihre Kinder Ihnen und Ihrem Exehemann geholfen, eine sie unterstützende Umgebung zu erhalten?

3.2.3 Der Lebenszyklus der wiederverheirateten Familie

«Stieffamilien sind Familien, die aus der Hoffnung entstehen.» (Visher et al., 2003: 171). In den letzten Jahrzehnten ist die Anzahl der wiederverheirateten und Stieffamilien in Nordamerika auffällig gestiegen. Nach Angaben der Step-

Tabelle 3-2: Die Stadien des Familienlebenszyklus während und nach der Scheidung.

Phase	emotionale Aspekte des Übergangsprozesses: erforderliche Einstellung	Entwicklungsschritte
Scheidung		
1. Entschluss, sich scheiden zu lassen	Akzeptieren, dass die ehelichen Schwierigkeiten nicht so weit bereinigt werden können, dass eine Fortsetzung der Ehe möglich ist	den eigenen Beitrag zum Scheitern der Ehe anerkennen
2. Planungen zur Auflösung des Systems	wichtige Vereinbarungen unterstützen, die allen Mitgliedern des Systems zugute kommen	Dinge wie Sorgerecht, Besuchsregelung und Finanzen gemeinsam klären mit der erweiterten Familie über die Scheidung sprechen
3. Trennung	bereit sein, sich gemeinsam als Eltern um die Kinder zu kümmern und sie finanziell zu unterstützen die Beziehung zum Ehepartner aufarbeiten	über den Verlust der Kernfamilie trauern die Beziehung zum Ehepartner und zu den Kindern sowie die finanzielle Situation neu ordnen; sich daran gewöhnen, allein zu leben Neuordnung der Beziehungen zur erweiterten Familie; Kontakt zur erweiterten Familie des Ehepartners halten
4. Scheidung	emotionale Aufarbeitung der Scheidung fortsetzen: Verletzung, Wut, Schuldgefühle usw. überwinden	Auseinandersetzung mit Hoffnungen, Träumen und Erwartungen während der Ehe
Die Zeit nach der Scheidung		
1. geschiedener Elternteil (mit Sorgerecht oder Hauptwohnsitz des Kindes)	bereit sein, weiterhin finanzielle Verantwortung zu tragen, den Kontakt zum Expartner als Elternteil aufrechtzuerhalten und den Kontakt der Kinder zum Expartner und dessen Familie zu unterstützen	flexible Besuchsregelungen mit dem Expartner und dessen Familie vereinbaren die eigenen finanziellen Ressourcen ordnen eigene soziale Kontakte knüpfen
2. geschiedener Elternteil (ohne Sorgerecht)	bereit sein, den Kontakt zum Expartner als Elternteil aufrechtzuerhalten und die Beziehung des Elternteils mit Sorgerecht zu den Kindern zu unterstützen	Möglichkeiten suchen, eine gute Eltern-Kind-Beziehung aufrechtzuerhalten finanzielle Verpflichtungen gegenüber Expartner und Kindern erfüllen eigene soziale Kontakte knüpfen

Carter und McGoldrick, 1998.

family Association of America (2003) belegen Schätzungen im Zeitraum von 1988–1990, dass:

- 52 bis 62 % aller Erstehen geschieden werden
- etwa 75 % aller Geschiedenen wieder heiraten
- etwa 43 % aller Ehen für mindestens einen Partner eine Zweitehe sind
- bei ca. 65 % der Wiederverheiratungen Kinder aus der früheren Ehe und aus Stieffamilien involviert sind
- 60 % aller Wiederverheiratungen wieder geschieden werden.

Berger (1998) berichtet, dass einer von drei Amerikanern Mitglied einer Stieffamilie ist, entweder als Stiefkind, Stiefelternteil, wiederverheirateter Elternteil oder als Stiefgroßelternteil. Die Langzeitstudie von Ahrons (2007), in der Kinder 20 Jahre nach der Scheidung ihrer Eltern befragt wurden, hat ergeben, dass ein Elternteil dieser Kinder oder beide Eltern wieder geheiratet hatten. Ein Drittel dieser Kinder gab an, die Wiederverheiratung sei für sie mit mehr Stress verbunden gewesen als die Scheidung. Für zwei Drittel war die Wiederverheiratung ihres Vaters mit mehr Stress verbunden als die ihrer Mutter.

Der emotionale Prozess, den die Familie beim Übergang zur wiederverheirateten Familie zu bewältigen hat, besteht darin, die Furcht, die mit dem Sich-Einlassen auf neue Beziehungen zusammenhängt, in den Griff zu bekommen: die eigene Furcht, die Furcht des neuen Ehepartners und die Furcht der Kinder (eines oder beider Ehepartner). Auch muss die Familie sich mit den feindseligen oder aufgebrachten Reaktionen der Kinder, der erweiterten Familie und des Exehepartners auseinandersetzen. Anders als in biologischen Familien, wo es klare Grenzen gibt und die Mitgliedschaft durch Abstammung, Gesetze und räumliche Arrangements geregelt ist, ist die Struktur der Stieffamilie weniger klar. Pflegende müssen diese unklaren Verhältnisse in der neuen Familienstruktur ebenso berücksichtigen wie die Rollen und Beziehungen. Visher et al. (2003: 160) haben die folgenden dynamischen Hauptkonflikte im Haushalt von Stieffamilien auf den Punkt gebracht:

- Außenstehende versus Mitglieder
- Diskussionen über Grenzen
- das Thema Macht
- Loyalitätskonflikte
- starre, unproduktive Dreiecksbeziehungen
- Einheit versus Spaltung der neuen Paarbeziehung.

Die Bindungstheorie hat sich für die Konzeptualisierung der Auswirkungen struktureller Veränderungen und Verluste auf die Anpassung der Stieffamilie als hilfreich erwiesen. Furrow und Palmer (2007) sehen die Stieffamilie als ein in der Entwicklung begriffenes Familiensystem; problematische Verhaltensweisen sind in diesem Kontext zu betrachten, in dem es passieren kann, dass Annäherungsversuche nicht wahrgenommen oder falsch interpretiert werden. Wir denken, dass Pflegende Stieffamilien helfen können, die emotionalen Bindungen und die emotionale Stabilität zu verbessern.

In vielen Fällen wachsen die Schuldgefühle und Bedenken der Eltern wegen der Kinder, und manchmal kommen auch positive oder negative Gefühle im Zusammenhang mit der Beziehung zum Exehepartner wieder ins Spiel (Carter/McGoldrick, 1999b). **Tabelle 3-3** gibt einen Überblick über die von Carter und McGoldrick beschriebenen Entwicklungsschritte bei der Gründung von Stieffamilien.

Ahrons und Rodgers (1987) favorisieren Modelle von stabilen, gut funktionierenden Zweikernfamilien. Ahrons war es leid, dass die einschlägige Literatur zum Thema Scheidung vorwiegend die pathologischen Aspekten betonte; sie begann deshalb, sich mit den von ihr so bezeichneten «Zweikernfamilien» zu beschäftigen. Dieser Begriff bezieht sich nicht nur auf Familien mit gemeinsamem Sorgerecht oder auf Familien, in denen die Beziehung zwischen den Exehepartnern freundschaftlich ist, sondern er impliziert auch eine andere Familienstruktur, ohne etwas über die Art oder Qualität der Bezie-

Tabelle 3-3: Die Gründung der wiederverheirateten Familie: Überblick über die Entwicklung.

Schritte	erforderliche Einstellung	Entwicklungsschritte
1. Beginn der neuen Beziehung	Erholung von dem Verlust der ersten Ehe (adäquate «emotionale Scheidung»)	1. sich wieder auf die Ehe und die Gründung einer Familie einlassen und bereit sein, mit der komplexen und unklaren Situation umzugehen
2. Konzeptualisierung und Planung der neuen Ehe und Familie	die eigenen Befürchtungen und die des neuen Ehepartners und der Kinder im Zusammenhang mit der Wiederverheiratung und der Gründung einer Stieffamilie akzeptieren	1. Offenheit in der neuen Beziehung anstreben, um falsche Harmonie zu vermeiden
	akzeptieren, dass es Zeit und Geduld braucht, mit Komplexität und Unklarheit der Situation umzugehen:	2. beschließen, sich weiterhin gemeinsam mit den Exehepartnern um finanzielle und sonstige Belange der Kinder zu kümmern
	1. neue Rollen	3. beschließen, den Kindern zu helfen, mit Befürchtungen, Loyalitätskonflikten und der Mitgliedschaft in zwei Systemen umzugehen
	2. Grenzen: Raum, Zeit, Mitgliedschaft, Autorität	4. Neuordnung der Beziehungen zur erweiterten Familie mit dem Ziel, den neuen Ehepartner und die Kinder zu integrieren
	3. affektive Belange: Schuldgefühle, Loyalitätskonflikte, Wunsch nach Harmonie, nicht zu bewältigende Verletzungen aus der Vergangenheit	5. beschließen, zum Wohl der Kinder den Kontakt zur erweiterten Familie der Exehepartner aufrechtzuerhalten
3. Wiederverheiratung und Neugründung der Familie	einen Schlussstrich unter die Beziehung zum früheren Ehepartner ziehen und sich vom Ideal der «intakten» Familie verabschieden	1. Familiengrenzen neu bestimmen mit dem Ziel, den neuen Ehepartner und Stiefelternteil zu integrieren
	ein anderes Familienmodell mit durchlässigen Grenzen akzeptieren	2. Neuordnung der Beziehungen und finanziellen Regelungen in allen Subsystemen, um die verschiedenen Systeme zu vernetzen
		3. allen Kindern Kontakt zu den biologischen Elternteilen (ohne Sorgerecht), den Großeltern und der übrigen erweiterten Familie ermöglichen
		4. Erinnerungen und Geschichten austauschen, um die Integration der Stieffamilie zu fördern

Carter und McGoldrick, 1998. Copyright 1999 by Allyn & Bacon. Abdruck mit freundlicher Genehmigung.

Tabelle 3-4: Die Unterschiede zwischen Stieffamilien und Kernfamilien und die therapeutischen Implikationen.

Was Stieffamilien von Kernfamilien unterscheidet	Therapeutische Implikationen
1. Sie haben eine andere Struktur.	1. Die Familie muss nach den Normen der Stieffamilie eingeschätzt werden. Das Modell der Kernfamilie ist ungeeignet.
2. Es gibt wenig oder gar keine Loyalität in der Familie.	2. Es ist wenig sinnvoll, zur ersten Sitzung alle Familienmitglieder einzuladen.
3. Vor der Integration reagiert die Familie auf die mit dem Übergang verbundenen Belastungen.	3. Zunächst geht es um die mit dem Übergang verbundenen Anpassungsprozesse und nicht um die innerpsychischen Prozesse.
4. Die Gesellschaft schätzt Stieffamilien schlechter ein als Kernfamilien.	4. Die Familie braucht das Gefühl, als wertvolle Familieneinheit anerkannt und geschätzt zu werden.
5. Der Integrationsprozess dauert lange und durchläuft vorhersagbare Stadien.	5. Das Stadium der Familienentwicklung ist wichtig für die Entscheidung, wer therapiert werden soll.
6. Das Gleichgewicht des Familiensystems ist nicht zusammengebrochen, sondern es hat nie existiert.	6. Normalisierung und Information führen dazu, dass aus Chaos und Nichtbeachtung der Normen Stabilität erwächst.
7. Es existiert ein kompliziertes «Suprafamiliensystem».	7. Die schwierige Situation der Familie muss während der Therapie ständig berücksichtigt werden. Dabei hilft die Erstellung eines Genogramms.
8. Alle beteiligten Personen haben viele Verluste hinnehmen müssen.	8. Eventuell ist Trauerarbeit nötig.
9. Es gibt Eltern-Kind-Koalitionen, die schon vorher existiert haben.	9. Es ist wichtig, eine stabile Paarbeziehung zu entwickeln. Häufig braucht es dazu eine «Erlaubnis».
10. Eine stabile Paarbeziehung bedeutet nicht, dass die Beziehung zwischen Stiefelternteil und Stiefkind gut ist.	10. Die Beziehungen in Stieffamilien sind unabhängig von der Paarbeziehung zu betrachten und brauchen spezielle Aufmerksamkeit.
11. Die Machtverhältnisse sind anders.	11. Stiefelternteile werden anfangs kaum als Autorität in der Familie anerkannt. Daher muss der biologische Elternteil sich um Fragen der Disziplin kümmern. Kinder haben mehr Macht, die in eine positive Richtung gelenkt werden muss.
12. Die Kontrolle in der Familie ist gering, weil irgendwo in der Realität oder im Kopf ein einflussreicher Elternteil existiert.	12. Ziel muss sein, ein richtiges Maß an Kontrolle zu etablieren, um Ängste abzubauen, die eine Folge der Hilflosigkeit sind.
13. Die Kinder haben mehr als zwei Elternteile.	13. Bei der Arbeit mit Stieffamilien muss der Begriff Elternpaar durch «Elternkoalition» ersetzt werden.
14. Die Familiengrenzen sind unklar, und es gibt kaum Gemeinsamkeiten, was die Familiengeschichte betrifft.	14. Solche Verluste und Belastungen müssen gegebenenfalls bearbeitet werden.
15. Am Anfang gibt es noch keine Familiengeschichte.	15. Die Familienmitglieder müssen ihre Geschichte erzählen und Familienrituale sowie bestimmte Gewohnheiten entwickeln.

Was Stieffamilien von Kernfamilien unterscheidet	Therapeutische Implikationen
16. Die Atmosphäre ist emotional angespannt und fremd.	16. Empathie mit den anderen Familienmitgliedern kann gefördert werden, wenn jeder die unerfüllten menschlichen Bedürfnisse kennt: geliebt und geschätzt zu werden, dazuzugehören und Kontrolle über das eigene Leben zu haben.

Visher und Visher1996. Copyright 1996. Abdruck mit freundlicher Genehmigung.

hung zwischen den Exehepartnern auszusagen. Ahrons und Rodgers (1987), die über einen Zeitraum von fünf Jahren mit 98 geschiedenen Paaren arbeiteten, entdeckten in ihren Forschungen interessante Beziehungsqualitäten, wie z. B. die «unzertrennlichen Freunde», eine kleine Gruppe von geschiedenen Paaren, deren frühere Ehe ihrer langjährigen Freundschaft keinen Abbruch getan hatte. Die zweite von Ahrons und Rodgers entdeckte Gruppe, die «guten Kollegen», war sehr viel größer und auch typischer. Die Mitglieder dieser Gruppe arbeiteten gut zusammen, soweit es die Kinder betraf, hatten aber kein freundschaftliches Verhältnis. In der dritten Gruppe waren die «zornigen Genossen» und in der vierten die «erbitterten Feinde», die nichts als Wut für ihren Exehepartner empfanden. Die fünfte Gruppe nannten Ahrons und Rodgers «getrennte Duos», ehemalige Paare, die nach der Trennung oder Scheidung keinerlei Kontakt mehr hatten. Ahrons (1999) favorisiert ein Modell zum Verständnis der Scheidung, das sich am normativen Prozess orientiert, anstatt sich auf Anzeichen von Pathologie oder Dysfunktion zu konzentrieren. Wir stimmen diesem Ansatz zu, geben jedoch zu bedenken, dass zirka 25 % der von einer Scheidung betroffenen Kinder doch langfristige Anpassungsschwierigkeiten haben (Greene et al., 2003).

Wir raten Pflegenden, die mit geschiedenen und wiederverheirateten Familien arbeiten, ihren Patienten anhand von Forschungsbefunden zu zeigen, was funktioniert und was nicht, wenn familiäre Beziehungen aufrechterhalten werden sollen. Allerdings sollten sie dabei umsichtig vorgehen, da es für komplexe Probleme selten einfache Lösungen gibt. So haben Prädiktoren wie Alter und Geschlecht des Kindes, Häufigkeit und Regelmäßigkeit der Vater/Mutter-Kind-Besuche, die Nähe zwischen Vater/Mutter und Kind und die Folgen des Rechtsstreits zwischen den Eltern auf das Selbstwertgefühl des Kindes ganz unterschiedliche Auswirkungen für verschiedene Gruppen von 6 bis 12-jährigen Kindern und für Kinder in unterschiedlichen Situationen.

Außerdem raten wir Pflegenden, die mit Stieffamilien arbeiten, sich umfassend über die Probleme von Stieffamilien zu informieren und die Besonderheit des komplexen Lebens von Stieffamilien zu respektieren. Laut einer Untersuchung von Clawson und Ganong (2002) waren erwachsene Stiefkinder und ihre Stiefeltern sich einig, dass Stiefkinder sich kaum verpflichtet fühlen, ihren Stiefeltern zu helfen. Ausschlaggebend für die Existenz einer solchen Verpflichtung war die Art und Weise, wie die Beziehung erlebt wurde. Pflegende können Stieffamilien helfen, solche Themen zu diskutieren. Wir empfehlen Pflegenden herauszufinden, welches die Überzeugungen der betreffenden Stieffamilie sind, weil uninformierte Pflegende die Spannungen in Stieffamilien unwissentlich verstärken anstatt abbauen, wenn sie ihnen raten, sich wie biologische Familien zu verhalten.

Fragen an die Familie: Andrew, was haben Sie getan und was hat Ihre Frau Lily getan, um sich erfolgreich von der ersten Ehe zu erholen? Was hat Ihnen beiden am meisten geholfen, die Furcht vor einer Wiederverheiratung zu überwinden? Und vor der Gründung einer Stieffamilie? Was hat Lily Ihren Kindern gesagt, wie sie sich am besten an sie gewöhnen können?

Was meinen Ihre Kinder, womit Sie ihnen am meisten geholfen haben, mit Loyalitätskonflikten umzugehen? Was würden Sie anderen Stieffamilien zum Thema Gründung einer neuen Familie raten? Worauf sind Sie am meisten stolz, wenn Sie daran denken, wie Sie Ihrer Stieffamilie geholfen haben, den Übergang von der früheren zur jetzigen Situation erfolgreich zu bewältigen?

3.2.4 Der Lebenszyklus von Familien mit geringem Einkommen im Vergleich zu gut ausgebildeten Familien

Der Familienlebenszyklus von armen Familien deckt sich nicht mit dem Mittelschichtparadigma, dass oft benutzt wird, um ihre Situation zu konzeptualisieren. Anderson (2003) macht darauf aufmerksam, dass die Anpassungsunterschiede zwischen Kindern in Eineltern- und Zweieltern-Familien verschwinden, wenn Armut kein Faktor ist. Allein erziehende Elternteile, die zudem noch einer – ethnischen, religiösen, sozioökonomischen oder gesellschaftlichen – Minderheit angehören, stehen vor besonderen Problemen. Gegenwärtig sind fast 75 % aller Eineltern-Familien Angehörige von Minderheiten (Anderson, 2003). Der Familienlebenszyklus der Armen ist in drei Phasen gegliedert: der ungebundene junge Erwachsene (möglicherweise jünger als 12 Jahre), der praktisch keinem Erwachsenen Rechenschaft schuldig ist; Familien mit Kindern – eine Phase, die sich über den größten Teil der Lebenszeit erstreckt und Haushalte mit drei und vier Generation umfasst; und schließlich die letzte Phase, in der die Großmutter im späteren Lebensalter weiterhin in die Erziehung der Kinder einbezogen wird. Fields (2003: 3) berichtet, dass im Jahre 2002 «10 % der Kinder, die mit ledigen Müttern zusammenlebten, Enkel des Haushaltsvorstands waren. […] Wenn Kinder in Haushalten ohne einen Elternteil lebten (44 % der Kinder), lebten sie sehr oft im Haushalt eines Großelternteils». Wir empfehlen Pflegenden immer, darauf zu achten, welchen Einfluss Kultur, Religion, sozioökonomischer Status, Ethnie und Milieu auf den Zeitpunkt und die Qualität der Übergänge im Lebenszyklus einer Familie haben. Dies ist besonders wichtig für Pflegende, die in der medizinischen Grundversorgung familienzentriert arbeiten.

3.2.5 Der Familienlebenszyklus bei Adoptionen

Bei einer Adoption erweitern sich die Familiengrenzen für alle Beteiligten. Reiz und Watson (1992: 11) definieren Adoption so:

> «Eine Möglichkeit, um einigen Kindern Sicherheit zu geben und die für ihre Entwicklung erforderlichen Bedürfnisse bereitzustellen, indem die bestehende elterliche Verantwortung rechtsgültig von den biologischen Eltern auf die Adoptiveltern übertragen wird, im Bewusstsein, dass mit diesem Schritt ein neues Netzwerk verwandtschaftlicher Beziehungen geschaffen wird, das zwei Familien durch das Kind, das zu beiden gehört, für immer verbindet.»

Wir sind mit dieser Definition einverstanden. Wie bei einer Heirat, so wird auch im Falle der rechtsgültigen Adoption die psychische Bindung an die frühere Familie nicht automatisch durchtrennt, sondern die Familiengrenzen werden erweitert und neu definiert. Unterschiedliche statistische Systeme machen es schwierig, konkrete Daten über die Anzahl der pro Jahr adoptierten Kinder zu bekommen. Nach Fein (1998) wurden 1992 in den USA 127 441 Kinder adoptiert, eine leichte Steigerung gegenüber 118 000 im Jahre 1987. Bei zirka 42 % dieser Adoptionen waren Stiefeltern und Stiefverwandte involviert. Den größten Anstieg verzeichnen laut Fein Adoptionen von Kindern aus anderen Ländern. «Da in diesen Fällen Visa erforderlich sind, liegen aktuelle statistische Zahlen vor, die belegen, dass die Anzahl dieser Adoptionen im Zeitraum zwischen 1990 und

1997 fast um das Doppelte gestiegen ist, nämlich von 7093 auf 13620.» (Fein, 1998: 1). Dies hat dazu geführt, dass der Adoptionsprozess und die damit verbundenen Probleme für Eltern und Kinder stärker wahrgenommen werden. Linville und Lyness (2007) berichten in ihrer Studie über Familien, die Kinder aus russischen und rumänischen Einrichtungen adoptiert hatten, dass die Familien angaben, eine Metamorphose durchgemacht zu haben, besonders in puncto Rollen, emotionale Belastungen, Erziehungsmethoden, Resilienz und Kontakt zum Heimatland der Kinder. Die Autoren legen nahe, und wir stimmen dem zu, dass die Art und Weise, wie die Geschichte der Auslandsadoption in der Familie wieder und wieder erzählt wird, dauerhaft positive oder negative Auswirkungen auf die Anpassung des Kindes und sein emotionales Wohlbefinden haben kann. Dies ist ein Bereich, in dem Pflegende bei der Arbeit mit Familien große Einflussmöglichkeiten haben.

Wir meinen, dass Pflegende die Entwicklungen und besonderen Bedingungen kennen sollten, die bei der Gründung einer Adoptivfamilie zu berücksichtigen sind. Die meisten Vermittlungsagenturen bieten beispielsweise die Möglichkeit der offenen Adoption in variablen Zeiträumen an. Silverstein und Demick (1994) haben die potenziellen Vorteile einer offenen Adoption für die biologischen Eltern umrissen: mehr Empathie für die Adoptiveltern, die Gewissheit, dass das Kind in sicheren Verhältnissen lebt und geliebt wird sowie die Verringerung von Scham- und Schuldgefühlen. Für die Adoptiveltern sind die Vorteile: mehr Empathie für die biologischen Eltern, weniger Stress, der durch Geheimhaltung und Furcht vor dem Unbekannten entsteht und eine von Anfang an bestehende Offenheit und Akzeptanz gegenüber dem kulturellen Erbe des Kindes. Für das Kind bedeuten die Vorteile mehr Empathie für die Adoptiveltern, mehr Kontakt zu ihnen und weniger Trennungsstress. Gleichzeitig wächst seine Empathie für die biologischen Eltern, es entwickelt weniger Fantasien über sie und gewinnt – bei offener und konsequenter Aufklärung – mehr Kontrolle im Umgang mit dem ganzen Adoptionsprozess. Wir halten diese potenziellen Vorteile für sehr wichtig, besonders wenn es um Familien geht, die Babys aus anderen Kulturen und Ethnien adoptieren. Als Adoptivfamilien kommen infrage: geschiedene Familien, Eineltern-Familien, verheiratete oder wiederverheiratete Familien, aber auch erweiterte Familien und die unterschiedlichen Formen offener Zweieltern-Familien.

Der Adoptionsprozess kann, angefangen von der Entscheidung über konkrete Schritte bis hin zur Adoption, für Paare eine belastende oder eine positive Erfahrung sein. In der Vorschulphase muss die Familie das Kind über die Adoption aufklären und sie als Gegebenheit des Familienlebens anerkennen. Sowohl das Kind als auch die Eltern stellen manchmal die Frage nach der Dauerhaftigkeit der Beziehung. Clark, Thigpen und Yates (2006) haben elf Familien befragt, die angaben, wenigstens ein älteres Kind mit besonderen Bedürfnissen erfolgreich in ihre Familie integriert zu haben. Die Studie zeichnet exakt den Prozess nach, den diese Familien durchlaufen haben. Strategien, die nach Ansicht der Eltern den Erfolg des Prozesses ermöglicht haben, waren: Stärken bei den Kindern wahrnehmen, die die früheren Betreuer nicht gesehen haben, Verhalten im Kontext betrachten, negative Verhaltensweisen aus einer anderen Perspektive wahrnehmen und Verbesserungen des Verhaltens den elterlichen Bemühungen zuschreiben.

Im Rahmen unserer klinischen Arbeit mit Adoptivfamilien hat es sich als hilfreich erwiesen, bei Adoptionen folgende Aspekte in Betracht zu ziehen:

1. erbliche Faktoren des Kindes
2. Defizite in der pränatalen und perinatalen Versorgung
3. widrige Umstände im Zusammenhang mit der Adoption und häufige Trennungen im frühen Lebensalter
4. die Verhältnisse in der Adoptivfamilie sowie bereits vor der Adoption bestehende und

aktuelle familiäre Resilienzen, Probleme und Stärken
5. charakterliche Ähnlichkeiten und Unterschiede zwischen Adoptivkind und Adoptiveltern oder Adoptivfamilie
6. Fantasien in Bezug auf das System und die Kommunikation, was die Adoption und die Einstellung der Eltern gegenüber der Adoption betrifft
7. Schwierigkeiten bei der Entwicklung eines starken Identitätsgefühls während der Adoleszenz
8. ein ungewöhnlich großer Altersunterschied zwischen Adoptiveltern und Adoptivkind.

Wir glauben, dass es für die familienzentrierte Pflegepraxis wichtig ist, die Stärken und Ressourcen der Adoptivfamilie beim Umgang mit Herausforderungen zu entdecken. In Stadium 4 des Familienlebenszyklus (Familien mit heranwachsenden Kindern) lautet eine Aufgabe, die Familiengrenzen flexibler zu machen. In Adoptivfamilien können heftige Auseinandersetzungen mit der Drohung verbunden sein, die Familie zu verlassen oder abzulehnen. Später «adoptiert» der junge Erwachsene die Eltern in einer Phase der Wiederannäherung.

Wenn das Adoptivkind dann eine eigene Familie gründet, kann die Integration der biologischen Kinder des Adoptivkindes eine Herausforderung für die Entwicklung aller Familienmitglieder werden. Die Adoptiveltern können sich darüber freuen, dass der Fortbestand der Familie psychisch und sozial gesichert ist und gleichzeitig traurig sein, dass sie keine biologischen Enkel haben und der Familienstammbaum endet. Für das Adoptivkind ist die Reproduktion mit freudiger Spannung im Hinblick auf die biologische Verwandtschaft und vielleicht auch mit Furcht vor den Unwägbarkeiten im eigenen Erbgut verbunden.

Wir sind überzeugt, dass Pflegende eine wichtige Rolle spielen können, wenn sie Familien durch die Schwierigkeiten begleiten, die der Adoptionsprozess und der Lebenszyklus mit sich bringen können. Wenn diese Schwierigkeiten akzeptiert, die Verluste angenommen und bearbeitet werden, wenn Eltern und Kinder die Adoption als legitimes Mittel zur Gründung einer Familie ansehen und wenn Familienmitglieder, Freunde und Fachleute wohlwollend eingestellt sind, dann haben Adoptivfamilien sehr gute Chancen.

3.2.6 Der Familienlebenszyklus von Lesben, Schwulen, Bisexuellen, «Queers», Intersexuellen, Transsexuellen und «Twin-spirited»

Bis vor kurzem wurden LGBQITT-Personen, (s. Kapitel 3.1.1.3), die als Paar oder als Familie zusammenlebten, von der Allgemeinheit ignoriert oder als Teil einer unsichtbaren Subkultur definiert. Ein Großteil dessen, was wir sehen, hören und lesen und was in den Medien sowie in der Gesellschaft verbreitet wird, eine Weltsicht, die von den Attributen patriarchal, angelsächsisch, weiß, christlich, männlich, mittelschichttypisch, leistungsfähig und heterosexuell geprägt wird. Seitdem in letzter Zeit offen über Ehen und Verbindungen zwischen gleichgeschlechtlichen Partnern diskutiert wird, sind diese Beziehungen, ihre Strukturen, Entwicklungsstadien, Probleme, Stärken und Belange stärker in den Mittelpunkt der Aufmerksamkeit gerückt. Long und Andrews (2007) weisen darauf hin, dass für gleichgeschlechtliche Paare Familienfunktionen wie Entwicklung und Zugehörigkeit, Förderung und Sozialisation sowie der Schutz vulnerabler Mitglieder von besonderer Bedeutung sind. Wir sind der Auffassung, dass das Modell des Lebenszyklus der traditionellen Familie nicht auf Schwule und Lesben anwendbar ist, weil es unterstellt, dass das Aufziehen von Kindern Sache der Familie ist und dass die Definition der Familie sich an den Kriterien Blutsverwandtschaft und gesetzliche Verbindung orientiert.

Überdies ist die Weitergabe von Normen, Ritualen, Volksweisheiten und Werten von einer Generation an die nächste im Allgemeinen nicht unbedingt typisch für die Lebensführung von Schwulen und Lesben. In vielen Fällen weiß die Herkunftsfamilie vielleicht nicht einmal, mit welchem Namen sie die Partnerin ihrer Tochter anreden soll, und der Begriff Freundin beispielsweise sagt nichts über die Bedeutung der Beziehung aus.

Wir glauben jedoch, dass es mehr Unterschiede *innerhalb* der traditionellen Familien gibt als *zwischen* LGBQITT-Familien und solchen, die im traditionellen Sinn als Familien gelten. Auch *zwischen* Paaren gibt es viele unterschiedliche Überzeugungen. So macht Shernoff (2006) darauf aufmerksam, und wir teilen diese Meinung, dass männliche Paare ihre Ansichten über Monogamie diskutieren müssen. Für viele Pflegende stellt sexuelle Nichtexklusivität (nonexclusivity), d. h. ein nicht traditioneller Lebensentwurf, tief verwurzelte Auffassungen infrage. Unsere Sicht der Familie ist genauso sozial konstruiert wie die jeder anderen Pflegefachperson. Eine Pflegende, die mit Familien arbeitet, hat die wichtige Aufgabe, mit unterschiedlichen Ansichten über Beziehungen umzugehen.

Von einigen spezifischen Unterschieden abgesehen, lassen sich die Stadien des Lebenszyklus der traditionellen Familie auch auf Schwule und Lesben anwenden. In der Phase der Adoleszenz, die in den meisten Familien ziemlich chaotisch verläuft, haben Schwule und Lesben ähnliche Aufgaben der Identitätsfindung und Individuation zu bewältigen wie Heterosexuelle, allerdings oft ohne unterstützende Rituale wie HighSchool-Bälle oder «feste Partner». Die Eltern sind bei ihrer Erziehung oft mehr bemüht, ihre Söhne oder Töchter vor einer homophoben sozialen Umgebung zu «schützen», als dass sie sie auf das Leben in dieser Umgebung «vorbereiten».

Die Stadien Auszug aus dem Elternhaus, Leben als ungebundener junger Erwachsener und Verbindung mit einem Partner stellen eine Herausforderung für den jungen Menschen dar, der von Schwulen und Lesben lernen muss, wie man Kontakte knüpft, da er sich in dieser Hinsicht nicht an seiner Herkunftsfamilie orientieren kann. «Couch-surfing», die Inanspruchnahme gastfreundlicher Eltern von Freunden, LGBQITT-freundliche Hilfsangebote und Programme für Lebensübergänge spiegeln die Lebensverhältnisse der «Weggeworfenen-Jugend» (throw-away-youth) (d. h. LGBQITT-Jugendliche in der Krise), wie sie von einigen genannt wird. Das sind junge Menschen, die sich ihren Familien offenbart haben und dann aus der Familie ausgeschlossen wurden.

Viele lesbische und schwule Paare haben im Gespräch mit ihren Eltern über ihre homosexuelle Beziehung gute Erfahrungen damit gemacht, die Stärken ihrer Beziehung in den Vordergrund zu stellen. Wenn Eltern sehen, wie stark die Beziehung ist, und dass sie ihrem Sohn oder ihrer Tochter gut tut, dann können sie sie leichter akzeptieren. Die Beschäftigung mit den Hauptthemen der Paarbeziehung – Geld, Arbeit und Sex – erfordert die Auseinandersetzung mit Geschlechterrollen. Typische Probleme im Zusammenhang mit der Elternschaft von lesbischen und schwulen Paaren sind: eingeschränkte Möglichkeiten, durch künstliche Befruchtung schwanger zu werden, weil die zuständigen Kliniken Vorurteile haben; Schwierigkeiten mit der Versicherung; die Reaktionen der Herkunftsfamilie und der Verwandtschaft auf die geplante Elternschaft; und die oft unklare Rolle des nicht biologischen Elternteils.

In der mittleren und späteren Lebensphase wird in LGBQITT-Familien der Prozess der Anpassung und Auseinandersetzung mit ihren Herkunftsfamilien fortgesetzt. Diese Beziehungen können durch Krankheit entweder in der älter werdenden Familie oder in der Wahlfamilie mittleren Alters beeinflusst werden. In dieser Phase kann es erforderlich sein, sich generationenübergreifend mit Fragen der Betreuung und Erbschaftsangelegenheiten auseinanderzusetzen. Pflegende, die beziehungsorientiert arbeiten, können helfen, wenn sie einen Kontext für derartige Gespräche zwischen Familienmitgliedern schaffen.

Pflegende, die mit LGBQITT-Familien arbeiten, sollten besonders sensibel mit dem Thema

Unterdrückung umgehen. Bei dem Versuch, Übereinstimmungen und Unterschiede aufzudecken, ist eine Haltung respektvoller Neugier gefragt. Für Pflegende, die mit solchen Paaren arbeiten, sind folgende Fragen hilfreich:

- In welchen Bereichen fühlen Sie sich privilegiert? In welchen unterdrückt? Wie gehen Sie als Paar mit den Übereinstimmungen und Unterschieden um? Wie reagiert der privilegierte Partner darauf, dass der andere sich unterdrückt fühlt?
- Wie gehen die Partner mit dem Thema Heterosexualität um? Mit ihren Herkunftsfamilien? Mit der dominanten Schwulenkultur?
- Wo liegen Ihre Stärken als Paar? Welche Rolle spielt Spiritualität in ihrer Beziehung?

Pflegende sollten sich vor zwei gravierenden Fehlern in Acht nehmen: Unterschiede zwischen verschiedenen Gruppen von Menschen übermäßig zu betonen und Unterschiede, die tatsächlich bestehen, zu ignorieren. Pflegende sind in der privilegierten Position, mit Familien zu arbeiten, die von gesundheitlichen Problemen betroffen sind, und daher haben sie eine wichtige Vorbildfunktion, wenn es darum geht, Offenheit und Respekt vor der Verschiedenartigkeit und Vielfalt zu praktizieren.

In dieser Entwicklungskategorie des CFAM haben wir sechs Beispiele für Familienlebenszyklen vorgestellt. Die Pflege beginnt, die Besonderheiten divergenter Familienformen, wie z. B. schwule und lesbische Paare, wahrzunehmen. Wir empfehlen Pflegenden, ihre Perspektive zu erweitern, wenn sie mit den verschiedenen Familienformen interagieren. Aus klinischer Sicht ist es nicht sinnvoll, sich darüber Gedanken zu machen, welches die Familienform des Jahrtausends ist. Was wir aber wissen ist, dass das Spektrum sehr breit ist: arme und obdachlose Familien, lesbische oder schwule Paare, allein erziehende Elternteile, Adoptivkinder mit einem Elternteil, Stieffamilien, geschiedene Familien, getrennt lebende Familien, Pflegefamilien, Kernfamilien, erweiterte Familien, Haushalte, in denen Kinder ohne die Anwesenheit eines Elternteils von Kindern aufgezogen werden usw.

3.3 Funktionales Assessment

Beim funktionalen Assessment geht es darum, das Verhalten von Individuen untereinander *zu einem bestimmten Zeitpunkt* zu registrieren. Es ist eine Momentaufnahme vom Leben einer Familie, die wahrgenommen und von der Familie präsentiert wird. Es gibt zwei Hauptaspekte in dieser Kategorie: einen instrumentellen und einen expressiven, die im Folgenden getrennt diskutiert werden.

3.3.1 Instrumentelle Funktion

Zum instrumentellen Aspekt der Familienfunktion zählen Routineaktivitäten des täglichen Lebens, wie z. B. essen, schlafen, Essen vorbereiten, Injektionen geben, Verbände wechseln usw. Für Familien mit gesundheitlichen Problemen ist dieser Bereich besonders wichtig. Die instrumentellen Aktivitäten des täglichen Lebens sind in der Regel umfangreicher, finden häufiger statt und sind von größerer Bedeutung, wenn ein Familienmitglied krank ist. Ein Tetraplegiker beispielsweise braucht bei fast allen instrumentellen Aktivitäten Hilfe. Ist ein Baby an einen Apnoe-Monitor angeschlossen, verändern die Eltern fast immer den Ablauf der instrumentellen Aufgaben. So verlässt der Elternteil, der eine Maschine Wäsche waschen will, die Wohnung erst dann, wenn der andere Elternteil wach ist und auf das Baby achten kann. Wenn ein älteres Familienmitglied nicht weiß, welches Medikament es zu einer bestimmten Zeit einnehmen muss, dann verändern die anderen Familienmitglieder häufig ihre tägliche Routine, um den älteren Menschen anzurufen oder bei ihm vorbeizuschauen.

Die Interaktion zwischen instrumentellen und psychosozialen Prozessen im Leben eines Klienten ist für Pflegende ein wichtiger Gesichtspunkt. Pflegende können beispielsweise auf die

Familienroutine bei den Mahlzeiten und auf Schlafenszeitrituale achten sowie neue gesundheitsbezogene Praktiken in die Familienroutine integrieren, anstatt in den ohnehin schon gedrängten Zeitplan der Familie noch mehr «hineinzupacken». Knafl und Deatrick (2006) haben versucht, ein Instrument zur Quantifizierung des Managementstils einer Familie zu entwickeln, das den Umgang der Familie mit der chronischen Krankheit eines Kindes einschätzen soll. Dies ist eine große Herausforderung, da jede Familie anders mit solchen Situationen umgeht. Vieles hängt davon ab, wie die Familie die Situation wahrnimmt und auf die Krankheit reagiert. Für Gesundheitsfachleute ist es wichtig zu wissen, dass die Versorgung eines älteren krebskranken Ehepartners durch den anderen Ehepartner eine große Herausforderung in der späteren Lebensphase darstellt. Diese Ehepartner schätzen als pflegende Angehörige die Belastung durch ihre Aufgaben und die persönliche Anstrengung (die subjektive Komponente) als massiver ein als ihre Kinder und die Krebspatienten selbst. Dieser Befund zeigt, welche Bedeutung *familienzentrierte Pflege* hat.

Wir glauben, dass ein Überblick über die verschiedenen Stadien von Gesundheit und Krankheit sowie Familieninteraktion für Pflegende hilfreich ist. Friedman et al. (2003) beschreiben sechs Stadien:

1. Versuche der Familie, die Gesundheit zu fördern
2. Einschätzung der Symptome durch die Familie
3. Bemühungen, Behandlung und Pflege zu erhalten
4. Überweisung und Bekommen der Behandlung und Pflege
5. unmittelbare Reaktion von Klient und Familie auf die Krankheit
6. Anpassung an die Krankheit und den Genesungsprozess.

Da jetzt auch prognostische, präsymptomatische oder Genträger-Tests möglich sind, erfasst das Konzept der Phasen und Stadien nun auch die Zeit vor der klinischen Manifestation einer Erbkrankheit. Diese Phasen umfassen: (1) die symptomfreie Phase, in der die Krankheit bekannt ist; (2) Krise I – Phase vor dem Test; (3) Krise II – Test-/Nachtestphase; (4) Phase der langfristigen Anpassung. Rolland und Williams (2005) verweisen darauf, dass zu jedem dieser Stadien Fragen über das Leben mit der Ungewissheit gehören.

Während die Pflegende Vermutungen über das mögliche Stadium von Gesundheit, Krankheit *und* Familieninteraktion anstellt und sich nach den Routinen im täglichen Leben mit der Krankheit erkundigt, wird sie gemeinsam mit der Familie Resilienzen aufdecken und herausfinden, in welchem Bereich Unterstützungsbedarf besteht. Effektive Hilfe umfasst eine Reihe von Maßnahmen und nicht einzelne Interventionen. Der Verlauf einer Herzerkrankung legt nahe, dass Interventionen wohl am effektivsten sind, wenn sie über alle Stadien der Krankheit implementiert werden und optimal ausgewählt sind, damit sie den speziellen Bedürfnissen von Individuen und Familien in jedem Stadium gerecht werden.

3.3.2 Expressive Funktion

Der expressive Aspekt der Funktion beinhaltet neun Subkategorien:

1. emotionale Kommunikation
2. verbale Kommunikation
3. nonverbale Kommunikation
4. zirkuläre Kommunikation
5. Problemlösung
6. Rollen
7. Einfluss und Macht
8. Überzeugungen
9. Allianzen und Koalitionen.

Diese neun Subkategorien sind zum Teil vom Family-Categories-Schema abgeleitet, das Epstein, Sigal und Rakoff 1968 entwickelt und Epstein, Bishop und Levin 1978 veröffentlicht haben. Die Subkategorien wurden 1977 von Tomm erweitert und später von Tomm und Sanders (1983) veröffentlicht. Westley und Epstein haben bereits in einem früheren Werk (1969) angeregt, dass einige dieser Subkategorien emotional gesunde Familie von solchen unterscheiden, die über das normale Maß hinaus emotional belastet sind. Aarons et al. haben in ihrer Studie (2007) festgestellt, dass das Familien-Assessment-Instrument für Amerikaner hispanischer Abstammung weniger gut geeignet ist als für Amerikaner weißer Abstammung. Sie begründen dies damit, dass amerikanische Familien mit hispanischen Wurzeln im Gegensatz zu amerikanischen Familien mit weißer Abstammung ihr Handeln häufiger an starren hierarchischen Rollen ausrichten, dass ihnen die Vermeidung interpersoneller Konflikte wichtiger ist und dass familiärer Kollektivismus für sie oft einen höheren Stellenwert hat. Auf die Bedeutung der kulturellen Unterschiede wird ausdrücklich hingewiesen.

Wir haben diese Werke in unseren früheren Auflagen von *Nurses and Families* ausführlicher erläutert und die Subkategorien nonverbale und zirkuläre Kommunikation, Überzeugungen und Macht einbezogen. Allerdings benutzen wir keine dieser Subkategorien als ausschlaggebenden Faktor dafür, ob eine Familie emotional gesund ist; vielmehr ist ausschlaggebend, wie die Familie selbst ihre Funktion bewertet. Sofern nicht Gewalt oder Missbrauch im Spiel ist, raten wir Pflegenden, sich daran zu orientieren, wie die Familie Gesundheit definiert, anstatt der Familie ihre eigene Definition aufzuzwingen.

Bevor wir die Subkategorien einzeln vorstellen, möchten wir darauf hinweisen, dass die meisten Familien mit einer Kombination aus instrumentellen und expressiven Fragestellungen konfrontiert sind. Angenommen, eine ältere Frau hat eine Verbrennung. Zu den instrumentellen Aktivitäten gehören in dem Fall Verbandwechsel und die Durchführung bestimmter Übungen, zu den expressiven oder affektiven Aspekten möglicherweise die Subkategorien Rollen oder Problemlösung. Die Familie stellt sich vielleicht Fragen wie diese:

- Wessen Aufgabe ist es, Omas Verband zu wechseln?
- Sind Frauen bessere «Pflegepersonen» als Männer?
- Wer ist an der Reihe, den Physiotherapeuten anzurufen?
- Wie kommt es, dass Jasdev sich nie an Omas Versorgung beteiligt?
- Wie können wir Jasdev dazu bringen, Oma zum Arzt zu fahren?

Hat eine Familie Schwierigkeiten mit den instrumentellen Aspekten, lassen sich fast immer expressive Probleme feststellen. Es kann allerdings auch sein, dass eine Familie die instrumentellen Dinge gut bewältigt und trotzdem expressive oder emotionale Schwierigkeiten hat. Deshalb ist es nützlich, wenn die Pflegende zusammen mit der Familie die instrumentellen und die expressiven Aspekte genau darstellt, da beide überprüft werden müssen, wenn das Thema Familienfunktion zur Sprache kommt. Robinson (1998) weist darauf hin, wie wichtig es ist, dass die Pflegende auf die «krankheitsbedingte Arbeit» und die «krankheitsbedingte Belastung» eingeht. Den Umgang mit einer chronischen oder lebensbedrohenden Krankheit zu planen, ist keine einfache Sache. Der Normalfall, dass die Frauen den größeren Teil der Hausarbeit schultern und nicht die Männer, ist der Kontext, in dem zusätzliche Pläne für den Umgang mit der Krankheit gemacht werden.

Obwohl beim funktionalen Assessement sowohl frühere Verhaltensweisen als auch zukünftige Ziele berücksichtigt werden, geht es doch im Wesentlichen um das Hier und Jetzt. Es hilft sowohl der Pflegenden als auch der Familie, wenn die Stärken und Einschränkungen der Familie in jeder der genannten Subkategorien überprüft werden. Dabei ist es nützlich, daran zu denken, dass allein schon das Gespräch zwischen der Pflegenden und Familie über das Familiensystem das System beeinflusst. Menschen erzählen ihr Leben und ihre Geschichte ständig und bereitwillig neu. Wir sehen es als unsere Aufgabe an, den Resilienzen der Familie mit Neugier, Vergnügen, Interesse und Respekt zu begegnen. Dies heißt selbstverständlich nicht, dass wir Gewalt und Missbrauch in der Familie hinnehmen; vielmehr bedeutet es, dass wir den Versuch der Familie anerkennen, ihrem Leben und ihrer Geschichte einen Sinn zu geben. Dies macht unsere Arbeit aus.

Die expressiven Subkategorien des funktionalen Assessments zielen auf die Interaktionsmuster ab. Familien bestehen natürlich aus Individuen, aber beim Familien-Assessment geht es weniger um das Individuum als um die Interaktion *zwischen* den Mitgliedern der Familie. Die Familie wird also als ein System interagierender Mitglieder betrachtet. Bei diesem Teil des Familien-Assessments geht die Pflegende von der Annahme aus, dass Individuen am besten in ihrem unmittelbaren sozialen Kontext verstanden werden können. Nach der Vorstellung der Pflegenden prägt das Individuum den Kontext und wird von diesem geprägt. Folglich sind die Beziehungen der einzelnen Individuen zu den anderen Familienmitgliedern und anderen wichtigen Mitgliedern des größeren sozialen Umfelds von großer Bedeutung. Wenn wir die Gedanken und Praktiken nicht berücksichtigen, die im größeren sozialen Kontext eine Rolle spielen, laufen wir Gefahr, dass wir unsere Aufmerksamkeit zu sehr auf kleine, ziemlich enge rekursive Feedbackschleifen richten. Wir haben festgestellt, dass dies nach dem 11. September 2001, nach willkürlichen terroristischen Anschlägen und nach Massenmorden besonders wichtig ist, als wir uns zusammen mit den Familien bemüht haben, uns an einen sozial und politisch veränderten Kontext anzupassen.

Wenn die Pflegende mit den Familienmitgliedern zusammen ein Gespräch führt, kann sie beobachten, wie sie spontan miteinander interagieren und sich gegenseitig beeinflussen. Sie kann auch fragen, inwieweit die Familienmitglieder sich und das Gesundheitsproblem beeinflussen und wie das Gesundheitsproblem die Familie beeinflusst. Wenn sie sich auf die Interaktionen und nicht auf das Individuum konzentriert, dann betrachtet sie das Verhalten der einzelnen Familienmitglieder nicht isoliert, sondern im Kontext.

Pflegende sollten sich bewusst machen, dass sie die Familie nicht objektiv beurteilen können, wenn sie eine postmoderne Weltsicht vertreten. Im Verlauf der Diskussion über die Familieninteraktionsmuster erschaffen die Pflegende und die Familie eine neue Geschichte, in die viele kontextualisierte Details einfließen. Besondere Aufmerksamkeit gilt der Art und Weise, wie selbst kleine und gewöhnliche Dinge – einzelne Wörter, einzelne Gesten, nebenbei geäußerte Bemerkungen, triviale Handlungen – Gelegenheit bieten, dass neue Bedeutung generiert wird. Im Gegensatz zu Pflegenden mit einer modernen Weltsicht, die sich als getrennt von der Familie sehen, mit der sie arbeiten, gehen Pflegende mit einer postmodernen Weltsicht davon aus, dass alle Teilnehmer am Familiengespräch – Ehefrau, Ehemann, Partner, Pflegeperson – einen gleich wichtigen und oft andersartigen Beitrag zum Prozess leisten. Die Pflegende soll den Familienmitgliedern helfen, miteinander ins Gespräch zu kommen, damit sie ihr Leben besser verstehen, sie soll nicht ihr Verhalten erklären.

In den Kapiteln 4, 7, 8, 9 und 10 werden echte Beispiele aus der klinischen Praxis präsentiert, in denen die funktionalen Kategorien des CFAM zur Anwendung kommen.

3.3.2.1 Emotionale Kommunikation

Diese Subkategorie bezieht sich auf alle Emotionen oder Gefühle, die von den Familien zum Ausdruck gebracht oder von der Pflegenden wahrgenommen werden. Im Allgemeinen zeigen Familien ein breites Spektrum an Gefühlen, Glück, Trauer, Ärger; Familien mit Schwierigkeiten haben hingegen ein ziemlich begrenztes Ausdrucksspektrum mit starren Mustern. Beispielsweise streiten Familien mit Schwierigkeiten fast immer und zeigen kaum Zuneigung. Es gibt auch Familien, in denen die

Eltern ihrem Ärger Luft machen, die Kinder hingegen nicht, oder Familien, die keine Probleme damit haben, dass Frauen zärtliche Gefühle zum Ausdruck bringen, den Männern dies aber nicht zugestehen.

Aufgrund seiner Untersuchungen von gemeinsam und getrennt aufgewachsenen, eineiigen und zweieiigen Zwillingen mittleren Alters kommt Lyken (2006: 19) zu dem Schluss, «dass für die Tatsache, wie glücklich ein Mensch ist, zu etwa 80 % die Gene verantwortlich sind». Laut Lyken ist das subjektive Wohlgefühl unabhängig vom sozioökonomischen Status, Einkommen, Bildung, Geschlecht oder Ethnie. Der Zufall bestimmt, ob ein Mensch in diesem Punkt gute oder schlechte Gene hat. Der Einfluss biologischer Faktoren auf die emotionale Kommunikation ist ein interessanter Bereich, den es zu erforschen gilt, und die Familien haben sicherlich viel zu diesem Thema beizutragen.

Fragen an die Familie: Wer fängt meistens an, über Gefühle zu reden? Woran erkennst du bei deinem Vater, dass er glücklich, wütend oder traurig ist? Und bei deiner Mutter? Welche Wirkung hat Ihr Ärger auf Ihren Sohn Noah? Wie verhält sich deine Mutter, wenn dein Vater ärgerlich ist? Wenn Ihre Großmutter gegenüber Ihren Eltern Traurigkeit wegen ihrer bevorstehenden Chemotherapie zeigen würde, wie würden Ihre Eltern Ihrer Ansicht nach reagieren? Was hat deiner Familie am meisten geholfen, den Kummer über den Unfalltod deines Bruders Hiesem zu überwinden?

3.3.2.2 Verbale Kommunikation

Bei dieser Subkategorie geht es um die Bedeutung einer mündlichen (oder schriftlichen) Botschaft zwischen Interaktionspartnern. Das heißt, es geht darum, was die Wörter im Hinblick auf die Beziehung bedeuten.

Direkte Kommunikation setzt voraus, dass die Botschaft an einen bestimmten Adressaten gerichtet ist. Eine ältere Frau ärgert sich möglicherweise über etwas, das ihr Ehemann sagt, ruft aber ihren Enkel wegen seiner eigentlich belanglosen Zappelei zur Ordnung mit den Worten: «Hör auf, mich so zu behandeln.» Hier handelt es sich um eine fehlgerichtete Botschaft, während die gleiche Botschaft an den Ehemann gerichtet direkt wäre.

Eine Botschaft kann außerdem klar oder kaschiert sein. Wenn ein Vater zu seinem Kind sagt: «Kinder, die weinen, wenn sie eine Spritze bekommen, sind Babys», beinhaltet die Botschaft möglicherweise eine versteckte Kritik an dem Kind, das bei der Injektion mit den Tränen kämpft. Die alte Verhaltensregel für Kinder: «Sag, was du meinst, und meine, was du sagst», ist eine gute Empfehlung für klare, direkte Kommunikation.

Fragen an die Familie: Wessen verbale Kommunikation ist am klarsten und direktesten? Wie reagiert Ihr erwachsener Sohn, wenn Sie ihm deutlich sagen, dass er Ihnen Miete bezahlen muss? Worauf achten Sie, wenn Ihre Teenager sich direkt über den Gebrauch von Kondomen unterhalten? Wie würde Ihr Ehemann Ihrer Ansicht nach reagieren, wenn Ihre heranwachsenden Kinder mehr mit Ihnen und Ihrem Mann über Safer Sex reden würden? Welche Möglichkeiten haben Sie für sich und Manuel gefunden, gute direkte Gespräche zu führen? Persönlich? Am Telefon? Per E-Mail? Per SMS?

3.3.2.3 Nonverbale Kommunikation

Unter diese Subkategorie fallen alle nonverbalen und paraverbalen Botschaften der Familienmitglieder. Zu den nonverbalen Botschaften gehören Körperhaltung (zusammengesackt, unruhig, offen, geschlossen), Blickkontakt (intensiv, wenig), Berührung (sanft, grob), Gestik, Mimik (Grimassen, starrer Blick, Gähnen) usw. Die Position im Raum, die Nähe oder Distanz zwischen den einzelnen Familienmitgliedern ist ebenfalls ein wichtiger Aspekt der nonverbalen Kommunikation. Zur paraverbalen Kommunikation zählen der Klang der Stimme, Kehllaute, Weinen, Stammeln usw.

Pflegende sollten stets bedenken, dass nonverbale Kommunikation stark von der Kultur beeinflusst ist. So weisen Lewinsohn und Werner (1997) darauf hin, dass bei taiwanesisch-chinesischen Paaren eine indirekte, nonverbale Art der Kommunikation und des Verhaltens als positiv empfunden wird, während sie bei euro-kaukasischen Gruppen in den USA als aufdringlich und übertrieben gilt. Kaufman (2002) macht darauf aufmerksam, dass Gesten wie Handzeichen, Schulterzucken und Veränderung der Körperhaltung typisch für verschiedene Kulturen sind und dass es in allen Kulturen zusammengenommen wohl nicht weniger als 200 solcher Gesten gibt.

Pflegende sollten bei nonverbalen Botschaften auch die Abfolge und das Timing beachten. Ein Beispiel: Ein alter Mann beginnt, über seine tödliche Krankheit zu sprechen, und seine erwachsene Tochter wendet den Kopf ab und richtet ihre mit Tränen gefüllten Augen auf den Boden. Die Pflegende kann daraus schließen, dass die Tochter sehr traurig über den bevorstehenden Tod ihres Vaters ist. Die Abfolge des nonverbalen Verhaltens steht im Einklang mit der Trauer und dem Gesprächsthema. Zu bemerken wäre allerdings, dass diese Verhaltensabfolge nicht unbedingt hilfreich für den Vater ist.

Nonverbale Kommunikation ist eng mit emotionaler Kommunikation verknüpft. Wir raten Pflegenden, nach der Bedeutung der nonverbalen Kommunikation zu fragen, wenn sie nicht mit der verbalen Kommunikation übereinstimmt.

Fragen an die Familie: Wer leidet am meisten, wenn dein Pflegevater trinkt? Wie äußert sich dies bei Sheldon? Wie verhält sich deine Pflegemutter, wenn dein Pflegevater trinkt? Wie wirkt es auf dich, wenn deine Schwester Seema ihren Kopf abwendet und aus dem Fenster starrt, während dein Stiefvater spricht?

3.3.2.4 Zirkuläre Kommunikation

Zirkuläre Kommunikation bezeichnet den kommunikativen Austausch zwischen Personen (Watzlawick et al., 1967/**dt.** 2007). Die meisten Beziehungsaspekte haben ein Muster. Hier ein Beispiel für ein bekanntes zirkuläres Muster: Die Ehefrau ist ärgerlich und kritisiert ihren Mann; der Mann wird auch ärgerlich und meidet das Thema und sie. Je mehr er sich entzieht, desto ärgerlicher wird sie. Die Frau meint, das Problem sei allein das ihres Mannes, während der Mann die Kritik seiner Frau als alleiniges Problem ansieht. Dieses Muster wird häufig als Forderung/Rückzug bezeichnet. Die Zirkularität als wichtigster Aspekt gibt Aufschluss über die Interaktion in Dyaden. Der eine Gesprächspartner beeinflusst das Verhalten des anderen. Mehr Informationen zu diesem Thema sind in Kapitel 2 nachzulesen.

Zirkuläre Kommunikationsmuster können auch adaptiv sein. Ein Beispiel: Ein Vater im vorgerückten Alter fühlt sich kompetent und verhandelt geschickt mit dem Grundeigentümer; sein erwachsener Sohn ist stolz und lobt den Vater. Je mehr der Sohn seinen Vater bestärkt, desto größer wird das Selbstvertrauen und die Selbstsicherheit des Vaters. Dieses Muster ist in **Abbildung 3-18** dargestellt.

Grafische Darstellungen zirkulärer Muster konkretisieren und vereinfachen die Wiederholungssequenzen in einer Beziehung. Diese zuerst von Tomm im Jahre 1980 entwickelte Methode, Interaktionsmuster grafisch darzustellen, lässt sich auch auf Beziehungen zwischen Familienmitgliedern oder auf die Beziehung zwischen der Pflegenden und der Familie anwenden. Da die Pflegende und die Familie sich auch gegenseitig beeinflussen, raten wir Pflegenden, Situationen interaktional zu betrachten und dies auch der Familie zu ermöglichen.

Die einfachste Grafik eines zirkulären Musters besteht aus zwei Verhaltensweisen und zwei Schlussfolgerungen, was dieses Verhalten bedeutet. Die Schlussfolgerungen können kognitiv, affektiv oder beides sein. Kognitive Schlussfolgerungen beziehen sich auf Ideen, Konzepte oder Überzeugungen, affektive Schlussfolgerungen auf emotionale Zustände. Affekt und/oder Kognition bestimmen wiederum das Verhalten. **Abbildung 3-19** zeigt die Beziehung zwischen diesen Elementen.

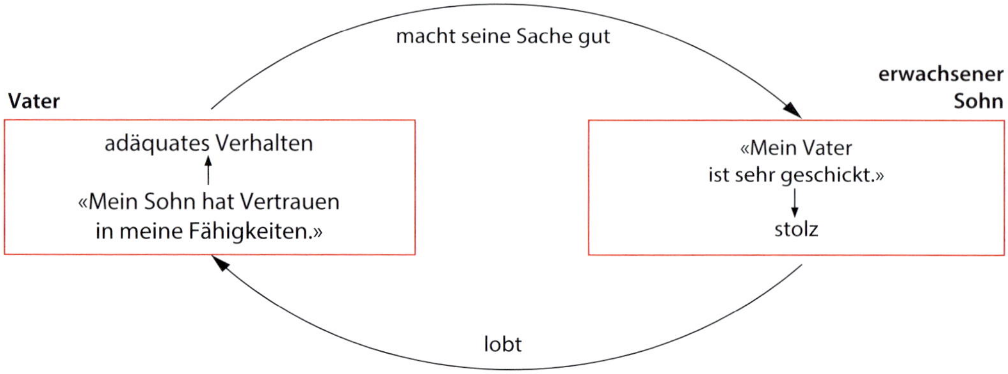

Abbildung 3-18: Grafik eines adaptiven zirkulären Musters.

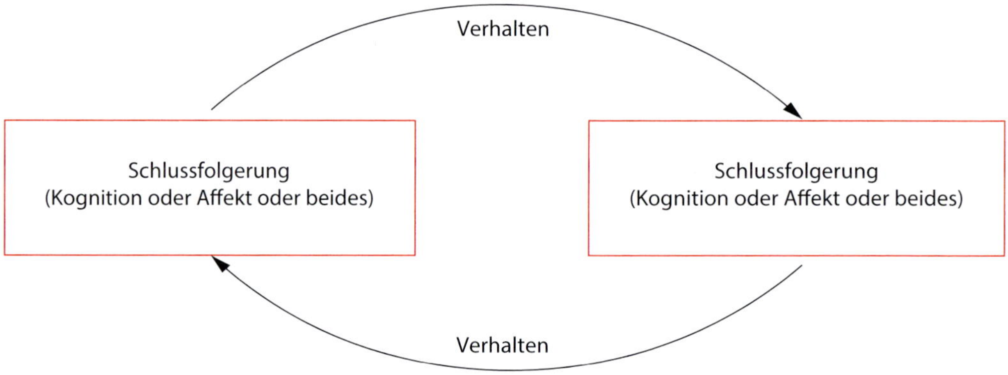

Abbildung 3-19: Die Grundelemente in einer grafischen Darstellung zirkulärer Muster.

«Die Schlussfolgerung wird in das Feld eingetragen; sie stellt einen inneren Prozess dar (das, was in jedem Interaktionspartner vor sich geht). Die Pfeile, die die Felder verbinden, stehen für die Informationen, die die eine Person durch ihr Verhalten an die andere übermittelt. Die zirkuläre Verbindung deutet ein sich wiederholendes, stabiles und sich selbst regulierendes Interaktionsmuster an.» (Tomm, 1980: 8). Grafische Darstellungen zirkulärer Muster repräsentieren eine Haltung der Neugier und keine Haltung, die bestimmte Werte bevorzugt und andere ablehnt.

Grafische Darstellungen zirkulärer Muster können zwar verwendet werden, um zirkuläres Denken zu fördern, aber man sollte sich ihrer Grenzen bewusst sein. Sie können dazu verleiten, die Ursache der Probleme in der Familie zu suchen und so von individueller Verantwortung für unakzeptables Verhalten, wie z. B. Gewalttätigkeit, ablenken. Die Aufmerksamkeit wird dann auf kleine, eng begrenzte Feedbackschleifen konzentriert, während das «Gesamtbild» der negativen Einflüsse bestimmter Werte, Institutionen und kulturspezifischer Praktiken in Vergessenheit gerät. Ein anderer Nachteil besteht darin, dass sie Pflegenden möglicherweise vermitteln, sie seien außerhalb des Familiensystems. Als teilnehmende Beobachterin in einem größeren System sieht und hört die Pflegende, dass zirkuläre Muster die Familienfunktion widerspiegeln. Es ist jedoch wichtig, die wechselseitige Beziehung zwischen Gesprächsführer und Familie zu erkennen. Weder die Pflegende noch die Familienmitglieder lassen sich vom Kontext ihrer sozialen und historischen Gegebenheiten trennen.

In der so genannten «feministischen Kritik» der Systeme haben mehrere Autorinnen (Goldner, 1985; Ault-Riche, 1986) Einwände gegen die vereinfachenden Verursachungstheorien erhoben, die das zirkuläre Modell impliziert. Die grafischen Darstellungen zirkulärer Muster lassen aufgrund ihres neutralen Kontextes unterschiedliche Machtverteilungen außer Acht und suggerieren einen Diskurs oder eine Beziehung zwischen gleichrangigen Personen. Diese Autorinnen kritisieren, Zirkularität mache Verantwortung nicht transparent und minimiere den Aspekt der Machtverteilung in Beziehungen. Insbesondere geht es um die Themen Inzest, Missbrauch, Gewalt, Einschüchterung und Misshandlung.

Trotz dieser fundierten Kritik sind wir der Meinung, dass es immer noch sehr sinnvoll ist, bei der klinischen Arbeit mit Familien auf das Konzept Zirkularität zu setzen, gleichzeitig aber auch den Aspekt der persönlichen Verantwortung nicht zu vergessen. Im Rahmen ihrer Untersuchung von 243 Frauen mit schubartig verlaufendem Lupus erythematodes und ihren Ehemännern verweisen Fekete et al. (2007) auf die Bedeutung der Zirkularität. Die Autoren fanden heraus, dass die Frauen mehr emotionale Unterstützung (Empathie) vonseiten ihrer Ehemänner als emotionale Anteilnahme interpretierten, was bewirkte, dass sie sich besser fühlten. Umgekehrt wurde wenig emotionale Unterstützung (geringe Anteilnahme) vonseiten der Ehemänner als geringes emotionales Interesse interpretiert, was bewirkte, dass die Frauen sich schlechter fühlten. Diese Befunde sind von großer Bedeutung, wenn es darum geht, Ehepaaren zu helfen, sich an eine chronische Krankheit anzupassen und die Situation zu meistern.

In **Abbildung 3-20** ist das zirkuläre Muster einer Auseinandersetzung dargestellt, in der die Partner sich gegenseitig beschuldigen und bedrohen.

Abbildung 3-21 zeigt ein Beispiel für eine unterstützende Beziehung. Der Ehemann vertraut seiner Ehefrau und offenbart ihr seine Bedürfnisse und Befürchtungen. Sie zeigt Anteilnahme und stärkt und unterstützt ihn ihrerseits. Dies bewirkt, dass sein Vertrauen zu ihr wächst und die Beziehung sich weiterentwickelt.

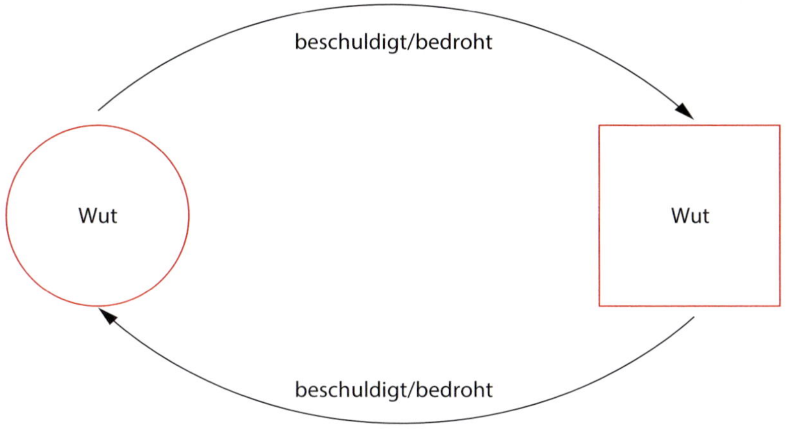

Abbildung 3-20: Zirkuläres Muster einer Auseinandersetzung.

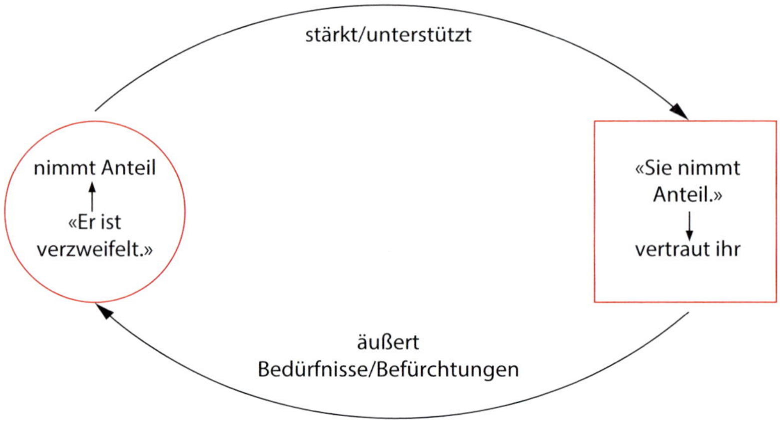

Abbildung 3-21: Zirkuläres Muster einer unterstützenden Beziehung.

Gespräch mit der Familie – Beispiel

Pflegende: Sie sagen, dass Ihre Frau Sie «immer» kritisiert. (Die Pflegende konzeptualisiert **Abb. 3-22**). Wie reagieren Sie darauf? (Sie will das Verhalten des Ehemannes in **Abb. 3-23** eintragen.)

Ehemann: Ich diskutiere nicht gerne. Ich gehe Konflikten aus dem Wege. Ich gehe weg. In ein anderes Zimmer. Was soll ich sonst tun? Sie sagt mir ständig, was ich falsch gemacht habe. Ich setze mich dann an den Computer.

Pflegende: Sie spricht also über ihre Bedürfnisse und Sie gehen weg. Was glauben Sie, wie sie sich dabei fühlt? (Sie versucht, die Deutung der Emotion in den Kreis, der die Ehefrau darstellt, in **Abb. 3-24** einzutragen.)

Ehefrau: Ich werde es Ihnen sagen. Ich rege mich auf. Ich fühle mich ignoriert und zurückgewiesen.

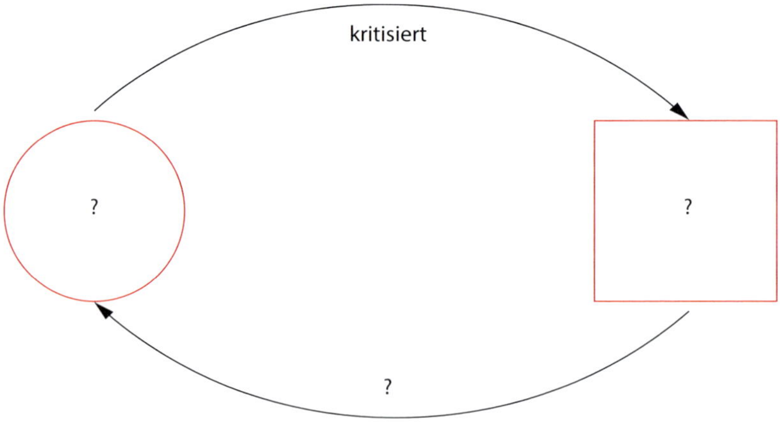

Abbildung 3-22: Konzeptualisierung der zirkulären Grafik in der Anfangsphase.

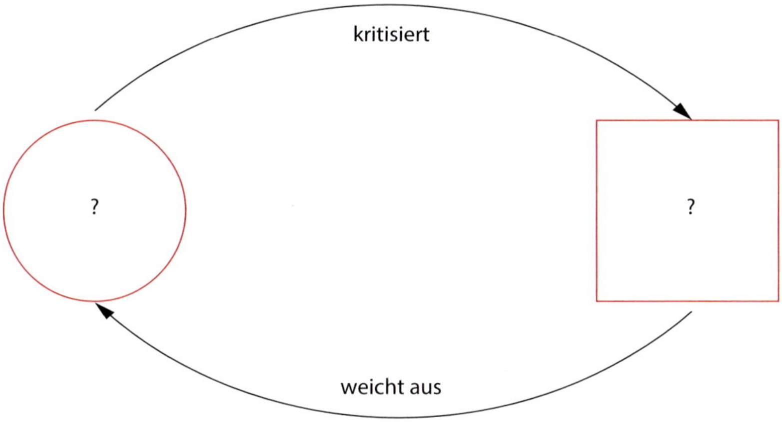

Abbildung 3-23: Zirkuläres Muster, das das Verhalten von Ehemann und Ehefrau zeigt.

Pflegende: Sie regen sich also auf, wenn er weggeht und sie einfach ignoriert. Und dann kritisieren Sie ihn noch mehr. Richtig?

Ehefrau: Na ja, ich kritisiere ihn nicht wirklich, ich …

Ehemann: Ja, Sie haben das ganz richtig verstanden.

Pflegende: Was glauben Sie, wie er sich fühlt, wenn Sie über Ihre Sorgen sprechen?

(Sie versucht, die Schlussfolgerung in das Quadrat in Abb. 3-24 einzutragen.)

Ehefrau: Ich weiß nicht.

Pflegende: Was glauben Sie, wie Ihre Äußerungen auf ihn wirken, wenn er sich belehrt fühlt und dem Problem aus dem Weg gehen will und das Zimmer verlässt?

Ehefrau: Ich nehme an, er ist frustriert. Er schmollt.

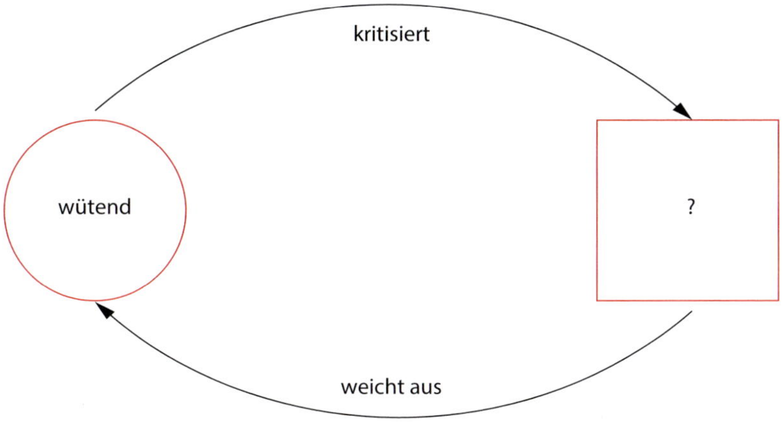

Abbildung 3-24: Zirkuläres Muster, das die Emotion der Ehefrau zeigt.

Pflegende: Das Muster sieht wohl so aus, dass der Kreis sich immer schließt, ganz gleich, wer anfängt: Manchmal sind Sie ärgerlich und fangen an zu kritisieren. Ihr Mann ist frustriert und ignoriert Sie. Er geht in die Garage und schmollt. Manchmal weicht er Ihnen aus, was wiederum Frustration und Kritik bei Ihnen hervorruft. (Sie erklärt **Abb. 3-25**.)

Ehefrau: Es ist ein Teufelskreis.

Ehemann: Ich will nicht mehr so weitermachen. Wir leiden beide zu sehr darunter.

Sobald die Pflegende eine Grafik des zirkulären Musters erstellt hat, sollte sie die Familienmitglieder bitten, ihr Gespräch in einen größeren Zusammenhang zu stellen. Ein derartiger Kontext könnte sein, dass die Ehefrau von der Arbeit in der Fabrik, der ganzen Hausarbeit und der Versorgung des Kindes erschöpft ist. Der Ehemann sieht nicht ein, warum er sein Leben ändern sollte, weil seine Frau einen anstrengenden Job hat und sehr lange arbeiten muss. Möglicherweise wiederholen sie dieses besonders negative zirkuläre Interaktionsmuster jeden Abend, während sie sich um ihr dreijähriges Kind kümmern, das an Asthma leidet.

3.3.2.5 Problemlösung

Bei dieser Subkategorie geht es um die Fähigkeit der Familie, ihre Probleme effektiv zu lösen. Ob die Familie ihre Probleme selbst lösen kann, hängt in hohem Maße davon ab, wie sie ihre Fähigkeiten und früheren Erfolge bewertet. In diesem Zusammenhang ist es wichtig zu wissen, wie die Familie ihre Möglichkeiten einschätzt, Einfluss auf das Problem oder die Krankheit zu nehmen. Es ist auch wichtig zu wissen, wer Probleme erkennt: Ist es meistens ein Außenstehender oder eher ein Familienmitglied?

Sind die Probleme identifiziert, ist zu klären, ob es sich um instrumentelle (Routine, tagtägliche Logistik) oder um emotionale Probleme handelt. Manchmal stoßen Familien auf Schwierigkeiten, wenn ein emotionales Problem mit einem instrumentellen verwechselt wird. Ein Beispiel: Eine Mutter, die sagt, sie könne ihr Kind, das an einer Nahrungsmittelallergie leidet, nicht dazu bringen, seine Diät einzuhalten, hat ein emotionales und kein instrumentelles Problem; sie ist nicht in der Lage, ihr Kind zu beeinflussen. Da immer mehr Familien mit Problemen, wie z. B. Übergewicht bei Kindern, konfrontiert sind, ist es besonders wichtig für Pflegende, diesen Unterschied zu beachten. Ist das Übergewicht ein instrumentelles oder ein emotionales Problem? Handelt es sich um ein

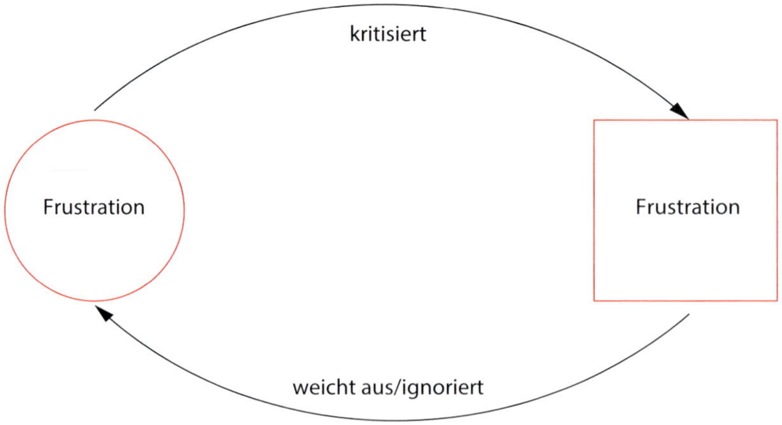

Abbildung 3-25: Konzeptualisierung des Kommunikationsmusters des Ehepaares durch die Pflegeperson.

individuelles, familiales oder gesellschaftliches Problem?

Als Nächstes ist zu fragen, wie die Lösungsmuster der Familie aussehen. Handelt sie vorausschauend mit Blick auf zukünftige Probleme? So könnte ein Ehepaar vorsorglich beschließen, Stammzellen zu sammeln, weil die Frau an einem Myelom leidet. Viele erweiterte Familien, deren Mitglieder eine enge Beziehung haben, verlassen sich auf ihre Verwandten, wenn sie Hilfe in der Not brauchen. Andere suchen eher Hilfe bei Fachleuten. Wenn die Pflegende die üblichen Problemlösungsstrategien der Familie kennt, versteht sie, warum diese Familie zu genau diesem Zeitpunkt mit diesem speziellen Problem Schwierigkeiten hat. Ein Beispiel: Ein älteres Ehepaar zieht in ein Seniorenzentrum mit Alterswohnungen. Die Frau bricht sich die Hüfte. Der Mann ist es gewohnt, allein zurechtzukommen oder seine Tochter mittleren Alters um Hilfe zu bitten, wenn er in der Klemme ist. Das Ehepaar kennt nur wenige Menschen in seiner neuen Umgebung. Der Ehemann nimmt nicht gern Hilfe von der Gemeindeschwester an. Er sagt, er könne sich allein um die Versorgung seiner Frau kümmern, obwohl er an Gewicht verliert und nicht genügend Schlaf bekommt. Das Lösungsmuster des Ehemannes kollidiert mit dem der Pflegenden.

Es kann wichtig für die Pflegende sein zu wissen, ob eine Familie einschätzen kann, welchen Preis sie für ihre Lösungen zahlt. Ein Beispiel: Eine 68-jährige Großmutter erzählt Kiran, der Pflegenden:

«Ich kann es mir nicht leisten zu weinen, weil das Baby meines Sohnes gestorben ist. Ich muss um meiner anderen Kinder willen weitermachen.» Kiran war in der Lage, mit der Großmutter über den Preis zu sprechen, den sie für ihr Lösungsmuster zahlt. Großmutter und Sohn hatten noch nicht über den Tod des Kindes gesprochen. Die Enkelkinder bekamen keine Antwort auf ihre Frage, warum das Baby denn nicht aus dem Krankenhaus nach Hause komme. Es gab beträchtliche Spannungen zwischen dem Sohn und der Großmutter und der Sohn verhielt sich gegenüber seinem vierjährigen Jungen (der einzige lebende männliche Nachkomme) überfürsorglich. Die Pflegende zeigte behutsam den Preis für diese Lösung auf (Spannungen und übermäßige Fürsorge) und konnte so andere Lösungsmuster (z. B. gemeinsame Trauer) empfehlen.

Fragen an die Familie: Wer hat das Problem zuerst erkannt? Sind Sie derjenige, der in der Regel so etwas bemerkt? Was hat Ihnen am meisten geholfen, den ersten Schritt in Richtung Beendigung der Sucht und Gewalt zu tun? Was ist passiert, als Toya auch Schritte unternommen hat, um den Teufelskreis der Gewalt in Ihrer Familie zu stoppen? Wie hat sich die Beziehung zwischen Ihrem Sohn Jeremiah und Ihrem Mann verändert, seit die Gewalttätigkeit ein Ende hat? Wann hat die Sucht aufgehört? Wie, glauben Sie, würden Sie und Ihre Tochter reagieren, wenn es noch einmal zu Gewalttätigkeiten käme? Wenn er wieder Kokain nehmen sollte, welche Schritte würden Sie unternehmen, um Ihre Familie zu schützen?

3.3.2.6 Rollen

Diese Subkategorie bezieht sich auf die etablierten Verhaltensmuster der Familienmitglieder. Eine Rolle ist definiert als beständiges Verhalten in einer bestimmten Situation. Rollen sind jedoch nicht statisch, sondern werden durch die Interaktionen mit anderen entwickelt; sie sind folglich geprägt von der Kultur, der Ethnie sowie den Sanktionen und Normen anderer. In Familien mit hispanischen Wurzeln beispielsweise kann der *Machismo* (Macho) eine große Bedeutung für die männliche Rolle innerhalb der Hierarchie und für *Simpatia* (Sympathie) oder Konfliktvermeidung haben; auch die Fähigkeit, «gut mit etwas zurecht kommen», hat oft einen hohen Stellenwert. Haddock et al. (2003) weisen darauf hin, dass der Gedanke, dass Frauen außer ihren Rollen als Ehefrau und Mutter auch noch einen eigenen Lebenszyklus haben, noch relativ neu und in unserer Kultur immer noch nicht allgemein akzeptiert ist. Von Frauen wird erwartet, dass sie sich um die Bedürfnisse anderer kümmern, zuerst um die der Männer, dann um die der Kinder und schließlich um die der älteren Generation.

Die psychischen Belastungen, die mit der Versorgung eines Elternteils mit Alzheimer-Krankheit einhergehen, lösen bei den pflegenden Angehörigen oft Angst, Depressionen, Schuldgefühle und Verbitterung aus. Die Tatsache, dass in der Regel Frauen die Rolle der pflegenden Angehörigen übernehmen, entspricht der nordamerikanischen Norm. Die geschlechtsspezifischen Unterschiede belegen klar, dass Frauen sich häufiger, intensiver und emotionaler auf die Rolle der pflegenden Angehörigen einlassen.

In den letzten Jahren haben sich die Rollen der Frauen verändert, sodass sie jetzt weniger von den Männern in ihrem Leben bestimmt werden. Die Geburtenrate ist unter das kritische Niveau gesunken, auf dem das Gleichgewicht der Generationen noch gewährleistet ist, und immer mehr Frauen konzentrieren sich weiter auf Beruf und Ausbildung. Trotzdem verdienen Frauen im Durchschnitt immer noch weniger als Männer für die gleiche Arbeit (Haddock et al., 2003). In vielen Fällen korreliert das Einkommen des Ehemannes negativ mit der Rollenteilung, die Ausbildung der Frau dagegen positiv.

Obwohl sich in der heutigen Gesellschaft die Rollen von Männern und Frauen immer stärker verändern, ist es für die Pflegende wichtig zu überprüfen, wie die Familienmitglieder mit ihren Rollen zurechtkommen: Gibt es Konflikte oder Kooperation im Zusammenhang mit der Rolle? Werden die Rollen allein nach Alter, Rangordnung oder Geschlecht bestimmt? Werden die Rollen von anderen Kriterien, wie z. B. der sozialen Schicht und Kultur, beeinflusst? Kümmern sich vorwiegend die Frauen in der Familie um die Menschen, für die sie sich verantwortlich fühlen? Werden die Männer in der Familie weniger als die Frauen mit Stress innerhalb ihrer Familie konfrontiert?

Offizielle Rollen sind solche, deren Normen in der Gemeinschaft weitgehend definiert sind. Beispiele hierfür sind die Rollen Mutter, Ehemann und Freund. Mit inoffiziellen Rollen sind etablierte Verhaltensmuster gemeint, die für bestimmte Individuen in gewissen Settings typisch sind. Beispiele hierfür sind die Rollen «böses Kind», «Engel» und «Klassenclown». Diese Rollen haben in einer bestimmten Familie eine besondere Funktion. Ist der Vater der «Softie», dann ist die Mutter ziemlich sicher die «Resolute». Ist Giffy die «gute Tochter», dann ist Kweisi wahrscheinlich das «schwarze Schaf». Man hat festgestellt, dass die Rollen «Kind als Partnerersatz» (engl.: *parentified child*), «gutes Kind» und «symptomatisches Kind» in vielen Familien eine Bedeutung haben. Ebenfalls beschrieben wurden die Hilfsrollen «Kind als Fürsprecher» (engl.: *child advocate*), «Analytiker», «Friedensstifter» und «Therapeut».

Für die Pflegende ist es nützlich zu erfahren, wie die Rollen in der Familie sich entwickelt haben, wie sie die Familienfunktion beeinflussen und ob die Familie der Meinung ist, eine Veränderung sei nötig. Wie die Befunde der Studie (Stein/Rotheram-Borus/Lester, 2007) über Jugendliche, deren Eltern HIV/AIDS hatten, belegen, kann die üblicherweise als negativ wahrgenommene Rolle «Heranwachsender als Partnerersatz, Elternersatz» auch positive Auswirkungen haben. Diese in jungen Jahren übernommene Rolle erwies sich sechs Jahre später als Prädiktor für bessere adaptive Bewältigungsstrategien sowie weniger Alkohol- und Zigarettenkonsum. Die Autoren vermuten, dass die für die «Parentifizierung» (Übernahme der Eltern-, Partnerrolle) wichtigen Fähigkeiten langfristig eine Adaptation bewirkten, besonders bei Jugendlichen, die sterbende oder kranke Eltern hatten und in ärmlichen Verhältnissen und instabilen Familien lebten [Wie Kinder und Jugendliche als pflegende Angehörige die familiale Pflege erleben und gestalten lässt sich in Metzings gleichnamigen Buch nachlesen (2007), Anm. d. Lek.].

Es ist wichtig, dass Pflegende die Konzeptualisierung der Subkategorie Rolle innerhalb des funktionalen Assessments auf die Familie und nicht auf das Individuum fokussieren. Hoffmann (1981:58) schreibt:

> Der auf das Individuum ausgerichtete Ansatz lässt die betreffende Person in einem falschen Licht erscheinen. Wenn von der «Rolle des Sündenbocks» die Rede ist, dann wird die von der Norm abweichende Person als Person mit festen Charaktereigenschaften dargestellt und nicht als Person, die in einen Prozess involviert ist. «Die Sündenbockrolle» entspricht eigentlich nur einem bestimmten Stadium in einem sich verändernden Szenario – dem Stadium, in dem die Person rein bildlich aus dem Dorf gejagt wird. Denn schließlich entspringt der Begriff einem alten hebräischen Ritual: Ein Ziegenbock wurde in der Wüste ausgesetzt, nachdem ihm symbolisch die Sünden der Menschen auf den Kopf gelegt worden waren. Die von der Norm abweichende Person kann am Anfang ein Held und am Ende ein Bösewicht sein, oder umgekehrt. Er kann nach einer Positiv-Negativ-Skala eingeschätzt werden, je nachdem, welches Stadium des Abweichungsprozesses wir betrachten, welchen Verlauf der Prozess nimmt und bis zu welchem Grad das soziale System belastet ist.
>
> Zu dieser Zeit kann sich der Charakter der betroffenen Person in eine andere Richtung entwickeln, je nachdem, welche Rolle seine Gruppe ihm zuweist. Welche Symptome bei den Mitgliedern einer Gruppe auftreten, ist auch eine Art Rollenzuweisung. Die von der Norm abweichende Person kann in vielerlei Gestalt erscheinen: Maskottchen, Clown, bedauernswerte Figur, launenhaftes Genie, schwarzes Schaf, kluger Kopf, Heiliger, Idiot, Narr, Schwindler, Simulant, Prahlhans, Bösewicht usw. In der Literatur und Folklore gibt es solche Figuren zuhauf.

Fragen an die Familie: An wen wenden sich die meisten Mitglieder Ihrer Familie, wenn sie jemanden zum Reden brauchen? Wie wirkt es sich auf Maxine aus, wenn Ken bei der Versorgung des Babys mithilft? Wer würde es zuerst merken, wenn Maxine und Ken zusammenarbeiten anstatt wetteifern würden? Was würde Maxine wohl empfinden, wenn Ken sich mehr darum kümmern würde, wegen Cheries Tagesbetreuung Kontakt zu den Verwandten aufzunehmen?

3.3.2.7 Einfluss und Macht

Diese Subkategorie bezieht sich auf das Verhalten, mit dem eine Person versucht, das Verhalten einer anderen zu beeinflussen. Macht ist die Fähigkeit einer Person oder Gruppe, die Kriterien zu bestimmen, nach denen unterschiedliche Sichtweisen der «Realität» bewertet und Ressourcen zugeteilt werden. Macht hat mit hierarchischen und egalitären Positionen in Beziehungen zu tun. In einer hierarchischen Beziehung kann eine Person in einer stärkeren oder in einer schwächeren Position sein. Sie kann in einem Kontext dominant, und in einem anderen untergeordnet sein. In einer egalitäten Beziehung sind beide Partner gleichberechtigt. Silverstein et al. (2006: 394) definieren eine hierarchische, positionsorientierte Beziehung so: «Im Fokus stehen die Bedürfnisse der dominanten Person. Von der untergeordneten Person wird erwartet, die eigenen Gedanken und Gefühle zurückzunehmen und die der dominanten Person genau zu kennen. Entscheidungen werden vor dem Hintergrund dieser Positionen getroffen und die eigenen Bedürfnisse werden danach bewertet, ob sie für die dominante Person gut sind.» Laut diesen Autoren zeichnet sich eine egalitäre Beziehung im Hinblick auf individuelle Bedürfnisse, Ziele und Wünsche durch das Prinzip des Gebens und Nehmens aus. Beide Partner sind sich bewusst, dass jeder die Bedürfnisse der Beziehung oder des anderen Partners im Blick hat.

Gender-, ethno- und kulturspezifische Probleme sind häufig mit Machtproblemen verwoben. Beispielsweise sind es in vielen Beziehungen oft Frauen, die in der Anfangsphase der Diskussion Probleme ansprechen und die Männer aus der Reserve locken, während die Männer den Inhalt und die emotionale Tiefe im weiteren Verlauf der Diskussion bestimmen und das Ergebnis weitgehend beherrschen. Einer Veränderung der Machtverhältnisse gehen Veränderungen der «Realität» voraus, die eindimensionale Perspektive erweitert sich zu einer differenzierten Sicht. Wir raten Pflegenden zu einer postmodernen Weltsicht, deren Anschauungen zeigen, dass Macht und «Wahrheit» sozial konstruiert, durch die Sprache konstituiert und in Familien und größeren kulturellen Kontexten organisiert und aufrechterhalten werden.

Eine Pflegende, die sich der Machtverteilung zwischen den Familienmitgliedern hinsichtlich Rollen, Gender, wirtschaftlicher Situation oder sozialer Schicht nicht bewusst ist, kann Familienmitglieder mit weniger Macht unabsichtlich dazu bringen, Ziele zu akzeptieren, die ihre Macht noch weiter verringern und ihre Wahlmöglichkeiten einschränken. Haddock et al. (2000) empfehlen Pflegenden, mit dem Power Equity Guide (ein Instrument zur Bestimmung von Machtverhältnissen) zu arbeiten, wenn sie mit Familienmitgliedern über Themen wie Entscheidungsfindung, Arbeit, Lebensziele und -aktivitäten, Hausarbeit, Finanzen und Sex diskutieren, die von Macht und Einfluss bestimmt werden.

Die Pflegende kann überlegen, ob alle Familienmitglieder in gleichem Maße zu den Problemen beitragen und gemeinsam Verantwortung für deren Lösung übernehmen. Was das Thema Macht angeht, halten wir es in klinischer Hinsicht für das Beste zu sagen: «Macht ist …». Sie kann positiv oder negativ, offen oder verdeckt eingesetzt werden, um Möglichkeiten zu verbessern oder einzuschränken. Machtverhältnisse bestehen zwischen den Familienmitgliedern, den Anbietern von Gesundheitsdienstleistungen und den Institutionen. McGoldrick, Gerson und Petry (2008: 78) haben eine negative Macht/Kontroll-Pyramide aus acht Ebenen entwickelt, in der es um die Themen Rassismus, Heterosexismus und Sexismus geht:

1. «Isolation, bestimmen, wen sie wann und wo treffen kann
2. Sexueller Missbrauch, anstößige Berührungen, sexuelle Handlungen gegen ihren Willen, Affären haben, sie der Gefahr einer HIV-Infektion aussetzen
3. Kinder als Druckmittel einsetzen, schlechte Behandlung, Kontrolle ausüben, Schuldgefühle erzeugen oder mangelnde Verantwortung in puncto Besuche etc.
4. Körperliche Misshandlung, z. B. schlagen, stoßen, würgen, treten, grob anfassen etc.
5. Sie in wirtschaftlicher Abhängigkeit halten, Ausgaben kontrollieren, keine Auskunft über die Finanzen oder Ressourcen geben, über jeden Kauf Rechenschaft von ihr verlangen
6. Drohungen und Einschüchterungen, ihr drohen, sie körperlich zu verletzen, sich umzubringen, eine Affäre anzufangen, sich scheiden zu lassen, sie bei der Sozialhilfe zu melden, die Kinder wegzunehmen oder ihr emotionales Unterstützungsnetzwerk zu zerstören, sie durch Blicke, Handlungen, Zerstörung von Eigentum, Stalking, zu schnelles Autofahren in Angst versetzen
7. Den Einwandererstatus als Druckmittel einsetzen, die Tatsache, dass sie keine Papiere hat benutzen, um ihr mit Abschiebung, Verlust der Kinder, des Jobs, der medizinischen Versorgung etc. zu drohen
8. Sie emotional schlecht behandeln und auf männliche Privilegien pochen, sie entwerten, beschimpfen, ihr das Gefühl geben, verrückt zu sein, Spielchen spielen, abblocken, sie wie einen Dienstboten behandeln, sich das Recht herausnehmen, alle wichtigen Entscheidungen allein zu treffen oder es ablehnen, nach der Arbeit im Haushalt zu helfen, etwa bei der Hausarbeit oder Versorgung der Kinder.»

Einfluss, Macht oder Kontrolle werden instrumentalisiert, wenn Objekte oder Privilegien (z. B. Geld, Fernsehen, die Bereitstellung von

Computer, Auto oder Handy, Süßigkeiten, Urlaub usw.) als Anreiz eingesetzt werden. Einfluss oder Macht werden psychologisch instrumentalisiert, wenn das Verhalten durch Kommunikation und Gefühle beeinflusst werden soll. Hierzu gehören Anweisungen, Lob, Kritik, Drohungen und das Erzeugen von Schuldgefühlen. Körperliche Kontrolle erfolgt durch Körperkontakt, z. B. umarmen, schlagen usw. Es ist wichtig darauf zu achten, welche positiven und negativen Mittel der Einflussnahme die Familie speziell bei Kleinkindern und Senioren anwendet. Die Misshandlung von Senioren durch informelle und manchmal auch durch formelle Betreuer ist kein seltenes Phänomen.

Nach unserer Erfahrung sind die wichtigsten positiven Prädiktoren für erzieherische Erfolge bei Kindern folgende Verhaltensweisen: konsequente Durchsetzung von Regeln, Aufforderung zu vernünftigem Verhalten, die Anwendung psychologischer Belohnungen wie Lob und Anerkennung und Spielen mit dem Kind. Der wichtigste negative Prädiktor ist das Ausmaß der körperlichen Bestrafung. Lob ist positiv mit Erfolg korreliert, während körperliche Bestrafung und verbale psychologische Bestrafung sich negativ auswirken.

Fragen an die Familie: Wer von deinen Eltern schafft es am besten, Nirmala dazu zu bringen, ihre Medizin zu nehmen? Wie wirkt es sich auf Jamilett aus, wenn Delvecchio das Gespräch beherrscht? Was hält deine Mutter von der Art und Weise, wie dein Stiefvater deine Schwester diszipliniert? Was würde sich in der Beziehung zwischen deinem Stiefvater und deiner Mutter verändern, wenn dein Stiefvater deine Schwester Tiffany besser behandeln würde? Wessen Interessen setzen sich bei wichtigen Entscheidungen in der Familie Veliz meistens durch? Wer passt sich eher an andere an, Gustavo oder Fines?

3.3.2.8 Überzeugungen

Diese Subkategorie bezieht sich auf die grundlegenden Einstellungen, Prämissen, Werte und Annahmen von Individuen und Familien. Überzeugungen sind der Bauplan, auf dessen Grundlage Menschen ihr Leben konstruieren und es mit dem anderer Menschen in Beziehung setzen. Familien entwickeln gemeinsam eine Art Ökosystem von Überzeugungen, die sich aus interaktionalen, sozialen und kulturellen Kontexten speisen (Wright/Bell, 2009). Durch eine Krankheit werden gesundheitsrelevante Überzeugungen in Frage gestellt, bedroht oder bestätigt. Während einer Krankheit können Pflegende feststellen, ob die Überzeugungen der Patienten, der anderen Familienmitglieder oder sogar ihre eigenen hinderlich oder förderlich sind. Hinderliche Überzeugungen können das Leiden vergrößern und die Fähigkeit, Probleme zu lösen, verringern; förderliche Überzeugungen können das krankheitsbedingte Leiden reduzieren und die Fähigkeit, mit dem Krankheitsmanagement zusammenhängende Probleme zu lösen, erhöhen (Wright/Bell, 2009). Welche krankheitsbezogenen Überzeugungen hinderlich oder förderlich sind, stellt die Pflegende mit ihrem klinischen Wissen und in Zusammenarbeit mit der Familie fest. Jede Maßnahme zur Heilung beinhaltet mindestens drei Systeme von Überzeugungen: jenes des Patienten, jenes der anderen Familienmitglieder und jenes der Pflegenden (Hougher Limacher/Wright, 2006; Moules, 1998; Moules/Thirsk/Bell, 2006; Watson/Lee, 1993; Wright/Nagy, 1993; Wright/Simpson, 1991; Wright/Watson, 1988; Wright/Bell, 2009). Von Cousins (1979) stammt die prägnante These: «What we believe is the most powerful option of all.» («Unsere Überzeugungen sind unsere wirksamsten Möglichkeiten.»).

Überzeugungen und Verhalten sind eng miteinander verknüpft. Jede Handlung, die Familien und Individuen durchführen, und jede Entscheidung, die sie treffen, basieren auf ihren Überzeugungen. Folglich bestimmen Überzeugungen auch die Art und Weise, wie Familien mit chronischen und lebensbedrohenden Krankheit umgehen. Ist eine Familie beispielsweise davon überzeugt, dass Darmkrebs am besten mit einem alternativmedizinischen Ansatz behandelt werden sollte, dann ist eine

Entscheidung für Akupunktur durchaus sinnvoll. Da in der nordamerikanischen Kultur die Kontrolle von Symptomen die Regel ist (Kontrolle ist gut, keine Kontrolle ist schlecht), kann es für Pflegende hilfreich sein herauszufinden, wie die Familie zu Kontrolle und Beherrschung steht, wenn es um ihre Symptome geht.

Überzeugungen sind auch eng mit dem familialen und sozioökonomischen Kontext verknüpft. Wie die Untersuchung von Corbet-Owen und Kruger (2001) ergab, bestimmte die Bedeutung, die die Schwangerschaft für die Studienteilnehmerinnen hatte, nicht nur, wie die Frauen den Verlust der Schwangerschaft empfanden, sondern auch, welche emotionalen Bedürfnisse sie zum Zeitpunkt des Verlustes hatten. Waren die Frauen sehr glücklich über die Schwangerschaft und verzweifelt über die Fehlgeburt, dann hatten sie auch grundlegend andere emotionale Bedürfnisse als die Mütter, die ihre Schwangerschaft ablehnten und froh über die Fehlgeburt waren. Die Bandbreite der Gefühle im Zusammenhang mit dem Verlust der Schwangerschaft reichte von Verzweiflung bis hin zur Erleichterung.

Ein anderes Beispiel: Ein 51-jähriger Vater zweier Teenagertöchter schrieb einer Pflegenden über den Umgang mit seinen chronischen Schmerzen Folgendes:

> Ich glaube, dass jeder Mensch eine andere Schmerzgrenze hat. Ich versuche jeden Tag, die Schmerzen abzuspalten. Ich versuche, in meine Arbeit und mein Leben «hineinzukommen». Es gelingt mir nicht immer, aber ich versuche es, so gut ich kann. Ich tue es für meine Familie, meine Freunde und meinen Glauben (überschwänglich, oder?, aber wahr). Ich denke, jeder muss herausfinden, was für ihn im Leben wichtig ist, und sich davon leiten lassen. So schrecklich es auch ist, der Gedanke, «Schluss zu machen» ist immer da […] aber dann denkt man daran, wie traurig das die Menschen machen würde, die man liebt […] das lässt einen weitermachen. Ich bin davon überzeugt, dass es am Anfang entscheidend ist, etwas zu finden, das wichtig ist und einen motivieren kann, die Dinge zu tun, die man tun möchte. Ich wünschte, ich könnte mehr sagen. […] Es ist ein tagtäglicher Kampf.

Nach Wright et al. (1996) müssen Patienten und Familien unbedingt nach ihren Überzeugungen zu folgenden Themen befragt werden: Ätiologie, Diagnose, Prognose, Heilung und Behandlung, Spiritualität und Religion, Beherrschung und Kontrolle von Symptomen, Rolle der Familienmitglieder und Rolle der Anbieter von Gesundheitsleistungen.

Kasten 3-3 zeigt, welche Bereiche Pflegende überprüfen müssen, um die Überzeugungen von Familienmitgliedern im Zusammenhang mit ihrem gesundheitlichen Problem zu ermitteln.

Fragen an die Familie: Was denken Sie ist die Ursache für Ihr gesteigertes sexuelles Verlangen? Wie viel Kontrolle hat Ihre Familie Ihrer Ansicht nach über chronische Schmerzen? Wie viel Kontrolle haben die chronischen Schmerzen über Ihre Familie? Wie (wenn überhaupt) würde es sich auf Ihre chronischen Schmerzen auswirken, wenn Sie und Ihre Frau sich über die Behandlung einig wären? Wer leidet in Ihrer Familie am meisten darunter, dass sich Ihr Familienleben durch Ihre Multiple Sklerose verändert hat? Was hat Ihnen am meisten von all den Dingen geholfen, die Ihnen die Gesundheitsfachleute vorgeschlagen haben, damit Sie die durch Ihre Fibromyalgie verursachten Schmerzen besser ertragen können? Was hat am wenigsten geholfen? Inwieweit hilft Ihnen Ihr buddhistischer Glaube, mit dem tragischen Verlust Ihres Sohnes fertig zu werden?

3.3.2.9 Allianzen und Koalitionen

Bei dieser Subkategorie geht es um die Orientierung, Balance und Intensität der Beziehungen zwischen den Familienmitgliedern oder zwischen der Familie und der Pflegenden. Die Beziehung zwischen zwei Personen lässt sich

Kasten 3-3
Überzeugungen im Zusammenhang mit dem Gesundheitsproblem

A. Überzeugungen zu:
1. Diagnose
2. Ätiologie
3. Prognose
4. Heilung und Behandlung
5. Beherrschung, Kontrolle und Beeinflussung
6. Religion und Spiritualität
7. Stellenwert der Krankheit im Leben und in den Beziehungen
8. Rolle der Familienmitglieder
9. Rolle der Gesundheitsfachleute

B. Einfluss der Familie auf das gesundheitliche Problem
1. Nutzung von Ressourcen
   a. interne (Familie)
   b. externe
2. Medikation und Behandlung

C. Einfluss des gesundheitlichen Problems auf die Familie
1. Reaktion des Klienten auf die Krankheit
2. Reaktion der Familienmitglieder auf die Krankheit
3. Wahrgenommene Schwierigkeiten und Veränderungen im Zusammenhang mit dem Gesundheitsproblem

D. Stärken, bezogen auf das aktuelle Gesundheitsproblem

E. Sorgen, bezogen auf das aktuelle Gesundheitsproblem

Bearbeitet nach Aufzeichnungen der Family Nursing Unit, Faculty of Nursing, University of Calgary, Calgary, Alberta.

mit den Begriffen *komplementär* und *symmetrisch* beschreiben (s. Kap. 2). Für die Beziehung zwischen drei Personen wird gewöhnlich der Begriff *Beziehungsdreieck* oder Triade verwendet, der von Bowen (1978: 400) geprägt wurde. Der Psychiater und Familientherapeut Bowen schreibt dazu:

> Die Beziehung zwischen zwei Personen ist insofern instabil, als sie eine geringe Angsttoleranz hat und durch emotionale Kräfte innerhalb der Zweierbeziehung und durch die Kräfte der Beziehungen außerhalb der Zweierbeziehung leicht gestört werden kann. Mit zunehmender Angst intensiviert sich der emotionale Fluss in der Zweierbeziehung, und die Beziehung wird unangenehm. Erreicht die Intensität ein gewisses Niveau, ist abzusehen, dass die Zweierbeziehung automatisch eine vulnerable dritte Person in das emotionale Problem involviert. Dabei «streckt» entweder die Zweierbeziehung «die Hand aus» und zieht die dritte Person in ihre Beziehung hinein, sodass die Emotionen zur dritten Person «überfließen», oder die dritte Person ist emotional so programmiert, dass sie selbst die Initiative ergreift. Durch die Einbeziehung der dritten Person wird die Angst reduziert. Die Angst scheint verdünnt zu werden, während sie von einer Person auf eine andere übergeht. Das Dreieck ist stabiler und flexibler als die Zweierbeziehung. Es hat eine höhere Angsttoleranz und ist in der Lage, einen Großteil der Belastungen des Lebens abzufedern.

Die meisten Familienbeziehungen sind um eine Dreiergruppe herum oder in einem Beziehungsdreieck organisiert. Die Allianzen in einer Dreiergruppe können sowohl förderlich als auch hinderlich sein. Wir haben die Erfahrung gemacht, dass es in Familien von Kriegsveteranen, die an einer posttraumatischen Belastungsstörung leiden, vorkommen kann, dass der Kriegsveteran in eine Dreiergruppe mit einem toten Kameraden involviert ist, ohne dass die Ehefrau eine Ahnung davon hat. Wenn Soldaten aus dem Irak- oder Afghanistankrieg zurückkehren und die Familie Probleme hat, wieder eine Einheit zu werden, sollte die Pflegende überprüfen, ob Allianzen aus der militärischen Dienstzeit noch nachwirken. Viele der davon betroffenen Familien berichten über Tage der Ruhelosigkeit, zerbrochene Beziehungen und Fläschchen mit Pillen, die bei bestimmten, aber nicht bei allen Schmerzen helfen. Beziehungen sind nicht einseitig, auch dann nicht, wenn ein Mitglied der Dreiergruppe ein Säugling, ein älterer Mensch oder ein Mensch mit einer Behinderung ist. Die Intensität der Beziehungen und die Gesamtheit der Interaktionen befinden sich oft einigermaßen im Gleichgewicht. Wird eine Beziehung intensiver, nimmt die Intensität einer anderen oder der beiden anderen ab. Zieht ein Mitglied der Dreiergruppe sich zurück, wird die Beziehung der beiden anderen enger.

Wir empfehlen Pflegenden darauf zu achten, wie flexibel und problemlos die Familie auf neue Mitglieder, Todesfälle oder Krankheit reagiert. Befunde aus der Studie von Fivaz-Depeursinge und Favez (2006) über Trianglation im Zusammenhang mit Kleinkindern stützen diese Empfehlung und zeigen Interventionsmöglichkeiten auf. Angenommen, der Vater geht beim Spiel mit seinem Baby nicht besonders geschickt mit ihm um. Oft wendet sich das Baby dann vom Vater ab und der Mutter zu. Die Autoren haben festgestellt, dass die Lösung dieses Vermeidungsverhalten auf der Familienebene von der Allianz des Paares abhängig ist. Ist der Erziehungsstil der Eltern einvernehmlich, validiert die Mutter die Suche des Babys nach Hilfe, ohne sich in das Verhalten des Vaters einzumischen. Damit bleibt das problematische Verhalten in der Vater-Baby-Beziehung. Ist der Erziehungsstil der Eltern dagegen von Feindschaft oder Konkurrenz geprägt, ignoriert die Mutter die Suche nach Hilfe oder reagiert auf das Baby, indem sie sich in das Spiel des Vaters einmischt. Diese Triangulation reduziert die Spannung, hat jedoch Nachteile. Die Pflegeperson kann diese Muster zusammen mit dem Paar aufdecken und mit ihm effektive Interventionen entwickeln.

Bei der Arbeit mit der funktionalen Subkategorie Allianzen und Koalitionen wird die Pflegende den Zusammenhang dieser Subkategorie mit den Kategorien Struktur und Entwicklung erkennen. Die strukturelle Subkategorie Grenzen ist ein wichtiger Teil der Subkategorie Allianzen und Koalitionen. Die Grenze bestimmt, wer zur Dreiergruppe gehört und wer nicht. Natürlich gibt es in Familien verschiedene Dreiergruppen und viele veränderliche Allianzen und Koalitionen. Daher sollten Pflegende und Familie versuchen herauszufinden, ob die Allianzen und Koalitionen ein Problem oder eine Bereicherung sind.

Rolland (1999: 258) macht anhand eines Beispiels deutlich, was in einer Familie unbewusst abläuft, wenn die Krankheit eines Patienten als «sein Problem» und nicht als «gemeinsame Herausforderung» gesehen wird. Wird die Krankheit als Problem des betroffenen Patienten verstanden, entsteht ein tiefer Riss zwischen dem Patienten, dem gesunden Partner und den anderen Familienmitgliedern. Arbeitet die Pflegende dagegen von Anfang an mit dem Konzept «gemeinsame Herausforderung», dann «gibt sie allen Familienmitgliedern die Möglichkeit, kulturspezifische und generationenübergreifende Überzeugungen, die die Rechte und Privilegien kranker und gesunder Familienmitglieder betreffen, einer Überprüfung zu unterziehen». Ein Beispiel für eine positive Koalition ist der Zusammenschluss von Familienmitgliedern mit dem Ziel, einem anderen Familienmitglied zu helfen, das Rauchen oder Trinken aufzugeben. Sie teilen dem betroffenen Familienmitglied gemeinsam ihre Sorgen mit, aber auch ihre Absicht, Hilfe und Unterstützung zu gewähren.

Wir haben die Beobachtung gemacht, dass generationenübergreifende Koalitionen manchmal mit symptomatischen Verhaltensweisen zusammenfallen. Hoffman (1981: 32) liefert ein hervorragendes Beispiel für veränderliche generationenübergreifende triadische Prozesse. In dem Beispiel geht es um das unangemessene Verhalten eines Jungen:

Stadium eins: Die Mutter schmeichelt, das Kind will nicht gehorchen, die Mutter droht, dem Vater davon zu erzählen (Vater-Mutter gegen das Kind). Stadium zwei: Als der Vater nach Hause kommt, erzählt ihm die Mutter von dem schlechten Benehmen des Kindes, und der Vater schickt das Kind ohne Abendessen in sein Zimmer. Nachdem der Vater den Tisch verlassen hat, schleicht die Mutter zum Kind und bringt ihm auf einem Teller etwas Essen (Mutter-Kind gegen den Vater). Stadium drei: Als das Kind später herunterkommt, will der Vater sich wieder mit ihm versöhnen und schlägt vor, ein Spiel mit ihm zu spielen, das die Mutter ausdrücklich verboten hat, weil das Kind vor dem Schlafengehen sonst zu aufgedreht ist (Vater-Kind gegen die Mutter). Stadium vier: Die Mutter macht dem Vater deswegen Vorhaltungen; das Kind, das tatsächlich aufgedreht ist, bekommt einen Wutanfall und wird zu Bett geschickt. Damit ist die ursprüngliche Dreiergruppe wieder hergestellt (Mutter-Vater gegen das Kind).

Die Pflegende sollte nicht nur auf den Zusammenhang zwischen der strukturellen Subkategorie Grenzen und der funktionalen Subkategorie Allianzen und Koalitionen achten, sondern auch die Verbindung zur Subkategorie Beziehungen in der Kategorie Entwicklung bedenken. Beziehungen innerhalb der Familie oder tiefere emotionale Verbindungen, die dauerhaft oder stabil sind, gleichen Allianzen insofern, als es sich bei beiden um Einheiten handelt. Beziehungen unterscheiden sich jedoch von Koalitionen darin, dass sich in Letzteren oft zwei Mitglieder zusammentun und das dritte Mitglied ausgrenzen oder bekämpfen.

Fragen an die Familie: Wer versucht zu schlichten, wenn Demi und Tyson sich streiten? Wenn die Kinder friedlich miteinander spielen, wer kommt dann meistens und *sorgt dafür,* dass sie sich streiten? Wer würde dafür sorgen, dass sie sich *nicht* streiten? Inwiefern hat Dons Gehirntumor dazu beigetragen, dass die Familienmitglieder zusammengerückt sind oder sich weiter voneinander entfernt haben?

3.4 Schlussfolgerungen

Das CFAM ist ein sehr umfassendes und vollständiges Familien-Assessment-Modell. Die Handhabung wird erleichtert, wenn es als «grafische Darstellung der Familie» aus der Beobachterperspektive der Pflegenden und der Familie betrachtet wird. Das Modell ist ein Konzept, an dem Pflegende und Familie sich bei der Erörterung der Probleme orientieren können. Die Pflegende kann mithilfe der drei Hauptkategorien (Struktur, Entwicklung und Funktion) eine grobe Einschätzung der Stärken und Probleme einer Familie vornehmen. Je nachdem, wie groß ihr Selbstvertrauen und ihre Kompetenz sind, kann sie das Assessment verfeinern und bestimmte Bereiche der Familienfunktion genauer untersuchen. In beiden Fällen muss sie in der Lage sein, alle relevanten Informationen in einem Gesamt-Assessment zusammenzufassen. Dabei bündelt sie die Informationen, sodass sie von der Datenfülle nicht irritiert wird. Es genügt nicht, wenn sie sich mit den Problemlösungsschwierigkeiten einer Familie auseinandersetzt, ohne etwas über ihre Struktur zu wissen. Auch wenn sie sich zu sehr auf die Geschichte der Entwicklung konzentriert, übersieht sie möglicherweise aktuelle funktionale Aspekte, die wichtig sind. Natürlich darf die Vergangenheit nicht ignoriert werden, allerdings sollte sie nur so weit einbezogen werden wie es nötig ist, um die aktuelle Funktion zu verstehen.

Nach Abschluss des Familien-Assessment können die Pflegende und die Familie entscheiden, ob eine Intervention angezeigt ist. Wir möchten jedoch ausdrücklich darauf hinweisen, dass die Durchführung eines Familien-Assessments mit dem CFAM nicht heißt, dass die Pflegende oder die Familie nun die «Wahrheit» über die Familienfunktion und das damit zusammenhängende Gesundheitsproblem kennt. Was sie haben, ist ein Gesamt-Assessment aus ihrer «Beobachterperspektive».

Literatur

Ahrons, C.R. (1999). Divorce: An unscheduled family transition. In B. Carter & M. McGoldrick (Eds.), The Expanded Family Life Cycle: Individual, Family, and Social Perspectives (3rd ed.) (pp. 381–398). Boston: Allyn & Bacon.

Ahrons, C.R. & Rodgers, R.H. (1987). Divorced Families: A Multidisciplinary Developmental View. New York: Norton.

American Academy of Pediatrics (2002). Technical report: Coparent or Second-Parent Adoption by Same-Sex Parents. http://www.aap.org/policy/020008t.html.

Anderson, C.M. (2003). The diversity, strengths, and challenges of single-parent households. In F. Walsh (Ed.), Normal Family Processes: Growing Diversity and Complexity (3rd ed.) (pp. 121–152). New York: Guilford Press.

Anderson, H. & Goolishian, H.A. (1988). Human systems as linguistic systems: Preliminary and evolving ideas about the implications for clinical theory. *Family Process, 27*(4), 371–393.

Asby, W.R. (1969). Design For a Brain. London: Chapman & Hall, Science & Behavior Books.

Atwood, J.D. & Schwartz. (2002). Cyber-sex: The new affair treatment considerations. *Journal of Couple and Relationship Therapy, 1*(3), 37–55.

Ault-Riche, M. (1986). A feminist critique of five schools of family therapy. *Family Therapy Collections, 16*, 1–15.

Ball, F.L., Cowan, P. & Cowan, C.P. (1995). Who's got the power? Gender differences in partners' perceptions of influence during marital problem-solving discussion. *Family Process, 34*(3), 303–321.

Baum, N. (2003). Divorce process variables and the co-parental relationship and parental role fulfilment of divorced parents. *Family Process, 42*(1), 117–131.

Bean, R.A., Perry, B.J. & Bedell, T.M. (2002). Developing culturally competent marriage and family therapists: Treatment guidelines for non-African-American therapists working with African-American families. *Journal of Marital and Family Therapy, 28*(2), 153–164.

Becvar, D.S. (2003). Introduction to the special section: Death, dying, and bereavement. *Journal of Marital and Family Therapy, 29*(4), 437–438.

Bell, J.M. (2000). Encouraging nurses and families to think interactionally: Revisiting the usefulness of the circular pattern diagram [Editorial]. *Journal of Family Nursing, 6*(3), 203–209.

Berger, R. (1998). Stepfamilies: A Multi-Dimensional Perspective. New York: Haworth Press.

Berliner, K., Jacob, D. & Schwartzberg, N. (1999). The single adult and the family life cycle. In B. Carter & M. McGoldrick (Eds.), The Expanded Family Life Cycle: Individual, Family, and Social Perspectives (3rd ed.) (pp. 362–372). Boston: Allyn & Bacon.

Berns, S.B., Jacobson, N.S. & Gottman, J.M. (1999). Demand/withdraw interaction patterns between different types of batterers and their spouses. *Journal of Marital and Family Therapy, 25*(3), 337–348.

Bishop, D., Epstein, N., Baldwin, L., Miller, I. & Keitner, G. (1988). Older couples: The effect of health, retirement, and family functioning on morale. *Family Systems Medicine, 6*(2), 238–247.

Booth, A., Johnson, D.R., Branaman, A. & Sica, A. (1995). Belief and behavior: Does religion matter in today's marriage? *Journal of Marriage and the Family, 57*, 661–71.

Boss, P.G. (2002). Ambiguous loss: Working with families of the missing. *Family Process, 41*(1), 14–17.

Boss, P., Beaulieu, L., Wieling, E., Turner, W. & LaCruz, S. (2003). Healing loss, ambiguity, and trauma: A community-based intervention with families of union workers missing after the 9/11 attack in New York City. *Journal of Marital and Family Therapy, 29*(4), 455–467.

Bowen, M. (1978). Family Therapy in Clinical Practice. Northvale, NJ: Jason Aronson.

Bowlby, J. (1977). The making and breaking of affectional bonds. *British Journal of Psychiatry, 130*, 201–210.

Bowser, B.P., Word, C.O., Stanton, M.D. & Coleman, S.B. (2003). Death in the family and HIV risk-taking among intravenous drug users. *Family Process, 42*(2), 291–304.

Boyd-Franklin, N. (2003). Race, class and poverty. In F. Walsh (Ed.), Normal Family Processes: Growing Diversity and Complexity (3rd ed.) (pp. 260–279). New York: Guilford Press.

Bracho, A. (2000). The work of Latino health access. *Dulwich Centre Journal, 3*, 3–20.

Brown-Standridge. M.D. & Floyd, C.W. (2000). Healing bittersweet legacies: Revisiting contextual family therapy for grandparents raising grandchildren in crisis. *Journal of Marital and Family Therapy, 26*(2), 185–197.

Carter, B. (1999). Becoming parents: The family with young children. In B. Carter & M. McGoldrick (Eds.), The Expanded Family Life Cycle: Individual, Family, and Social Perspectives (3rd ed.) (pp. 249–273). Boston: Allyn & Bacon.

Carter, B. & McGoldrick, M. (Eds.) (1988). The Changing Family Life Cycle: A Framework for Family Therapy (2nd ed.). New York: Gardner Press.

Carter, B. & McGoldrick, M. (1998). The divorce cycle: A major variation in the American family life cycle. In B. Carter & M. McGoldrick (Eds.), The Expanded Family Life cycle: Individual, Family, and Social perspectives (3rd ed.) (pp. 373–380). Boston: Allyn & Bacon.

Carter, B. & McGoldrick, M. (Eds.) (1999a). The Expanded Family Life Cycle: Individual, Family, and Social Perspectives (3rd ed.). Boston: Allyn & Bacon.

Carter, B. & McGoldrick, M. (1999b). Overview: The expanded family life cycle: Individual, family, and social perspectives. In B. Carter & M. McGoldrick (Eds.), The Expanded Family Life Cycle: Individual, Family, and Social Perspective (3rd ed.) (pp. 1-26). Boston: Allyn & Bacon.

Cecchin, G. (1987). Hypothesizing, circularity, and neutrality revisited: An invitation to curiosity. *Family Process, 26*(4), 405–413.

Clawson, J. & Ganong, L. (2002). Adult stepchildren's obligations to older stepparents. *Journal of Family Nursing, 8*(1), 50–72.

Cleveland, M. (1981). Families and adolescent drug abuse: Structural analysis of children's roles. *Family Process, 20*(3), 295–304.

Cohen, N.J., Coyne, J.C. & Duvall, J.D. (1996). Parents' sense of «entitlement» in adoptive and nonadoptive families. *Family Process, 35*(4), 441–456.

Corbet-Owen, C. & Kruger, L. (2001). The health system and emotional care: Validating the many meanings of spontaneous pregnancy loss. *Families, Systems and Health, 19*(4), 411–427.

Corbett, S. (2004, February 15). The permanent scars of Iraq. *The New York Times Magazine,* Section 6, pp. 34–41, 56, 60, 66.

Cousins, N. (1979). Anatomy of an Illness as Perceived by the Patient: Reflections on Healing and Regeneration. New York: Bantam Books.

Cowan, P.A. & Cowan, C.P. (2003). Normal family transition, normal family process, and healthy child development. In F. Walsh (Ed.), Normal Family Process: Growing Diversity and Complexity (3rd ed.) (pp. 424–459). New York: Guilford Press.

Daneshpour, M. (1998). Muslim families and family therapy. *Journal of Marital and Family Therapy, 24*(3), 355–368.

Dankoski, M.E. (2001). Pulling on the heart strings: An emotionally focused approach to family life cycle transitions. *Journal of Marital and Family Therapy, 27*(2), 177–188.

Denham, S. (2003). Family Health: A Framework for Nursing. Philadelphia: F.A. Davis.

Dewan, S. (2003, February 16). Giving up custody so children can get mental health care. *New York Times,* Section 1, pp. 1, 29.

Doherty, W.J. & Heinrich, R. (1996). Managing the ethics of managed healthcare: A systemic approach. *Families, Systems and Health, 14*(1), 17–28.

Dominus, S. (2004, February 22). Life in the age of old, old age. *The New York Times Magazine,* Section 6, pp. 26–33, 46, 58–59

Duhamel, F. & Campagna, L. (2000). Family Genograph. Montreal: Université de Montreal, Faculty of Nursing.

Duvall, E.R. (1977). Marriage and Family Development (5th ed.). Philadelphia: Lippincott.

Edwards, M.E. (2002). Attachment, mastery, and interdependence: A model of parenting processes, *Family Process, 41*(3); 389–404.

Egan, J. (2002, March 24). The hidden lives of homeless children. *The New York Times Magazine,* Section 6, pp. 32–37, 58–59.

Epstein, H. (2003, October 12). Enough to make you sick? *The New York Times Magazine,* Section 6, pp. 75–81. Epstein, N., Bishop, D. & Levin, S. (1978). The McMaster model of family functioning. *Journal of Marriage and Family Counseling, 4,* 19–31.

Epstein, N., Sigal, J. & Rakoff, V. (1968). Family categories schema [Unpublished manuscript]. Jewish General Hospital, Department of Psychiatry, Montreal.

Erikson, E. (1963). Childhood and society (2nd ed.). New York: Norton.
dt.: (1995). Kindheit und Gesellschaft. Stuttgart: Klett-Cotta.

Falicov, C.J. (1988). Family sociology and family therapy contributions to the family development framework: A comparative analysis and thoughts on future trends. In C.J. Falivoc (Ed.), Family Transitions: Continuity and Change Over the Life Cycle (pp. 3–54). New York: Guilford Press.

Falicov, C.J. (1998). The cultural meaning of family triangles. In M. McGoldrick (Ed.), Re-visioning Family Therapy: Race, Culture, and Gender in Clinical Practice (pp. 37–49). New York: Guilford Press.

Falicov, C. (2003). Immigrant family processes. In F. Walsh (Ed.), Normal Family Processes: Growing Diversity and Complexity (3rd ed.) (pp. 280–300). New York: Guilford Press.

Fein, E.B. (1998, October 24). Secrecy and stigma no longer clouding adoptions. *The New York Times,* Section 1, p. 1. Fields, J. (2003). Children's Living Arrangements and Characteristics: March 2002. U.S. Census Bureau, P20–547. Fields, J. & Casper, L.M. (2001). America's families and living arrangements: Population characteristics. U.S. Dept. of Commerce. U.S. Census Bureau, P20–537.

Fiese, B.H. & Wamboldt, F.S. (2000). Family routines and asthma management: A proposal for family-based strategies to increase treatment adherence. *Families, Systems and Health,* 18(4), 405–418.

Foot, D.K. (with Stoffman, D.) (1996). Boom, Bust, and Echo: How to Profit From the Coming Demographic Shift. Toronto: McFarlane, Walter & Ross.

Frame, M.W. (2000). The spiritual genogram in family therapy. *Journal of Marital and Family Therapy, 26*(2), 211–216.

Freedman, J. & Combs, G. (1996). Narrative Therapy: The Social Construction of Preferred Realities. New York: Norton.

Friedlander, M.L. (1999). Ethnic identity development of internationally adopted children and adolescents: Implications for family therapists. *Journal of Marital and Family Therapy, 25*(1), 46 -60.

Friedman, M.M., Bowden, V.R. & Jones, E.G. (2003). Family Nursing: Research, Theory and Practice (5th ed.). Upper Saddle River, NJ: Prentice Hall.

Giordano, J. (1988). Parents of the baby boomers: A new generation of young-old. *Family Relations, 37,* 411–414.

Glick, P. (1989). Remarried families, stepfamilies, and stepchildren: A brief demographic profile. *Family Relations, 38,* 24–27.

Goldner, V. (1985). Feminism and family therapy. *Family Process, 24*(1), 31–47.

Gottman, J.M. & Notarius, C.I. (2002). Marital research in the 20th century and a research agenda for the 21st century. *Family Process, 41*(2), 159–197.

Green, R.J. (1996). Why ask? Why tell? Teaching and learning about lesbians and gays in family therapy. *Family Process, 35*(3), 389–400.

Green, R.J. (1998). Race and the field of family therapy. In M. McGoldrick (Ed.), Revisioning Family Therapy: Race, Culture, and Gender in Clinical Practice (pp. 93–110). New York: Guilford Press.

Green, R.J. (2003). When therapists do not want their clients to be homosexual: A response to Rosik's article. *Journal of Marital and Family Therapy, 29*(1), 29–38.

Greene, S.M., Anderson, E.R., Hetherington, E.M., Forgatch, M.S. & DeGarmo, D.S. (2003). Risk and resilience after divorce. In F. Walsh (Ed.), Normal Family Processes: Growing Diversity and Complexity (3rd ed.) (pp. 96 –120). New York: Guilford Press.

Griffith, J.L. (2002). Living with threat and uncertainty: What the Kosovars tell us. *Family Process, 41*(1), 24–27.

Haddock, S.A., Zimmerman, T.S. & Lyness, K.P. (2003). Changing gender norms. In F. Walsh (Ed.), Normal Family Processes: Growing Diversity an Complexity (3rd ed.) (pp. 301–336). New York: Guilford Press.

Haddock, S.A., Zimmerman, T.S. & MacPhee, D. (2000). The Power Equity Guide. Attending to gender in family therapy. *Journal of Marital and Family Therapy, 26*(2), 153–170.

Hagestad, G.O. (1988). Demographic change and the life course: Some emerging trends in the family realm. *Family Relations, 37,* 405–410.

Haglund, K. (200). Parenting a second time around: An ethnography of African American grandmothers parenting grandchildren amid parental cocaine abuse. *Journal of Family Nursing, 6*(2), 120–135.

Hajal, F. & Rosenberg, E.B. (1991). The family life cycle in adoptive families. *American Journal of Orthopsychiatry, 61*(1), 78–85.

Halevy, J. (1998). A genogram with an attitude. *Journal of Marital and Family Therapy, 24*(2), 233–242.

Haley, J. (1977). Toward a theory of pathological systems. In P. Watzlawick & J.H. Weakland (Eds.), The Interactional View. New York: Norton.

Hardy, K.V. (1990). Much more than techniques needed in treating minorities. *Family Therapy News.*

Harris, M.A., Greco, P., Wysocki, T., Elder-Danda, C. & White, N. (1999). Adolescents with diabetes from single-parent, blended, and intact families: Health-related and family functioning. Families, Systems and Health, 17(2), 181–196.

Hartman, A. (1978). Diagrammatic assessment of family relationships. *Social Casework, 59,* 465–476.

Hartman, B.R. & Millea, P.J. (1996). When belief systems collide: The rise and decline of the disease concept of alcoholism. *Journal of Systemic Therapies, 15*(2), 36–47.

Haskell, K. (2003, November 30). When grandparents step into the child care gap, money can be scarce. *The New York Times,* Section 1, p. 29.

Hawley, D.R. & DeHaan, L. (1996). Toward a definition of family resilience: Integrating life-span and family perspectives. *Family Process, 35*(3), 283–298.

Healy, J.M., Malley, J.E. & Stewart, A.J. (1990). Children and their fathers after parental separation. *American Journal of Orthopsychiatry, 60*(4), 531–543.

Hess, J. & Catell, P. (2001). Dual dwelling duos: An alternative for long-term relationships. *Journal of Couples Therapy, 10*(3/4), 25–32.

Hill, J., Fonagy, P., Safier, E. & Sargent, J. (2003). The ecology of attachment in the family. *Family Process, 42*(2), 205–221.

Hill, M.R. & Thomas, V. (2002). Racial and gender identity development for Black and White women in heterosexual partner relationships. *Journal of Couple and Relationship Therapy, 1*(4), 1–35.

Hines, P.M. (1988). The family life cycle of poor black families. In B. Carter & M. McGoldrick (Eds.), The Changing Family Life Cycle (pp. 513–544). New York: Gardner Press.

Hoffman, L. (1981). Foundations of Family Therapy. New York: Basic Books.

Hodge, D.R. (2000). Spiritual ecomaps. A new diagrammatic tool for assessing marital and family spirituality. *Journal of Marital and Family Therapy, 26*(2), 217–228.

Imber-Black, E. (1991). The family-larger-system perspective. *Family Systems Medicine, 9*(4), 371–396. Kaufmann, M.T. (2002, September 8). Face it: Your looks are revealing. *New York Times,* Section IV, p. 3.

Johnson, T.W. & Colucci, P. (1999). Lesbians, gay men, and the family. In B. Carter & M. McGoldrick (Eds.), The Expanded Family Life Cycle: Individual, Family, and Social Perspectives (3rd ed.) (pp. 346–361). Boston: Allyn & Bacon.

Johnson, D.R., Feldman, S. & Lubin, H. (1995). Critical interaction therapy: couples therapy in combat-related posttraumatic stress disorder. *Family Process, 34*(4), 401–412.

Johnson, S.M., Makinen, J.A. & Millikin, J.W. (2001). Attachment injuries in couple relationships: A new perspective on impasses in couples' therapy. *Journal of Marital and Family Therapy, 27*(2), 145–155.

Kendall, J. (1999). Sibling accounts of attention deficit hyperactivity disorder (ADHD). *Family Process, 38*(1), 117–136.

Kliman, J. (1998). Social class as a relationship: Implications for family therapy. In M. McGoldrick (Ed.),

Re-visioning Family Therapy: Race, Culture, and Gender in Clinical Practice (pp. 50–61). New York: Guilford Press.

Knudson-Martin, C. & Mahoney, A.R. (1996). Gender dilemmas and myth in the construction of marital bargains: Issues for marital therapy. *Family Process, 35*(2), 137–153.

Knudson-Martin, C. & Mahoney, A.R. (1999). Beyond different worlds: A «postgender» approach to relational development. *Family Process, 38*(3), 325–340.

Kozlowska, K. & Hanney, L. (2002). The network perspective: An integration of attachment and family systems theories. *Family Process, 41*(3), 285–312.

Kuehl, B. (1995). The solution-oriented genogram: A collaborative approach. *Journal of Marital and Family Therapy, 21*(3), 239–250.

Laird, J. (1998). Theorizing culture: Narrative ideas and practice principles. In M. McGoldrick (Ed.), Re-visioning Family Therapy: Race, Culture, and Gender in Clinical Practice (pp. 20–36). New York: Guilford Press.

Laird, J. (2000). Gender in lesbian relationships: Cultural, feminist, and constructionist reflections. *Journal of Marital and Family Therapy, 26*(4), 455–467.

LaSala, M.C. (2002). Walls and bridges: How coupled gay men and lesbians manage their intergenerational relationships. *Journal of Marital and Family Therapy, 28*(3), 327–339.

Levac, A.M. C., Wright, L.M. & Leahey, M. (2002). Children and families: Models for assessment and intervention. In J.A. Fox (Ed.), Primary Health Care of Infants, Children, and Adolescents (2nd ed.) (pp. 10 –19). St. Louis: Mosby.

Lewinsohn, M.A. & Wernder, P.D. (1997). Factors in Chinese marital process: Relationship to marital adjustment. *Family Process, 36*(1), 43–61.

Liddle, H.A. & Schwartz, S.J. (2002). Attachment and family therapy: Clinical utility of adolescent-family attachment research. *Family Process, 41*(3), 455–476.

Long, J.K. (1996). Working with gays, lesbians and bisexuals: Adressing heterosexism in supervision. *Family Process 35*(3), 377–388.

Long, J. (2003). Interracial and intercultural lesbian couples: The incredibly true adventures of two women in love. *Journal of Couple and Relationship Therapy, 2*(2/3), 85–102.

Long, J.K. & Serovich, J.M. (2003). Incorporating sexual orientation into MFT training programms: Infusion and inclusion. *Journal of Marital and Family Therapy, 29*(1), 59–67.

Lowenstein, A. & Gilbar, O. (2000). The perception of caregiving burden on the part of elderly cancer patients, spouses and adult children. *Family, Systems and Health, 18*(3), 337–346.

Lytton, H. (1980). Parent-Child Interaction: The Socialization Process Observed in Twin and Singleton Families. New York: Plenum Press.

Maturana, H.R. & Varela, F. (1992). The Tree of Knowledge: The Biological Roots of Human Understanding. Boston: Shambhala Publication, Inc.
dt.: (1991): Der Baum der Erkenntnis. Die biologischen Wurzeln des menschlichen Erkennens. München: Goldmann. [deutschsprachige Erstausgabe 1987. Bern, München: Scherz Verlag]

McDaniel, S. (2003). E-mail communication as an adjunct to systemic psychotherapy. *Journal of Systemic Therapies, 22*(3), 4–13.

McGoldrick, M. (1991). Echoes from the past: Helping families mourn their losses. In F. Walsh & M. McGoldrick (Eds.), Living Beyond Loss: Death In the Family (pp. 50–78). New York: Norton.

McGoldrick, M. (2003). Culture: A challenge to concepts of normality. In F. Walsh (Ed.), Normal Family Processes: Growing Diversity and Complexity (3rd ed.) (pp. 235–239). New York: Guilford Press.

McGoldrick, M. & Carter, B. (2003). The Family Life Cycle. In F. Walsh (Ed.), Normal Family Processes: Growing Diversity and Complexity (3rd ed.) (pp. 375–398). New York: Guilford Press.

McGoldrick, M. & Gerson, R. (1988). Genograms and the family life cycle. In B. Carter & M. McGoldrick (Eds.), The Changing Family Life Cycle: A Framework for Family Therapy (2nd ed.) (pp. 164–189). New York: Gardner Press. McGoldrick, M., Gerson, R. & Shellenberger, S. (1999). Genograms: Assessment and Intervention (2nd ed.). New York: Norton.
vgl. auch: McGoldrick, M., Gerson, R. (2000): Genogramme in der Familienberatung. Bern: Verlag Hans Huber, 2., durchgesehene Auflage.

McNally, R.J., Bryant, R.A. & Ehlers, A. (2003). Does early psychological intervention promote recovery from posttraumatic stress? *Psychological Science in the Public Interest, 4*(2).

Milan, S. & Keiley, M.K. (2000). Biracial youth and families in therapy: Issues and interventions. *Journal of Marital and Family Therapy, 26*(3), 305–315.

Miller, J.K. & Gergen, K.J. (1998). Life on the line: The therapeutic potentials of computer-mediated conversation. *Journal of Marital and Family Therapy, 24*(2), 189–202.

Minuchin, S. (1974). Families and Family Therapy. Cambridge, MA: Harvard University Press.
dt.: (1992): Familie und Familientherapie. Theorie und Praxis struktureller Familientherapie. Freiburg i.Br.: Lambertus, 9. Auflage.

Moules, N.J. (1998). Legitimizing grief: Challenging beliefs that constrain. *Journal of Family Nursing, 4*(2), 138–162. Nazario, A. (2003). Latino cross-cultural same sex male relationships: Issues of ethnicity, race, and other domains of influence. *Journal of Couple and Relationship Therapy, 2*(2/3), 103–114.

Nelson, G. (1994). Emotional well-being of separated and married women: Long-term follow-up study. *American Journal of Orthopsychiatry, 64*(1), 150–160.

Pallett, P. (1990). A conceptual framework for studying family caregiver burden in Alzheimer's type dementia. *Image: The Journal of Nursing Scholarship, 22*(1), 52–58.

Parks, S. H. & Pilisuk, M. (1991). Caregiver burden: Gender and the psychological costs of caregiving. *American Journal of Orthopsychiatry, 61*(4), 501–509.

Parsons, T. & Bales, R. F. (1956). Family: Socialization and Interaction Process. London: Routledge & Kegan.

Pasley, K., Rhoden, L., Visher, E. & Visher, J. (1996). Successful stepfamily therapy: Clients' perspectives. *Journal of Marital and Family Therapy, 22*(3), 343–357.

Patterson, R. B. (1994). Learning from suffering. *Family Therapy News,* 11–12.

Pinsof, W. M. (2002). The death of «Till death do us part»: The transformation of pair-bonding in the 20th century. *Family Process, 41*(2), 135–157.

Quinn, P. & Allen, K. (1989). Facing challenges and making compromises: How single mothers endure. *Family Relations, 38,* 390–395.

Radley, A. & Green, R. (1986). Bearing illness: Study of couples where the husband awaits coronary graft surgery. *Social Sciences and Medicine, 23,* 577–585.

Rampage, C., Eovaldi, M., Ma, C. & Weigel-Foy, C. (2003). Adoptive families. In F. Walsh (Ed.), Normal Family Processes: Growing Diversity and Complexity (3rd ed.) (pp. 210–232). New York: Guilford Press.

Reitz, M. & Watson, K. W. (1992). Adoption and the Family System. New York: Guilford Press.

Riehl-Emde, A., Thomas, V. & Willi, J. (2003). Love: An important dimension in marital research and therapy. *Family Process, 42*(2), 253–267.

Robinson, C. A. (1998). Women, families, chronic illness, and nursing interventions: From burden to balance. *Journal of Family Nursing, 4*(3), 271–290.

Rolland, J. (2003). Mastering family challenges in illness and disability. In F. Walsh (Ed.), Normal Family Processes: Growing Diversity and Complexity (3rd ed.) (pp. 460–489). New York: Guilford Press.

Rolland, J. S. (1999). Parental illness and disability: A family systems framework. *Journal of Family Therapy, 21*(3), 242–267.

Ross, B. & Cobb, K. L. (1990). Family Nursing: A Nursing Process Approach. Redwood City, CA: Addison-Wesley. Saluter, A. F. & Lugaila, T. A. (1998). Marital status and living arrangements: March 1996. U. S. Dept. of Commerce, U. S. Census Bureau, Current Population Reports, Population Characteristics, P20–496, pp. 1–6. Samir, Y. (2002, October 27). I stand alone. *The New York Times Magazine,* Section 6, p. 98.

Schibuk, M. (1989). Treating the sibling subsystem: An adjunct of divorce therapy. *American Journal of Orthopsychiatry, 59*(2), 226–237.

Schnittger, M. & Bird, G. (1990). Coping among dual-career men and women across the family life cycle. *Family Relations, 39,* 199–205.

Schober, M. & Affara, F. (2001). The Family Nurse: Frameworks for Practice. Geneva: International Council of Nurses.

Schulman, G. L. (1999). Siblings revisited: Old conflicts and new opportunities in later life. *Journal of Marital and Family Therapy, 25*(4), 517–524.

Selvini-Palazzoli, M. Boscolo, L. Cecchin, G. & Prata, G. (1980). Hypothesizing circularity-neutrality: Three guidelines for the conductor of the session. *Family Process, 19*(3), 3–12.
dt.: (1981): Hypothetisieren – Zirkularität – Neutralität. Drei Richtlinien für den Leiter der Sitzung. *Familiendynamik, 6,* 123–139.

Sheinberg, M. & Penn, P. (1991). Gender dilemmas, gender questions, and the gender mantra. *Journal of Marital and Family Therapy, 17*(1), 33–44.

Siden, H. B., Young, L. E., Starr, E. & Tredwell, S. J. (2001). Telehealth: Connecting with families to promote health and healing. *Journal of Family Nursing, 7*(4), 315–327.

Silverstein, D. R. & Demick, J. (1994). Toward an organizational-relational model of open adoption. *Family Process, 33*(2), 111–124.

Simon, R. (1988). Family life cycle issues in the therapy system. In B. Carter & M. McGoldrick (Eds.), The Changing Family Life Cycle: A Framework for Family Therapy (2nd ed.) (pp. 107–119). New York: Gardner Press. Siwolop, S. (1997). Conquering cancer, but depleting her savings. *The New York Times,* p. 4.

Smith, K. (2000). Who's Minding the Kids? Child Care Arrangements. Fall 1995. U. S. Census Bureau, P70–70.

Stepfamily Association of America (2003). Stepfamily Facts. Accessed online July 23, 2003, at www.saafamilies.org/faqs/index.htm.

Stuart, M. (1991). An analysis of the concept of family. In A. Whall & J. Fawcett (Eds.), Family Theory Development in Nursing: State of the Science and Art (pp. 31–42). Philadelphia: F. A. Davis.

Suarez-Orozco, C., Todorova, I. L. & Louie, J. (2002). Making up for lost time: The experience of separation and reunification among immigrant families. *Family Process, 41*(4), 625–643.

Suro, R. (1991). The new American family: Reality is wearing the pants. *The New York Times,* Section 4, p. 2. Toman, W. (1976). Family Constellation: Its Effects on Personality an Social Behavior (3rd ed.). New York: Springer. Toman, W. (1988). Basics of family structure and sibling position. In M. D. Kahn & K. G. Lewis (Eds.), Siblings in Therapy: Life Span and Clinical Issues (pp. 45–65). New York: Norton.

Tomm, K. (1977). Tripartite family assessment [Unpublished manuscript]. University of Calgary, Alberta.

Tomm, K. (1980). Towards a cybernetic-systems approach to family therapy at the University of Calgary. In D. S. Freeman (Ed.), Perspectives on Family Therapy (pp. 3–18). Toronto: Butterworths.

Tomm, K. & Sanders, G. (1983). Family assessment in a problem oriented record. In J. C. Hansen & B. F. Keeney

(Eds.), Diagnosis and Assessment in Family Therapy (pp. 102–122). London: Aspen Systems Corporation.

United States Census Bureau (2002). Number of Foreign-Born Up 57 Percent Since 1990, According to Census 2000. U. S. Department of Commerce News, Washington, DC, CB02–CN.117.

USA Today (2003, August 5). Gay Marriage Debate Clouds Real Issue of Equal Treatment. p. 10A.

Van Horn, E., Fleury, J. & Moore, S. (2002). Family interventions during the trajectory of recovery from cardiac event: An intergrative literature review. *Heart and Lung, 31*(3), 186–198.

Visher, E. B. & Visher, J. S. (1996). Therapy With Stepfamilies. New York: Brunner/Mazel.

Visher, E. B., Visher, J. S. & Pasley, K. (2003). Remarriage families and stepparenting. In F. Walsh (Ed.), Normal Family Process: Growing Diversity and Complexity (3rd ed.) (pp. 153–175). New York: Guilford Press.

Walsh, F. (1996). The concept of family resilience: Crisis and challenge. *Family Process, 35*(3), 261–281.

Walsh, F. (1998). Beliefs, spirituality, and transcendence: Keys to family resilience. In M. McGoldrick (Ed.), Re-Visioning Family Therapy: Race, Culture, and Gender in Clinical Practice (pp. 62–77). New York: Guilford Press.

Walsh, F. (1999). Religion and spirituality: Wellsprings for healing and resilience. In F. Walsh (Ed.), Spiritual Resources in Family Therapy (pp. 3–27). New York: Guilford Press.

Watson, W. L. & Lee, D. (1993). Is there life after suicide? The systemic belief approach for «survivors» of suicide. *Archives of Psychiatric Nursing, 7*(1), 37–43.

Watts-Jones, D. (1997). Toward an African American genogram. *Family Process, 36*(4), 375–384.

Watzlawick, P., Beavin, J. H. & Jackson, D. D. (1967). Pragmatics of Human Communication: A Study of Interactional Patterns, Pathologies, and Paradoxes. New York: Norton.
dt.: (2007): Menschliche Kommunikation. Formen – Störungen – Paradoxien. Bern: Verlag Hans Huber, 11., unveränderte Auflage.

Weingarten, K. (1998). The small and the ordinary: The daily practice of a postmodern narrative therapy. *Family Process, 37*(1), 3–16.

Weingarten, K. (2000). Using the internet to build social support: implications for well-being and hope. *Families, Systems & Health, 18*(2), 157–160.

Werner, P. D., Green, R. J., Greenberg, J., Browne, T. L., McKenna, T. E. (2001). Beyond enmeshment: Evidence for the independence of intrusiveness and closeness-caregiving in married couples. *Journal of Marital and Family Therapy, 27*(4), 459–472.

Westley, W. A. & Epstein, N. B. (1969). The Silent Majority: Families of Emotionally Healthy College Students. San Francisco: Jossey-Bass.

White, M. (1991). Deconstruction and therapy. *Dulwich Centre Newsletter, 3,* 21–40. White, M. & Epston, D. (1990). Narrative Means to Therapeutic Ends. New York: Norton.
dt.: (2006): Die Zähmung der Monster. Der narrative Ansatz in der Familientherapie. Heidelberg: Carl-Auer-Verlag, 5. Auflage.

Whiteside, M. F. (1998). The parental alliance following divorce: An overview. *Journal of Marital and Family Therapy, 24*(1), 3–24.

Wright, L. M. (2001). Spirituality, suffering, and beliefs: The soul of healing with families. In F. Walsh (Ed.), Spiritual Resources in Family Therapy. New York: Guilford Press.

Wright, L. M. (2005). Spirituality, Suffering, and Illness: Ideas for Healing. Philadelphia: F. A. Davis.

Wrigth, L. M. & Bell, J. M. (2009). Belief and illness: A model for healing. Calgary, AB: 4th Floor Press.

Wright, L. M. & Nagy, J. (1993). Death: The most troublesome family secret of all. In E. Imber-Black (Ed.), Secrets in Families and Family Therapy (pp. 121–137). New York: Norton.

Wright, L. M. & Simpson, P. (1991). A systemic belief approach to epileptic seizures: A case of being spellbound. *Contemporary Family Therapy: An International Journal, 13*(2), 165–180.

Wright, L. M. & Watson, W. L. (1998). Systemic family therapy and family development. In C. J. Falicov (Ed.), Family Transitions: Continuity and Change Over the Life Cycle (pp. 407–430). New York: Guilford Press.

Wright, L. M., Watson, W. L. & Bell, J. M. (1990). The family nursing unit: A unique integration of research, education, and clinical practice. In J. M. Bell, W. L. Watson & L. M. Wright (Eds.), The Cutting Edge of Family Nursing (pp. 95–109). Calgary, Alberta: Family Nursing Unit Publications.

Wright, L. M., Watson, W. L. & Bell, J. M. (1996). Beliefs: The Heart of Healing in Families and Illness. New York: Basic Books.

4 Das Calgary Familien-Interventions-Modell

Das Calgary Familien-Interventions-Modell (CFIM) ist das Gegenstück des Calgary Familien-Assessment-Modells (CFAM; s. Kapitel 3). Soweit wir wissen ist das CFIM das erste Familien-Interventions-Modell, das im Bereich der Pflege entstanden ist. Nach unserer Kenntnis wurden seit dem Abdruck unseres Modells in der zweiten [amerikanischen] Auflage von *Nurses and Families*, die im Jahre 1994 erschien, auch keine anderen Interventions-Modelle entwickelt. Doch inzwischen erkennt man in der Gesundheitsversorgung offenbar immer mehr, wie wichtig und effizient Familien-Interventionen bei der Behandlung körperlicher Krankheiten sind (Campbell/Patterson, 1995). Überdies steht nicht mehr so sehr das an Defiziten und Störungen orientierte Familien-Assessment im Mittelpunkt, sondern Familien-Interventionen, die auf Stärken und Resilienz setzen. So ist es eines der Ziele des McGill Model of Nursing, «Familien zu helfen, die Stärken der einzelnen Familienmitglieder und der Familie als Einheit sowie die Ressourcen außerhalb des Familiensystems zu nutzen» (Feeley/Gottlieb, 2000: 11). Rungreangkulkij und Gilliss (2000) haben das Family Resilience Model in ihrer Studie verwendet, in der sie Familien untersucht haben, in denen ein Familienmitglied an einer schweren und anhaltenden geistigen Krankheit litt.

Das CFIM setzt auf Stärken und Resilienz. Wir glauben, dass die Abkehr von Defiziten und Störungen und die Betonung von Stärken und Resilienz in der familienzentrierten Pflegepraxis einen großen Einfluss darauf hat, welche Interventionen aus unserem Modell den Familien angeboten und von ihnen ausgewählt werden.

Natürlich müssen die ausgewählten Interventionen der Rolle der Pflegenden in der familienzentrierten Pflege entsprechen, das heißt sie müssen mit dem Praxisbereich, der Eigenständigkeit, der Kompetenz und der Verantwortung der Pflegenden übereinstimmen (Schober/Affara, 2001). Die Bandbreite der pflegerischen Arbeit reicht von «einfachen Aufgaben wie z.B. Wundversorgung in der häuslichen Umgebung bis hin zu komplexen Assessments und Behandlungen in Gesundheitszentren und Kliniken» (Schober/Affara, 2001: 23).

In diesem Kapitel wird das CFIM definiert und beschrieben. Ferner werden auf die drei Bereiche der Familienfunktion abgestimmte Beispiele für Interventionen vorgestellt und es werden aktuelle Beispiele aus der klinischen Praxis präsentiert, die die Anwendung des CFIM zeigen. Das Kapitel wird beendet mit Interventionen für Familiensituationen, die Pflegenden häufig begegnen.

4.1 Definition und Beschreibung des CFIM

Wenn sich nach Abschluss eines umfassenden Familien-Assessments herausstellt, dass Familien-Interventionen angezeigt sind, muss die Pflegende überlegen, wie sie intervenieren soll, um Veränderungen zu ermöglichen. Das CFIM ist ein strukturgebendes Konzept, das geeignet ist, die Schnittstelle zwischen einem bestimmten Bereich der Familienfunktion und der von der Pflegenden angebotenen Intervention zu konzeptualisieren (s. **Abb. 4-1**). Die Elemente des CFIM sind die Interventionen, die Bereiche der Familienfunktion und das «Zusammenpas-

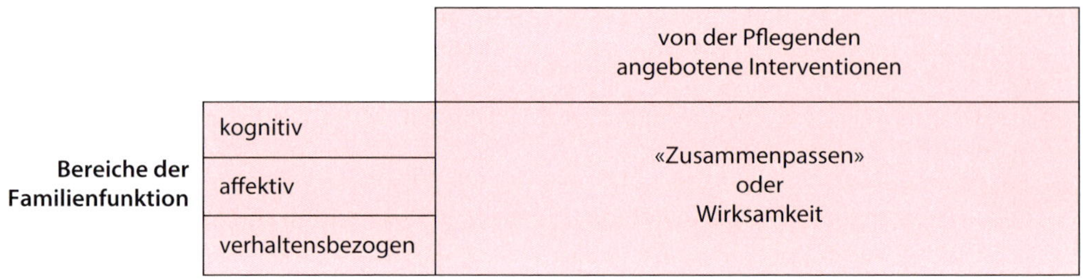

Abbildung 4-1: CFIM: Die Schnittstellen zwischen Bereichen der Familienfunktion und Interventionen.

sen» (Wirksamkeit). Das CFIM zeigt das «Zusammenpassen» (engl.: *fit*) zwischen einem Bereich der Familienfunktion und einer Pflegeintervention an, das heißt es beantwortet die Frage: «In welchem Bereich der Familienfunktion soll diese Intervention eine Veränderung herbeiführen. Zeigt sie Wirkung bei dieser Familie?» Ziel des CFIM ist die Förderung, Verbesserung und Aufrechterhaltung einer effektiven Familienfunktion im kognitiven, affektiven und verhaltensbezogenen Bereich.

Es können Interventionen entwickelt werden, die die Familienfunktion in einem oder in allen drei Bereichen fördern, verbessern oder aufrechterhalten, aber eine Veränderung in einem dieser Bereiche kann sich auf die anderen Bereiche auswirken. Nach unserer Auffassung zeigen sich die tiefgreifendsten und dauerhaftesten Veränderungen im Bereich der Überzeugungen der Familie (Kognition). Anders ausgedrückt: Was eine Familie denkt, wird *Realität*. In vielen Fällen kann eine Intervention gleichzeitig alle drei Bereiche der Familienfunktion beeinflussen.

Pflegende können der Familie Interventionen nur anbieten, sie können bestimmte Veränderungen oder Möglichkeiten der Familienfunktion niemals anordnen, befehlen, verlangen oder erzwingen. Ob die Familie offen für eine Intervention ist, hängt von ihrer genetischen Ausprägung und der Interaktionsgeschichte zwischen den Familienmitgliedern ab (Maturana/Varela, 1992/**dt.** 1991). Die Offenheit für bestimmte Interventionen hängt außerdem entscheidend von der Beziehung zwischen der Pflegenden und der Familie ab (Bohn et al., 2003; Duhamel/Talbot 2004; Leahey/Harper-Jaques, 1996; Houger Limacher/Wright, 2003, 2006; McLeod/Wright 2008; Moules, 2002; Moules et al. 2004, 2007; Robinson/ Wright, 1995; Tapp, 2001; Thorne/Robinson, 1989) und davon, ob es der Pflegenden gelingt, die Familie bei der Reflexion über ihre gesundheitlichen Probleme zu unterstützen (Wright/Bell, 2009). Grundlagen unserer Überlegungen in diesem Bereich sind die Kybernetik zweiten Grades und die biologisch begründete Erkenntnistheorie (Maturana/Varela, 1992/**dt.** 1991; vgl. Kap. 2).

In einem Familiensystem so zu intervenieren, dass Veränderungen gefördert oder ermöglicht werden, ist der anspruchsvollste und interessanteste Aspekt der klinischen Arbeit mit Familien. Der Interventionsprozess ist das Kernstück der familienzentrierten Pflege. Er ist der Kontext, der die Familie in die Lage versetzt, die notwendigen Veränderungen herbeizuführen, die die Heilungschancen verbessern. Es gibt eine Fülle von Interventionsmöglichkeiten, aber die Interventionen müssen exakt auf die Familie und den Bereich der Familienfunktion abgestimmt sein; dies setzt ein Bewusstsein für ethische Belange voraus. Normalerweise werden für jede Familie Interventionen gezielt ausgewählt, aber in einigen Fällen ist es möglich, die gleichen Interventionen für verschiedene Familien und verschiedene Probleme zu verwenden. Wir möchten jedoch betonen, dass jede Familie einzigartig ist und dass es kein «Kochbuch»-Ansatz ist, wenn wir Interventionen benennen und damit einen wichtigen Teil unserer praktischen Arbeit in Sprache umsetzen. Wir möchten außerdem darauf hinweisen, dass die von uns aufgeführten Interventionen Beispiele sind, die benutzt werden können, keineswegs aber universell anwendbar sind. Wir geben Beispiele für Interventionen, die sich in unserer klinischen Praxis und Forschung als sehr nützlich erwiesen haben. Die von uns genannten Interventionen basieren auf wichtigen theoretischen Grundlagen und Denkmustern: Postmoderne, Systemtheorie, Kybernetik, Kommunikationstheorie, Veränderungstheorie und biologisch begründete Erkenntnistheorie (vgl. Kap. 2).

Kurzum: Das CFIM ist keine Auflistung von Familienfunktionen oder Pflegeinterventionen, sondern ein Instrument, mit dem es gelingt, das Zusammenpassen zwischen den Bereichen der Familienfunktion und den von der Pflegenden ausgewählten und angebotenen Interventionen zu konzeptualisieren. Mithilfe des CFIM lässt sich feststellen, welcher Bereich der Familienfunktion dringend verändert werden muss – häufig der, der das meiste Leiden verursacht – und welche Intervention am besten geeignet ist, eine Veränderung in diesem Bereich herbeizuführen. Therapeutische Gespräche bieten der Familie und der Pflegenden die Gelegenheit, zusammenzuarbeiten und sich gemeinsam weiterzuentwickeln, sodass das optimale Zusammenpassen gefunden werden kann (Duhamel/Dupuis, 2004; Holtslander, 2005; McLeod/Wright, 2008; Moules et al., 2004, 2007; Wright/Bell, 2009). Wir verwenden den qualitativen Begriff *Zusammenpassen* (engl.: *fit*), weil für uns im Vordergrund steht, ob die Interventionen mit Blick auf das aktuelle Problem eine Veränderung herbeiführen und/oder das Leiden verringern. Der Begriff Zusammenpassen setzt die Anerkennung der Wechselbeziehung zwischen den Vorstellungen und Ansichten der Pflegenden und den Krankheitserfahrungen der Familie voraus. Deshalb muss das richtige Zusammenpassen vielleicht durch Ausprobieren oder Versuch und Irrtum gefunden werden. Dies setzt aufseiten der Pflegenden auch die Überzeugung voraus, dass jede Familie einzigartig ist und besondere Stärken hat. In Kapitel 7 zeigen wir Möglichkeiten auf, die die Wahrscheinlichkeit erhöhen, dass die Interventionen tatsächlich auch Veränderungen in dem gewünschten Bereich der Familienfunktion in Gang setzen.

4.2 Interventionsorientierte Fragen

Zu den einfachsten, aber effektivsten Pflegeinterventionen für Familien mit gesundheitlichen Problemen gehören interventionsorientierte Fragen. Diese Fragen sollen aktiv Veränderungen in einem oder in allen drei Bereichen herbeiführen. Pflegende, die Familiengespräche durchführen, sollten jedoch bedenken, dass es wichtiger ist zu wissen, wann, wie und warum Fragen gestellt werden als einfach nur eine bestimmte Art von Fragen auszuwählen (Wright/Bell, 2009).

4.2.1 Lineare versus zirkuläre Fragen

Es gibt zwei Arten von interventionsorientierten Fragen: lineare und zirkuläre (Tomm, 1987, 1988). Der wesentliche Unterschied zwischen ihnen besteht in der Absicht. Lineare Fragen sollen die Pflegende informieren, zirkuläre sollen Veränderungen herbeiführen (Tomm 1985, 1987, 1988).

Lineare Fragen sind investigativ; sie geben Aufschluss darüber, wie ein Familienmitglied ein Problem beschreibt oder wahrnimmt. Geht es darum herauszufinden, wie Eltern die Anorexia nervosa ihrer Tochter Cheyenne wahrnehmen, stellt die Pflegende lineare Fragen wie diese: «Wann haben Sie bemerkt, dass Ihre Tochter ihre Essgewohnheiten verändert hat?» oder: «Was, glauben Sie, hat Ihre Tochter veranlasst, nicht wie gewohnt zu essen, sondern damit aufzuhören?» Diese linearen Fragen informieren die Pflegende nicht nur über die Geschichte des Essverhaltens der jungen Frau, sondern erläutern auch die Wahrnehmungen und Überzeugungen der Familie in Bezug auf das Essverhalten. Lineare Fragen werden oft benutzt, um in der Anfangsphase Informationen über die Probleme der Familie zu sammeln, während zirkuläre Fragen Aufschluss über das Verständnis der Familie für das Problem geben.

Zirkuläre Fragen zielen auf Erklärungen des Problems ab. Die Pflegende könnte dieser Familie beispielsweise folgende Fragen stellen: «Welches Familienmitglied macht sich am meisten Sorgen über Cheyennes Anorexie?» oder: «Wie zeigt Mutter, dass sie sich die meisten Sorgen macht?» Zirkuläre Fragen liefern der Pflegenden wertvolle Informationen über die Beziehungen zwischen Individuen, Ereignisse, Ideen oder Überzeugungen.

Die beiden Arten von Fragen haben unterschiedliche Auswirkungen auf Familien. Lineare Fragen sind meistens restriktiv und verhindern neue Erkenntnisse, zirkuläre Fragen sind dagegen produktiv und ermöglichen neue Erkenntnisse. Zirkuläre Fragen stellen neue kognitive Verbindungen her oder verändern die Wahrnehmung der Familie in Bezug auf die Krankheit und bereiten so den Boden für neue oder andere Verhaltensweisen. Lineare Fragen suggerieren, dass die Pflegende weiß, was für die Familie das Beste ist; sie unterliegt somit dem «Fehler der Gewissheit» oder der Objektivität (Manturana/Varela, 1992) (s. Kap. 7). Sie suggerieren auch, dass die Pflegende bestimmte Absichten hat und auf ein bestimmtes Ergebnis fixiert ist. Lineare Fragen zielen darauf ab, Verhalten zu korrigieren, zirkuläre Fragen zielen darauf ab, Verhaltensänderungen zu ermöglichen.

Der wichtigste Unterschied zwischen zirkulären und linearen Fragen ist der, dass Informationen Beziehungsunterschiede aufdecken (Bateson, 1979). Bei zirkulären Fragen wird immer nach Beziehungen oder Verbindungen zwischen Individuen, Ereignissen, Ideen oder Überzeugungen gesucht und dies in einem Kontext von Mitgefühl und wohlwollender Neugier. Bei linearen Fragen geht es um Ursache und Wirkung. Die Idee der zirkulären Fragen ist entstanden aus dem Konzept der Zirkularität und der Methode der zirkulären Befragung, die von den Begründern der Mailänder systemischen Familientherapie (Selvini-Palazzoli et al., 1980; Tomm, 1984, 1985, 1987) entwickelt wurde (s. Kap. 6 und 7).

Zirkularität bedeutet, dass die Fragen und Antworten von Familien und Pflegenden während des Gesprächsverlaufs zyklisch sind. Die gezielten Fragen der Pflegenden basieren auf dem fundierten Assessment, der Konzeptualisierung sowie den Hypothesen, die Erkenntnisse zutage fördern können. Die Fragen zielen außerdem auf Informationen ab, die die Familie als Antwort liefert. So wird der zyklische Austausch immer weiter fortgesetzt. Auch die Fragen selbst können der Familie neue Informationen und Antworten liefern; so werden sie zu Interventionen. Interventionsorientierte Fragen können Familienmitglieder in die Lage versetzen, ihre Probleme anders zu sehen und dann auch ihr Leiden zu verringern und neue Lösungsmöglichkeiten zu finden. So sind die Antworten der Familie Informationen für die Pflegende, und die Fragen der Pflegenden können auch Informationen für die Familie sein.

Zirkuläre Fragen werden in der familienzentrierten Pflege häufig verwendet. Loos und Bell (1990) haben zirkuläre Fragen kreativ in der Intensivpflege eingesetzt. Wright und Bell (2009) haben den therapeutischen Aspekt zirkulärer Fragen bei Familien genutzt, die von chronischen und lebensbedrohenden Krankheiten und psychosozialen Problemen betroffen waren. Duhamel und Talbot (2004) haben mithilfe des CFIM herausgefunden, dass Pflegende interventionsorientierte Fragen für geeignet halten, eine Diskussion über bestimmte Themen in Gang zu bringen. «Eine der Fragen lautete: ‹Welches waren die wichtigsten Veränderungen, die seit dem Beginn der Krankheit in der Familie stattgefunden haben?› Als Reaktion auf diese Frage berichteten die Paare von ihren Versuchen, die ärztlichen Ratschläge zu befolgen, und sie erzählten von den Fortschritten des Rehabilitationsprozesses.» (Duhamel/Tabot, 2004: 23).

Tomm (1987) hat die von der Mailänder Gruppe verwendeten zirkulären Fragen weiterentwickelt und verschiedenartige zirkuläre Fragen identifiziert, definiert und klassifiziert. Zu denen, die nach unserem Dafürhalten in der familienzentrierten Pflege am wichtigsten sind, gehören Fragen nach Unterschieden, Fragen nach den Auswirkungen des Verhaltens sowie hypothetische oder zukunftsorientierte Fragen. Diesen haben wir noch Fragen hinzugefügt, die für die Intervention im kognitiven, affektiven und verhaltensbezogenen Bereich der Familienfunktion bestimmt sind.

Die verschiedenen Fragen, ihre Definitionen und entsprechende Beispiele sind in **Tabelle 4-1** zusammengestellt.

Zusammenfassend kann festgehalten werden, dass die Fragen nach Unterschieden, Fragen nach den Auswirkungen des Verhaltens sowie hypothetische/zukunftsorientierte Fragen dazu dienen, Veränderungen in einem oder in allen Bereichen der Familienfunktion in Gang zu

Tabelle 4-1: Zirkuläre Fragen zur Veränderung des kognitiven, affektiven und verhaltensbezogenen Bereichs der Familienfunktion

Typ 1: Fragen nach Unterschieden Definition: Es werden Unterschiede in Bezug auf Menschen, Beziehungen, Zeit, Vorstellungen und Überzeugungen ermittelt. Beispiele für Interventionen in den drei Bereichen der Familienfunktion:		
kognitiv	**affektiv**	**verhaltensbezogen**
Welches ist der beste Rat, den Sie in Bezug auf den Umgang mit der AIDS-Erkrankung Ihres Sohnes bekommen haben?	Welches Familienmitglied macht sich die meisten Sorgen darüber, wie AIDS übertragen wird?	Welches Familienmitglied kann Ihren Sohn am besten dazu bringen, seine Medikamente zur richtigen Zeit einzunehmen?
Welches ist der schlechteste Rat?		
Welche Informationen würden Ihnen am meisten helfen, mit den Auswirkungen des sexuellen Missbrauchs umzugehen?	Für wen ist es am schwierigsten, dass Sie den sexuellen Missbrauch aufgedeckt haben?	Welche Maßnamen vonseiten der Fachleute haben Ihnen am meisten geholfen, als Sie zum ersten Mal erzählt haben, dass Sie sexuell missbraucht wurden?
Welches Familienmitglied würde am meisten von den Informationen profitieren?		
Typ 2: Fragen nach den Auswirkungen des Verhaltens Definition: Es wird ermittelt, wie sich das Verhalten eines Familienmitglieds auf ein anderes auswirkt. Beispiele für Interventionen in den drei Bereichen der Familienfunktion:		
kognitiv	**affektiv**	**verhaltensbezogen**
Wie erklären Sie es sich, dass Ihr Mann Ihren Sohn nicht im Krankenhaus besucht?	Was empfinden Sie, wenn Sie sehen, dass Ihr Sohn nach der Behandlung weint?	Was tun Sie, wenn Ihr Mann Ihren Sohn nicht im Krankenhaus besucht?
Was wissen Sie über die Auswirkungen lebensbedrohender Krankheiten auf Kinder?	Wie zeigt Ihre Mutter, dass sie Angst vor dem Sterben hat?	Was könnte Ihr Vater tun, um Ihrer Mutter zu zeigen, dass er ihre Ängste versteht?

Typ 3: Hypothetische/zukunftsorientierte Fragen

Definition: Es werden Möglichkeiten und alternative Verhaltensweisen erörtert oder mögliche Bedeutungen für die Zukunft diskutiert.

Beispiele für Interventionen in den drei Bereichen der Familienfunktion:

kognitiv	affektiv	verhaltensbezogen
Was, glauben Sie, wird passieren, wenn die Hauttransplantate Ihrem Sohn weiterhin so starke Schmerzen verursachen?	Mit welchen Gefühlen wird Ihr Sohn reagieren, wenn die Hauttransplantate keinen Erfolg bringen? Traurig? Wütend? Resigniert?	Wie lange, denken Sie, wird es noch dauern, bis Ihr Sohn seine Kontrakturen behandeln lässt?
Wie wird Ihre Familie zurechtkommen, wenn das Schlimmste eintrifft?	Wer wird am meisten leiden, wenn die Behandlung Ihrer Großmutter nicht erfolgreich verläuft?	Wie lange, denken Sie, wird Ihre Großmutter wohl noch im Krankenhaus bleiben müssen?
Wenn Sie beschließen sollten, Ihre Großmutter in einem Heim unterzubringen, mit wem würden Sie über die Entscheidung sprechen?		Wenn sie länger bleibt, welche neuen Aufgaben wird sie bei ihrer Selbstversorgung übernehmen?

bringen. **Abbildung 4-2** zeigt die Schnittstellen der verschiedenen Arten zirkulärer Fragen und der drei Bereiche der Familienfunktion. Wir betonen noch einmal, dass es weniger auf die Frage an sich ankommt, sondern dass ihre Wirksamkeit, Angemessenheit und Passgenauigkeit entscheidend ist, wenn es darum geht, Veränderungen herbeizuführen.

4.2.2 Weitere Beispiele für Interventionen

Um die Schnittstellen der drei Bereiche der Familienfunktion (kognitiv, affektiv und verhaltensbezogen) und verschiedener Interventionen zu zeigen, haben wir Beispiele für Interventionen ausgewählt, die zusätzlich zu den zirkulären Fragen verwendet werden können. Die Auswahl erhebt keinen Anspruch auf Voll-

		von der Pflegenden angebotene Interventionen: zirkuläre Fragen			
		Unterschied	Auswirkungen auf das Verhalten	hypothetisch	triadisch
Bereiche der Familienfunktion	kognitiv				
	affektiv				
	verhaltensbezogen				

Abbildung 4-2: Die Schnittstellen von zirkulären Fragen und Bereichen der Familienfunktion.

ständigkeit; es handelt sich dabei vielmehr um Interventionen, die sich in unserer klinischen Praxis und Forschung bewährt haben. Dazu gehören beispielsweise:

- Stärken der Familie und der einzelnen Familienmitglieder anerkennen und wertschätzen
- Informationen und Meinungen anbieten
- emotionale Reaktionen validieren oder normalisieren
- Familienmitglieder ermutigen, ihre Krankheitsgeschichte zu erzählen
- Unterstützung durch die Familie mobilisieren
- Familienmitglieder ermutigen, die Rolle der pflegenden Angehörigen zu übernehmen, und Unterstützung anbieten
- Familien ermutigen, sich Erholungspausen zu gönnen
- Rituale entwickeln.

Diese Interventionen können Veränderungen in einem oder in allen drei Bereichen der Familienfunktion herbeiführen. Die Pflegende kann beispielsweise Informationen anbieten, die helfen, Veränderungen im kognitiven, affektiven oder verhaltensbezogenen Bereich der Familienfunktion zu initiieren (s. **Abb. 4-3**).

Im folgenden Abschnitt wird jede Intervention beschrieben und ihre Anwendung anhand eines Fallbeispiels veranschaulicht. Wir haben die Musterbeispiele auf einen Bereich der Familienfunktion abgestimmt. Dies bedeutet jedoch nicht, dass nur in einem Bereich Veränderungen durch eine Intervention möglich sind oder dass die eine Intervention eine «kognitive Intervention» und die andere eine «affektive Intervention» ist. Anhand der Beispiele soll lediglich das Zusammenpassen zwischen einem bestimmten Problem oder einer bestimmten Krankheit, einer bestimmten Intervention und einem Bereich der Familienfunktion gezeigt werden.

4.3 Interventionen zur Veränderung des kognitiven Bereichs der Familienfunktion

Interventionen, die auf den kognitiven Bereich abgestimmt sind, bieten gewöhnlich neue Ideen, Meinungen, Überzeugungen, Informationen oder Instruktionen über ein bestimmtes Gesundheitsproblem oder Gesundheitsrisiko an. Das Behandlungsziel oder das angestrebte Ergebnis ist darauf gerichtet, die Wahrnehmung des Gesundheitsproblems zu verändern und die Familienmitglieder so in die Lage zu versetzen, andere Lösungen für ihre Probleme zu finden. Die folgenden Interventionen sind Beispiele, die aufzeigen, wie der kognitive Bereich verändert werden kann.

4.3.1 Die Stärken der Familie und der einzelnen Familienmitglieder anerkennen

Wir haben es uns zur Gewohnheit gemacht, für die im Verlauf des Gesprächs wahrgenommenen Stärken, Fähigkeiten und Ressourcen der Familien und einzelner Familienmitglieder Wertschätzung auszusprechen. Eine Anerkennung oder Wertschätzung ist etwas anderes als

		Intervention: Informationen anbieten
Bereiche der Familienfunktion	kognitiv	
	affektiv	
	verhaltensbezogen	

Abbildung 4-3: Schnittstelle der Intervention *Informationen anbieten* und der Bereiche der Familienfunktion.

ein Kompliment. Eine Anerkennung und Wertschätzung setzt die Beobachtung eines bereits etablierten Verhaltensmusters voraus (z. B. «Die Mitglieder Ihrer Familie verhalten sich sehr loyal zueinander.»), ein Kompliment basiert auf der Beobachtung eines einmaligen Ereignisses (z. B. «Sie haben Ihren Sohn heute sehr gelobt.»). Familien, die von chronischen, lebensbedrohenden oder psychosozialen Problemen betroffen sind, sind meistens niedergeschlagen und hoffnungslos oder haben das Gefühl, dass ihre Versuche, die Probleme zu überwinden oder mit ihnen zu leben, erfolglos sind. Familien mit gesundheitlichen Problemen bekommen kaum Anerkennung für ihre Stärken oder werden nicht auf diese aufmerksam gemacht (McElheran/ Harper-Jaques, 1994). Wir ziehen es vor, nicht die Defizite, Störungen und Mängel der Familienmitglieder in den Vordergrund zu stellen, sondern ihre Stärken.

Die unmittelbaren und langfristig positiven Reaktionen auf das Aussprechen von Wertschätzung und Anerkennung machen deutlich, dass es sich um eine wirksame pflegerische Intervention handelt (Bohn et al., 2003; Houger Limacher/Wright, 2003, 2006; McLeod/ Wright, 2008; Moules, 2002; Wright/Bell, 2009). Robinson unterstützt diese These mit ihrer Studie, welche die Prozesse und Ergebnisse von Pflegeinterventionen in Familien untersuchte, die von einer chronischen Krankheit betroffen waren. Diese Familien berichteten, die «Ausrichtung des klinisch tätigen Pflegeteams auf Stärken, Ressourcen und Potenziale sei ein außerordentlich wichtiger Aspekt des Prozesses» (Robinson, 1998: 284). Es mag überraschen, dass die Anerkennung von Stärken für die Frauen in diesen Familien ganz besonders wichtig und hilfreich war. Überdies scheinen Familien, die Anerkennung und Wertschätzung durch Pflegende internalisieren, auch andere pflegerische Interventionen bereitwilliger anzunehmen.

Eine andere fundierte und eindrückliche Studie untersuchte Interventionen dieser Art, die in der Family Nursing Unit der University of Calgary praktisch angewendet wurden. Der [in dieser qualitativen Studie benannte; Ergänzung d. dt. Hrsg.] Code «Gutes herausarbeiten» bestätigte aufs Neue den Wert und die Wirksamkeit von anerkennenden und wertschätzenden Äußerungen, die so dazu beitragen, Leiden zu verringern (Houger Limacher/Wright, 2003, 2006). Das «Herausarbeiten von Gutem» wird im Kontext der Beziehung zwischen der Pflegenden und dem Patienten sowie zwischen der Pflegenden und der Familie zu einem Phänomen der Beziehung. Die regelmäßige Anerkennung der Stärken von Familien und Familienmitgliedern durch Pflegende ist eine besondere Verhaltensweise in der pflegerischen Praxis. Das folgende Zitat bringt dies optimal auf den Punkt: «Wir sind eins mit unseren Gesprächen, und wir erzeugen die Gespräche, mit denen wir eins sind.» (Maturana/Varela, 1992/**dt.** 1991).

Eine Familie stand wegen Verhaltensauffälligkeiten und emotionaler Probleme ihres Adoptivsohnes zehn Jahre lang mit Gesundheitsfachleuten in Kontakt. Die Pflegende drückte dieser Familie ihre Anerkennung aus und sagte ihr, ihrer Meinung nach sei sie die beste Familie für diesen Jungen, weil viele andere Familien nicht so sensibel auf seine Bedürfnisse eingegangen wären und wahrscheinlich schon längst aufgegeben hätten. Die Eltern fingen an zu weinen und sagten, dies sei die erste positive Äußerung, die sie als Eltern in all den Jahren gehört hätten.

Wenn die Fähigkeiten, Resilienz und Stärken von Familien anerkannt werden und wenn ihnen ein anderes Selbstbild vermittelt wird, dann wird ein Kontext für Veränderung geschaffen, der Familien in die Lage versetzt, eigene Lösungen für ihre Probleme zu finden und Heilung zu fördern. Das veränderte Selbstbild bewirkt, dass Familien ihre Gesundheitsprobleme in einem anderen Licht sehen und dann effektivere Lösungen anstreben. **Kasten 4-1** enthält wichtige Hinweise für die Auswahl von Interventionen.

Kasten 4-1
Wichtige Hinweise zum Anbieten von Anerkennung und Wertschätzung

- Spüren Sie die «Stärken der Familie» auf und äußern Sie sich immer dann anerkennend, wenn Stärken zum Vorschein kommen und aufgedeckt werden.
- Achten Sie darauf, dass die Anerkennung und Wertschätzung auch wirklich gerechtfertigt ist, denn sonst wirkt sie womöglich unecht und heuchlerisch.
- Passen Sie sich der Sprache der Familie an und greifen Sie wichtige Überzeugungen der Familie auf, damit Ihre anerkennenden Äußerungen authentisch wirken.
- Bringen Sie anerkennende Äußerungen in den ersten zehn Minuten der Begegnung mit der Familie an. Dies verbessert Ihre Beziehung zur Familie und bewirkt, dass die Familie später bereitwilliger auf Ihre Ideen eingeht.
- Äußern Sie Ihre Anerkennung immer am Ende einer Interaktion oder Begegnung und bevor Sie eine Meinung anbieten.

Nach Levac et al., 2002, S. 13.
Mit freundlicher Genehmigung.

4.3.2 Informationen und Meinungen anbieten

Eines der größten Bedürfnisse von Familien, die von einer Krankheit betroffen sind, sind Informationen und Meinungen der Gesundheitsfachleute – vor allem, wenn es sich um eine gravierende Krankheit handelt. Am meisten wünschen Familien Informationen über die Themen Entwicklung, Gesundheitsförderung und Umgang mit einer Krankheit (Levac et al., 2002; Robinson, 1998). Eltern zu helfen, ihre Kinder zu verstehen und sie zu unterstützen, ist beispielsweise eine alltägliche, aber wichtige Intervention für Familien (Levac et al., 2002). Pflegende können Familien über normale physiologische, emotionale und kognitive Belange aufklären und die entwicklungsbedingten Aufgaben oder Ziele von Kindern oder Jugendlichen erläutern, die bei einer Krankheit unter Umständen beeinträchtigt oder verändert werden (Manassis/Levac, 2004). Einer Familie hat es sehr geholfen, von der Pflegenden zu hören, dass Geschwister von Kindern mit einer lebensverkürzenden Krankheit häufig Symptome entwickeln, weil sie sich einsam fühlen, da ihre Eltern sich intensiv um ihr krankes Kind kümmern. **Kasten 4-2** enthält wichtige Hinweise für Interventionen, die Informationen und Meinungen anbieten.

Familien mit einem hospitalisierten Familienmitglied haben berichtet, dass Informationen für sie an erster Stelle stehen. Viele Familien haben sich uns gegenüber frustriert geäußert, weil es ihnen nicht gelungen ist, von den Gesundheitsfachleuten problemlos Informationen oder Meinungen zu bekommen. Pflegende können Informationen über die Auswirkungen chronischer oder lebensverkürzender Krankheiten auf Familien anbieten. Sie können Familien auch befähigen, sich selbst Informationen über Ressourcen zu beschaffen. Wir haben die Erfahrung gemacht, dass die zweite Möglichkeit unter bestimmten Umständen sogar sinnvoller ist. Es hat sich gezeigt, dass Aufklärung eine «wichtige Intervention darstellt, da die Familien über bestimmte Aspekte der Krankheit Gewissheit erhielten und ihr Stress verringert wurde» (Duhamel/Talbot, 2004: 24).

Es folgt ein komplexes Beispiel aus der klinischen Praxis. In diesem Beispiel geht es um eine Familie, bestehend aus einem älteren Ehepaar und dessen 34-jährigem Sohn, der schwer an Multipler Sklerose erkrankt ist. Die Eltern kümmerten sich ständig aufopfernd um ihren Sohn, hatten aber seit Monaten keine Pause mehr gehabt. Die Pflegende fragte den Sohn, ob er bereit sei, seine Überzeugungen im Hinblick auf seine «Hilflosigkeit» zu hinterfragen; die Pflegende bat ihn, sich selbst nach Ressourcen für pflegende Angehörige zu erkundigen, damit seine Eltern einmal ausspannen könnten. Bei

Kasten 4-2
Wichtige Hinweise zum Anbieten von Informationen und Meinungen

- Achten Sie darauf, dass Ihre Sprache relevant, klar und präzise ist.
- Stellen Sie leicht verständliche Literatur bereit; schreiben Sie wichtige Punkte auf eine kleine Karte.
- Informieren Sie die Familien über Gruppen, die Unterstützung anbieten, und über Ressourcen in ihrer Umgebung. Erkundigen Sie sich, ob und wie die Familien, die diese Ressourcen in Anspruch genommen haben, davon profitiert haben.
- Setzen Sie auf die Fähigkeiten der Familie und fordern Sie die Familienmitglieder auf, selber Ressourcen ausfindig zu machen, und fragen Sie sie anschließend nach ihren Reaktionen.
- Bieten Sie Ideen, Informationen und Reflexionen in einer Form an, die Lernen ermöglicht und Neugier weckt (z. B. «Ich frage mich, was passieren würde, wenn Sie auf eine etwas andere Art mit Manisha über Sex und Geburtenkontrolle sprechen würden. Vielleicht könnten Sie ...»).
- Fixieren Sie sich nicht auf das Ergebnis. Wenn die Familie die Lehrmaterialien nicht benutzt, finden Sie lieber heraus, was für sie nicht stimmte, anstatt sie zu verurteilen und böse auf sie zu sein.

Nach Levac et al., 2002, S. 13.
Mit freundlicher Genehmigung.

seiner Suche stellte der Sohn fest, dass er Anspruch auf viele finanzielle Leistungen hatte, von denen er vorher noch nie gehört hatte, unter anderem auch auf Leistungen für die Inanspruchnahme professioneller Pflegedienste. Kurz darauf vereinbarte der Sohn mit einem häuslichen Pflegedienst eine Betreuung rund um die Uhr, während seine Eltern Urlaub machten. Die Eltern berichteten, sie fühlten sich entlastet, und ihr Sohn sei viel glücklicher. Er versuche, mit einer Gehhilfe zu laufen, was er seit mehreren Monaten nicht mehr getan habe.

In diesem Fallbeispiel äußerte die Pflegende eine Meinung, die den Sohn befähigte, seine Überzeugung zu verändern. Die Intervention war auf den kognitiven Bereich zugeschnitten, aber die Resultate wirkten sich auch auf den affektiven und den verhaltensbezogenen Bereich aus.

4.4 Interventionen zur Veränderung des affektiven Bereichs der Familienfunktion

Interventionen für den affektiven Bereich sollen intensive Emotionen, die das Problemlösungsvermögen der Familie blockieren, reduzieren oder aktivieren. Die folgenden Interventionen sind Beispiele dafür, wie der affektive Bereich der Familienfunktion verändert werden kann.

4.4.1 Emotionale Reaktionen validieren oder normalisieren

Die Validierung/Anerkennung intensiver Emotionen kann Gefühle der Isolation und Einsamkeit verringern oder abschwächen und den Familienmitgliedern helfen, einen Zusammenhang zwischen der Krankheit eines Familienmitglieds und ihren emotionalen Reaktionen herzustellen. Nach der Diagnose einer lebensverkürzenden Krankheit haben Familien oft eine Zeit lang das Gefühl, die Kontrolle zu verlieren, und sie haben Angst. Es ist wichtig, dass Pflegende diese starken Emotionen validieren/anerkennen, die Familienmitglieder beruhigen und ihnen Hoffnung machen, dass sie mit der Zeit darüber hinwegkommen und neue Möglichkeiten finden werden, damit umzugehen. In einem Fall äußerte die Pflegende, dass die Veränderungen im Sexualverhalten, die ein Ehepaar nach einer Herzerkrankung festgestellt hatte, durchaus normal seien. Die Frau berichtete daraufhin: «Ich fand, die Frage nach unserer Sexualität war geschickt gestellt, weil [die Pflegende] sich dabei ganz allgemein auf Ehepaare bezogen hat. Für mich war es gut zu wissen, dass andere die gleiche Erfahrung machen. Es ist eine sehr persönliche und intime Frage, und Sie haben sie geschickt gestellt.» (Duhamel/Talbot, 2004: 25).

4.4.2 Familienmitglieder ermutigen, ihre Krankheitsgeschichte zu erzählen

Allzu oft sollen Familienmitglieder nur die medizinischen Aspekte ihrer Krankheit schildern und nicht die Geschichte ihrer Krankheitserfahrung oder ihre Krankheitsgechichte. Doch wenn Pflegende Familienmitglieder animieren, über ihre ganz persönliche Krankheitserfahrung zu erzählen, dann hören sie nicht nur Geschichten von Krankheit und Leid, sondern auch Geschichten von Stärke und Beharrlichkeit (Wright/Bell, 2009). Durch pflegerische Gespräche können Pflegende eine vertrauensvolle Atmosphäre schaffen, in der Familienmitglieder ihre Befürchtungen, Wut und Traurigkeit, die mit der Krankheitserfahrung zusammenhängen, offen aussprechen können (Tapp, 2001; Wright/Bell, 2009). Solche Gespräche sind besonders wichtig für komplexe Familien mit verschiedenen Eltern und Geschwistern. Wenn alle Familienmitglieder die Gelegenheit haben, aus ihrer Sicht zu schildern, welche Auswirkungen die Krankheit auf die Familie und welchen Einfluss die Familie auf die Krankheit hat, werden die Erfahrungen aller wertgeschätzt. Die Studie von Duhamel und Talbot (2004), in der das CFIM und diese Intervention eingesetzt wurden, hat ergeben, dass Pflegende übereinstimmend bestätigten, wie wichtig es ist, Familienmitglieder zu animieren, während und nach dem Krankenhausaufenthalt über ihre Erfahrungen im Zusammenhang mit einer Herzerkrankung zu sprechen. Die Familienmitglieder berichteten außerdem, diese pflegerischen Gespräche hätten ihnen geholfen, über ihre Gefühle zu sprechen, und dies habe ihr Leiden beträchtlich gemildert, psychische Verletzungen geheilt und den Familienmitgliedern geholfen, die Erfahrungen der anderen anzuerkennen.

Den Krankheitsgeschichten zuzuhören, sie mitzuerleben und zu dokumentieren kann auch tiefgreifende Auswirkungen auf die Pflegenden haben. Dieser Ansatz ist grundlegend anders als die Beschäftigung mit Familiengeschichten, in denen lediglich Symptome, Medikamenteneinnahme und körperliche Behandlung interessieren. Indem Pflegende Familienmitgliedern einen Kontext bieten, in dem sie ihre Krankheitserfahrungen äußern können, signalisieren sie, dass intensive Emotionen legitim sind.

4.4.3 Unterstützung durch die Familie mobilisieren

Pflegende können die Familienfunktion im affektiven Bereich verbessern, wenn sie die Familienmitglieder animieren, ein offenes Ohr für die Probleme und Gefühle der anderen Familienmitglieder zu haben, und sie dabei unterstützen. Dieses Verhalten kann besonders wichtig sein, wenn ein Familienmitglied restriktive Überzeugungen in einer Situation hat, wenn ein Angehöriger im Sterben liegt oder gerade gestorben ist (Moules et al., 2004, 2007; Wright/Nagy, 1993). Wenn die Pflegende einen Rahmen schafft, in dem die Familienmitglieder ihre Gefühle über diese schmerzvollen Erfahrungen äußern können, versetzt sie die Familienmitglieder in die Lage, die Stärken und Ressourcen zu mobilisieren, die sie brauchen, um sich gegenseitig zu unterstützen. Die Pflegende kann als Katalysator fungieren, der die Kommunikation zwischen den Familienmitgliedern oder zwischen der Familie und anderen Gesundheitsfachleuten ermöglicht. Derartige Unterstützung kann verhindern, dass Familien durch eine Krankheit übermäßig belastet oder niedergedrückt werden. Interventionen dieser Art sind besonders wichtig in der medizinischen Grundversorgung.

4.5 Interventionen zur Veränderung des verhaltensbezogenen Bereichs der Familienfunktion

Interventionen, die auf den verhaltensbezogenen Bereich abzielen, sollen Familienmitgliedern helfen, anders miteinander zu interagieren und umzugehen. Veränderungen dieser Art lassen sich am besten herbeiführen, wenn einigen oder allen Familienmitgliedern bestimmte Aufgaben zugeteilt werden. Einige Aufgaben werden während der Familiensitzung verteilt, damit die Pflegende die Interaktion beobachten kann; andere sollen von den Familienmitgliedern in der Zeit zwischen den Sitzungen erledigt werden. In einigen Fällen muss die Pflegende die Besonderheiten von Aufgaben oder Experimenten mit der Familie besprechen, um sicherzustellen, dass die Familie versteht, worum es geht. Die folgenden Interventionen sind Beispiele, die zeigen, wie der verhaltensbezogene Bereich verändert werden kann.

4.5.1 Familienmitglieder ermutigen, die Rolle der pflegenden Angehörigen zu übernehmen, und Unterstützung anbieten

Familienmitglieder sind häufig unsicher oder haben Angst, sich an der Versorgung eines kranken Familienmitglieds zu beteiligen, wenn sie nicht von Pflegenden dabei unterstützt werden. Wir haben allerdings die Erfahrung gemacht, dass Familienmitglieder ihren Angehörigen im Krankenhaus sehr gern helfen. Sie berichten, dass sie sich dann weniger hilflos, ängstlich und machtlos fühlen. Natürlich kann sich auch bei pflegenden Angehörigen das bekannte Phänomen der Rollenbelastung bemerkbar machen. Das bedeutet, dass die Gesundheitsfachleute auf derartige Gefahren gefasst und bereit sein müssen, notfalls zu intervenieren und dem pflegenden Angehörigen entsprechende Unterstützung anzubieten. Unterstützung pflegender Angehöriger kann definiert werden als die Bereitstellung von Information, Beratung und Unterstützung, um Personen, die keine Gesundheitsfachleute sind, zu befähigen, Grundversorgung durchzuführen. Nach LeNavenec und Vonhof (1996) ist die Idee, «nicht über den Tag hinaus zu denken», eine gute Bewältigungsstrategie für Familien mit einem an Demenz erkrankten Familienmitglied. Wir raten Pflegenden, gemeinsam mit Familienmitgliedern über den ethischen Aspekt der Balance zwischen zu viel und zu wenig Betreuung zu sprechen.

4.5.2 Familienmitglieder ermutigen, sich Erholungspausen zu gönnen

Gewöhnlich gönnen pflegende Angehörige sich nicht die Pausen, die sie eigentlich brauchen. Sie entwickeln Schuldgefühle, wenn sie Abstand von der Betreuerrolle brauchen oder wollen. Auch ein krankes Familienmitglied muss ab und zu auf die gewohnte Pflege verzichten und die Hilfe einer anderen Person akzeptieren. Die diesbezüglichen Bedürfnisse sind in den einzelnen Familien ganz unterschiedlich. Ausschlaggebende Faktoren sind der Schweregrad der chronischen Krankheit, die Verfügbarkeit von Familienmitgliedern, die die Pflege der kranken Person übernehmen können, und finanzielle Ressourcen. All dies müssen die Pflegenden bedenken, bevor sie entsprechende Regelungen vorschlagen können. Betreuung, Bewältigung und Aufrechterhaltung der eigenen Gesundheit müssen in einem ausgewogenen Verhältnis stehen. Ein Beispiel, wie man den Bedürfnissen aller gerecht werden kann, ist die Empfehlung dass die Familie eine weniger teure Prothese anschafft und das eingesparte Geld für einen gemeinsamen Urlaub verwendet. Eltern, deren Kind an Leukämie erkrankt ist, haben die Möglichkeit, die Großeltern zu bitten, einen Tag auf das Kind aufzupassen, um Zeit für sich zu haben. Solche «Auszeiten» oder «Abwesenheitszeiten» sind unverzichtbar für Familien, die durch die Betreuung stark beansprucht sind.

4.5.3 Rituale entwickeln

Familien zelebrieren vielerlei Rituale: tägliche (z. B. die Gute-Nacht-Geschichte vor dem Einschlafen), jährliche (z. B. das Festessen zu Thanksgiving bei der Großmutter) und kulturelle (z. B. die Paraden der verschiedenen Volksgruppen). Pflegende können therapeutische Rituale vorschlagen, die die Familien noch nie gesehen haben. Roberts (2003: 9) definiert Rituale so:

> Gemeinsam entwickelte symbolische Akte, zu denen nicht nur die zeremoniellen Aspekte der Durchführung gehören, sondern auch der Prozess der Vorbereitung. Rituale können, müssen aber nicht von Worten begleitet sein, haben aber immer offene und geschlossene Elemente, die durch eine überwölbende Metapher «zusammengehalten» werden. Wiederholung kann ein Element von Ritualen sein und sich im Inhalt, in der Form oder dem Anlass manifestieren. Therapeutische Rituale sollten so beschaffen sein, dass Familienmitglieder und Gesundheitsfachleute unterschiedliche Bedeutungen damit verbinden können und dass sie verschiedene Ebenen ansprechen.

Wie das sehr umfassende Werk über Rituale, Routinen, Entspannung und Regeln von Fomby (2004) beweist, bereichern auch Pflegende die Literatur über Rituale. Fomby unterstreicht den Wert von Familienritualen für die Förderung der Gesundheit und macht folgende Vorteile geltend: Stärkung des Zusammenhalts der Familienmitglieder; Förderung von Stolz, Kontinuität, Verständnis, Nähe und Zuneigung innerhalb der Familie.

In unserer klinischen Praxis haben wir die Beobachtung gemacht, dass übliche Rituale durch chronische Krankheiten und psychosoziale Probleme oft unterbrochen werden. Roberts (2003b) erzählt auf ergreifende Art von ihren Erfahrungen mit ihrer Krebserkrankung und schildert, wie Rituale bei einer zerstörenden Krankheit den «Weg der Heilung markieren» können. Rituale sind immer dann angezeigt, wenn sie in einer reichlich verworrenen Situation Klarheit in das Familiensystem bringen können (Imber-Black et al., 2003). Ein Beispiel: Eltern, die sich über die Erziehungspraktiken nicht einig sind, senden der Familie oft widersprüchliche Botschaften, was für die Kinder unter Umständen Chaos und Verwirrung bedeutet. Solchen Familien kann mit einem Gerade-ungerade-Tage-Ritual geholfen werden (Selvini-Palazzoli et al., 1978). Während die Mutter sich montags, mittwochs und freitags um die Kinder kümmert, ist der Vater dienstags, donnerstags und samstags an der Reihe. Sonntags tun dann alle, was sie wollen. Der Elternteil, der gerade seinen «freien Tag» hat, wird gebeten, die Erziehungspraktiken des anderen Elternteils zu beobachten, ohne sie zu kommentieren.

4.6 Fallbeispiele aus der klinischen Praxis

Die nachfolgenden echten Fallbeispiele aus der klinischen Praxis zeigen die Anwendung des CFIM. Die ausgewählten Interventionen sollten Veränderungen in allen drei Bereichen (kognitiv, affektiv und verhaltensbezogen) der Familienfunktion initiieren. Denken Sie daran, dass der Versuch, die Interventionen gleichzeitig auf alle drei Bereiche «auszurichten», nicht immer notwendig oder effizient ist. Der Erfolg eines solchen Versuchs hängt davon ab, wie motiviert die Familie ist und ob die Krankheit, das Problem oder die Angelegenheit vorher korrekt eingeschätzt wurde.

4.6.1 Klinisches Fallbeispiel 1: Schwierigkeiten, ein dreijähriges Kind ins Bett zu bringen (s. Kasten 4-3)

Wir möchten die Anwendung einer bestimmten Familien-Intervention, die auf alle drei Bereiche der Familienfunktion abzielt, am Beispiel eines Erziehungsproblems demonstrieren, mit dem Pflegende aus der Gemeindekrankenpflege häufig konfrontiert werden: junge Eltern, die jeden Abend Schwierigkeiten haben, ihr dreijähriges Kind ins Bett zu bringen. Das Kind reagiert auf die Versuche der Eltern meistens mit Verdruss, Ärger und Tränen. Die Frustration der Eltern wächst, und gewöhnlich endet es damit, dass sie aufeinander und auf ihr Kind wütend sind. Die ausgewählte Familien-Intervention lautete: *Informationen und Meinungen anbieten*. Bei der Erörterung dieses Fallbeispiels werden wir auch auf die exekutiven Fähigkeiten und Fertigkeiten eingehen, die den Pflegenden bei der Implementierung der Intervention helfen. Diese Fähigkeiten und Fertigkeiten werden im Übrigen noch ausführlicher in Kapitel 5 beschrieben.

Problem des Eltern-Kind-Systems: Die Eltern sind nicht in der Lage, ihr dreijähriges Kind zu angemessener Zeit ins Bett zu bringen und dafür zu sorgen, dass es dort bleibt.

4.6.2 Klinisches Fallbeispiel 2: Ein betagter Vater beklagt sich darüber, dass seine Kinder ihn so selten besuchen (s. Kasten 4-4)

In diesem Beispiel geht es um die Intervention *Familienmitglieder für die Rolle der pflegenden Angehörigen zu ermutigen und Unterstützung anbieten*. Bei dieser Intervention werden die Familienmitglieder gebeten, sich an der emotionalen und körperlichen Betreuung des Patienten zu beteiligen, und es wird ihnen Unterstützung angeboten. Das Problem, um das es in diesem Fallbeispiel geht, stammt von einer Pflegenden aus dem geriatrischen Bereich. Auch bei

Kasten 4-3
Klinisches Fallbeispiel 1

Bereiche der Familienfunktion	Intervention: Informationen und Meinungen anbieten
kognitiv	Einen Erziehungsratgeber anbieten, der erklärt, was Zu-Bett-Gehen für Kinder bedeutet, und Tipps gibt, wie man Kinder ins Bett bringt.
affektiv	Die Eltern informieren, dass es wichtig ist, sich ihre Frustration gegenseitig einzugestehen, besonders wenn ein Partner erfolglos versucht hat, das Kind ins Bett zu bringen. Der andere Elternteil kann ihn emotional unterstützen (und z. B. sagen: «Du hast dir wirklich Mühe gegeben, Schatz, aber er ist eine richtige Nervensäge.»).
verhaltensorientiert	Die Eltern aufklären, dass sie, wenn sie ihren Sohn ins Bett bringen, nicht auf seine Versuche reagieren sollten, Aufmerksamkeit zu bekommen (z. B. um ein Glas Wasser bitten). Sie müssen darauf achten, dass diese Bedürfnisse schon bei den Zu-Bett-Geh-Ritualen erfüllt werden. Die Eltern warnen, dass sich das Verhalten des Kindes in den ersten Tagen noch verschlimmern wird und dass es umso mehr versuchen wird, sie zu einer Reaktion zu veranlassen, bevor sich etwas daran ändert, dass ihr Kind sein Bett verlässt oder ständig nach ihnen ruft. Wenn die Eltern das Kind konsequent immer wieder in sein Zimmer bringen und «nein» zu allen Bitten sagen, dürfte sich sein Verhalten innerhalb weniger Tage deutlich bessern.

diesem Beispiel werden die entsprechenden exekutiven Fähigkeiten beschrieben, die für die Implementierung der Intervention wichtig sind.

Problem des Eltern-Kind-Systems: Ein Vater im höheren Lebensalter möchte häufiger Besuch von seinen erwachsenen Kindern; die erwachsenen Kinder besuchen ihren Vater nicht gerne, weil er ständig klagt, dass sie ihn nicht oft genug besuchen.

Wir sind der festen Überzeugung, dass in den vorherigen Beispielen viele andere Interventionen und praktische Fähigkeiten möglich gewesen wären. Es gibt nicht die *eine* «richtige» Intervention, sondern nur «wirksame» oder «effektive» Interventionen. Wie wirksam eine Intervention ist, lässt sich erst nach ihrer Implementierung beurteilen. Auch der Zeitfaktor muss berücksichtig werden. Bei einigen Interventionen ist die Veränderung oder das Ergebnis sofort festzustellen, doch in vielen Fällen sind über einen langen Zeitraum keine Veränderungen (Ergebnisse) zu erkennen. Die meisten Probleme entstehen nicht über Nacht, und daher brauchen die Lösungen auch eine entsprechende Zeit. Wie Bateson (1972: 452) schreibt, werden Veränderungen wahrnehmbar als «Unterschiede, die sich im Verlauf der Zeit manifestieren».

4.6.3 Klinisches Fallbeispiel 3: Enuresis und Disziplinprobleme bei einem Kind

Um zu zeigen, dass im Verlauf der Zeit Veränderungen eintreten, beschreiben wir jetzt zwei aktuellere Fallbeispiele aus der klinischen Praxis von Anfang bis Ende. Auch hier stehen die ausgewählten Interventionen im Mittelpunkt. Im ersten Fall wurde eine Familie mit komplexen Problemen – Enuresis und schulische Disziplinprobleme des älteren Kindes, eines achtjährigen Jungen – an eine unserer graduierten Pflegestudentinnen überwiesen. Zur Familie gehörten der Vater, 28 Jahre, selbständig; die Stiefmutter, 21 Jahre, Hausfrau; und zwei Söhne im Alter von acht und sechs Jahren. Das Ehepaar war seit etwa einem Jahr verheiratet. Die

Kasten 4-4
Klinisches Fallbeispiel 2

Bereiche der Familienfunktion	Intervention: Familienmitglieder für die Betreuerrolle gewinnen und Unterstützung anbieten
kognitiv und verhaltensorientiert	Die erwachsenen Kinder darüber aufklären, dass ihr Vater Schwierigkeiten hat, sich an ihre Besuche zu erinnern (mangelhaftes Kurzzeitgedächtnis), ein bei älteren Menschen häufig anzutreffendes Phänomen. Deshalb ist es sinnlos, ihn an den letzten Besuch zu erinnern.
affektiv	Verständnis für den Vater zeigen, ihm z. B. sagen, dass Sie verstehen, dass er sich in dem geriatrischen Pflegezentrum manchmal einsam fühlt. Die erwachsenen Kinder sind vielleicht dankbar für die Information, dass ihr Vater einsam ist, damit sie entsprechend reagieren können. Der Vater sollte gebeten werden, sich nicht bei seinen Kindern zu beklagen, sondern ihnen zu sagen, wie einsam er sich manchmal fühlt und wie sehr er sich über ihren Besuch freut.
verhaltensorientiert	Den erwachsenen Kindern raten, sich nicht dafür zu entschuldigen, dass sie nicht öfter zu Besuch kommen. Beschaffen Sie sich ein Gästebuch oder einen Kalender und notieren Sie darin jeden Besuch. Schreiben Sie auf, wer wann zu Besuch kommt, und halten Sie auch andere interessante Neuigkeiten schriftlich fest, damit der Vater die Notizen zwischen den Besuchen lesen kann.

Begegnungen mit der Familie (mit allen Familienmitgliedern und auch mit den verschiedenen Subsystemen) erstreckten sich über einen Zeitraum von 13 Wochen. Mit Kontaktaufnahme und Abschluss fanden insgesamt sechs Sitzungen statt. Das gründlich durchgeführte Familien-Assessment (mit dem CFAM-Modell) deckte Probleme im Familiensystem, im Subsystem Eltern-Kinder und bei den einzelnen Familienmitgliedern auf.

Problem des Familiensystems: Anpassung an die Situation als Stieffamilie. Als das Paar heiratete, wurde eine neue Familie gegründet, und alle Familienmitglieder mussten sich an eine neue Familienstruktur gewöhnen. Schon kurz nach der Hochzeit wurde die Stiefmutter in die Mutterrolle gedrängt, als sie und ihr Ehemann die Verantwortung für seine beiden Kinder im Alter von acht und sechs Jahren übernehmen mussten. Die biologische Mutter hatte die Kinder verlassen, nachdem sie zwei Jahre mit ihnen in ihrer Wohnung zusammengelebt hatte. Die Kinder mussten sich an neue Eltern und an eine neue Umgebung gewöhnen und sich damit abfinden, dass sie keinen Kontakt zu ihrer biologischen Mutter hatten.

In der ersten Sitzung informierte die graduierte Pflegestudentin die Familie, dass ihre Probleme zum normalen Prozess der Anpassung an die Situation in der Stieffamilie gehören. Mit der Intervention Informationen und Meinungen anbieten sollte der kognitive Bereich abgedeckt werden. Die neue Information schien die Eltern sehr zu erleichtern. Zusätzlich riet die Studentin den Eltern, den Kindern den Kontakt zu ihrer biologischen Mutter zu erlauben, wenn diese sie wieder ausfindig machen sollte. Zuerst nahmen die Eltern den Vorschlag nicht sehr begeistert auf, aber später sagten sie, sie hätten eingesehen, dass dieser Kontakt für die Kinder wichtig sei. Die Enuresis des älteren Kindes wurde als Reaktion auf die Anpassung an die Stieffamilie und den Verlust der Mutter konzeptualisiert. Diese neue Erkenntnis, die ebenfalls auf den kognitiven Bereich gerichtet war, hatte sehr positive Auswirkungen auf die Familie. Die Enuresis besserte sich im Verlauf der Behandlung deutlich.

Problem des Eltern-Kind-Subsystems: Unangepasstes Interaktionsmuster zwischen Stiefmutter und älterem Sohn (**Abb. 4-4**). Die Kinder verloren (bedingt durch die Scheidung der biologischen Eltern) zuerst den Vater, und dann wurden sie von ihrer biologischen Mutter verlassen. Deshalb fürchteten sie, besonders das ältere Kind, wieder verlassen zu werden. Aus

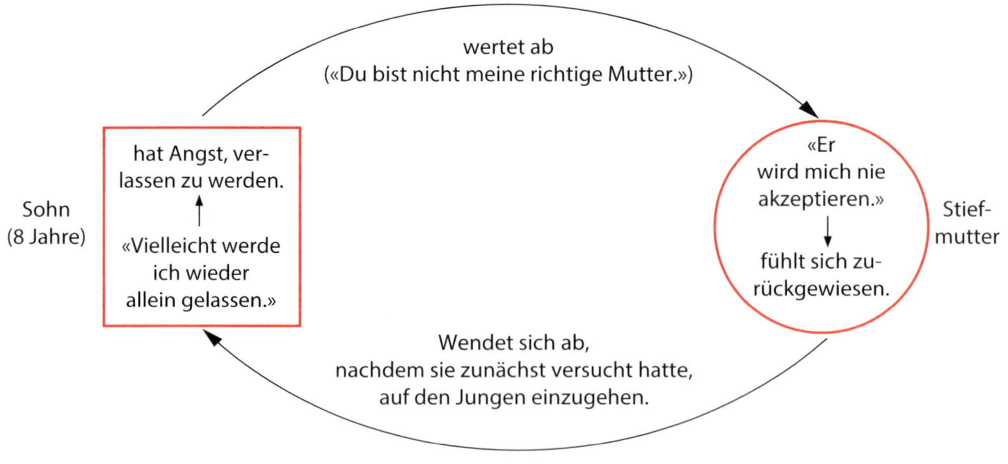

Abbildung 4-4: Grafik des zirkulärenMusters.

diesem Grunde sagte der ältere Junge seiner jungen Stiefmutter oft, sie sei nicht seine richtige Mutter, in der Hoffnung auf eine beruhigende Zusage, dass er nicht wieder verlassen werden würde. Zunächst versuchte die Stiefmutter noch, ihn zu beruhigen, doch schließlich fühlte sie sich zurückgewiesen und zog sich frustriert zurück. Dies war für den älteren Sohn ein Grund, das Interaktionsmuster aufrechtzuerhalten, denn der Rückzug war für ihn der Beweis, dass er wieder verlassen werden würde. Der Teufelskreis hatte sich geschlossen.

Die graduierte Pflegestudentin fühlte sich angesichts der Komplexität der Situation mit der Auswahl der Interventionen für die Familie zunächst ein wenig überfordert. Dann überlegte sie, in welchem Bereich Veränderungen möglich wären. Sie riet der Stiefmutter, sich nicht mehr zurückzuziehen, das Kind immer wieder zu beruhigen und ihm zu sagen: «Ich weiß, dass ich nicht deine Mutter bin, aber dein Vater und ich lieben dich, und wir wollen für dich sorgen und uns beide um dich kümmern. Wir werden dich nicht verlassen.» Die Intervention Unterstützung und Aufklärung der Eltern zielte auf den verhaltensbezogenen, den affektiven und den kognitiven Bereich ab. Die verhaltensbezogene Aufgabe war ein voller Erfolg. Die Stiefmutter berichtete, der Junge weise sie nicht mehr zurück, seit sie beruhigend auf ihn eingehe. Da die Stiefmutter nicht mehr zurückgewiesen wurde, konnte sie den Jungen noch weiter beruhigen und den Teufelskreis aufbrechen. Die Pflegestudentin äußerte sich auch anerkennend über die Stärken der Familie (eine auf den kognitiven Bereich gerichtete Intervention). Sie sprach der Stiefmutter Anerkennung und Wertschätzung aus für ihre Bemühungen, ihrer Rolle gerecht zu werden, und sagte ihr, sie sei eine außergewöhnlich warmherzige und fürsorgliche junge Mutter. Die Stiefmutter berichtete, sie habe nach dieser Intervention ihre Rolle viel entspannter ausüben können.

Individuelles Problem: Die Verhaltensauffälligkeiten des älteren Kindes in der Schule. Um dieses Verhaltensproblem besser einschätzen zu können, traf sich die graduierte Pflegestudentin mit dem Lehrer des Kindes in der Schule und sprach mit ihm zweimal am Telefon über das Problem. Die Stiefmutter nahm an dem Treffen mit dem Lehrer in der Schule ebenfalls teil.

Die Interventionen zielten primär darauf ab, das Selbstwertgefühl des älteren Kindes durch verstärkte Wahrnehmung der positiven Aspekte seines Verhaltens zu verbessern. Der Lehrer erklärte sich bereit, eine auf den verhaltensbezogenen Bereich abgestimmte Intervention zu implementieren: positives Verhalten des Kindes vor der Klasse loben und das Image des «Klassenclowns» verändern. Die Pflegestudentin empfahl außerdem der Stiefmutter, den Kontakt zur Schule einzuschränken und dem Lehrer mehr Verantwortung für das Verhalten des Jungen in der Klasse zu übertragen. Laut Aussagen des Lehrers veränderte sich das Verhalten des Kindes in der Schule innerhalb weniger Wochen positiv. Die Eltern äußerten sich sehr zufrieden über die Fortschritte ihres Kindes.

Zum Abschluss der Behandlung empfahl die Pflegestudentin den Eltern Literatur zum Thema Stieffamilien und machte sie auf eine Selbsthilfegruppe für Stieffamilien aufmerksam. Die beiden Interventionen – Informationen und Meinungen in Form von Büchern anbieten und Informationen über Ressourcen in der Umgebung bereitstellen – zielten auf den kognitiven, affektiven und verhaltensbezogenen Bereich der Familienfunktion ab.

Die Interventionen, die in diesem Beispiel von der Pflegestudentin ausgewählt wurden, wirken vielleicht etwas «simpel». Wir haben jedoch festgestellt, dass Pflegende in vielen Fällen entweder versuchen, Probleme mit übermäßig komplexen Interventionen zu lösen oder Schwierigkeiten haben, gemeinsam mit der Familie die Bereiche ausfindig zu machen, in denen Veränderungen möglich sind. Wir haben die Erfahrung gemacht, dass Pflegende in beiden Fällen frustriert reagieren und vor der Komplexität der Familiensituation kapitulieren. Um Veränderungen herbeizuführen, bietet sich im

Allgemeinen diese Vorgehensweise an: das aktuelle Problem gründlich analysieren und dann Interventionen auswählen, die geeignet sind, eine Verbesserung der Situation zu erreichen.

4.6.4 Klinisches Fallbeispiel 4: Soziale Isolation und körperliche Beschwerden einer betagten Frau

Eine unserer Pflegestudentinnen begegnete während ihrer praktischen Ausbildung in einer Einrichtung der Gemeindepflege einer Familie mit diesen Problemen: Soziale Isolation und häufige Klagen über körperliche Beschwerden vonseiten der 78-jährigen verwitweten Mutter. Die Frau lebte in einer staatlich subventionierten Einzimmerwohnung. Sie hatte sechs erwachsene Kinder (fünf Söhne im Alter von 51, 48, 41, 37 und 35 Jahren und eine 44-jährige Tochter) sowie zwölf Enkel. Fünf ihrer Kinder waren verheiratet, und alle sechs lebten in der gleichen Stadt wie ihre Mutter. Die Begegnungen mit der Familie und mit verschiedenen Subsystemen erstreckten sich über einen Zeitraum von zwei Monaten, in denen insgesamt acht Hausbesuche stattfanden. Das gründlich durchgeführte Assessment der Familie und der Familienmitglieder (mit dem CFAM-Modell) ergab folgendes Hauptproblem:

Problem des Familiensystems: Die Mutter hatte außer ihren nächsten Angehörigen keinerlei soziale Kontakte.

Es stellte sich heraus, dass die betagte Frau übermäßig von ihren erwachsenen Kindern abhängig war und deshalb auch keinerlei Versuche unternahm, Kontakt zu Menschen gleichen Alters aufzunehmen oder an gemeinschaftlichen Aktivitäten teilzunehmen, die für ihre Altersgruppe geeignet waren. Deswegen gab die Besuchshäufigkeit oft Anlass zu Streitigkeiten zwischen Mutter und Kindern. Das Problem wurde noch dadurch verschärft, dass die Mutter keine Freunde hatte. Nachdem ihr Mann zehn Jahre zuvor gestorben war, hatte sie zeitweilig bei einem ihrer Kindern gelebt, aber in den letzten vier Jahren lebte sie allein in einer Einzimmerwohnung. Zum Zeitpunkt des Eingreifens besuchte der jüngste Sohn seine Mutter am häufigsten und kaufte auch Lebensmittel für sie ein.

Die erste wichtige Intervention der Pflegestudentin zielte darauf ab, den Kontext zu erweitern, um das Problem dieser Familie umfassender wahrnehmen und verstehen zu können. Zu diesem Zweck sprach die Studentin zunächst mit der Mutter alleine und dann zusammen mit ihrem jüngsten Sohn (der sie am häufigsten besuchte). Im Anschluss daran wagte sich die Studentin an die anspruchsvolle Aufgabe, ein Gespräch mit der Mutter und ihren sechs Kindern zu arrangieren und jedes Familienmitglied nach seiner Wahrnehmung des Problems zu fragen. Dies war ein wichtiger Schritt, der nötig war, um einen Kontext für Veränderungen zu schaffen. Als die Pflegestudentin mit der Mutter und ihrem jüngsten Sohn sprach, hatte sich die Mutter bereit erklärt, ihre Kinder zu kontaktieren. Doch als die Studentin bei der Mutter nachfragte, sagte diese, sie habe keines ihrer Kinder angerufen, weil sie erwartete, ihr Sohn würde dies tun. Dies zeigte erneut, dass die Mutter zu sehr von ihren Kindern abhängig war. Da dem jüngsten Sohn sehr an dem Treffen gelegen war, hatte er die Aufgabe übernommen, alle Geschwister zu einem Gespräch mit seiner Mutter und der Studentin einzuladen.

Zum Familiengespräch kamen alle Geschwister sowie zwei der Ehepartner. Interessanterweise waren die Schwiegertöchter gesprächiger als ihre Ehemänner, und sie sagten, sie hätten eine enge Beziehung zu ihrer Schwiegermutter. Während dieses ausführlichen Familiengesprächs wurde auch die soziale Isolation der Mutter (von der Familie abgesehen) besprochen. Durch zirkuläre Befragung konnten die Erwartungen an familiäre Kontakte sowohl der Mutter als auch der Kinder eingeschätzt werden. Zunächst forderte die Studentin die Familie auf, nach Lösungen für die mangelnden sozialen Aktivitäten und Kontakte ihrer Mutter zu Gleichaltrigen zu suchen (eine Intervention für den verhaltensbezogenen Bereich). Daraufhin antwortete die Familie, sie habe bereits einige Versuche unternommen und keine weiteren Ideen mehr. Deshalb schlug die Studentin gezieltere Interventionen vor, um doch noch Lösungen für die soziale Isolation der Mutter zu finden.

In diesem aufschlussreichen Gespräch stellte sich heraus, dass die Frau sich schon immer auf ihre Kinder verlassen hatte, wenn es um soziale Interaktionen ging. Sie gehörte nie zu den «Vereinsmeiern». In den letzten Jahren war sie nicht einmal mehr in die Kirche gegangen. In ihrem ganzen Leben hatte sie nur wenige enge Freunde gehabt. Das Assessment ergab auch, dass die Kinder ihre Mutter gemeinsam im Alltäglichen unterstützt hatten. Jede Woche war sie bei einem oder mehreren ihrer Kinder zum Mittagessen. Sie nahm an allen besonderen Familienereignissen teil. Doch immer mussten die Kinder Kontakt aufnehmen. Sie machten sich wirklich Sorgen über die Einsamkeit ihrer Mutter und den Mangel an anderen sozialen Kontakten, hatten aber keine weiteren Ideen, wie die Situation zu verändern wäre.

Eine der ersten Interventionen der Pflegestudentin zielten auf den kognitiven und den verhaltensbezogenen Bereich ab: Informationen anbieten über Ressourcen in der Umgebung, die auf ältere Menschen zugeschnitten sind. Die Studentin empfahl der Familie ganz besonders das Community Services Visitor Program (Besuchsdienst). Die Mutter erklärte sich bereit, dieses zu kontaktieren, und die Kinder sagten ihre Unterstützung zu. Die Mutter zeigte sich auch an der Mitgliedschaft in einem Chor interessiert. Die Pflegestudentin bot an, sie zur Probe eines Chors älterer Bürgerinnen und Bürger zu begleiten und sie den anderen Chormitgliedern vorzustellen.

Die letzte wichtige Intervention, die bei dieser Familiensitzung erörtert wurde, zielte auf den verhaltensbezogenen Bereich ab. Die Pflegestudentin fragte die Mutter, ob sie bereit sei, in der folgenden Woche Kontakt zu einem ihrer Kinder aufzunehmen. Danach sollte das Kind die Mutter bitten, so bald wie möglich zu Besuch zu kommen. Diese Intervention war wichtig, weil das Interesse der Familienmitglieder an den Aktivitäten eines älteren Elternteils dessen Motivation meistens beflügelt. Es ist wichtig darauf hinzuweisen, dass die Mutter in diese Interventionen einbezogen wurde und sie bereitwillig akzeptierte.

Auswirkungen und Ergebnisse dieser Interventionen:

- Die Mutter nahm tatsächlich Kontakt zum Community Services Visitor Program auf. Die Koordinatorin des Programms kontaktierte daraufhin die Mutter und sorgte für regelmäßige Besuche.
- Die Pflegestudentin begleitete die Mutter zu dem Chor älterer Bürgerinnen und Bürger. Die betagte Frau genoss die Erfahrung und nahm danach telefonisch Kontakt zu zwei anderen Frauen aus dem Chor auf!
- Die Mutter kontaktierte von sich aus einige ihrer Kinder, die sie daraufhin zu einem Besuch einluden, und sie akzeptierte. Die Kinder berichteten, sie hätten es gerne, wenn ihre Mutter sie anrufe, und dieses neue Verhalten bewirke, dass sie häufiger Kontakt zu ihr wollten.

Während der folgenden Gespräche ermutigte die Pflegestudentin die Mutter, wieder in die Kirche zu gehen. Sie bat die Kinder auch hierbei um Unterstützung und riet ihnen, die Mutter anzurufen und Interesse an ihren Aktivitäten in Kirche und Chor zu zeigen.

Da die Mutter daran gewöhnt war, von ihrer Familie unterstützt zu werden, war es nicht ratsam, vollkommen auf Unterstützung zu verzichten. Allerdings wurde die instrumentelle Unterstützung (das Erledigen bestimmter Dinge) reduziert, ohne dass die Mutter jedoch das Gefühl hatte, allein gelassen zu sein. Verbale (emotionale) Unterstützung für die Versuche der Mutter, unabhängiger zu leben, waren dagegen sehr willkommen. In dem Maße wie die sozialen Kontakte und Aktivitäten der Mutter zunahmen, nahmen ihre Klagen über unspezifische körperliche Beschwerden ab.

Die Pflegestudentin beendete die Behandlung der Frau mit einem persönlichen Gespräch. Um auch die Kinder in den Prozess einzubeziehen, schickte sie ihnen einen «therapeutischen Brief» (Hougher Limacher/Wright, 2006; Moules, 2002, 2003; Wright/Bell, 2009). Der von der Pflegestudentin und ihrer Supervisorin (Dozentin im Masterstudium «Family Nursing») verfasste Brief ist nachfolgend wortwörtlich abgedruckt. Er beschreibt sehr schön die wesentlichen Interventionen und wirbt um weitere Unterstützung der Kinder. Die Pflegestudentin geht in dem Brief außerdem sehr geschickt auf die Stärken der Familie ein. Es ist zu hoffen, dass der Veränderungsprozess in dieser Familie sich auch nach Abschluss der pflegerischen Beziehung weiterentwickelt.

Liebe ... [Die Namen werden aus Datenschutzgründen nicht genannt.]:
Ich möchte mich bei Ihnen für Ihre Unterstützung und Kooperation bei meiner Arbeit bedanken. Die Begegnung mit Ihnen war für mich eine Freude, und ich habe Ihre Mithilfe und Ihre Einschätzung der Familie gern in Anspruch genommen. Ihre Bereitschaft zur Zusammenarbeit ist ganz sicher eine herausragende Stärke Ihrer Familie.
Ich habe Ihre Mutter während meiner Zeit beim Gemeindepflegepraktikum mehrfach besucht. Sie hat immer wieder den Wunsch geäußert, sozial unabhängiger zu sein. Es ist ihr gelungen, mehr Kontakte in ihrer Umgebung zu knüpfen. Sie hat an Chorproben teilgenommen, und einige der Damen aus dem Chor haben sie angerufen und sie ermutigt, weiterhin mitzumachen. Sie hat sich mit einem Herrn von der Kirche getroffen und mit dessen Frau gesprochen. Die Koordinatorin des Visitor Programs hat Ihre Mutter besucht und will dafür sorgen, dass eine Freundin Ihre Mutter [zu den Treffen des Visitor Progams] begleitet. Ich hoffe, dass sie gemeinsame Interessen entwickeln werden. Ihre Mutter hat außerdem einige Male allein eingekauft. Ich habe sowohl das Kerby Centre als auch andere Senioren vom Carter Place kontaktiert, die dorthin gehen, konnte aber weder jemanden finden, der zum Mittagstisch am Mittwoch geht, noch eine andere geeignete Transportmöglichkeit ausfindig machen. Ich habe mit Ihrer Mutter darüber gesprochen, und sie meinte, dass sie sich in Zukunft vielleicht selbst darum kümmern könnte.
Ihre Mutter ist froh über ihre Versuche, mehr soziale Kontakte zu knüpfen. Aber die wesentliche Unterstützung erwartet sie immer noch von ihren Kindern. Manchmal braucht sie mehr Ermutigung, damit sie die Sorge um ihre Gesundheit nicht so weit treibt, dass sie glaubt, sie könne nicht an Aktivitäten teilnehmen. Ich glaube, dass jeder von Ihnen Ihrer Mutter helfen kann, wenn Sie sie in dieser Hinsicht ermutigen. Ich finde, sie soll zu ihrem Arzt gehen, wenn sie sagt, dass sie sich nicht gut fühlt. Gibt es jedoch kein ernsthaftes Problem, reicht es vielleicht schon, wenn Sie sie in ihren Unabhängigkeitsbestrebungen bestärken. Das ist vielleicht am Anfang etwas schwierig, aber wenn Sie gegenüber Ihrer Mutter eine gemeinsame Haltung vertreten und sie zusammen darin bestärken, ihre sozialen Aktivitäten auszuweiten, dann wird sie es leichter schaffen. Der Zusammenhalt Ihrer Familie sowie Ihre stetige Sorge um das Wohl Ihrer Mutter und Ihre Unterstützung haben mich sehr beeindruckt. Ich bedanke mich nochmals dafür, dass ich mit Ihnen arbeiten durfte.

Hochachtungsvoll, Leslie Henderson
Pflegestudentin
Pflegefakultät der University of Calgary

Dieser therapeutische Brief der Pflegestudentin ist für sich genommen eine Intervention

(Moules, 2002, 2003; White/Epston, 1990; Wright/Bell, 2009). Zusätzlich werden in dem Brief noch andere Interventionen beschrieben, die auf alle drei Bereiche der Familienfunktion abzielen. Im Einzelnen arbeitet die Pflegestudentin mit den Interventionen Anerkennung äußern und Meinungen vermitteln, die für den kognitiven Bereich bestimmt sind. Sie fordert die erwachsenen Kinder auf, ihre Mutter zu motivieren, womit sie Veränderungen im verhaltensbezogenen Bereich initiieren will. Durch die Zusammenfassung ihrer klinischen Arbeit mit der Familie in einem therapeutischen Brief versucht die Studentin, Veränderungen im affektiven und im kognitiven Bereich der Familienfunktion herbeizuführen. Dieses ist ein sehr gelungenes Beispiel aus der klinischen Praxis für den Einbezug von Familien in die Gesundheitsversorgung durch den Einsatz von Familien-Assessment- und Interventions-Modellen mit klaren Behandlungszielen; eine engagierte Studentin verbessert die Familienfunktionen und reduziert Leiden.

4.7 Schlussfolgerungen

Interventionen können einfach und klar oder so innovativ und spannend sein wie Pflegende es angesichts aktueller Gesundheitsprobleme für notwendig halten. Interventionen zur Gesundheitsförderung und Krankheitsmanagement sollten auf der Annahme basieren, dass das gesundheitsbezogene Verhalten von Individuen stark von den sie umgebenden Menschen beeinflusst wird und dass das allgemeine Wohlbefinden der Familie zur körperlichen Gesundheit ihrer Mitglieder beitragen kann. Alle Interventionen müssen auf die von den Pflegenden und der Familie gemeinsam festgelegten Behandlungsziele abgestimmt sein. Je besser Pflegende lernen, Familien aktiv zu motivieren und sie gründlich einzuschätzen, Probleme, Sorgen und Leiden klar zu identifizieren und Behandlungsziele festzulegen, desto lohnender und wirksamer wird es, Interventionen mit Familien gezielt zu konzeptualisieren, auszuwählen und zu implementieren. Das höchste Ziel besteht natürlich darin, Familienmitglieder zu befähigen, neue Lösungen zu finden, die geeignet sind, emotionales, körperliches und/oder spirituelles Leiden zu minimieren oder zu lindern.

Literatur

Bateson, G. (1979). Mind and Nature. New York: E.P. Dutton.
dt.: (1982). Geist und Natur. Frankfurt/Main: Suhrkamp.

Bateson, G. (1972). Steps to an Ecology of Mind: Collected Essays in Anthropology, Psychiatry, Evolution, and Epistemology. New York: Ballantine Books.
dt.: (2001). Ökologie des Geistes. Frankfurt/Main: Suhrkamp, 8. Auflage.

Berkey, K.M. & Hanson, S. (1991). Pocket Guide to Family Assessment and Intervention. St. Louis: Mosby.

Bohn, U., Wright, L.M. & Moules, N.J. (2003). A family systems nursing interview following a myocardial infarction: The power of commendations. *Journal of Family Nursing, 9*(2), 151–165.

Broome, M.E., Knafl, K., Pridham, K., and Feetham, S. (Eds.) (1998). Children and Families in Health and Illness. Thousand Oaks: Sage Publications.

Campbell, T.L. & Patterson, J.M. (1995). The effectiveness of family interventions in the treatment of physical illness. *Journal of Marital and Family Therapy, 21*(4), 545–583.

Craft, M.J. & Willadsen, J.A. (1992). Interventions related to family. *Nursing Clinics of North America, 27*(2), 517–540.

Deatrick, J.A. (1998). Integrative review of intervention research with children who have chronic conditions and their families. In M.E. Broome, K. Knafl, K. Pridham, and S. Feetham (Eds.), Children and Families in Health and Illness. Thousand Oaks: Sage Publications.

Duhamel, F. (1987). Assessing families of adolescents with Crohn's disease. In L.M. Wright & M. Leahey (Eds.), Families and Chronic Illness. Springhouse, PA: Springhouse Corp.

Duhamel, F. & Talbot, L.R. (2004). A constructivist evaluation of family systems nursing interventions with families experiencing cardiovascular and cerebrovascular illness. *Journal of Family Nursing, 10*(1), 12–32.

Ell, K. & Northen, H. (1990). Families and Health Care. New York: Aldine de Gruyter.

Feeley, N. & Gottlieb, L.N. (2000). Nursing approaches for working with family strengths and resources. *Journal of Family Nursing, 6*(1), 9–24.

Fomby, B.W. (2004). Family routines, rituals, recreation, and rules. In P.J. Bomar (Ed.), Promoting Health in Families: Applying Family Research and Theory to Nursing Practice (3rd ed.). Philadelphia: Saunders.

Frank, A.W. (1994). Interrupted stories, interrupted lives. *Second Opinion, 20*(1), 11–18.

Freedman, J. & Combs, G. (1996). Narrative Therapy: The Social Construction of Preferred Realities. New York: Norton.

Friedemann, M.L. (1995). The Framework of Systemic Organization: A Conceptual Approach to Families and Nursing. Thousand Oaks, CA: Sage Publications.

Harmon Hanson, S.M. (1996). Family assessment and intervention. In S.M. Harmon Hanson & S. Boyd (Eds.), Family Health Care Nursing: Theory, Practice, and Research. Philadelphia: F.A. Davis.

Harmon Hanson, S.M. (2001). Family assessment and intervention. In S.M. Harmon Hanson (Ed.), Family Health Care Nursing: Theory, Practice, and Research (2nd ed.). Philadelphia: F.A. Davis.

Houger Limacher, L. (2003). Commendations: The healing potential of one family systems nursing intervention [Unpublished doctoral thesis]. Calgary, Alberta, Canada: University of Calgary.

Houger Limacher, L. & Wright, L.M. (2003). Commendations: Listening to the silent side of a family intervention. *Journal of Family Nursing, 9*(2), 130–135.

Imber-Black, E., Roberts, J. & Whiting, R.A. (Eds.). (2003). Rituals in Families and Family Therapy (Revised Ed.). New York: Norton.
dt.: (1993). Rituale: Rituale in Familien und Familientherapie. Heidelberg: Carl-Auer-Systeme.

Leahey, M. & Harper-Jaques, S. (1996). Family-nurse relationships: Core assumptions and clinical implications. *Journal of Family Nursing, 2*(2), 133–151.

LeNavenec, C. & Vonhof, T. (1996). One Day at a Time: How Families Manage the Experience of Dementia. Westport, CT: Greenwood Publishing Group – Auburn House.

Levac, A.M. C., Wright, L.M. & Leahey, M. (2002). Children and families: Models for assessment and intervention. In J.A. Fox (Ed.), Primary Health Care of Infants, Children, and Adolescents (2nd ed.) (pp. 10 –19). St. Louis: Mosby.

Loos, F. & Bell, J.M. (1990). Circular questions: A family interviewing strategy. *Dimensions of Critical Care Nursing, 9*(1), 46–53.

Loveland-Cherry, C.J. & Bomar, P.J. (2004). Family health promotion and health protection in P.J. Bomar (Ed.), Promoting Health in Families: Applying Family Research and Theory to Nursing Practice (3rd ed.). Philadelphia: Saunders.

Maturana, H.R. & Varela, F. (1992). The Tree of Knowledge: The Biological Roots of Human Understanding. Boston: Shambhala Publications, Inc.
dt.: (1991). Der Baum der Erkenntnis. Die biologischen Wurzeln des menschlichen Erkennens. München: Goldmann.

McElheran, N.G. & Harper-Jaques, S.R. (1994). Commendations: A resource intervention for clinical practice. *Clinical Nurse Specialist, 8*(1), 7–10.

McLeod, D.L. (2003). Opening space for the spiritual: Therapeutic conversations with families living with serious illness. [Unpublished doctoral dissertation]. Alberta, Canada: University of Calgary.

Moules, N.J. (2002). Nursing on paper: Therapeutic letters in nursing practice. *Nursing Inquiry, 9*(2), 104–113. Moules, N.J., Simonson, K., Prins, M., Angus, P. & Bell, J.M. (2004). Making room for grief: Walking backwards and living forward. *Nursing Inquiry, 99–107.*

Nicklas, T.A., Baranowski, T., Baranowski, J.C., Cullen, K., Rittenberry, L. & Olvera, N. (2001). Family and child-care provider influences on preschool children's fruit, juice, and vegetable consumption. *Nutritional Reviews, 59*(7), 224–235.

Roberts, J. (2003a). Setting the frame: Definition, functions, and typology of rituals. In E. Imber-Black, J. Roberts & R. Whiting (Eds.), Rituals in Families and Family Therapy. New York: Norton.
dt.: (1993). Rituale: Rituale in Familien und Familientherapie. Heidelberg: Carl-Auer-Systeme.

Roberts, J. (2003b). Rituals and serious illness: Marking the path. In E. Imber-Black, J. Roberts & R. Whiting (Eds.), Rituals in Families and Family Therapy. New York: Norton.
dt.: (1993). Rituale: Rituale in Familien und Familientherapie. Heidelberg: Carl-Auer-Systeme.

Robinson, C.A. (1998). Women, families, chronic illness, and nursing interventions: From burden to balance. Journal of Family Nursing, 4(3), 271–290.

Robinson, C.A. & Wright, L.M. (1995). Family nursing interventions: What families say makes a difference. *Journal of Family Nursing, 1*(2), 327–345.

Rungreangkulkij, S. & Gillis, C.L. (2000). Conceptual approaches to studying family caregiving for persons with severe mental illness. *Journal of Family Nursing, 6*(4), 341–366.

Schober, M. & Affara, F. (2001). The Family Nurse: Frameworks for Practice. Geneva: International Council of Nurses.

Selvini-Palazzoli, M., Boscolo, L., Cecchin, G. & Prata, G. (1978). A ritualized prescription in family-therapy: Odd days and even days. *Journal of Marriage and Family Counseling, 4*(3), 3–9.
dt.: (1979). Gerade und ungerade Tage. *Familiendynamik, 4,* 138–147.

Selvini-Palazzoli, M., Boscolo, L., Cecchin, G. & Prata, G. (1980). Hypothesizing circularity-neutrality: Three guidelines for the conductor of the session. *Family Process, 19*(3), 3–12.
dt.: (1981). Hypothetisieren – Zirkularität – Neutralität. Drei Richtlinien für den Leiter der Sitzung. *Familiendynamik, 6,* 123–139.

Tapp, D.M. (2001). Conserving the vitality of suffering: Addressing family constraints to illness conversations. *Nursing Inquiry, 8*(4), 254–263.

Tapp, D.M. (1997), Exploring therapeutic conversations between nurses and families experiencing ischemic heart disease [Unpublished doctoral dissertation]. Alberta, Canada: University of Calgary.

Tarko, M. A. & Reed, K. (2004). Family assessment and intervention. In P. J. Bomar (Ed.), Promoting Health in Families: Applying Family Research and Theory to Nursing Practice (3rd ed.). Philadelphia: W. B. Saunders.

Thorne, S., Robinson, C. A. (1989). Guarded alliance: Health care relationships in chronic illness. *Image: The Journal of Nursing Scholarship, 21*(3), 153–157.

Tomm, K. (1984). One perspective on the Milan systemic approach: Part II. Description of session format, interviewing style and interventions. *Journal of Marital and Family Therapy, 10*(3), 253–271.
dt. in: Tomm, K. (2004). Die Fragen des Beobachters: Schritte zu einer Kybernetik zweiter Ordnung in der systemischen Therapie. Heidelberg: Carl-Auer-Verlag.

Tomm, K. (1985). Circular interviewing: A multifaceted clinical tool. In D. Campbell & R. Draper (Eds.), Applications of Systemic Family Therapy: The Milan Approach (pp. 33–45). London: Grune & Stratton.
dt. in: Tomm, K. (2004). Die Fragen des Beobachters: Schritte zu einer Kybernetik zweiter Ordnung in der systemischen Therapie. Heidelberg: Carl-Auer-Verlag.

Tomm, K. (1987). Interventive interviewing: Part II. Reflexive questioning as a means to enable self-healing. *Family Process, 26*(6), 167–183.
dt. in: Tomm, K. (2004). Die Fragen des Beobachters: Schritte zu einer Kybernetik zweiter Ordnung in der systemischen Therapie. Heidelberg: Carl-Auer-Verlag.

Tomm, K. (1988). Interventive interviewing: Part III. Intending to ask lineal, circular, strategic, or reflexive questions? *Family Process, 27*(1), 1–15.
dt. in: Tomm, K. (2004). Die Fragen des Beobachters: Schritte zu einer Kybernetik zweiter Ordnung in der systemischen Therapie. Heidelberg: Carl-Auer-Verlag.

Watson, W. L. & Nanchoff-Glatt, M. (1990). A family systems nursing approach to premenstrual syndrome. *Clinical Nurse Specialist, 4*(1), 3–9.

White, M. & Epston, D. (1990). Narrative Means to Therapeutic Ends. New York: Norton.
dt.: (2006). Die Zähmung der Monster. Der narrative Ansatz in der Familientherapie. Heidelberg: Carl-Auer-Verlag, 5. Auflage.

Wolin, S., O'Hanlon, B. & Hoffman, L. (1995). Three strength-based therapies. [Audiotape]. A special symposium at the annual meeting of the American Association for Marriage and Family Therapy, Baltimore.

Wrigth, L. M. & Bell, J. M. (2009). Belief and illness: A model for healing. Calgary, AB: 4th Floor Press.

Wright, L. M. & Leahey, M. (1987). Families and life-threatening illness: Assumptions, assessment, and intervention. In M. Leahey & L. M. Wright (Eds.), Families and Life-Threatening Illness (pp. 45–58). Springhouse Corp.

Wright, L. M. & Leahey, M. (Producers). (2000). How to Do a 15 Minutes (or less) Family Interview. [Videotape DVD]. Calgary, Canada.

Wright, L. M. & Leahey, M. (Producers). (2002). Calgary Family Assessment Model: How to Apply in Clinical Practice. [Videotape DVD]. Calgary, Canada.

Wright, L. M. & Leahey, M. (2002). Family Nursing Interviewing Skills: How to Engage, Assess, Intervene, and Terminate with Families. [Videotape DVD]. Calgary, Canada.

Wright, L. M. & Leahey, M. (Producers). (2003). How to Intervene with Families with Health Concerns. [Videotape DVD]. Calgary, Canada.

Wright, L. M. & Levac, A. M. (1992). The non-existence of non-compliant families: The influence of Humberto Maturana. *Journal of Advanced Nursing, 17*, 913–917.

Wright, L. M. & Nagy, J. (1993). Death: The most troublesome family secret of all. In E. Imber-Black (Ed.), Secrets in Families and Family Therapy (pp. 121–137). New York: Norton.

Wright, L. M., Watson, W. L. & Bell, J. M. (1996) Beliefs: The Heart of Healing in Families and Illness: New York: Basic Books.

5 Pflegerische Familiengespräche: Die Phasen, Fähigkeiten und Fertigkeiten

Sobald ein klarer konzeptueller Rahmen für das Familien-Assessment und die Familien-Intervention vorhanden ist, können Pflegende sich den neuen Kompetenzen, Fertigkeiten und Fähigkeiten widmen, die sie für das Familiengespräch brauchen. Die Fähigkeiten und Fertigkeiten, die die verschiedenen Autoren aus dem Bereich der Familienarbeit für notwendig erachten, spiegeln die theoretische Ausrichtung und Vorliebe dieser Autoren wider, was die Betrachtung und Lösung von Problemen betrifft. Dementsprechend basieren die in diesem Kapitel beschriebenen Fähigkeiten und Fertigkeiten auf der Weltsicht der Postmoderne. Dazu gehören unter anderem die theoretischen Grundlagen der Systemtheorie, Kybernetik, Kommunikationswissenschaft, biologisch begründete Erkenntnistheorie und Veränderungstheorie, die sowohl das Calgary Familien-Assessment-Modell (CFAM) als auch das Calgary Familien-Interventions-Modell (CFIM) beeinflusst haben.

Wir bevorzugen einen auf Stärken und Resilienz basierenden, problem- und lösungsorientierten, zeitsparenden Ansatz. Wir gehen davon aus, dass Familien in der Lage sind, ihre Probleme selbst zu lösen. Es ist die Aufgabe der Pflegenden, sie bei der Suche nach Lösungen für ihre emotionalen, körperlichen und spirituellen Leiden zu unterstützen und deren Verwirklichung zu ermöglichen. Wir behaupten nicht zu wissen, was für Familien «das Beste» ist. Wir vertreten die Auffassung, dass die Welt vielfältige Wirklichkeiten hat, oder dass jedes Familienmitglied und jede Pflegende die Welt so sieht, wie er/sie sich durch sprachliche Interaktion mit anderen erschaffen hat. Wir bemühen uns um Offenheit gegenüber der Vielfalt der Wirklichkeiten, denen wir begegnen, und versuchen, diese Offenheit auch unseren Studenten und Familien zu vermitteln. Allerdings brauchen Pflegende spezielle Kompetenzen, Fertigkeiten und Fähigkeiten, wenn sie Familien helfen wollen, sich zu verändern.

In den vorangegangenen Kapiteln haben wir die theoretische Wissensgrundlage erörtert, die Pflegende brauchen, um mit Familien-Assessment und Familien-Interventionen kompetent umgehen zu können. Ferner haben wir zwei Modelle für die Praxis (das CFAM und das CFIM) vorgestellt, die als Bezugsrahmen dienen, um Familiendynamiken zu konzeptualisieren und Familien-Interventionen auszuwählen. In diesem Kapitel erörtern wir die Fähigkeiten und Fertigkeiten, die speziell am Anfang für Gespräche in der familienbezogenen Pflege gebraucht werden.

Die Literatur über die Arbeit mit Familien, die in den letzten 30 Jahren erschienen ist, benennt für die Arbeit mit Familien eine Vielzahl von Fähigkeiten und Fertigkeiten (Tomm/Wright, 1979; Wright/Bell, 2009).

Verschiedene Berufsverbände von Pflegefachpersonen haben absolut notwendige Kompetenzen für die Praxis benannt. Was speziell die Entwicklung der Fähigkeiten und Kompetenzen für die familienzentrierte Pflege betrifft, sind die zwei wichtigsten Schriften jedoch die des International Council of Nurses (ICN). Die erste trägt den Titel *The Familiy Nurse: Frameworks for Practice* von Madrean Schober und

Fadwa Affrara (2001). Die Inhalte wurden erweitert, als der ICN am 12. Mai 2002 das Thema unter dem Titel «Nurses Always there for You: Caring for Families» für den International Nurses Day (internationaler Tag der Pflegenden) auswählte und eine Schrift mit demselben Titel produzierte (International Council of Nurses, 2002: 10). In diesem Text wird die «Neun-Sterne-Family Nurse» vorgestellt. Wir haben den Text hier abgedruckt, um die vielfältigen Möglichkeiten im Bereich der pflegerischen Betreuung von Familien aufzuzeigen.

Die Neun-Sterne-Family Nurse: viele Fähigkeiten und verschiedene Rollen

Pflegepersonen, die mit Familien arbeiten, haben ganz verschiedene Rollen, je nachdem, welche Bedürfnisse die Familie hat und wo sie arbeiten, z. B. in der häuslichen Umgebung, in Einrichtungen des Gesundheitswesens, in Übergangsheimen für Flüchtlinge oder auch auf der Straße. Um einen Überblick über die ganze Bandbreite der Arbeit einer Family Nurse zu geben, stellen wir die wichtigsten Rollen einer Neun-Sterne-Family Nurse vor:

- Gesundheitsförderin: sie berät Familien formell oder informell zum Thema Gesundheit und Krankheit und stellt gesundheitsbezogene Informationen bereit.
- Anbieterin von pflegerischen Leistungen und Supervisorin: sie ist für die direkte Pflege zuständig und überwacht die Pflege anderer, etwa die der Familienmitglieder und Pflegeassistenten.
- Fürsprecherin der Familie: sie unterstützt Familien und vertritt deren Interessen, wenn es um Themen wie Sicherheit und Zugang zu Diensten geht.
- Epidemiologin: sie entdeckt und beobachtet die Ausbreitung von Krankheiten und spielt eine wichtige Rolle bei deren Überwachung und Kontrolle.
- Forscherin: sie identifiziert Probleme in der Praxis und sucht nach Antworten und Lösungen, indem sie allein oder mit anderen wissenschaftliche Untersuchungen durchführt.
- Managerin und Koordinatorin: sie ist zuständig für Management, Kooperation und Kontaktaufname zu Familienmitgliedern, Sozial- und Gesundheitsdiensten u. a., um den Zugang zu pflegerischen Leistungen zu verbessern.
- Beraterin (counselor): sie übernimmt eine therapeutische Rolle, indem sie hilft, Probleme zu bewältigen und Ressourcen ausfindig zu machen.
- Beraterin (consultant): sie berät Familien und Einrichtungen, wie sie den Zugang zu Ressourcen finden und nutzen können.
- Beraterin für Wohnraumanpassung: sie verändert beispielsweise die häusliche Umgebung so, dass ein Mensch mit Behinderung sich besser bewegen und selbst versorgen kann.

Die Neun-Sterne-Family Nurse übt mehrere dieser Rollen aus, um gesundheitsbezogene Risiken, Probleme oder Bedürfnisse aufzudecken. Sie versucht, die Situation zu verändern, indem sie allein oder mit Familien, anderen Gesundheitsfachleuten und Gruppen aus der Gemeinde partnerschaftlich zusammenarbeitet.

Eine Schwierigkeit im Zusammenhang mit der Festlegung von Kernkompetenzen für die Arbeit mit Familien besteht darin, die so genannten «allgemeinen Fähigkeiten, Fertigkeiten und Kenntnisse», die alle Pflegenden für die Arbeit mit Klienten brauchen, von den spezifischen, hoch entwickelten Fähigkeiten, Fertigkeiten und Kenntnissen, speziell denen der Familienpflegespezialisten, abzugrenzen. Eine weitere Schwierigkeit besteht darin, so viele Kompetenzen zu benennen wie für die Pflegepraxis nötig sind, aber wiederum nicht so viele, dass die Pflegenden überfordert sind. Daher haben Leahey, Southern und Harper-Jaques (2007) die Fähigkeiten in der familienzentrierten Pflege in Stufen eingeteilt und die familienzentrierte Pflege in die ambulante und gemeindenahe psychiatrische Akutversorgung integriert (Southern et al., 2007). Auf der Grundlage der von Benner (2001) entwickelten Ebenen haben sie im Bereich der familienzentrierten Pflege Fähigkeiten beschrieben und bestimmt, die die Stadien Anfängerin bis Expertin abdecken.

Einfach nur allgemeine Fähigkeiten und Fertigkeiten zu benennen, wie z. B.: «Der Student muss in der Lage sein, Interaktionen exakt zu benennen.», sagt nichts darüber aus, wie diese Fähigkeiten und Fertigkeiten erworben werden können. Der Einbezug spezifischer Lernziele trägt dazu bei, die Arbeit des Gesprächsmoderators bei Familiengesprächen zu entmystifizieren. Dadurch werden die Lernziele oder Fähigkeiten und Fertigkeiten zu einer vorläufigen «Marschroute» für das Gespräch. Es muss jedoch darauf hingewiesen werden, dass ein Zusammenhang zwischen den Fähigkeiten/Fertigkeiten und den Klientenergebnissen bislang nicht nachgewiesen werden konnte. Die in diesem Kapitel beschriebenen Fähigkeiten und Fertigkeiten sind das Resultat unserer theoretischen Orientierung und unserer Arbeit mit den Praxismodellen CFAM und CFIM. Die Fähigkeiten und Fertigkeiten werden zu Verhaltensweisen der Pflegenden, die charakteristisch für die Arbeit mit Familien sind. Aber abgesehen davon besitzt jede Pflegende natürlich auch ihre eigene genetische Ausprägung, Persönlichkeit und Interaktionsgeschichte, die der Umsetzung dieser Fähigkeiten eine persönliche Note verleihen.

5.1 Die Phasen des Familienkontaktes

Im Kontext des therapeutischen Gesprächs zwischen Pflegenden und Familien lässt sich das Familiengespräch in vier Phasen einteilen:

1. Beziehungsaufbau
2. Assessment
3. Intervention
4. Abschluss.

Diese Stadien treten im Verlauf des Gesprächs auf. Ihre Reihenfolge ist in der Regel die gleiche, sowohl für das einzelne Gespräch als auch für die Dauer der ganzen Behandlung. Das heißt, jedes Gespräch beginnt mit dem Beziehungsaufbau und endet mit dem Abschluss, und das Gleiche gilt auch für den Beginn und den Abschluss der Behandlung. Natürlich muss die Pflegende gelegentlich zu einer früheren Phase zurückkehren, z. B. dann, wenn kein gründliches Assessment stattgefunden hat und die Interventionen zu schnell ausgewählt wurden. Mitunter muss gegebenenfalls die Phase Beziehungsaufbau wiederholt werden, z. B. weil ein neues Familienmitglied an der Sitzung teilnimmt.

In der ersten Phase, dem *Beziehungsaufbau*, sollen die Pflegenden über die Fähigkeiten und Fertigkeiten verfügen, welche es ihnen erleichtern, mit der Familie eine therapeutische Beziehung herzustellen und aufrechtzuerhalten. Wir verhalten uns gegenüber Familien bevorzugt als Partnerinnen und Beraterinnen (Leahey/Harper-Jaques, 1996) und zeigen auch wohlwollende Neugier und Interesse an ihnen. Damit signalisieren wir, dass wir mit der Familie auf gleicher Augenhöhe in Beziehung treten möchten und ihre Ressourcen und ihre Resilienz anerkennen. Wohlwollende Neugier verhindert kritische Einschätzungen und Schuldzuweisungen.

Pflegende bringen ihr Wissen über Gesundheitsförderung und den Umgang mit Krankheiten in die Beziehung ein, die Familienmitglieder ihr Wissen über ihr Verständnis von Gesundheit und ihre Krankheitserfahrung. Erst aus der Kombination dieser beiden Wissensaspekte erwächst die Synergie, die neue Wege aus restriktiven Situationen aufzeigen kann. Faktoren, die einen Beziehungsaufbau durch den Gesprächsmoderator behindern, sind zum einen das Versäumnis, einen Kontext für Veränderungen zu schaffen und zum anderen eine Konfrontation oder Interpretation in einer zu frühen Phase der Behandlung. Weitere Ideen und Vorschläge für die Phase des Beziehungsaufbaus finden Sie in den Kapiteln 6 und 7.

Zu der zweiten Phase, *Assessment*, gehören die untergeordneten Phasen Identifizierung und Analyse der Probleme sowie die Gegenüberstellung von Stärken und Problemen. In dieser

Phase gibt die Pflegende der Familie die Möglichkeit, die Geschichte ihrer Situation zu erzählen. Diese Geschichte ist in jeder Familie eine andere. Es kann eine Geschichte der Krankheit sein, eine von Verlusten und Kummer, eine von der Ungewissheit, was die Gesundheit von Familienmitgliedern angeht (z. B. die verzögerte Entwicklung bei einem Kind oder nicht diagnostizierte Symptome), eine von Terror, Krieg und unfreiwilliger Migration oder eine von den Bemühungen, ihre Gesundheit zu fördern und aufrechtzuerhalten und Krankheiten wie Übergewicht oder Alkoholismus zu vermeiden, unter denen die Familie zu leiden hatte. Wir möchten betonen, dass das Gespräch zwischen Pflegenden und Familie Teil des therapeutischen Gesprächs ist (Wright/Bell, 2009). Dies bedeutet, wenn Pflegende nur auf die Anzeichen und Symptome der Krankheit eingehen, stehen in dem Gespräch die pathologischen Aspekte im Vordergrund. Ebenso wenig hilfreich sind Gespräche, in denen es um die «richtigen Antworten» geht und nicht darum, die Frustrationen, Leiden, Konflikte und Sehnsüchte der Familie zu verstehen.

Unerfahrenen Gesprächsmoderatoren fehlt in der Regel ein klares, stufenweise aufgebautes Konzept für die Sammlung und Verarbeitung der während des Gesprächs ermittelten Daten. So vergeuden einige Anfänger häufig Zeit damit, eine Fülle von Informationen zu sammeln, die mit Blick auf das aktuelle Problem nicht relevant und somit unbrauchbar sind. In anderen Fällen entschließen Anfänger sich voreilig für eine ungeeignete Behandlung, weil sie das aktuelle Problem nicht hinreichend abgeklärt haben. Es ist allerdings besser, wenn Anfänger den Fehler machen, sich mehr Zeit als nötig für das erste Assessment zu nehmen als überstürzt mit der Intervention zu beginnen. Pflegende, die mit Familien arbeiten, sollten sich klarmachen, dass das Assessment ein fortlaufender Prozess ist. So kann sich die Auflistung der Stärken und Probleme im Laufe der Zeit verändern, wenn die Pflegende einen immer besseren Einblick in das Familiensystem bekommt. In Kapitel 8 wird gezeigt, wie ein zeitsparendes, 15-minütiges Gespräch durchgeführt werden kann. Informationen über die Einschätzung bestimmter Bereiche sowie über die Integration und Dokumentation der Daten finden Sie in den Kapiteln 3 bzw. 11.

Die dritte Phase, *Intervention*, ist das eigentliche Kernstück der klinischen Arbeit mit Familien. In dieser Phase wird der Kontext geschaffen, in dem die Familie kleine oder große Veränderungen herbeiführen kann. Es gibt zahlreiche Möglichkeiten zu intervenieren, und daher sollten die Pläne für die Behandlung gemeinsam von den Pflegenden und der Familie erarbeitet und auf die jeweilige Familiensituation abgestimmt werden. Kapitel 4 über das Calgary Familien-Interventions-Modell enthält Beispiele für bestimmte Interventionen, die Pflegende anwenden können. Kapitel 9 enthält Musterbeispiele der Fragen, die im Rahmen von Familiengesprächen angewendet werden können.

Die letzte Phase, der *Abschluss* des Familienkontaktes, ist ein Prozess, in dessen Verlauf die therapeutische Beziehung zwischen der Pflegenden und der Familie auf eine Art und Weise beendet wird, die die Familie in die Lage versetzt, die konstruktiven Veränderungen nicht nur beizubehalten, sondern auch Erneuerungen, neue Sichtweisen und förderliche Überzeugungen zu entwickeln. Das therapeutische Abschließen bestärkt die Familie in ihrer Fähigkeit, Probleme auch in Zukunft selbst zu lösen. Spezielle Hinweise für das therapeutische Abschließen werden in Kapitel 12 beschrieben.

5.2 Die Arten der Fähigkeiten und Fertigkeiten

Jede Phase des Familiengesprächs ist durch drei verschiedene Arten von Fähigkeiten und Fertigkeiten gekennzeichnet:

- perzeptive (wahrnehmende)
- konzeptuelle
- exekutive (ausführende)

Die Identifizierung und Kategorisierung dieser drei Arten von Fähigkeiten und Fertigkeiten durch Cleghorn und Levin (1973) gilt als richtungsweisende Arbeit. Tomm und Wright (1979) haben das Konzept der perzeptiven, konzeptuellen und exekutiven Fähigkeiten und Fertigkeiten als Orientierung für ihre umfassende Darstellung genutzt, in der sie in jeder der drei Arten Beispiele für die Funktionen, Kompetenzen, Fähigkeiten und Fertigkeiten des Therapeuten über alle vier Phasen des Familiengesprächs zusammengetragen haben. Wir haben in unserem Buch die von Wright identifizierten speziellen perzeptiven, konzeptuellen und exekutiven Fähigkeiten und Fertigkeiten für alle vier Phasen des Familiengesprächs beibehalten. Allerdings haben wir die perzeptiven, konzeptuellen und exekutiven Fähigkeiten und Fertigkeiten auf Pflegende zugeschnitten, die noch am Anfang ihrer Arbeit mit Familien stehen. Auch wenn die Beschreibung dieser Fähigkeiten und Fertigkeiten auf die Arbeit von noch unerfahrenen Gesprächsmoderatoren in der familienzentrierten Pflege zugeschnitten ist, darf nicht der Schluss daraus gezogen werden, dass sie nur für «einfache» Familiensituationen taugen. Wir wissen sehr wohl, dass alle Pflegenden, angefangen von unerfahrenen Studierenden bis hin zu erfahrenen Pflegenden in der Praxis, tagtäglich mit komplexen Familiensituationen konfrontiert werden. Die Fähigkeiten sind ein Rahmen für die beziehungsorientierte Familienpflegepraxis, ungeachtet dessen, wie komplex die aktuellen Probleme der Familie sind.

Die von uns ausgewählten Fähigkeiten und Fertigkeiten sind auf den Kontext unserer Praxismodelle – das CFAM und das CFIM – abgestimmt. Die perzeptiven und konzeptuellen Fähigkeiten und Fertigkeiten sind zusammengefasst, weil unsere Wahrnehmung und unser Denken eng miteinander verknüpft sind; in vielen Fällen ist es ziemlich schwierig, die perzeptiven und die konzeptuellen Komponenten voneinander zu trennen. Die perzeptiven und konzeptuellen Fähigkeiten und Fertigkeiten werden deshalb zusammengefasst und dann den exekutiven Fähigkeiten und Fertigkeiten gegenübergestellt.

Perzeptive Fähigkeiten und Fertigkeiten bezeichnen das Vermögen der Pflegenden, relevante Beobachtungen zu machen. Alter, Kultur, Ethnie, Gender, sexuelle Orientierung, und soziale Schicht der Pflegenden sind nur einige wenige Faktoren, die ihre Wahrnehmungen beeinflussen. Die perzeptiven Fähigkeiten und Fertigkeiten, die in einem Gespräch mit einer Einzelperson gefragt sind, unterscheiden sich deutlich von denen, die ein Familiengespräch erfordert. Dieser Sachverhalt lässt sich so erklären, dass Pflegende bei einem Familiengespräch verschiedene Interaktionen und Beziehungen gleichzeitig beobachten müssen; die Interaktionen zwischen den Familienmitgliedern und die Interaktionen zwischen der Pflegenden und der Familie laufen gleichzeitig ab.

Konzeptuelle Fähigkeiten und Fertigkeiten bezeichnen das Vermögen, zum einen den Beobachtungen der Pflegenden eine Bedeutung zuzuordnen und zum anderen, die Beobachtungen mit Blick auf die Familie als Ganzes, als System, zu formulieren. Pflegende müssen sich immer bewusst machen, dass die aus Beobachtungen abgeleiteten Bedeutungen nicht «die Wahrheit» über die Familie sind, sondern lediglich der Versuch, die Beobachtungen zu verstehen.

Wir glauben, dass Studierende, die neu in der Pflege sind, über intuitive perzeptive und konzeptuelle Fähigkeiten und Fertigkeiten verfügen, die sie in anderen Rollen und früheren Lebenserfahrungen erlernt haben. Viele dieser Fähigkeiten sind den Studierenden jedoch nicht bewusst, aber als Pflegende müssen sie ein umfassendes Bewusstsein für den perzeptiven Prozess entwickeln. Die perzeptiven und konzeptuellen Fähigkeiten und Fertigkeiten bilden die Grundlage für die exekutiven Fähigkeiten und Fertigkeiten.

Exekutive Fähigkeiten und Fertigkeiten sind die wahrnehmbaren pflegerischen Interventionen, die Pflegende während des Gesprächs durchführen. Diese Fähigkeiten/Fertigkeiten oder pflegerischen Interventionen veranlassen die Familienmitglieder zu Reaktionen und bilden die Grundlage für weitere Beobachtungen und Konzeptualisierungen. Wie man leicht erkennen kann, ist der in ein pflegetherapeutisches Gespräch eingebettete Gesprächsprozess ein zirkuläres Phänomen zwischen Pflegenden und Familien. Der Prozess wird in hohem Maße bestimmt durch die Themen Gender, Kultur, Ethnie und soziale Schicht, der Pflegende und Familienmitglieder angehören. Natürlich ist die Auswahl der pflegerischen Interventionen stark abhängig vom klinischen Fachwissen und der Kompetenz der Pflegenden und ihren Erfahrungen in der Arbeit mit Familien.

5.3 Die Entwicklung der Fähigkeiten und Fertigkeiten für das Gespräch in der familienzentrierten Pflege

In der Ausbildung von Pflegenden, die sich auf familienzentrierte Pflege spezialisieren, sollte zunächst die Entwicklung perzeptiver und konzeptueller Fähigkeiten und Fertigkeiten im Vordergrund stehen. Dieses Ziel kann mit verschiedenen Methoden erreicht werden: Vorlesungen und Vorträge sind nützlich; Rollenspiele; die Praxis der gedanklichen Auseinandersetzung sowie das Anschauen und Analysieren von Videos oder DVDs, die echte Familiengespräche zeigen – all dies sind gute und nützliche Methoden, um die perzeptiven und konzeptuellen Fähigkeiten und Fertigkeiten zu verfeinern.

Die Anwendung der familienzentrierten Gesprächstechniken in entsprechenden Labors[5] ist für Pflegestudierende wohl eine der effizientesten Methoden, um diese Fähigkeiten und Fertigkeiten zu entwickeln. Moules und Tapp (2003), die Labors für die familienzentrierte Pflege für Studierende leiten, haben für Lehrende kreative und innovative Ideen und Übungen entwickelt. Die Autoren haben in Untersuchungen herausgefunden, dass auf Erfahrungen abgestützte und interaktive Befragungstechniken, die eine persönliche und authentische beziehungsorientierte Familienpflegepraxis etablieren sollen, großen Anklang bei den Studierenden gefunden haben. Die Autoren haben anstatt Rollenspiele Befragungsübungen eingesetzt, um die Wechselwirkung zwischen Familie und Gesprächsmoderator deutlich zu machen. Ein Student wird dabei aus der Gruppe ausgewählt, dem alle anderen Studenten Fragen stellen müssen, die sich daran orientieren, was sie über diesen Studenten wissen und welche Erfahrungen sie mit ihm als Studienkollege oder Freund gemacht haben. Die Studenten erfahren dann schnell am eigenen Leibe, welchen Einfluss interventionsorientierte Fragen haben und welche Rolle der richtige Zeitpunkt in diesem Zusammenhang spielt. Die Übung wird so lange fortgesetzt, bis jeder Student von der Gruppe einmal befragt wurde. Moules und Tapp (2003) haben auch eine Übung für das Äußern von Anerkennung entwickelt, bei der die Studenten die Aufgabe haben, bei einem anderen Studenten Dinge zu suchen und zu finden, die anerkennenswert sind, und ihm dann eine ernst gemeinte Anerkennung dafür auszusprechen. Die Übung war ähnlich angelegt wie die Befragungsübung, nur mussten die Gruppenmitglieder in diesem Fall dem ausgewählten Studenten ihre Anerkennung aussprechen. Wie Moules und Tapp berichten, hat die auf Erfahrung abgestützte persönliche Komponente dieser Übungen den Studenten den Wert der beziehungsorientierten Familienpflegepraxis noch deutlicher vor Augen geführt.

Kann eine Pflegende eine bestimmte exekutive Fähigkeit/Fertigkeit nicht ausführen, ist zu prüfen, ob sie eine perzeptive und konzeptuelle Grundlage für diese Fähigkeit/Fertigkeit entwickelt hat. Hierin zeigt sich der Vorteil der Zusammenfassung dieser Fähigkeiten. Wir raten Pflegenden zu überlegen, wie sie ihre jeweiligen Stärken und verbesserungsbedürftigen Bereiche ermitteln, und zwar in allen Kategorien.

5 Mit Labor sind verschiedene Übungsmöglichkeiten gemeint, z. B.: Seminare mit Rollenspielen bis hin zu klinischen Familiengesprächen mit Live-Supervision wie auf der Family Nursing Unit an der University of Calgary.

Die Wissensvermittlung im Bereich Familien-Assessment findet generell gut in Bachelor-Programmen sowie in Master- und Doktoranden-Programmen statt. Sie bereiten spezialisiert auf die Gemeinde- und/oder familienzentrierte Pflege in Nordamerika vor. Die für die Familien-Interventionen wichtigen Fähigkeiten wie auch die dazugehörigen Fähigkeiten müssen in den Bachelor-Master-Ausbildungsprogrammen dagegen noch erheblich erweitert und verbessert werden. Eine in Nigeria durchgeführte Studie schätzt die Einbeziehung der familienzentrierten Pflegetheorie in die Curricula der unteren und höheren Pflege-Ausbildungsprogramme als unzureichend ein und kommt zu dem Schluss, dass die Pflegenden in der Praxis die Kenntnisse und Fähigkeiten, die sie brauchen, um in der familienzentrierten Pflege zu arbeiten, nicht entwickeln können (Irinoye/Ogunfowokan/Olaogun, 2006). Den Forscherinnen zufolge ergab eine Überprüfung der Curricula in den höheren Ausbildungsprogrammen, dass auf Gemeindepflege spezialisierte Pflegende mit Master- und Doktor-Abschlüssen Grundkenntnisse in der familienzentrierten Pflegetheorie haben. Sie geben jedoch nicht an, ob die spezifischen Fähigkeiten vermittelt wurden oder ob Supervisionen stattfanden. Eine direkte Supervision der klinischen Arbeit mit Familien speziell in den höheren Ausbildungsprogrammen findet weltweit nur sehr selten regelmäßig statt (Wright/Bell, 2009). Fallbesprechung und Aufzeichnung der Vorgehensweise (*process recording*) bleiben die übliche Methode der Supervision, wenn es um die Entwicklung der für die familienzentrierte Pflege wichtigen Fähigkeiten und Fertigkeiten geht. Doch gerade die direkte Supervision *(live supervision)* ist sehr wichtig, wenn es darum geht, therapeutische Kompetenz in der pflegerischen Arbeit mit Familien zu entwickeln und zu perfektionieren (Chesla et al., 1993; Tapp/Wright, 1996; Wright, 1994; Wright/Bell, 2009). Es stärkt das Selbstvertrauen, durch die Live-Supervision Unterstützung zu erfahren, seine Kompetenz bestärkt zu sehen und live von spezifischen Verhaltensweisen in Familiengesprächen zu erfahren. Es wirkt sich positiv auf das Selbstvertrauen von Gesundheitsfachleuten aus, wenn sie durch die Beobachtung von Kollegen sehen, dass die eigene Entwicklung gespiegelt wird, und wenn sie feststellen, dass ihre inneren Konflikte normal sind. Lernen von Kollegen (engl.: *peer to peer learning)* ist in zweierlei Hinsicht vorteilhaft: Erstens erlebt der Anfänger, der einen unerfahrenen Gesundheitsexperten um Rat fragt, dass der Kollege eine wertvolle Hilfe sein kann; zweitens, wenn ein unerfahrener Gesundheitsexperte einen Anfänger um Rat fragt, fühlt dieser sich genauso kompetent wie der Gesundheitsexperte, dem er den Rat erteilt.

Es ist ermutigend, dass in der Literatur über familienzentrierte Pflege immer häufiger Beschreibungen und Berichte verbreitet werden, die belegen, dass die Lehrenden in der Pflege sowohl in den Universitäten als auch in der Praxis bemüht sind, die Entwicklung der für die familienzentrierte Pflege wichtigen Fähigkeiten voranzutreiben. So wird anhand von Beispielen gezeigt, dass Studierende lernen, die Familie in den Mittelpunkt ihrer Überlegungen zu stellen *(to think family)* (Green, 1997), im Bereich der Praxis Workshops über familienzentrierte Pflege anzubieten (LeGrow/Rossen, 2005; Simpson et al., 2006), die familienzentrierte Pflege in die tägliche Arbeit der psychiatrischen Akutversorgung zu integrieren (Southern et al., 2007) und die für die familienzentrierte Pflege wichtigen Fähigkeiten in strukturierten Labors für familienzentrierte Pflege in Bachelorstudiengängen zu üben (Moules/Tapp, 2003; Tapp et al., 1997). Solche Artikel beweisen, dass kontinuierlich und intensiv daran gearbeitet wird, die Kompetenzen und Fähigkeiten, die die Studierenden und die Pflegenden in der Praxis für die Arbeit mit Familien benötigen, zu verbessern und zu erweitern.

In **Tabelle 5-1** sind spezifische Fähigkeiten und Fertigkeiten für das Familiengespräch in logischer Reihenfolge aufgeführt. Allerdings müssen sich Pflegende beim echten Gespräch nicht strikt daran halten. Die Auflistung gibt lediglich

Tabelle 5-1: Fähigkeiten und Fertigkeiten für das Gespräch zwischen Familien und Pflegenden in der familienzentrierten Pflege

1. Phase: Beziehungsaufnahme	
perzeptive (wahrnehmende)/ konzeptuelle Fähigkeiten/Fertigkeiten	**exekutive (ausführende) Fähigkeiten/ Fertigkeiten**
1. Erkennen, dass jedes Familienmitglied am besten im Kontext der Familie verstanden werden kann. Das bedeutet, kein Individuum existiert für sich allein.	1. Laden Sie alle Familienmitglieder, die in irgendeiner Weise mit dem Problem zu tun haben, zum ersten Gespräch ein. Beispielsweise sollten Großeltern oder andere Verwandte oder Freunde, ganz gleich, ob sie mit im Haus leben oder nicht, auch eingeladen werden, wenn sie mit dem Problem zu tun haben.
2. Erkennen, dass die Einbeziehung beider Ehepartner/Elternteile von Anfang an die Möglichkeit bietet, die Familie ganzheitlich zu betrachten und die Beziehungsaufnahme zu verbessern. Das bedeutet, die Väter sollten unbedingt einbezogen werden, damit eine wirkungsvolle Familienarbeit möglich ist.	2. Setzen Sie am Anfang alles daran, beide Ehepartner/Elternteile für die Teilnahme an den ersten Sitzungen zu gewinnen. Die Ehepartner/Elternteile haben den größten Einfluss auf die Identifizierung, Abklärung und Lösung des Problems.
3. Erkennen, dass eine klare Strukturierung des Gesprächs Angst reduzieren und die Beziehungsaufnahme verbessern kann. Die meisten Menschen haben Angst und fühlen sich unsicher, wenn sie mit einem neuen Setting konfrontiert werden und nicht wissen, wie sie sich in der Situation verhalten sollen. Die Struktur ist besonders wichtig, wenn die Familie sich in einer Krise befindet.	3. Erklären Sie den Familienmitgliedern den Zweck, die Dauer und die Struktur des Gesprächs und fragen Sie sie, ob sie dazu Fragen haben. Sagen Sie z. B.: «Ich schlage vor, dass wir etwa zehn Minuten über die Dinge sprechen, die Ihnen am Herzen liegen.»
4. Erkennen, dass es Familienmitgliedern anfangs am leichtesten fällt, über die strukturellen Aspekte der Familie zu sprechen. Das bedeutet, achten Sie auf nonverbale Hinweise, die Ungezwungenheit signalisieren, z. B. den Mantel ablegen, angemessene vs. minimale Redezeit und Teilnahme am vs. Ignorieren des Gesprächs.	4. Fragen Sie jedes Familienmitglied nach Namen, Alter, Beruf, Schule, Dauer der Ehe usw. Stellen Sie sich persönlich mit Ihrem Namen vor und geben Sie entweder jedem die Hand oder stellen Sie körperlichen Kontakt her (z. B. einem Kind über den Kopf streichen). Stellen Sie nach der Vorstellung Fragen, die allen Familienmitgliedern vertraut sind, denn Gespräche dieser Art sind üblich und werden von der Familie nicht als bedrohlich empfunden.
2. Phase: Assessment	
perzeptive (wahrnehmende)/ konzeptuelle Fähigkeiten/Fertigkeiten	**exekutive (ausführende) Fähigkeiten/ Fertigkeiten**
1. Erkennen, wie wichtig es ist, einen Wegweiser für das Assessment zu haben, der Aufschluss über die Familiendynamik gibt. Das bedeutet, der Wegweiser für das konzeptuelle Assessment liefert der Pflegenden Anhaltspunkte für eine gezielte Befragung.	1. Überprüfen Sie die Komponenten des strukturellen, entwicklungsbezogenen und funktionalen Aspektes des CFAM, um die Stärken und Problembereiche zu ermitteln. Es müssen nicht alle Komponenten des CFAM abgefragt werden, wenn sie für die aktuellen Belange, Probleme oder Krankheiten nicht relevant sind.

2. Erkennen, dass es wichtig ist, sich zu Anfang des Familienassessments das aktuelle Problem, Anliegen oder Thema und seine Geschichte genau beschreiben zu lassen. Das aktuelle Problem ist meistens der Grund dafür, dass die Familie Hilfe sucht. Eine Auseinandersetzung mit dem Problem ist zeitsparend.	2. Bitten Sie jedes Familienmitglied, auch die Kinder, das aktuelle Problem aus seiner Sicht zu schildern. Sie können den Vater beispielsweise fragen: «Wie sehen Sie das Problem?» oder die ganze Familie: «Welches Problem oder Anliegen würden Sie am liebsten verändern?»
3. Erkennen, dass das aktuelle Problem meistens mit anderen Schwierigkeiten in der Familie zusammenhängt. Das bedeutet, die Wutanfälle eines Kindes können mit einem familiären Konflikt zu tun haben (z. B. könnte das Kind als dritte Partei in einen Familienkonflikt involviert sein).	3. Überprüfen Sie zusammen mit der Familie, ob es noch andere Probleme oder Schwierigkeiten gibt, die mit dem aktuellen Problem in Zusammenhang stehen. Sagen Sie z. B.: «Wir haben jetzt eine Zeit lang über das Problem gesprochen, dass Theo sich weigert, morgens sein Ritalin einzunehmen. Gibt es denn noch andere Probleme, die Ihrer Familie momentan Sorgen machen?»
4. Erkennen, dass Fragen nach dem Unterschied spezielle Informationen für das Familienassessment liefern. Das bedeutet: a) Unterschiede zwischen Individuen liefern wichtige Informationen über die Familienfunktion. b) Unterschiede zwischen Beziehungen liefern wichtige Informationen über die Familienstruktur und Allianzen c) Unterschiede zwischen Familienmitgliedern oder Beziehungen zu verschiedenenZeitpunkten liefern wichtige Informationen über die Familienentwicklung.	4. Fragen Sie nach Unterschieden zwischen Individuen, Beziehungen und verschiedenen Zeitpunkten. Beispiel: a) Um Unterschiede zwischen Individuen festzustellen, fragen Sie das Kind: «Was musst du tun, bevor du abends zu Bett gehst?» und weiter, «Wer kann dich besser dazu bringen, diese Dinge abends zu tun, deine Mutter oder dein Vater?» b) Um Unterschiede zwischen Beziehungen festzustellen, fragen Sie: «Streiten dein Vater und Ingo mehr oder weniger miteinander als dein Vater und Hannah?» c) Um Unterschiede vor oder nach einem wichtigen Zeitpunkt festzustellen, fragen Sie: «Machen Sie sich seit dem Herzanfall Ihres Mannes mehr, weniger oder genauso viele Sorgen um seine Gesundheit?»
5. Mit den aus dem Familienassessment gewonnenen Informationen erste Hypothesen formulieren in Form einer Gegenüberstellung der Stärken und Probleme. Das bedeutet, strukturelle, entwicklungsbezogene und funktionsbezogene Stärken und Probleme können auf verschiedenen Systemebenen existieren, z. B. im Familiensystem: a) strukturell: Gewöhnung an die neue Familienform mit einem allein erziehenden Elternteil. b) entwicklungsbezogen: Familie im Stadium des Lebenszyklus, in dem die Kinder das Zuhause verlassen. c) funktional: Die Familie ist überzeugt, «Vater würde es nicht gefallen, dass wir immer noch über seinen Tod weinen».	5. Überprüfen Sie, ob Sie die Stärken und Probleme richtig verstanden haben, indem Sie sie der Familie vortragen und dann notieren. Eine Zusammenfassung des Asssessments verbessert die Beziehung und die Zusammenarbeit und bietet die Möglichkeit zur Korrektur. Sie können sagen: «Wir haben zwei Hauptprobleme ermittelt: Sie sind jetzt ein allein erziehender Elternteil und Sie müssen sich damit abfinden, dass Ihre Kinder das Zuhause verlassen. Wir haben auch darüber gesprochen, dass Ihre Familie hohes Ansehen in der Latino-Gemeinde genießt. Habe ich das richtig verstanden?»

2. Phase: Assessment	
perzeptive (wahrnehmende)/ konzeptuelle Fähigkeiten/Fertigkeiten	**exekutive (ausführende) Fähigkeiten/ Fertigkeiten**
6. Einschätzen ob eines der erkannten Probleme außerhalb des Kompetenzbereichs der Pflege liegt. Der Fall eine Überweisung an einen anderen Gesundheitsdienstleisters tritt ein, wenn medizinische Symptome nicht umfassend eingeschätzt werden konnten oder lange bestehende emotionale oder verhaltensbezogene Probleme bestehen.	6. Teilen Sie der Familie mit, ob Sie weiterhin mit der Familie an Ihren Problemen arbeiten werden. (Falls eine Entscheidung fällt, sie zu einem anderen Dienstleister zu überweisen, fahren Sie fort mit Phase 4.A. (Abschluss)) Beispielsweise können Sie der Familie mitteilen: «Jetzt, wo ich Ihre Sorgen besser verstehe, ist es aus meiner Sicht notwendig Ihren Sohn an einen anderen Kinderarzt zu überweisen, um der Ursache seiner Kopfschmerzen weiter auf den Grund zu gehen».
7. Erkennen, dass eine umfassende Untersuchung der dringlichsten Probleme nötig ist, bevor die ausgewählten Interventionen implementiert werden können. Das bedeutet, die Familien sind anfangs am meisten mit dem aktuellen Problem beschäftigt.	7. Fragen Sie die Familie, welches Problem für sie das wichtigste ist, und untersuchen Sie dieses gründlich. Wenn die Familie nicht einverstanden ist, diskutieren Sie mit ihr über die Meinungsverschiedenheiten. Fragen Sie z. B.: «Welches der Probleme, über die wir heute gesprochen haben, macht Ihnen am meisten Sorgen?»
8. Erkennen, dass das Assessment abgeschlossen ist, wenn die Informationen ausreichen, um einen Interventions-Behandlungsplan auszuarbeiten. Unpassende und manchmal voreilige Interventionen haben ihre Ursache in einem ungenügenden Verständnis des aktuelle Problems oder anderer, damit zusammenhängender Probleme.	8. Sagen Sie der Familie, wie Sie die Probleme insgesamt verstehen, und bitten Sie sie um ihre Zusage bei der Bearbeitung eines bestimmten Problems. Sagen Sie z. B.: «Da wir uns einig sind, dass ein Zusammenhang zwischen In Soos Bulimie und den anderen Süchten in der Familie besteht, schlage ich vor, dass wir uns über drei Gesprächssitzungen mit diesem Problem auseinandersetzen. Sind Sie einverstanden?»
3. Phase: Intervention	
perzeptive (wahrnehmende)/ konzeptuelle Fähigkeiten/Fertigkeiten	**exekutive (ausführende) Fähigkeiten/ Fertigkeiten**
1. Erkennen, dass Familien die Fähigkeit haben, ihre Probleme selbst zu lösen. Familien besitzen nicht nur die Fähigkeit, sich zu verändern, sondern können auch Lösungen finden und implementieren. Diese Erkenntnis verhindert während des Veränderungsprozesses, dass die Pflegeperson im Übermaß kontrolliert und Verantwortung übernimmt.	1. Motivieren Sie die Familienmitglieder, geeignete Lösungen für die Probleme zu suchen. Sagen Sie z. B.: «Sanjeshna, du hast gesagt, dass deine Mutter sich zu kritisch sieht. Hast du eine Idee, was sie tun könnte, um besser damit fertig zu werden, dass sie als Mutter eine chronische Krankheit hat?»
2. Erkennen, dass Interventionen, wie im CFIM beschrieben, den kognitiven, affektiven und verhaltensbezogenen Bereich der Familienfunktion beeinflussen. Das bedeutet, es ist nicht immer nötig oder sinnvoll, Interventionen gleichzeitig *für* alle *drei* Bereiche zu *entwickeln*.	2. Entwickeln Sie Interventionen, die einen oder alle drei der im CFIM beschriebenen Bereiche beeinflussen. Beispiele: a) kognitiv: Motivieren Sie die Familie, die Dinge anders zu betrachten.

	b) affektiv: Motivieren Sie die Familie, sich emotional anders auszudrücken. c) verhaltensbezogen: Bitten Sie die Familie, die neuen Aufgaben entweder während des Gesprächs oder in der Zeit zwischen den Gesprächen zu erfüllen.
3. Erkennen, dass mangelnde Aufklärung das Problemlösungsvermögen der Familie beeinträchtigen kann. Das bedeutet, viele Familien können ihre Probleme kreativ und gezielt lösen, wenn sie umfassend informiert werden.	3. Geben Sie den Familienmitgliedern Informationen, die ihr Wissen erweitern und sie in die Lage versetzen, auch zukünftige Probleme zu lösen. Sie können die Familienmitglieder beispielsweise fragen, ob sie wissen möchten, wie dreijährige Kinder auf ein neues Baby reagieren oder wie der Alterungsprozess eines älteren Menschen mit Alzheimer-Krankheit verläuft. Diese Form der Intervention zielt auf den kognitiven Bereich der Familienfunktion ab.
4. Erkennen, dass anhaltende und intensive Emotionen das Problemlösungsvermögen der Familie blockieren können. Das bedeutet, Familien, die ständig Trauer oder Wut empfinden, können oft erst dann ihre Probleme lösen, wenn die emotionale Blockade beseitigt ist.	4. Suchen Sie nach Gelegenheiten, die emotionalen Reaktionen der Familienmitglieder zu legitimieren. Manchmal brauchen Familienmitglieder, die ihren Kummer über den Verlust eines anderen Familienmitglieds unterdrücken, nur die Bestätigung, dass ihre Trauer über den Verlust völlig normal ist. Diese Intervention zielt auf den affektiven Bereich ab.
5. Erkennen, dass die Durchführung bestimmter Aufgaben den Familienmitgliedern oft eine andere Möglichkeit des Umgangs miteinander aufzeigt, die ihr Problemlösungsvermögen verbessert. Das bedeutet, bestimmte Aufgaben können Veränderungen in der Struktur der Familie und ihrer Regeln und Rituale nach sich ziehen.	5. Verteilen Sie Aufgaben, die die Familienfunktion verbessern. Schlagen sie z. B. vor, dass Vater und Sohn an einem Abend in der Woche zusammen etwas unternehmen; schlagen Sie den Eltern vor, ihre Kinder abwechselnd an den geraden bzw. ungeraden Wochentagen ins Bett zu bringen. Diese Art der Intervention zielt auf den verhaltensbezogenen Bereich ab.
4. Phase: Abschluss	
perzeptive (wahrnehmende)/ konzeptuelle Fähigkeiten/Fertigkeiten	**exekutive (ausführende) Fähigkeiten/ Fertigkeiten**
A. Wenn zusätzliche fachspezifische Beratung oder Überweisung nötig ist:	
1. Erkennen, dass Familien zusätzliche professionelle Hilfe brauchen, wenn die Probleme sehr komplex sind. Das bedeutet, von Pflegenden kann nicht erwartet werden, in allen Bereichen kompetent zu sein.	1. Überweisen Sie einzelne Familienmitglieder oder die ganze Familie zur Beratung oder weiteren Behandlung an andere Experten. Sagen Sie z. B.: «Ich glaube, Traceys Lernstörung erfordert eine andere Art von professioneller Hilfe, die ich Ihnen nicht anbieten kann. Deshalb würde ich Sie gern an das Lernzentrum in der Stadt überweisen. Dort sind Leute, die Erfahrung mit solchen Problemen haben.»

4. Phase: Abschluss	
perzeptive (wahrnehmende)/ konzeptuelle Fähigkeiten/Fertigkeiten	**exekutive (ausführende) Fähigkeiten/ Fertigkeiten**
B. Falls Familienassessment mit der Pflegeperson fortgesetzt wird:	
1. Erkennen, dass eine regelmäßige Evaluation der Familiengespräche wichtig ist. Das bedeutet, die Evaluation der Fortschritte von Familiengesprächen hat zur Folge, dass die Zeit mit der Familie gezielter und effektiver genutzt werden kann.	1. Fragen Sie die Familienmitglieder nach dem aktuellen Stand ihrer Probleme und leiten Sie den Abschluss ein, wenn die vertraglich festgelegten Probleme gelöst oder wenn ausreichende Fortschritte erzielt wurden. Familien führen kein problemfreies Leben. Entscheidend ist, dass sie sich in der Lage fühlen, die Herausforderungen und Belastungen des Lebens zu bewältigen.
2. Erkennen Sie, wenn Die Abhängigkeit von der Pflegenden ungewollt zugenommen hat. Das bedeutet, dass sich nach mehreren Gesprächen über einen längeren Zeitraum eine übermäßige Abhängigkeit entwickeln kann.	2. Mobilisieren Sie andere Unterstützungsmöglichkeiten für die Familie falls notwendig und leiten Sie die Beendigung der Beziehung ein indem Sie die Häufigkeit der Sitzungen vermindern. Es kann passieren, dass zwischen Pflegenden und insbesondere Müttern unbeabsichtigt eine «bezahlte Freundschaft» entsteht, wenn nicht für Unterstützung von anderer Seite, z. B. von Ehepartnern, Freunden oder Verwandten, gesorgt wird.
3. Konstruktive Problemlösungsversuche der Familienmitglieder anerkennen. Wie die Familie ihre Fortschritte bewertet, ist wichtiger als das, was die Pflegeperson darüber denkt.	3. Fassen Sie die positiven Problemlösungsversuche der Familie zusammen, unabhängig davon, ob entscheidende Verbesserungen erzielt wurden oder nicht. Sagen Sie z. B.: «Sie haben sich sehr viel Mühe gegeben, um Ihren Vater zu Hause pflegen zu können, obwohl Sie auch noch Ihre Kinder versorgen müssen.»
4. Erkennen, dass Individuen und Familien in Zeiten starker Belastung gerne professionelle Hilfe in Anspruch nehmen.	4. Schließen Sie die Familiengespräche wenn möglich mit einem persönlichen Gespräch ab. Bieten Sie gegebenenfalls weitere Sitzungen an für den Fall, dass die Probleme wieder auftreten oder die Familie Beratung wünscht.

den «Leitfaden für den Gesprächsprozess» vor, und der kann durchaus flexibel gehandhabt werden. Die kulturellen Normen, die für die Familie beim Geben und Annehmen von Information gelten, bieten eine Orientierungshilfe für die Vorgehensweise beim Gespräch. Es kann nicht oft genug betont werden, wie wichtig die Entwicklung einer partnerschaftlichen Arbeitsbeziehung zwischen Pflegenden und Familie während des Gesprächs ist.

Nach Protinsky und Coward (2001) war das wichtigste Thema in puncto Entwicklung, das sich aus ihrer Untersuchung von erfahrenen interdisziplär arbeitenden Family Nurses ergab, die Integration von persönlichen und professionellen Erfahrungen. Die Teilnehmer gaben an, ihr professioneller Sachverstand sei eine Kombination aus persönlichen und professionellen Erfahrungen. Für sie zählte nicht mehr allein die theoretische Perspektive. Wir können bestätigen, dass auch wir unsere persönlichen und professionellen Erfahrungen stärker in unsere beziehungsorientierte Arbeit mit Familien integriert haben.

5.4 Schlussfolgerungen

Die in diesem Kapitel vorgestellten spezifischen Fähigkeiten und Fertigkeiten für die Gesprächsführung sind eine Orientierung oder Leitfaden für Pflegende, die mit Familien arbeiten. Unerfahrene Gesprächsmoderatoren, die diese Fähigkeiten und Fertigkeiten implementieren, sind so in der Lage, die vier Gesprächsstadien zu meistern: Kontakt zu Familien aufzunehmen, ihre Stärken und Probleme einzuschätzen, zu entscheiden, ob eine Intervention oder eine Überweisung der Familie angezeigt ist und den Kontakt mit der Familie zu beenden. Die Phasen des Familiengesprächs mit den dazugehörigen Fähigkeiten sind eine weitere wertvolle Hilfe für Pflegende, die mit Familien arbeiten. Wir empfehlen Pflegenden dringend, die Anwendung dieser Fähigkeiten und Fertigkeiten auf den jeweiligen Kontext der Familie und auf ihre Beziehung zu der Familie abzustimmen. Die Pflegende und die Familie unterhalten sich, arbeiten partnerschaftlich zusammen und entwickeln alte und neue Geschichten über das Leiden, die Probleme, die Resilienzen, die Stärken, die Kompetenz und Problemlösungen. Ihre Zusammenarbeit wird von der Ethnie, Kultur, sozialen Schicht, sexuellen Orientierung und Volksgruppe der Pflegenden und der Familienmitglieder beeinflusst.

Literatur

American Association for Marriage and Family Therapy (AAMFT). (December, 2004). Marriage and Family Therapy Core Competencies. www.aamft.org/resources/mft_core_competencies.

Bischoff, R. J., Barton, M., Thober, J. & Hawley, R. (2002). Events and experiences impacting the development of clinical self confidence: A study of the first year of client contact. *Journal of Marital and Family Therapy, 28*(3), 371–382.

Blow, A. & Piercy, F. P. (1997). Teaching personal agency in family therapy training programs. *Journal of Systemic Therapies, 16*(3), 274–283.

Cecchin, G. (1987). Hypothesizing, circularity, and neutrality revisited: An invitation to curiosity. *Family Process, 26*(4), 405–413.

Chesla, C. A., Gillis, C. L. & Leavitt, M. B. (1993). Preparing specialists in family nursing: The benefits of live supervision. In S. L. Feetham, S. B. Meister, J. M. Bell & C. L. Gillis (Eds.), The Nursing of Families: Theory, Research, Education, and Practice (pp. 163–176). Newbury Park, CA: Sage Publications.

Cleghorn, J. M. & Levin, S. (1973). Training family therapists by setting learning objectives. *American Journal of Orthopsychiatry, 43*(3), 439–446.

De Montigny, F., Dumas, L., Bolduc, L. & Blais, S. (1997). Teaching family nursing based on conceptual models of nursing. *Journal of Family Nursing, 3*(3), 267–279.

Falicov, C. J., Constantine, J. A. & Breunlin, D. C. (1981). Teaching family therapy: A program based on training objectives. *Journal of Marriage and Family Therapy, 7,* 497–505.

Figley, C. R. & Nelson, T. S. (1989). Basic family therapy skills, 1: Conceptualization and initial findings. *Journal of Marital and Family Therapy, 15*(4), 349–366.

Flemons, D. G., Green, S. K. & Rambo, A. H. (1996). Evaluating therapists' practices in a postmodern world: A discussion and a scheme. *Family Process, 35*(1), 43–56.

Freedman, J. & Combs, G. (1996). Narrative Therapy: The Social Construction of Preferred Realities. New York: Norton.

Friedman, M. (1997). Teaching about and for family diversity in nursing. *Journal of Family Nursing, 3*(3), 280–294.

Green, C. P. (1997). Teaching students how to «think family». *Journal of Family Nursing, 3*(3), 230–246.

Hanson, S. M. & Heims, M. L. (1192). Family nursing curricula in U. S. schools of nursing. *Journal of Nursing Education, 31*(7), 303–308.

Kniskern, D. P. & Gurman, A. S. (1979). Research on training in marriage and family therapy: Status, issues, and directions. *Journal of Marriage and Family Therapy, 5,* 83–94.

Leahey, M. & Harper-Jaques, S. (1996). Family-nurse relationships: Core assumptions and clinical implications. *Journal of Family Nursing, 2*(2), 133–151.

Liddle, H. A. (1991). Training and supervision in family therapy: A comprehensive and critical analysis. In A. S. Gurman & D. P. Kniskern (Eds.), Handbook of Family Therapy (pp. 638–697). New York: Brunner/Mazel.

Moules, N. J. & Tapp, D. M. (2003). Family nursing labs: Shifts, changes, and innovations. *Journal of Family Nursing, 9*(1), 101–117.

Nelson, T. S. & Johnson, L. N. (1999). The basic skills evaluation device. *Journal of Marital and Family Therapy, 25*(1), 15–30.

Protinsky, H. & Coward, L. (2001). Developmental lessons of seasoned marital and family therapists: A qualitative investigation. *Journal of Marital and Family Therapy, 27*(3), 375–384.

Selvini-Palazzoli, M., Boscolo, L., Cecchin, G. & Prata, G. (1978). Paradox and Counterparadox: A New Model in the Therapy of the Family in Schizophrenic Tran-

saction. New York: Jason Aronson.
dt.: (1977). Paradoxon und Gegenparadoxon. Stuttgart: Klett Verlag.

Selvini-Palazzoli, M., Boscolo, L., Cecchin, G., Prata, G. (1980). Hypothesizing, circularity and neutrality: Three guidelines for the conductor of the session. *Family Process, 19,* 3–12.
dt.: (1981). Hypothetisieren – Zirkularität – Neutralität. Drei Richtlinien für den Leiter der Sitzung. *Familiendynamik, 6,* 123–139.

St. John, W. & Rolls, C. (1996). Teaching family nursing: Strategies and experiences. *Journal of Advanced Nursing, 23*(1), 91–96.

Tapp, D. M. (1997). Exploring therapeutic conversations between nurses and families experiencing ischemic heart disease. [Unpublished doctoral dissertation]. Alberta, Canada: University of Calgary.

Tapp, D. M. & Wright, L. M. (1996). Live supervision and family systems nursing: Postmodern influences and dilemmas. *Journal of Psychiatric and Mental Health Nursing, 3,* 225–233.

Tapp, D. M., Moules, N. J., Bell, J. M. & Wright, L. M. (1997). Family skills labs: Facilitating the development of family nursing skills in the undergraduate curriculum. *Journal of Family Nursing, 3*(3), 247–266.

Tomm, K. M. & Wright, L. M. (1979). Training in family therapy: Perceptual, conceptual, and executive skills. *Family Process, 18*(3), 227–250.

Watson, W. L. (1992). Family therapy. In G. M. Bulecheck & J. C. McCloskey (Eds.), Nursing Interventions: Essential Nursing Treatments (2nd ed.) (pp. 379–391). Philadelphia: W. B. Saunders.

Wright, L. M. (1994). Live supervision: Developing therapeutic competence in family systems nursing. *Journal of Nursing Education, 33*(7), 325–327.

Wright, L. M. & Bell, J. M. (1989). A survey of family nursing education in Canadian Universities. *Canadian Journal of Nursing Research, 21,* 59 –74.

Wrigth, L. M. & Bell, J. M. (2009). Belief and illness: A model for healing. Calgary, AB: 4th Floor Press.

Wright, L. M., Watson, W. L. & Bell, J. M. (1990). The family nursing unit: A unique integration of research, education, and clinical practice. In J. M. Bell, W. L. Watson & L. M. Wright (Eds.), The Cutting Edge of Family Nursing (pp. 95–109). Calgary, Alberta: Family Nursing Unit Publications.

Wright, L. M., Watson, W. L. & Bell, J. M. (1996). Beliefs: The Heart of Healing in Families and Illness. New York: Basic Books.

6 Vorbereitung auf das Familiengespräch

Pflegende, die in unterschiedlichen Settings arbeiten, fragen oft, wie sie sich auf ein Familiengespräch vorbereiten sollen. Bei vielen Pflegenden ergibt sich ein Familienkontakt rein zufällig, z. B. wenn Familienmitglieder einen Angehörigen im Krankenhaus besuchen. Andere treffen die Familie in der Notaufnahme oder auf der Intensivstation; von Pflegenden wird erwartet, mit den Familienmitgliedern zu sprechen. Lediglich 5 % der Pflegenden arbeiten in Einheiten mit festen Besuchszeitregeln für die Familie (Duran et al., 2007). Manche planen Gespräche, wobei die Initiative von der Familie oder von der Pflegenden ausgehen kann. Einige Pflegende müssen sich von der Vorstellung lösen, sie würden beim Besuch der Familie stören, wenn sie sich im Zimmer des Patienten aufhalten. Für viele Pflegende bedeutet die Zeit, die sie brauchen, um ein Gespräch vorzubereiten, eine Beziehung zu der Familie aufzubauen und wirkungsvoll zu intervenieren, eine zusätzliche Belastung, die es zu überwinden gilt. Gesundheitsfachleute müssen lernen, mit dem Problem «Zeitdruck» umzugehen, wenn sie sich nicht davon lähmen lassen wollen. Wir glauben, dass Pflegende es sich nicht leisten können, sich *nicht* um Familien zu kümmern!

Sowohl für Pflegende als auch für Familien ist das erste Gespräch oder die erste Begegnung häufig mit Angst verbunden. Wir glauben, je weniger Angst Pflegende haben, desto mehr Vertrauen erzeugen sie bei den Familienmitgliedern und verringern so deren Angst. Dieses Kapitel soll Pflegenden helfen, ihre Angst zu überwinden, indem sie lernen, wie sie sich auf das erste und alle nachfolgenden Gespräche vorbereiten können. Weitere Themen sind die Entwicklung von auf das Gesprächsziel abgestimmten Hypothesen und die Auseinandersetzung mit konkreten Problemen, z. B. Entscheidungen mit Blick auf das Gesprächsumfeld, die Auswahl der Teilnehmer und den telefonischen Beziehungsaufbau. Es werden auch Ideen präsentiert, die Pflegenden helfen zu entscheiden, welche Art von Beziehung zusammen mit der Familie aufgebaut werden soll.

6.1 Hypothesenbildung

Vor der ersten Begegnung mit einer Familie sollten Pflegende sich Gedanken über das Ziel des Gesprächs und den Kontext der Familie machen. Ein Beispiel: Eine Pflegende in der medizinischen Grundversorgung, die herausfinden will, wie eine Familie mit einer chronischen oder lebensbedrohenden Krankheit zurechtkommt, wird das Gespräch anders durchführen als eine Pflegende, die nach Anzeichen von Gewalt oder Missbrauch oder nach anderen Problemen sucht. Im letzteren Beispiel könnte entweder die Familie selbst oder eine andere Stelle das Problem bereits identifiziert haben. Angenommen die Familie erlebt eine Krisensituation, weil sie beispielsweise gerade die Nachricht von dem unerwarteten Todesfall eines Familienmitglieds erhalten hat, dann ist der Kontext des Gesprächs ein anderer als ohne die Krisensituation. Ein anderes Gesprächsziel der Pflegenden könnte es sein herauszufinden, ob die Eltern auch während einer komplexen invasiven Behandlung oder Wiederbelebung bei ihrem Kind bleiben möchten. Nach Dingeman et al., (2007) begrüßten Eltern die Praxis, Familienmitgliedern Wahlmöglichkeiten anzubieten. Viele Familienmitglieder meinten sogar, es sei ihr gutes Recht zu sehen, was mit ihren Angehörigen geschieht, aber es bestand für die Eltern keine Verpflichtung, anwesend zu sein. Ein weiterer Anlass für eine Familiensitzung könnte eine Befragung der Familienmitglieder sein, auf welche Art und Weise sie miteinbezogen werden wollen bei der Pflege zu Hause oder bei einem Krankenhaus- bzw. Spitalaufenthalt des Patienten. Das Ziel des Gesprächs bestimmt die Art der Fragen und den Ablauf des pflegetherapeutischen Gesprächs. Beispiele für Gespräche aus der klinischen Praxis finden Sie in den Kapiteln 4, 7, 8, 9 und 10.

Wir finden die Arbeit von Burke et al. (2001) sehr ermutigend, in der die Auswirkungen der Krisenintervention bei Familien untersucht wurden, deren Kinder häufig ins Krankenhaus müssen. Die Autoren stellten die Hypothese auf, dass jeder weitere Krankenhausaufenthalt eine besondere Herausforderung darstellt und noch belastender ist als die vorigen. Es wurde eine auf Familien ausgerichtete unterstützende Intervention entwickelt, die als Krisenintervention der Pflegenden (StressPoint Intervention by Nurses [SPIN]) bezeichnet wurde und die Probleme von Familien reduzieren sollte. Die Befunde des an drei Stellen durchgeführten klinischen Versuchs mit randomisierter Verteilung von Pflegenden und Familien auf die Experimentalgruppe (SPIN-Krisenintervention) und die Kontrollgruppe (normale Behandlung) zeigen, dass Eltern, die eine SPIN-Krisenintervention erhielten, zufriedener mit der Familienfunktion waren und nach dem Krankenhausaufenthalt des Kindes besser mit der Situation zurechtkamen als Eltern, die eine normale Behandlung erhielten. Die Intervention basierte teilweise auf dem CFAM und dem CFIM und setzte sich aus folgenden Komponenten zusammen: «a) Identifizierung der mit dem bevorstehenden, erwarteten oder befürchteten Krankenhausaufenthalt verbundenen besonderen Belastungen der Familie, b) Ausarbeitung eines Plans zusammen mit den Eltern, der auf die Bewältigung dieser besonderen Belastungen abzielt und c) Nachbehandlung, bei der es darum ging, die Stärken und Erfolge zu würdigen und den Erfolg der Intervention näher zu bestimmen und zu evaluieren» (Burke et al., 2001: 138). Die konsequente Weiterbearbeitung im Zusammenhang mit Hypothesen dieser Art finden wir mit Blick auf die weitere Entwicklung der beziehungsorientierten Familienpflegepraxis sehr ermutigend.

Im Rahmen unserer klinischen Supervision raten wir Pflegenden, Hypothesen über das Ziel der Begegnung vor dem Gespräch zu entwickeln. Verschiedene Autoren haben definiert, was eine Hypothese ist. In einer ihrer ersten Arbeiten definieren Selvini et al. (1980) eine Hypothese als Aussage, die auf Informationen basiert, die der Pflegepraktiker mit Blick auf die Familie verarbeitet, mit der das Gespräch geführt werden soll. Eine Hypothese ist für diese Autoren die Ausgangsbasis, die zur Aufdeckung von Beziehungsmustern führt. Fleuridas et al. (1986: 115) definieren Hypothesen als «Annahmen, Ahnungen, Vorstellungen, Erklärungen oder alternative Erklärungen über die Familie und das ‹Problem› vor dem Hintergrund des Kontextes». Nach Ansicht dieser Autoren soll die Hypothese dem Verhalten der Familie eine Bedeutung zuordnen und dem Gesprächsmoderator bei der Befragung als Orientierung dienen. Eine Hypothese stellt die Weichen für den Gesprächsprozess. Sie beinhaltet eine systemische Sicht auf die Familie und generiert neue Ansichten über Beziehungen, Überzeugungen und Verhaltensweisen. Für Tomm (1987: 7) ist eine Hypothese eine «konzeptuelle Haltung». Er empfiehlt dem Gesprächsmoderator, sich bewusst in den Bereich des Hypothetisierens zu begeben, um durch gezielte Konzentration seiner Gedanken Erklärungen hervorzubringen. Die Hypothese sollte zirkulär und nicht linear sein, um das therapeutische Potenzial zu maximieren.

Im Kern gleichen sich diese Definitionen: Eine Hypothese ist eine vorläufige Annahme oder Ahnung, die die Ausgangsbasis für weitere Erklärungen darstellt. Wir wissen beispielsweise aus Stresstheorien und aus persönlicher und beruflicher Erfahrung, dass der Zeitpunkt der Diagnose einer Krankheit meistens sehr belastend ist und dass die Symptome sich in vielen Fällen vorübergehend verschlimmern.

Wenn Pflegende diese Hypothese postulieren, können sie ein Familiengespräch arrangieren, um die Auswirkungen der Diagnose auf die Familie, die Reaktionen der Familie auf die Krankheit und die Erwartungen der Familie an die Pflegenden zu diskutieren. So bekommen sie Hinweise auf die Anpassungsmuster der Familien an die Diagnose, und sie können herausfinden, wie die Familienmitglieder sich ihre Beziehung zu Anbietern von Gesundheitsleistungen vorstellen. Die Hypothese vermittelt der Pflegenden bereits eine generelle Richtung, wie sie im Gespräch zusammen mit der Familie herausfinden kann, welches deren spezielle Möglichkeiten sind, mit der Diagnose umzugehen.

Wohlwollende Neugier und Unbefangenheit sind Attribute, die bei einer Pflegenden, die mit Familien, speziell aus Immigrantenkreisen und Randgruppen, arbeitet, gar nicht hoch genug bewertet werden können. Unbefangenheit gegenüber der Kultur und respektvolle Neugier sind oft genauso wichtig oder sogar wichtiger als Wissen und Können. Cathryn Ladoux, deren Sohn an Duchenne-Muskeldystrophie litt, führt uns vor Augen, welche Bedeutung der kulturelle Kontext für die Entwicklung von Hypothesen hat (Patterson, 1997: 237). Sie schreibt:

> Wenn in unserem Stamm ein Kind eine Behinderung oder chronische Krankheit entwickelt, ist dies für uns ein Hinweis, dass dieses Kind uns sagen will, dass irgendetwas in unserem Universum aus dem Gleichgewicht geraten ist. Wir müssen alles beachten, was dieses Kind uns lehrt, denn dann können wir erkennen, was wir wissen müssen, um wieder ins Gleichgewicht zu kommen.

Wir möchten darauf hinweisen, wie sehr sich unsere Ansichten über Hypothesen verändert haben, seitdem wir die Weltsicht der Moderne zugunsten des Paradigmas der Postmoderne hinter uns gelassen haben. Für uns steht nicht mehr im Vordergrund, wie *wir* die Geschichten der Patienten und Familien einschätzen, sondern wir versuchen zu verstehen, wie *sie* über ihre Geschichten denken. Weingarten (1998) hat zusammen mit Roth eine Übung entwickelt, die Pflegenden helfen soll, den Wandel wahrzunehmen, der sich durch «radikales Zuhören» und Eingehen auf den anderen manifestiert. Ein Beispiel: Eine Familie beschreibt eine Situation aus dem klinischen oder persönlichen Bereich. Die Pflegende hört zu und achtet auf das, was die Familie sagt. Die Pflegende fragt sich: Wie denke ich über das, was die Familie sagt? Welches sind meine Hypothesen über diese Familie in ihrer Situation? Wie ordne ich die Informationen ein, die ich bekomme? Kann ich Muster darin erkennen? Welche? Eine andere Pflegende hört der Familie bei der Schilderung ihrer persönlichen Situation zu. Diese Pflegende fragt sich: Was sagen die Familienmitglieder? Was glaube ich, wie *sie* über das denken, was *sie* sagen? Nach Weingarten (1998) entwickelt die zweite Gesprächsmoderatorin Hypothesen im Hinblick darauf, was die Familie denken, empfinden oder meinen könnte. Die erste Pflegende achtet mehr auf ihre eigenen Gedanken und folgt damit der Tradition der Moderne. Die zweite Pflegende lässt sich mehr auf die Familie ein, und ihre Überlegungen entsprechen dem, was eine partnerschaftliche respektvolle Würdigung der Weltsicht der Familie kennzeichnet. Bei der Entwicklung ihrer Hypothese berücksichtigt sie, inwiefern die Familie bei dem Gespräch von ihrer Spiritualität, Ethnie, sozialen Schicht, Kultur, Gender und ähnlichen Faktoren beeinflusst ist.

Wir unterstützen diese Auffassung: «Wie ist es möglich, kulturelle Unterschiede im Zusammenhang mit der Arbeit wahrzunehmen, die in der Kultur geleistet wird, in der man geboren und aufgewachsen ist?» Wir raten Pflegepraktikerinnen, genau hinzuhören, wenn Familien ihre Leidensgeschichte erzählen, ihren Worten und Äußerungen Raum zu geben und sich in ihre Gedankenwelt zu begeben, damit sie mit ihnen daran arbeiten können, ihre Probleme zu überwinden. Diese Fähigkeit ist ein zentraler Bestandteil der beziehungsorientierten Praxis.

6.1.1 Entwicklung von Hypothesen

Es gibt verschiedene Grundlagen für die Formulierung von Hypothesen. Hypothesen können auf Informationen basieren, die von der Familie selbst stammen, von Eindrücken, die bei der Krankenhausaufnahme und während der Besuchszeit gewonnen wurden oder von anderen Kollegen stammen. Die Informationen können auch auf Meinungen, Beobachtungen von Verhaltensweisen oder Interaktionsmustern und anderen Daten beruhen. Bei der Auswertung dieser Informationen raten wir Pflegenden, sich zu fragen, was ihrer Ansicht nach die Kollegen über das denken, was sie sagen. Wir glauben, dass die wichtigsten Hypothesen oft auf Informationen basieren, die von der Familie selbst stammen. Des Weiteren können Hypothesen auf früheren Erfahrungen und Erkenntnissen der Pflegenden basieren. Diese Erfahrungen und Erkenntnisse können mit Familien zu tun haben, die aus Sicht der Pflegenden den gleichen ethnischen, rassischen oder religiösen Hintergrund haben. Die Pflegende erinnert sich möglicherweise an ähnliche Probleme, Symptome oder Situationen und ähnliche Interaktionsmuster, die sie von ihrer Arbeit mit ehemaligen Patienten und Familien kennt. Sie entwickelt dann Hypothesen auf der Basis ihrer Kenntnisse über Familienentwicklung, der Stadien des Lebenszyklus, der Forschungsliteratur oder eines anderen konzeptuellen Rahmens, den sie für relevant hält. Wir empfehlen Pflegenden, bei ihren Hypothesen auch Attribute wie Charakterstärke, Großherzigkeit, Zusammenhalt, intensive Fürsorge und Engagement der Familie zu berücksichtigen. Dies sind überdauernde Qualitäten, auf die Familien in Zeiten starker Belastung zurückgreifen können.

Pflegende müssen sich bei der Formulierung von Hypothesen nicht nur auf Informationen von der oder über die Familie oder auf frühere Erfahrungen und Erkenntnisse beschränken, sondern Grundlage für die Entwicklung von Hypothesen kann alles sein, was im Zusammenhang mit dem aktuellen Gesundheitsproblem oder -risiko auffällig oder relevant ist. Hat beispielsweise ein tragisches Ereignis in der unmittelbaren Umgebung stattgefunden, kann die Pflegende diese Information als relevant erachten und eine Hypothese darüber aufstellen, was für diese bestimmte Familie zu dem gegebenen Zeitpunkt die größte Bedeutung hat.

Wir halten es für wichtig, dass Pflegende sich vor dem Gespräch explizit und bewusst mit ihren Hypothesen auseinandersetzen (ganz für sich allein). Wir sind nicht einverstanden mit jenen, die Hypothesen für überflüssig halten, sondern wir sind ganz im Gegenteil der Meinung, dass es für Pflegende gar nicht möglich ist, vor dem Gespräch *keine* Hypothesen zu formulieren oder sich *keine* Gedanken über die Familie zu machen. Pflegende müssen sich ihre Vermutungen bewusst machen, damit diese während des Gesprächsprozesses präzisiert und transparent gemacht werden können. Die Formulierung von Hypothesen vor dem Gespräch ist eine Möglichkeit, sich mit der Familie zu befassen, über sie nachzudenken, Verbindungen herzustellen und Fragen zu formulieren. Nicht dazu gehört die Entwicklung einer Sitzungsagenda, die die Familie akzeptieren muss, unabhängig davon, ob sie dies möchte und ob sich seit der letzten Sitzung Veränderungen ergeben haben (Wie sich solche Fehler vermeiden lassen, wird in Kap. 10 erötert).

Die Hinweise für die Formulierung von Hypothesen (**Kasten 6-1**) stammen aus der Arbeit von Fleuridas et al. (1986). Wir empfehlen Pflegenden, Hypothesen aufzustellen, die sinnvoll sind. Wir glauben nicht, dass es «korrekte» oder «richtige» Hypothesen gibt. Das Ziel muss sein, sinnvolle Erklärungen zu formulieren, die geeignet sind, die angestrebten Ergebnisse zu realisieren. Wir sind der Auffassung, dass Geschichten durch Gespräche entstehen. Die Geschichte, die die Pflegende und die Familie gemeinsam konstruieren, ist einzigartig. Wir wissen nicht, welche Hypothesen für eine bestimmte Familie sinnvoll sind oder wohin die Geschichten der Familienmitglieder führen. Wir können uns nur jedes Mal darauf einlassen, wie die Geschichte sich weiterentwickelt.

Wir raten Pflegenden, keine linearen, sondern zirkuläre Hypothesen zu entwickeln. Das heißt, eine Hypothese ist zirkulär, wenn sie sich auf alle Komponenten des Systems (z. B. die Familie *und* die Pflegende) bezieht und nicht nur auf eine, *entweder* die Pflegende *oder* die Familie. (Mehr zum Thema Zirkularität finden Sie in den Kap. 2 und 3). Die Hypothese sollte auf die Belange der Familie abgestimmt sein. Dieser Punkt ist wichtig, weil die Hypothese, wie bereits erwähnt, die Richtung für das Gespräch vorgibt. Entwickelt die Pflegende eine Hypothese, die nicht auf die Belange der Familie abgestimmt ist, haben ihre Fragen keinen Bezug zum Anlass des Familiengesprächs.

Die Pflegende, die auf die Belange der Familie eingestimmt ist, wird durch Fragen und reflektierende Diskussionen hellhörig sein für Türöffner zur Problemgeschichte und einzigartigen Ergebnissen. Diese Ergebnisse oder «witzigen Ereignisse» hätten vor dem Hintergrund der Problemgeschichte nicht vorausgesagt werden können. Wir machen darauf aufmerksam, dass die vorgefasste Meinung des Pflegepraktikers die Möglichkeit ausschließt, dass die Patienten und Familien ihre Geschichten so erzählen können wie sie sie erleben.

Wir raten Pflegenden auch, eine Hypothese zu entwickeln, die von der Erklärung oder Hypothese der Familie abweicht. Ein Beispiel: Die Familie stellt die Hypothese auf, Puichun sei eine «schlechte Tochter», die ihrer Verantwortung nicht nachkommt und es ablehnt, ihre alte Mutter in ihrer Wohnung zu pflegen. Die Pflegende entwickelt eine andere Hypothese, die auf den gleichen Informationen basiert. Die Hypothese der Pflegenden lautet, Puichun sei überfordert, weil sie neben ihrem Vollzeitjob noch zwei Kinder im Vorschulalter zu versorgen hat. Wenn sie nun auch noch versucht, sich um ihre alte Mutter zu kümmern, kommt sie an die Grenzen ihrer Leistungsfähigkeit. Darüber hinaus merkt die Mutter vielleicht, welchen Belastungen Puichun ausgesetzt ist und lehnt es deshalb ab, bei ihr zu leben.

Sobald die Pflegende ihre Hypothesen entwickelt hat, kann sie sie beim Gespräch als Orientierung nutzen. Sie stellt jedem Familienmitglied Fragen, beobachtet die Reaktion auf die Fragen und erkennt so, ob ihre Hypothese

Kasten 6-1

Hinweise für die Entwicklung von Hypothesen

- Wählen Sie Hypothesen, die sinnvoll sind.
- Entwickeln Sie Erklärungen, die das Verhalten der Familie zu dem gegebenen Zeitpunkt am besten verständlich machen.
- Bedenken Sie, dass es keine Erklärungen gibt, die «richtig» oder «wahr» sind.
- Beziehen Sie alle Beteiligten in das «problemorganisierende System» ein, damit die Hypothesen möglichst systemisch sind.
- Stimmen Sie die Hypothese auf die aktuellen Belange der Familie ab, damit das Gespräch sich an den Bedürfnissen orientiert, die für die Familie (nicht für die Pflegende) am dringlichsten sind.
- Stellen Sie eine Hypothese auf, die von der Hypothese der Familie abweicht, damit das System neue Informationen bekommt und Sie sich von der Familie nicht in Lösungen hineinziehen lassen, die untauglich sind.
- Verwerfen Sie Hypothesen, die nicht bestätigt werden oder keinen Sinn ergeben, genauso schnell wie Sie neue entwickeln.

Nach Fleuridas et al., 1986. Copyright 1986. Bearbeitet mit freundlicher Genehmigung.

bestätigt wird oder ob sie korrigiert oder verworfen werden muss. In Gesprächen mit Familien sollte unbedingt auf kleine und alltägliche Dinge geachtet werden. Wir stimmen teilweise mit der Auffassung überein, dass die Ausgangsbasis für Hypothesen willkürlich und intuitiv ist, dass die Hypothesen aber durch Beweise entweder validiert oder verworfen (d. h. bestätigt, nicht bestätigt oder korrigiert) werden. Wir wissen sehr wohl, dass die Begriffe Validierung und Beweis aus unserer «Beobachterperspektive» stammen.

Die Entwicklung von Hypothesen und die Befragung sind ein wechselseitiger Prozess und bedingen sich gegenseitig. Die Pflegende entwickelt eine Hypothese, stellt Fragen, unterhält sich mit der Familie über das «Problem» und seine Auswirkungen auf ihr Leben und sammelt Material, das ihre Hypothese bestätigt oder widerlegt. **Kasten 6-2** enthält Fragen, die aus der Arbeit von Watson (1992) übernommen wurden und die Entwicklung von Hypothesen über das System und das Problem erleichtern. Immer wenn die Pflegende neue Informationen bekommt, korrigiert sie ihre Hypothese und entwickelt eine neue, die besser passt. Ziel des Gesprächs ist es, die Ressourcen der Familie aufzudecken, um das aktuelle Problem bewältigen zu können. Mehr Informationen über die Durchführung von Familiengesprächen finden Sie in den Kapiteln 7–10.

Leahey und Wright (1987: 60) zeigen an einem Beispiel auf, wie verschiedene Hypothesen vor der ersten Begegnung mit der Familie entwickelt werden können:

Einer Pflegenden, die in einer Nachsorgeeinrichtung arbeitete, fiel auf, dass die Familie, speziell die beiden neun und zehn Jahre alten Kinder, es vermieden, ihre 41-jährige Mutter zu besuchen, die an Chorea Huntington litt, und dass die Symptome der Patientin sich verschlimmerten, wenn die Besuchstage sich näherten. Die Kinder wirkten jedes Mal deprimiert und in sich gekehrt, wenn sie einmal im Monat zu Besuch auf die Abteilung kamen. Bei der Fallbesprechung fragten sich die Pflegenden, ob ein Zusammenhang zwischen der Vermeidungsstrategie der Familie und dem Kopfschlagen und dem Um-sich-Schlagen der Patientin bestehen könnte. Sie entwickelten verschiedene Hypothesen, die erklären sollten, warum die Familie die Patientin wohl mied und warum die Symptome der Patientin sich um den Zeitpunkt der Familienbesuche verschlimmerten.

Eine Hypothese betraf die Überzeugung der Kinder, dass Kopfschlagen und Um-sich-Schlagen kontrollierbar seien. Vielleicht hatten die Kinder den Eindruck, dass ihre Mutter gar nicht versuchte, sich zu kontrollieren, damit sie nicht wieder nach Hause zurückkehren und sich um sie kümmern musste. Das machte sie wütend, und so mieden sie sie. Eine andere Hypothese bezog sich auf den Loyalitätskonflikt der Kinder gegenüber ihrer Mutter und gegenüber ihrer Tante, die sie versorgte. Vielleicht glaubten sie, ihre Tante könnte denken, sie wüssten ihre Betreuung nicht zu schätzen, wenn sie ihre Mutter zu oft besuchten. Daher zögerten sie ihre Besuche hinaus und wirkten deprimiert und in sich gekehrt. Auf diese Art und Weise konnten sie sich loyal gegenüber ihrer Tante verhalten und ihrer Mutter Zuneigung entgegenbringen.

Es gab noch eine dritte Hypothese, nach der die Kinder fürchteten, sie könnten die Krankheit auch bekommen. Sie vermieden Besuche und waren traurig wegen der Aussicht, selbst zu erkranken.

Nachdem die Pflegende mehrere Hypothesen über die Familie und das Problem in seinem Beziehungszusammenhang entwickelt hatte, arrangierte sie ein Treffen mit der Familie. Zweck des Gesprächs sollte es sein zu klären, wie die Familienmitglieder sich um die Patientin kümmern wollten und wie das Pflegepersonal ihnen dabei am besten helfen könnte. Die

Kasten 6-2

Fragen, die die Entwicklung von Hypothesen über das System und das Problem erleichtern

Wer

- Wer gehört zum System? Wer sind die Schlüsselfiguren?
- Wer hat das Problem zuerst bemerkt?
- Wer macht sich Sorgen über das Problem?
- Wer ist (am meisten, am wenigsten) von dem Problem betroffen?
- Wer ist (am meisten, am wenigsten) daran interessiert, dass alles so bleibt wie es ist?
- Wer hat das Familiensystem überwiesen?

Was/Welche

- Was ist zum gegenwärtigen Zeitpunkt das Problem?
- Welche Bedeutung hat das Problem für das System und für die einzelnen Mitglieder des Systems?
- Welche Lösungen wurden bereits ausprobiert? Welche Frage(n) muss ich unbedingt stellen?
- Welche Überzeugungen verfestigen das Problem?
- Welche Überzeugungen sitzen am tiefsten? Welche Überzeugungen werden durch das Problem verfestigt?
- Welche Probleme und Lösungen verfestigen die Überzeugungen?

Warum

- Warum stellt sich das System/die Familie zu diesem Zeitpunkt vor?
- Warum tritt dieses Problem in diesem System auf?

Wo/Wohin/Woher

- Woher stammt die Information über dieses Problem?
- Wo liegt nach Ansicht des Systems die Ursache des Problems?
- Wohin entwickeln sich nach Ansicht des Systems das Problem und das System, wenn sich nichts verändert oder wenn sich etwas verändert?

Wann

- Wann hat das Problem angefangen?
- Wann ist das Problem in Bezug auf ein anderes Phänomen des Systems aufgetreten?
- Wann tritt das Problem auf?
- Wann tritt das Problem nicht auf?

Wie

- Wie würde sich eine Veränderung des Problems auf andere Komponenten des Systems (Schlüsselfiguren, Beziehungen, Überzeugungen) auswirken?
- Wie wirkt sich die Veränderung einer Komponente des Systems auf eine andere Komponente des Systems oder auf das Problem aus?
- Wie erkenne ich, wann meine Arbeit mit diesem System zum Abschluss kommt?
- Wie verhindert meine Arbeit mit dem System, dass das System selbst eine Lösung findet?

Nach Watson, 1992. Copyright 1992. Bearbeitet mit freundlicher Genehmigung.

Hypothesen der Pflegenden waren für den Zweck des Gesprächs relevant. Sie wussten nicht, ob die Besuchshäufigkeit ein «Problem» für die Kinder oder für die Patientin war. Das Personal hatte lediglich das Problem identifiziert. Deshalb gab die Pflegende als Zweck des Treffens an, das Personal wolle herausfinden, wie der Familie und der Patientin während des Krankenhausaufenthalts der Patientin am besten geholfen werden könne. Die Patientin und die Familie waren die Partner des Personals bei der Pflege und nicht das Objekt der Pflege.

6.2 Verschiedene Gesprächsumfelder

Ein Familiengespräch kann überall stattfinden: in der häuslichen Umgebung (in der Küche, im Wohnzimmer oder im Schlafzimmer des Patienten); in einem Krankenhaus (am Krankenbett, in einem Zentrum für Akutversorgung, in der Klinik oder im Büro der Pflegenden oder in einem freien Behandlungszimmer); in öffentlichen Einrichtungen (in einem Gesprächsraum der Gemeindeverwaltung, in einer Schule, in einem Büro, in einem Gesundheitszentrum oder auch auf der Straße, wo eine obdachlose Familie «wohnt»). Je nach Zweck des Gesprächs sind einige Umgebungen für eine therapeutische Konversation günstiger als andere. Deshalb sollten Pflegende gemeinsam mit den Familien die Vor- und Nachteile verschiedener Umgebungen prüfen und sich dann für eine entscheiden, die dem jeweiligen Zweck des Gesprächs entspricht. Wir finden, Familien sollten, wann immer es geht, Wahlmöglichkeiten angeboten werden.

6.2.1 Häusliche Umgebung

Viele Pflegende führen Gespräche mit Familien in ihrer häuslichen Umgebung durch. Die Durchführung des Gesprächs in dieser Umgebung hat offenkundige Vorteile. Säuglinge, Kinder jeden Alters und sehr alte Menschen können problemlos am Gespräch teilnehmen. Die Chancen, wichtige, aber vielleicht nicht ständig anwesende Familienmitglieder, wie z. B. Internatschüler, Jugendliche oder Großeltern, anzutreffen, sind größer. Außerdem können Pflegende sich einen Eindruck von der materiellen Umgebung verschaffen, z. B. ob Treppen vorhanden sind oder ob es Familienfotos gibt. Sie lernen auch soziale Aspekte des Familienlebens kennen – Rituale im Zusammenhang mit den Mahlzeiten, Probleme mit der Mobilität oder wer die Tür öffnet, wenn es klingelt.

Neben diesen offenkundigen Vorteilen gibt es auch noch andere. Diese fallen besonders dann ins Gewicht, wenn die Pflegende aus einer anderen sozialen Schicht stammt als die Familie oder einen anderen ethnischen Hintergrund hat. Redegewandte Mittelschichteltern berichten im Büro oder in der Schule vielleicht nur von den positiven Familieninteraktionen, sodass die Pflegende möglicherweise Schwierigkeiten hat, die Diskrepanz zwischen der offensichtlichen Kompetenz der Eltern und der Banalität der Vorfälle zwischen Eltern und Kind einerseits und dem auffälligen Verhalten des Kindes andererseits zu verstehen. Familien aus der Unterschicht haben manchmal Schwierigkeiten, die Kluft zu überbrücken und einer Pflegenden aus der Mittelschicht, die mit ihrem häuslichen Milieu nicht vertraut ist, ihre Situation zu erklären. Ein Beispiel: Eine Pflegende riet einer älteren Frau, ihrem Mann lieber mehrere kleine Mahlzeiten am Tag zuzubereiten als eine große, die er nicht aufessen kann. Die Pflegende wusste nicht (und den Familienmitgliedern war es peinlich zu erwähnen), dass die Familie sich die Kochgelegenheit mit anderen Mietern in ihrem Wohnhaus teilen musste. Ein Gespräch in der häuslichen Umgebung lässt die Pflegende besser erkennen, in welche Richtung die pflegerischen Ratschläge gehen sollten, und es kann die Beziehung zwischen der Familie und der Pflegenden verbessern.

Familiengespräche in der häuslichen Umgebung haben jedoch den Nachteil, dass sie die mit der Anreise verbundenen administrativen und personellen Kosten erhöhen. Des Weiteren könnte es sein, dass das Gespräch häufiger unterbrochen wird und die Pflegende gezwungen ist, es flexibel zu strukturieren. Pflegende müssen außerdem bedenken, dass das Heim der Familie deren Zufluchtsort ist. Wenn die Familienmitglieder in ihrem eigenen Heim intensive und tiefe Emotionen offenbaren sollen, dann haben sie keine Rückzugsmöglichkeit mehr. Ist beispielsweise Misshandlung das Problem, muss die Pflegepeson darauf gefasst sein, dass die Enthüllungen der Familie emotional sehr intensiv sein können. Vielleicht braucht eine solche Familie im konkreten und im übertragenen Sinn mehr Raum, um über ein solches Thema zu sprechen, als die häusliche Umgebung bietet. Auf der anderen Seite kann die häusliche Umgebung ein ideales Setting sein, wenn es Ziel des Interviews ist, den Familienmitgliedern Möglichkeiten aufzuzeigen, wie sie gemeinsam über den Verlust eines Familienmitglieds trauern können.

Snyder und McCollum (1999) berichten, dass ihre Assistenzärzte, die Klienten in der häuslichen Umgebung behandelten, sowohl positive als auch negative Erfahrungen gemacht haben. Sie mochten ihre Klienten, kümmerten sich gerne um sie und waren sehr berührt von dem herzlichen Empfang, den sie ihnen in ihrer häuslichen Umgebung bereiteten. Ihre Vorstellungen von therapeutischen Grenzen und Hierarchien, Vertraulichkeit sowie dem Timing und der Abfolge der Interventionen wurden in Frage gestellt. Die Assistenzärzte berichteten von Zweifeln und Unsicherheit, was die Tauglichkeit der Interventionen betraf, nachdem sie die wirtschaftliche Not ihrer Klienten hautnah kennengelernt hatten. Sie berichteten auch, dass sie Strategien für den Umgang mit ihrer Angst entwickelten, z. B. sich selbst die «Erlaubnis» geben, mit der Familie auf eine spezielle, nicht klinische Art und Weise zu arbeiten. Sie lernten bei den Begegnungen, auf den Faktor Zeit zu achten, beim Thema zu bleiben und die Klienten an die übergeordneten Ziele zu erinnern, die sie gemeinsam für die Begegnung festgelegten hatten. Wie Thomas et al. (1999: 186) berichten, hatten die Erfahrungen der Assistenzärzte große Auswirkungen auf ihre Arbeit in der klinischen Praxis. Einer sagte: «Das Risiko, mit Klienten nicht weiterzukommen, macht mir weniger Angst als früher. Die Arbeit mit bedürftigen Familien in ihrer häuslichen Umgebung hat mich gelehrt, dass es kleine Chancen gibt, auch wenn ihre Welt zu versinken scheint. Das gibt mir mehr Zuversicht und Mut, die Hoffnungslosigkeit und Hilflosigkeit der Klienten auszuhalten, bei ihnen zu sein und Strategien zu entwickeln, wie sie sich selbst helfen können, anstatt zu versuchen, sie zu retten.»

Die Pflegende kann der Familie sagen, dass sie das Gespräch gerne in ihrer häuslichen Umgebung durchführen würde, «um einen besseren Einblick in ihre Situation zu bekommen». Weisen Sie die Familie darauf hin, dass Ihrer Erfahrung nach Gespräche in der häuslichen Umgebung häufig unterbrochen werden (z. B. durch Anrufe, Besuche von Nachbarn oder durch Kinder, die fernsehen oder am Computer spielen wollen) und fragen Sie: «Wie wollen wir in so einem Fall reagieren?» Auf diese Art und Weise machen Sie klar, dass Sie keinen Besuch abstatten, sondern da sind, um zu arbeiten und den spezifischen Zweck des Gesprächs zu erfüllen. Auf Angebote wie eine Tasse Kaffee oder ein kaltes Getränk können Sie so reagieren: «Danke, aber vielleicht erledigen wir zuerst die Arbeit und trinken den Kaffee später.» So wird die Grenze zwischen Arbeit und privaten Dingen klar abgesteckt. Bedenken Sie, dass diese Grenzziehung für Pflegende, die mit bestimmten ethnischen Gruppen arbeiten, zwar durchaus wichtig sein kann, dass Familien aus anderen ethnischen Gruppen oder aus ländlichen Gebieten sie jedoch als Beleidigung empfinden könnten.

6.2.2 Büro, Krankenhaus oder andere Umgebung am Arbeitsplatz

Das Gespräch am Arbeitsplatz durchzuführen hat den Hauptvorteil, dass die Umgebung gleichsam der Stützpunkt der Pflegenden ist. Die Pflegende kann deshalb die Gelegenheit nutzen und die Umgebung auf das Gespräch abstimmen. Anrufe und Unterbrechungen durch Besucher können weitgehend ausgeschaltet werden. Überdies hat die Pflegende die Möglichkeit, sich mit Kollegen zu beraten, wenn sie das Gespräch mit der Familie an ihrem Arbeitsplatz durchführt.

Die Nachteile dieser Örtlichkeit hängen mit dem Kontext zusammen. Es kann sein, dass die Atmosphäre der Professionalität die Familien einschüchtert (z. B. die Größe der Institution, das imposante Mobiliar und die Hightech-Apparaturen), sodass sie Angst haben oder wenig gesprächsbereit sind. Frank (1991: 68), ein Soziologieprofessor, der an Krebs erkrankt war, hat beschrieben, wie die fehlende Privatsphäre im Krankenhaus sich auf seine Gesprächsbereitschaft und die seiner Frau auswirkte:

> Eine Begebenheit soll hier stellvertretend für alle anderen während der Dauer meiner Behandlung berichtet werden. Während meiner Chemotherapie musste ich mehrmals drei Tage stationär behandelt werden, weil ich ständig Medikamente bekam. In den drei Wochen, die zwischen den Behandlungen lagen, wurde ich einmal wöchentlich in der Ambulanz des Krebszentrums untersucht. Die Ambulanz ist ein großer Raum, der mit einer Menge leichter Stühle ausgestattet ist, auf denen die Patienten sitzen und ihre intravenösen Chemotherapien bekommen, die weniger lange dauern als meine. Es gibt dort auch Betten, die lediglich durch Vorhänge voneinander getrennt sind. Jeder kann jeden sehen und fast alles hören, was gesprochen wird. Krankenhäuser halten jedoch eisern am Mythos der Privatsphäre fest. Sobald ein Raum durch einen Vorhang abgeteilt ist, gilt er als privat, und es wird von dem Patienten erwartet, dass er alle Fragen beantwortet, egal wie intim sie sind. Als wir das erste Mal in diese Ambulanz gingen, wurden Cathie (meine Frau) und ich von einer jungen Pflegenden befragt, die unsere «psychosozialen» Bedürfnisse ermitteln sollte. Inmitten dieses medizinischen Busbahnhofs fing sie an, ihre durchaus vernünftigen Fragen zu stellen. Sie wollte wissen, ob wir wegen meiner Krankheit Schwierigkeiten am Arbeitsplatz haben. Ob wir Probleme mit unserer Familie haben. Ob wir Unterstützung von ihr bekommen. Dies sind genau die Fragen, die eine Pflegende stellen sollte. Das Problem war einzig und allein der *Ort*, an dem sie dies tat.
>
> Wir beantworteten die meisten dieser Fragen nicht wahrheitsgemäß. Ohne uns auch nur durch einen Blick zu verständigen, waren wir uns völlig einig, dass wir, ganz gleich welche Probleme wir hatten, ganz sicher nicht an diesem Ort darüber sprechen würden. Warum nicht? Um für uns das Beste herauszuholen, mussten wir einschätzen, welche Unterstützung wir in dieser Situation von dieser Pflegenden bekommen würden. Nichts von dem, was sie tat, konnte uns davon überzeugen, dass das, was sie anzubieten hatte, das aufwiegen konnte, was wir aufs Spiel setzen würden, wenn wir ihr die Wahrheit sagten.

Weiter hinten in diesem Kapitel finden Sie Hinweise, wie es unerfahrenen Gesprächsmoderatorinnen auch im Krankenhaus gelingt, die Privatsphäre zu wahren.

Die Durchführung von Familiengesprächen im Krankenhaus hat überdies den Nachteil, dass unbeabsichtigt die Überzeugung bestärkt wird, dass die einzelne Person eine Krankheit hat, z. B.: «Mama ist krank. Wir kommen nur, um Mama zu helfen, ihre Depression zu überwinden.» Dieser Einstellung begegnet man am häufigsten, wenn die Mutter in der Psychiatrie untergebracht ist. Dieser Nachteil lässt sich dadurch ausgleichen, dass die Bereitschaft der Familie, «Mama zu helfen», genutzt wird. Der Gesprächsmoderator kann die stationäre Behandlung der Mutter aus einer anderen Perspektive betrachten oder diskutieren, indem er sagt: «Vielleicht bekommt die Familie durch den Krankenhausaufenthalt eurer Mutter die Chance, dass alle auf eine völlig neue Art und Weise zusammenarbeiten.»

6.2.2.1 Optimale Nutzung der Umgebung am Arbeitsplatz

An einigen Arbeitsplätzen gibt es gut ausgestattete Besprechungszimmer, doch die meisten Pflegenden müssen sich mit der üblichen Krankenhaus- oder Klinikumgebung begnügen. Deshalb sollten sie sich mit ihren Kollegen abstimmen, wenn sie einen Raum brauchen, in dem sie ungestört sind. Suchen Sie sich einen abgelegenen Raum, wo Sie nicht gestört werden. Ein nicht belegtes Patientenzimmer oder ein Büro ist häufig ruhiger als ein Vierbettzimmer mit Vorhängen, der Besucherraum oder die Wartezone. Entfernen Sie alle einschüchternden Einrichtungsgegenstände (z. B. Apparate oder Monitore). Der Raum, in dem das Gespräch stattfindet, sollte idealerweise sparsam mit beweglichen Stühlen, aber nicht mit sperrigen Schreibtischen, Liegen oder Untersuchungstischen ausgestattet sein. So können die Familienmitglieder ihre unmittelbare Umgebung kontrollieren, sich näher zu einem anderen Familienmitglied setzen oder weiter von ihm abrücken, und sie müssen sich keine Sorgen machen, dass die Kinder die Krankenhauseinrichtung anfassen. Es wäre ratsam, ein paar ruhige Spielzeuge, wie z. B. Handpuppen aus Gummi oder Stoff oder Papier und Malstifte, im Raum bereitzuhalten. Bücher und Zeitschriften sollten während des Gesprächs nicht zur Verfügung stehen, weil sie der Familie, speziell Jugendlichen, eine falsche Botschaft übermitteln. Die Teilnehmer sollen Probleme diskutieren und nicht während des Gesprächs lesen.

Gehen Sie vor der Sitzung in den Raum und schauen Sie sich alles an. Dann werden Sie sich bei der ersten Begegnung mit der Familie sicherer fühlen. Wenn Kinder dabei sind, sagen Sie den Eltern zu Beginn des Gesprächs: «Bitte behandeln Sie Ihre Kinder genauso, wie Sie es gewohnt sind. Dann bekomme ich einen besseren Eindruck davon, wie Sie zu Hause miteinander umgehen.» Wenn das Baby anfängt zu weinen, achten Sie darauf, wer es beruhigt. Wenn Ihre Lärmgrenze erreicht ist, beobachten Sie, welche Lärmgrenze die Familie hat. Wenn es nicht unbedingt nötig ist, sollten Sie beim ersten Gespräch möglichst keine Verhaltensmaßregeln geben (wie z. B.: «Pass auf, die Pflanze!» oder «Berühre nicht die Thoraxdrainage deines Vaters!»), es sei denn, es ist aus Gründen der Sicherheit nötig. Wertvolle Informationen können verloren gehen, wenn Sie der Familie Ihre Verhaltensnormen aufzwingen. Gleichzeitig müssen Sie darauf achten, das Gespräch zu strukturieren, damit kein Chaos entsteht.

Am Ende der Sitzung sollten Sie den Einfluss der Arbeitsplatzumgebung überprüfen. Fragen Sie die Familienmitglieder, ob sie sich anders verhalten haben als sonst, z. B.: «Haben sich die Kinder heute besser oder schlechter benommen als sonst?» oder «Waren Sie heute alle gesprächiger oder weniger gesprächig als sonst?»

6.3 Teilnahme am Gespräch

Die Entscheidung, wer am ersten und an den nachfolgenden Gesprächen teilnimmt, ist sehr wichtig. Im Allgemeinen treffen die Familienmitglieder und die Pflegende diese Entscheidung gemeinsam. Am Anfang unserer Arbeit mit Familien hielten wir es für absolut notwendig, dass *alle* Familienmitglieder am Familiengespräch teilnehmen. Doch wir haben unsere Meinung geändert. Heute glauben wir, dass eine Pflegende für die Familie Hypothesen entwickeln, ein Assessment durchführen und Interventionen auswählen kann unabhängig davon, wer beim Gespräch anwesend ist. Die Anzahl der Personen im Raum repräsentiert nicht die Behandlungseinheit. Viel wichtiger ist, wie die Schwierigkeiten, Probleme und Lösungen konzeptualisiert werden.

Wir finden die Bezeichnung «problemdeterminiertes System» für unsere klinische Praxis sehr nützlich, denn sie beschreibt das Behandlungssystem treffender als die Begriffe Individuum, Paar, Familie oder größeres System. Menschen werden von Problemen beeinflusst, aber *sie* sind nicht das Problem. Diese Bezeichnung verhindert außerdem, dass wir Konzepte wie «dysfunktionale» Familie, Arbeitsgruppe usw. verwenden. Wir halten es nicht für sinnvoll, mit dem Begriff «dysfunktionale Familie» zu arbeiten. Menschen, die sich über ein Problem austauschen, sind ein problemdeterminiertes System. Nach unserem Verständnis sind problemdeterminierte Systeme nicht dauerhaft, sondern wandelbar, immer in Bewegung und nie stabil. Wenn die Problemdefinition sich ändert, ändert sich auch die Zahl der Menschen, die das Problem definieren. Ziel des Gesprächsprozesses ist die Lösung des Problems oder die Linderung des Leidens.

Die Rolle der Pflegenden besteht darin, die für die Problemlösung relevanten Personen so in ein Gespräch zu verwickeln, dass eine gemeinsam entwickelte, neue Realität, ein neues Sprachsystem geschaffen wird und damit das Problem gelöst bzw. die gemeinsame Ansicht, dass es ein Problem gibt, überwunden ist. Durch das therapeutische Gespräch schafft die Pflegende einen Kontext, in dem die Mitglieder eines problemdeterminierten Systems nicht mehr unterscheiden zwischen dem, was sie über das «Problem» denken und reden. Dass eine Veränderung stattgefunden hat, erkennt die Pflegende daran, dass die Mitglieder eines problemdeterminierten Systems in der Lage sind, anders über ihre gemeinsamen Probleme zu denken und zu reden.

Wir sind von dem Konzept der problemdeterminierten Systeme überzeugt, aber wir wissen sehr wohl, dass unerfahrene Pflegende es im Allgemeinen einfacher finden, alle im Haushalt lebenden Personen zum ersten Gespräch einzuladen. So kann sich die Pflegende leichter Informationen von Familienmitgliedern beschaffen, die das Problem vermutlich gut beschreiben können. Wer die Arbeit mit der Familie damit beginnt, ein Familienmitglied zu befragen, beginnt mit einem Handikap, aber auch wenn nur ein Familienmitglied anwesend ist, können Fragen über die Familienfunktion gestellt werden. Wenn das Problem ein Paar betrifft, laden wir in der Regel beide Ehepartner zum ersten Gespräch ein. Hat das Problem mit der Erziehung zu tun und ist das Paar heterosexuell sollten Vater, Mutter und das Kind zur Sitzung erscheinen.

Je mehr Menschen anwesend sind, desto mehr Information kann gesammelt werden und desto mehr Ansichten und Beschreibungen über die Auswirkungen des Problems können berücksichtigt werden. Familienmitglieder bringen zum ersten Gespräch manchmal kleine Kinder mit, den Großelternteil, «der nie viel zu sagen hat» und den Neffen, «der am Wochenende gerade zu Besuch ist». Manchmal besteht das Wichtigste, das die Pflegende bei einem Familiengespräch erreichen kann, lediglich darin, die ganze Familie zu einem bestimmten Zeitpunkt an einem bestimmten Ort zu versammeln, um über ein wichtiges Problem zu sprechen. Wir glauben, dass es sich lohnt, bei der Entscheidung über die Teilnahme an der ersten Begegnung sowohl das Netzwerk der professionellen Ressourcen, die mit der Familie zu tun haben, als auch die Familienmitglieder selbst zu betrachten. Wir sind der Auffassung, dass beziehungsorientierte Familienpflege am besten im Kontext praktiziert werden kann.

Wir werden von Pflegenden häufig gefragt, ob sie auch psychotische Familienmitglieder, solche, die geistig oder kognitiv beeinträchtigt sind, oder ältere Familienmitglieder, die an Demenz oder Alzheimer-Krankheit leiden, zum ersten Gespräch einladen sollen. Im Allgemeinen befürworten wir dies. Die Teilnahme dieser Familienmitglieder gibt der Pflegenden die Gelegenheit, mit der Familie darüber zu sprechen, wie sich die Psychose, die geistige Beeinträchtigung oder Demenz auf die Familie auswirkt. Ferner gibt die Beobachtung der Interaktion zwischen der Familie und dem kranken Familienmitglied der Pflegenden Aufschluss darüber, wie die Familienmitglieder mit dem Problem umgehen. Ein Beispiel aus der klinischen Praxis soll diesen Aspekt deutlich machen. Eine Familie bat wegen ihrer sechsjährigen Tochter um Hilfe, die «regredierte, imaginäre Freunde hatte und sich weigerte, mit gleichaltrigen Kindern zu spielen oder in die Schule zu gehen». Während des ersten Gesprächs ging das kleine Mädchen zur Tür und drehte den Türknopf. Die Pflegende bat sie, den Raum nicht zu verlassen. Darauf sagten die Familienmitglieder, sie wolle den Raum nicht verlassen, sondern nur «die Katze vor die Tür lassen». Die Pflegende erschrak ein bisschen, weil sich keine Katze im Raum befand. Sie fragte dann die anderen Kinder, woher sie von der Absicht des kleinen Mädchens wussten und ob sie immer so auf das Verhalten des Mädchens reagierten. Ohne die Anwesenheit des «psychotischen Kindes» hätte die Pflegende nicht erfahren, welchen Beitrag die Geschwister zur Aufrechterhaltung des aktuellen Problems leisteten.

Wir teilen die Auffassung von Anderson (1997), dass die Entscheidung über die Teilnahme am ersten Gespräch ein wichtiger Indikator für die partnerschaftliche Beziehung zwischen der Pflegenden und der Familie ist. Sie plädieren für eine partnerschaftliche Diskussion. Für die Pflegende ist es wichtig zu wissen, wer mit wem außerhalb des Besprechungszimmers relevante Gespräche über das Problem führt. Angesichts der rasanten Verbreitung von Telekommunikationsmöglichkeiten wie E-Mails, Chatrooms, Skype, Facebook und SMS, sollten Pflegende sich nicht nur nach den Familienkontakten in der unmittelbaren Umgebung erkundigen, sondern auch nach den «Onlinekontakten» fragen. Wir müssen die Auffassung der Familienmitglieder respektieren, *was* Gegenstand des Gesprächs sein soll und *wer* an dem Gespräch teilnimmt. Wir schlagen vor, für jedes Gespräch gemeinsam zu entscheiden, wer teilnimmt und wann worüber gesprochen wird.

6.4 Der erste Kontakt mit der Familie

Die Art und Weise, wie die Pflegende die Beziehung zur Familie aufbaut, enthält eine wichtige Botschaft für die Eltern und die Kinder. Nach unserer Auffassung ist die Qualität der Beziehung der Pflegenden zur Familie neben ihrem Verhalten und ihren Umgangsformen eine wichtige Voraussetzung für das Gelingen der therapeutischen Kontaktaufnahme. Verhalten und Umgangsformen, auch wenn sie als bloße Äußerlichkeiten erscheinen mögen, helfen, unterschwellige Spannungen und potenziell schwierige Situationen zu meistern. Respekt, Feingefühl und Bescheidenheit sind wichtig beim Aufbau der Beziehung zwischen der Pflegenden und der Familie. Nach Madsen (2007: 98) «herrscht zwischen Fachleuten sowie den in Armut lebenden Menschen, und Angehörigen der Arbeiterschicht seit jeher ein gewisses Spannungsverhältnis, das von den Fachleuten meistens nicht wahrgenommen wird, den Armen und Angehörigen der Arbeiterschicht aber durchaus bewusst ist.»

(Mehr zum Thema Umgangsformen in der beziehungsorientierten Praxis finden Sie in Kapitel 8.) Indem die Pflegende jede im Haushalt lebende Person zur Familiensitzung einlädt, gibt sie implizit zu verstehen, dass jedes einzelne Familienmitglied wichtig ist und seinen Beitrag dazu leisten kann, das Problem zu verstehen, zu beschreiben und damit umzugehen.

Die Pflegende hat verschiedene Möglichkeiten, die Einbeziehung möglichst vieler Familienmitglieder zu begründen. Ist ein Baby auf der Intensivstation, kann sie zur Begründung sagen: «Wir wissen aus Erfahrung, dass die Familienmitglieder sich oft große Sorgen machen und Angst haben, wenn ein Baby auf der Intensivstation ist. Wenn wir mit allen reden, sind alle besser informiert, wie sie dem Baby am besten helfen können.» In anderen Fällen kann die Pflegende sagen: «Früher war Vätern und anderen Familienmitgliedern der Zutritt zur Entbindungsstation nicht erlaubt, aber inzwischen haben wir erkannt, wie wichtig es ist, dass die Familienmitglieder so besondere Ereignisse wie die Geburt eines Babys miterleben. Wir wissen heute auch, dass bei bestimmten Krankheiten die Anwesenheit der Familienmitglieder und ihre Einbeziehung in die Versorgung noch viel wichtiger ist. Die Familienmitglieder kennen und unterstützen sich gegenseitig. In vielen Fällen sind sie eine große Hilfe.»

Wenn Familien in eine Krise geraten, z. B. durch die Diagnose Glioblastom im 4. Stadium bei einem bislang gesunden, 62-jährigen Vater, geht es für die Pflegende vielleicht erst einmal darum, die Familie sachlich über den Zustand des Patienten aufzuklären. Die Pflegende kann dann auch sehen, ob Interesse an Informationen über Hilfsangebote für Familien besteht, die plötzlich mit einer lebensbedrohenden Krankheit konfrontiert sind. Sie kann der Familie sagen, dass es Familien in Krisenzeiten häufig hilft, wenn sie von Fachpersonen korrekte und aktuelle Informationen über den Zustand des Patienten bekommen. Aufgrund ihrer Kenntnis der Krisentheorie weiß die Pflegende, dass der Zeitrahmen für die Intervention begrenzt ist, weil Krisen per se begrenzt sind. Generell ist ein selbstsicheres und ruhiges Auftreten wichtig für alle Pflegenden, die in Krisensituationen mit Familien arbeiten.

Manchmal erklären sich Ehepaare zu einem Gespräch bereit, wollen aber nicht, dass die Kinder teilnehmen, oder weigern sich, die Kinder aus der Schule zu nehmen. Letzteres Problem lässt sich umgehen, wenn die Gespräche vor der Schule, in der Mittagszeit, nach der Schule oder abends durchgeführt werden. Lässt die Arbeitseinteilung der Pflegenden dies nicht zu, kann sie der Familie sagen: «Ich verstehe Ihre Bedenken, die Kinder könnten den Unterrichtsstoff versäumen, aber ich weiß aus Erfahrung, dass Kinder eine ganze Menge zum Familiengespräch beitragen können und meistens sehr erleichtert sind, wenn sie sehen, dass die Familie sich mit einem Thema beschäftigt, das ihnen Sorgen bereitet hat. Normalerweise haben die Schulen auch nichts dagegen, dass die Kinder eine Unterrichtsstunde versäumen.»

6.4.1 Terminvereinbarung

Beim ersten Telefonkontakt mit der Familie vereinbart die Pflegende einen Gesprächstermin, nennt die Gründe für das Gespräch und entscheidet mit der Familie, wer am Gespräch teilnehmen soll. Natürlich bekommen dabei sowohl die Pflegende als auch die Familie aufschlussreiche Informationen über die jeweils andere Seite. Der Telefonkontakt gehört somit zum Aufbau einer partnerschaftlichen Arbeitsbeziehung und sollte von der Pflegenden auch so verstanden werden.

In der Regel steckt der erste Telefonkontakt den Rahmen für die folgenden Gespräche ab. Deshalb raten wir, diesen Telefonkontakt sorgfältig zu planen, ganz gleich, ob Sie die Familie wegen einer Terminvereinbarung anrufen oder von einem Familienmitglied angerufen werden. Hier ein Musterbeispiel für den ersten Beziehungsaufbau per Telefon:

Mutter:
Hallo.

Pflegende:
Frau Rodriguez, hier spricht Amrita Virk. Ich arbeite als Pflegende in der Gemeindekrankenpflege in Ihrer Nachbarschaft.

Mutter:
Ja.

Pflegende:
Ich habe erfahren, dass Sie ein Baby bekommen haben. Es gehört zu unserer Aufgabe, allen Familien, die ein Baby bekommen haben, einen Besuch abzustatten.

Mutter:
Oh, das habe ich gar nicht gewusst.

Pflegende:
Ja, normalerweise untersuchen wir das Baby und sprechen über seine Ernährung oder andere Dinge.

Mutter:
Oh, das ist gut. Der Arzt hat mir nicht viel über die Ernährung gesagt.

Pflegende:
Darüber sprechen wir bestimmt bei unserem Besuch. Ich rufe nur an, um einen Termin zu vereinbaren, der für Ihre Familie und für mich passend ist. Ich würde gern die ganze Familie kennenlernen, denn wenn ein Baby neu in die Familie kommt, verändert sich nicht nur viel für die Mutter, sondern auch für den Vater und die anderen Kinder.

Mutter:
Das kann man wohl sagen! Mein zweijähriger Sohn mag sein Schwesterchen eigentlich, aber gestern Abend habe ich gesehen, wie er sie gekniffen hat.

Pflegende:
Ja, das sind Dinge, über die wir sprechen können, wenn die ganze Familie und ich zusammen sind. Das Treffen wird wahrscheinlich etwa eine Stunde dauern. Ich hätte Dienstag um 10 Uhr oder Donnerstag um 15 Uhr Zeit. Was würde Ihnen, Ihrem Mann und den Kindern am besten passen?

Mutter:
Dienstag ist nicht so gut, weil mein Sohn an dem Tag zum Arzt muss. Donnerstag wäre besser, weil mein Mann Schicht arbeitet und um 14.30 Uhr Schluss hat. Aber ich sollte Ihnen vielleicht noch sagen, dass mein Mann die letzte Pflegefachperson nicht mochte, weil sie sich negativ über seine Tattoos und Piercings geäußert hat.

Pflegende:
Ich versichere Ihnen, ich habe nichts gegen Menschen, für die Körperkunst *(body-art)* eine Form des Selbstausdrucks ist. Hätte er bei einem Termin um 15 Uhr genug Zeit, nach Hause zu kommen, oder wäre Ihnen 15.15 Uhr lieber?

Mutter:
Ja, 15.15 Uhr wäre besser.

Pflegende:
Ich freue mich darauf, Sie und Ihre Familie dann zu sehen.

Mutter:
Ja, ich auch.

Pflegende:
Auf Wiederhören.

Mutter:
Wiederhören.

Die Pflegende in diesem Beispiel hat ihr Anliegen klar, selbstsicher und zielbewusst formuliert und war sehr entgegenkommend. Sie hat den Zweck des Gesprächs genannt und gesagt, wer warum daran teilnehmen sollte. Sie hat die Familie zu einem «Treffen» eingeladen und darauf hingewiesen, dass ihre Dienststelle dies routinemäßig tut. Sie ist direkt auf Mrs. Rodriguez' Beschwerde über Tattoos und Piersings eingegangen. Es bleibt der Pflegenden überlassen, ob sie ihre Begegnung mit der Familie als «Treffen» oder «Gespräch» bezeichnet; wichtig ist, dass sie sich in ihrer Ausdrucksweise dem Kontext anpasst, in dem sie die Familie trifft. Die Pflegende hat sich ohne Umschweife und Entschuldigungen vorgestellt und Terminvorschläge gemacht. Sie hat auch Informationen erhalten, die für das Treffen mit der Familie nützlich sein können:

«Der Arzt hat mir nicht viel über Ernährung gesagt.»
«Ich habe gesehen, wie [der zweijährige Sohn] sie gekniffen hat.»
«Mein Sohn muss zum Arzt ...»
«... mein Mann arbeitet Schicht ...»

Es ist nicht möglich, Leitlinien für alle Situationen zu entwickeln, denen Pflegende bei der Terminvereinbarung begegnen können. Davis Kirsch und Brandt (2002) machen auf der Basis ihrer telefonischen Untersuchungen Vorschläge, wie Vätern ihre Teilnahme plausibel gemacht werden kann:

- Betonen Sie, wie wertvoll und wichtig die Wahrnehmungen und Beobachtungen des Vaters sind;
- Erkennen Sie an, dass die Zeit des Vaters kostbar ist, indem Sie fragen, ob der Anruf nicht stört;
- Achten Sie auf bewährte, kontakterhaltende verbale Aufmerksamkeiten (Höflichkeitsflos-

keln und Titel; freundliche und interessierte Stimme; positive Äußerungen; geschicktes Timing von Pausen und Fragen; bestätigende Äußerungen).

Jede Familie ist eine neue Herausforderung für die Pflegende und umgekehrt. Aus diesem Grund ist Flexibilität beim Gespräch gefragt. In der klinischen Praxis ist eine individuelle Vorgehensweise die Regel. Bei jedem Telefonkontakt geht man etwas anders vor, um die Familie zum Gespräch einzuladen oder um von der Familie die Erlaubnis für einen Hausbesuch zu bekommen. Wir raten Pflegenden und besonders jenen, die in der Gemeindekrankenpflege arbeiten, dringend, Anrufe und Terminvereinbarungen sorgfältig zu planen, um erfolgreich zu arbeiten und den Aufbau einer partnerschaftlichen Beziehung zu der Familie zu fördern. Wir raten generell davon ab, Termine per E-Mail zu vereinbaren, weil es Probleme mit dem Datenschutz geben kann und man außerdem nicht weiß, wie schnell und von wem die E-Mail beantwortet wird. Wir sehen allerdings die Notwendigkeit ein, in ländlichen oder sehr abgelegenen Gegenden Begegnungen mit Familien online via Skype, E-Mail oder Chat zu etablieren oder sogar zu realisieren. Online-Begegnungen mit der Familie sind sicher eine gute Lösung, wenn eine persönliche Begegnung nicht möglich ist.

6.5 Widerstand und mangelnde Kooperationsbereitschaft (Noncompliance)

Bei der klinischen Supervision werden wir oft gefragt, wie man mit unwilligen oder unkooperativen Familien umgehen soll. Pflegende, die diese Frage stellen, meinen für gewöhnlich Familien, die «sich verweigern», widersetzen oder mit den Vorschlägen oder Empfehlungen zur Förderung, Aufrechterhaltung oder Wiederherstellung der Gesundheit nicht einverstanden sind. Diese Familien werden als «*noncompliant*» bezeichnet, wenn sie nicht auf die ausgewählten Pflegeinterventionen reagieren. Die Pflegenden interpretieren dieses Verhalten oft als Ablehnung oder mangelnde Veränderungsbereitschaft (Wright/ Levac, 1992).

Wir verwenden die Begriffe *Widerstand* und *Noncompliance* nicht mehr, weil sie in der beziehungsorientierten Familienpflegepraxis nach unserem Dafürhalten klinisch bedeutungslos sind. Der Begriff Widerstand wurde anfangs verwendet für die Ablehnung des Klienten, angstbesetzte Erfahrungen zu offenbaren oder zu überwinden. Es war oft die Arbeit der Pflegenden, diese Erfahrungen aufzudecken, aber wenn er an diese Bereiche aus dem Leben des Klienten rührte, blockte dieser die Bemühungen des Gesprächsmoderators ab. Widerstand wird generell immer noch als etwas angesehen, das im Klienten «lokalisiert» ist und das der Klient «tut». Diese lineare Sichtweise unterstellt, dass die Klienten und deren Familien für Probleme im Zusammenhang mit der Einhaltung des Therapieplans verantwortlich sind und nicht die Interaktionen oder Beziehungen zwischen Individuen. Wir teilen diese Auffassung nicht, denn für uns ist Widerstand das *Produkt* der Interaktion zwischen Klient und Gesprächsmoderator. Wir glauben, dass die Begriffe *Widerstand* und *Noncompliance* kein unilaterales, sondern ein interaktionales Phänomen beschreiben.

Wir haben *Widerstand* und *Noncompliance* durch die mehrdimensionalen Begriffe *Kooperation* und *partnerschaftliche Zusammenarbeit* ersetzt, die wir in der klinischen Praxis als sinnvoll erachten. Pflegende, die darüber nachdenken, wie sie partnerschaftlich mit Familien zusammenarbeiten können, werden weniger dazu neigen, den Familien ihren Willen aufzuzwingen, sondern sie werden ihnen Möglichkeiten eröffnen und ihren Ansichten mit mehr Offenheit und Toleranz begegnen.

Die Theorie zum «Tod des Widerstands» (de Shazer, 1984) wurde nach der ersten Auflage von *Nurses and Families* entwickelt. Dies hatte zur Folge, dass es immer mehr Familiengespräche gab, die lösungsorientiert waren und in denen die Stärken und Resilienzen der Familie im Mittelpunkt standen (de Shazer, 1991; Hougher Limacher/Wright, 2006; Lipchik/de Shazer, 1986; Madsen, 2007; Walsh, 2003). Eine Orientierung an Lösungen setzt Veränderung, Kooperation und partnerschaftliche Zusammenarbeit voraus. Wir begrüßen die Arbeit von Miller und Duncan (2000), die eine klientenzentrierte, ergebnisorientierte praktische Arbeit einem modellgesteuerten Ansatz vorziehen. Die «allgemeinen Faktoren» (Hubble et al., 1999), die mit positiven Ergebnissen assoziiert werden, sind:

- extratherapeutische Faktoren wie die Überzeugungen des Klienten im Zusammenhang mit Veränderungen, Stärken, Resilienzen und zufälligen positiven Ereignissen in seinem Leben (40 %)
- eine Beziehung zwischen Klient und Therapeut, die im Hinblick auf Ziele, Methode und Durchführung der Behandlung als empathisch, partnerschaftlich und positiv erlebt wird (30 %)
- Hoffnung und eine positive Erwartungshaltung, was die Möglichkeit der Veränderung betrifft (15 %)
- Struktur und Fokus des Modells oder Ansatzes, an dem sich die Behandlung orientiert (15 %).

Ein weiterer Ansatz, der unseren Beifall findet, ist der von White und Epston (1990) entwickelte narrative Ansatz. Dieser Ansatz beinhaltet für unsere Arbeit weitaus mehr positive Ideen als die negativen Bezeichnungen *Widerstand* und *Noncompliance*, die uns früher in unserer klinischen Praxis eher behindert haben. Solche Ansätze animieren uns, über Gespräche, Sprache und Entwicklungsmöglichkeiten nachzudenken, anstatt über pathologisierende Bezeichnungen. Wir sind mit Madsen (2007) einer Meinung, dass die beziehungsorientierte Arbeit als ein kulturübergreifender, wechselseitiger Austausch verstanden werden kann, in dessen Verlauf die beiden Parteien in einer sich gegenseitig beeinflussenden Beziehung interagieren.

6.5.1 Umgang mit einem zögernden Familienmitglied

Es gibt verschiedene Gründe, weshalb ein Ehepartner nicht am Familiengespräch teilnehmen will. Jeder dieser Gründe muss von der Pflegenden anders behandelt werden. Nachfolgend werden einige Situationen geschildert, denen Gesprächsmoderatoren häufig begegnen:

1. «Mein Mann würde nie an einem Familiengespräch teilnehmen. Er meint, der Schlaganfall meiner Mutter und der Umgang mit der Situation sei meine Sache.»
   Fragen Sie die Ehefrau, wie sie über die Teilnahme ihres Mannes am Gespräch denkt. Wenn sie der Meinung ist, die chronische Erkrankung ihrer Mutter sei *ihre* Sache und gehe ihren Mann nichts an, wird sie nicht daran interessiert sein, dass er am Gespräch teilnimmt. Sie werden sich mit der Frau unterhalten müssen, um herauszufinden, ob sie *ihre* Einstellung ändern will, *bevor* Sie mit ihr über ihren Mann sprechen.
2. «Mein Mann würde nicht an einem Familiengespräch teilnehmen wollen. Außerdem wüsste ich auch gar nicht, wie ich ihn dazu bringen sollte.»
   Wenn die Frau wünscht, dass ihr Mann am Gespräch teilnimmt, aber nicht weiß, wie sie es ihm sagen soll, können Sie versuchen, zusammen mit ihr herauszufinden, weshalb sie glaubt, ihr Mann wolle nicht teilnehmen. Dafür könnte es mehrere Gründe geben:
   - Er sieht das Problem als das seiner Frau an und nicht als seines.
   - Zeitpunkt und Dauer des Gesprächs sind unpassend.
   - Der Gedanke, in ein Krankenhaus zu gehen, ist ihm zuwider («da sieht man nur kranke Leute»).
   - Er fürchtet, getadelt zu werden, weil er sich nicht aktiv an der Pflege seiner Schwiegermutter beteiligen will.

   Fragen Sie die Frau, ob sie glaubt, dass einer dieser Gründe ihren Mann davon abhalten könnte, am Gespräch teilzunehmen. Nachdem sie sich zu den Gründen für die Ablehnung ihres Mannes und zu ihrem Wunsch, dass er am Gespräch teilnimmt, geäußert hat, können Sie mit ihr besprechen, wie sie ihn doch noch motivieren kann:

- Sie sagt ihrem Mann, dass *sie seine Hilfe braucht*, um mit der Krankheit ihrer Mutter fertig zu werden.
- Sie findet heraus, wann ihr Mann die Zeit für ein halbstündiges Gespräch aufbringen kann.
- Sie erklärt ihm, wo das Gespräch stattfinden wird, (z.B. nicht im Zimmer der Patientin, sondern in einem Büro).
- Sie sagt ihm, *die Pflegende hätte Bedenken*, das Gespräch nur mit einem Teil der Familie durchzuführen.

Das heißt, wenn Sie das Gespräch nur mit der Frau und ihrer Mutter führen, könnte der Mann sich ausgeschlossen und bestraft fühlen. Dies kann nicht passieren, wenn er anwesend ist. Er kann Ihnen helfen, die Beziehung zwischen seiner Frau und ihrer Mutter besser zu verstehen. Die Ehefrau kann ihn wissen lassen, dass seine Sichtweise der Familie einzigartig ist – eine Perspektive, die nur er beschreiben kann. Die meisten Männer werden nicht gerne von grundsätzlichen Planungen und Entscheidungen ausgeschlossen. Wenn sie erst einmal genau wissen, worum es bei dem Familiengespräch geht, nehmen sie meistens gerne daran teil.

Die Pflegende muss vielleicht ein wenig Überzeugungsarbeit leisten, wenn sie den Ehemann bittet, am Gespräch teilzunehmen, und ihm klarmacht, dass seine Anwesenheit erforderlich ist, hat dafür aber wahrscheinlich weniger Probleme mit abwesenden Ehemännern. Umgekehrt wird sie Schwierigkeiten haben, wenn sie zu zaghaft ist oder nicht nachdrücklich genug darauf besteht, dass der Ehemann am Gespräch teilnimmt.

Piercy (2003: 61f.) liefert eine interessante Beschreibung des Interaktionsmusters eines Paares, das vielen nicht ganz unbekannt sein dürfte. Dieses Interaktionsmuster ist häufig anzutreffen, wenn es darum geht, die Aufmerksamkeit des «weniger gesprächigen, emotional weniger ansprechbaren Partners zu erlangen, [bei dem es sich] in der Regel (aber nicht immer) um den Ehemann handelt»:

> Frauen wünschen sich oft mehr emotionale Nähe, aber der Mann ist unsicher, was er sagen oder tun soll. (Das brauchte man nicht beim Fußballspielen.) Je mehr Nähe die Frau fordert, desto mehr erstarrt der Mann. (Erstarren ist ein wunderbares Wort aus dem Buch *Watership Down*. In diesem Buch erstarren die Kaninchen. Das heißt, sie bleiben wie angewurzelt auf einer Stelle sitzen, wenn sie Angst haben.) Männer erstarren oft, wenn ihre Partnerinnen mehr Nähe wünschen. Und natürlich steigt die Frustration der Frau, je länger der Mann in seiner Erstarrung verharrt. In ihrer Frustration bedrängt sie ihn immer weiter. Dies verschreckt und lähmt den Mann noch mehr, er erstarrt erneut, und der quälende, sich immer weiter fortsetzende Kreislauf ist in vollem Gang.

Eine Möglichkeit, dieses negative zirkuläre Muster zu unterbrechen, wäre der Vorschlag an die Frau *aufzuhören*, den Mann zu *drängen*, am Familiengespräch teilzunehmen und stattdessen ein paar Fragen aufzuschreiben und ihn zu bitten, am nächsten Abend zehn Minuten mit ihr am Küchentisch darüber zu diskutieren. (Damit macht sie ihm Mut im Hinblick auf die Fragen und gibt einen genauen Zeitpunkt und Ort an. Diese Strategien wirken der Erstarrung entgegen.) Hier zwei Musterbeispiele:

- Lass uns über Zeiten in unserer Beziehungen sprechen, in denen wir als Team an einem Strick gezogen haben. Wie haben wir uns beide dabei gefühlt?
- Was können wir in dieser Situation tun, um uns gegenseitig zu zeigen, dass wir wieder ein Team sein können, um beispielsweise zu verhindern, dass Erica und unsere Familie unter den Auswirkungen ihrer Depression leiden?

Pflegende sollten wissen, dass der Wunsch der Ehepartner, Hilfe zu suchen, bei beiden unterschiedlich stark sein kann. Das kann zum Teil an geschlechtsspezifischen Unterschieden liegen, denn Frauen sind im Allgemeinen eher bereit als Männer, Unterstützung durch das soziale Netzwerk in Anspruch zu nehmen. Bei Frauen ist die Bereitschaft, mit jemand anderem über Probleme zu sprechen, mehr als doppelt so hoch wie bei Männern. Es ist also davon auszugehen, dass die Ehefrauen die Diskussion um Unterstützung anführen und ihren Männern dabei Hilfestellung geben.

Man kann ein zauderndes Familienmitglied auch zur Teilnahme am Gespräch bewegen, wenn man ihm eine Beobachterrolle anbietet. Die Person kann auch, ganz nach Belieben, als Historiker, Genauigkeitsprüfer oder Berater teilnehmen. Geht die Person darauf ein, muss der «Beobachter» oder «Historiker» am *Schluss* des Gesprächs natürlich auch gebeten werden, sich zu dem Inhalt des Gesprächs zu äußern. Wenn dieses Familienmitglied weiter als Beobachter an den Sitzungen teilnimmt, wird er/sie sich mit der Zeit wohler fühlen und mehr Bereitschaft zeigen, sich auch *während* des Gesprächs zu äußern. Diese Möglichkeit ist besonders für Jugendliche geeignet. Wenn man das Familienmitglied bittet, nichts zu sagen, entfällt der unmittelbare Druck, sich äußern zu müssen. Schweigende Familienmitglieder verfolgen den Prozess oft sehr aufmerksam, und sobald ein sensibler Bereich angesprochen wird, vergessen sie ihre defensive Haltung und beteiligen sich am Gespräch. Manche bleiben dennoch stumm, hören aber die Informationen.

6.5.2 Umgang mit einem nicht zustande kommenden Beziehungsaufbau und mit überweisenden Stellen

Wenn Sie Schwierigkeiten haben, telefonisch eine Beziehung zu einer Familie aufzubauen, sollten Sie die Stelle kontaktieren, die die Familie überwiesen hat. Ärzte sagen den Patienten bei der Entlassung oft: «Eine Pflegende wird zu Ihnen kommen, Sie untersuchen und nachschauen, wie es Ihnen geht.» Wenn Sie den Patienten dann kontaktieren, hat der vielleicht vergessen, was der Arzt gesagt hat, weiß möglicherweise nicht über den Zweck des Besuchs Bescheid oder hat vielleicht gar kein Interesse daran, «sich untersuchen zu lassen». Besteht der Verdacht auf Kindesmissbrauch, kontaktiert der Arzt manchmal eine Pflegende und bittet sie, «bei der Familie vorbeizuschauen und zu überprüfen, ob der Verdacht gerechtfertigt ist». In einem solchen Fall sind Sie in einer unangenehmen Situation, weil sie den Grund Ihres Besuches einer Familie erklären müssen, die auf Ihren Besuch gar keinen Wert legt. In einer solchen Situation können Sie so reagieren: «Doktor Fishkin hat mich gebeten, einen Besuch mit Ihnen zu vereinbaren, um mit Ihnen über das Thema Kindererziehung zu sprechen. Doktor Fishkin meint, dass viele Familien mit Kleinkindern und Kindern im Vorschulalter, die so schnell nacheinander geboren sind wie Ihre, manchmal ganz gern mit einer Pflegenden sprechen.» Wenn Sie so vorgehen, machen Sie deutlich, dass Sie auf Dr. Fishkins Bitte hin anrufen, und Sie normalisieren den Zweck des Gesprächs. Sollte die Familie Ihrem Besuch dann immer noch ablehnend gegenüberstehen, kontaktieren Sie den Arzt und überlassen Sie es ihm, die weitere Arbeit mit der Familie in die Wege zu leiten. Dass der Kontakt mit der Familie nicht zustande gekommen ist, sollten Sie nicht sich selbst oder der Ablehnung der Familie anlasten, sondern als Folge der unzureichenden Vorbereitung durch die überweisende Stelle ansehen.

Zum Thema Umgang mit überweisenden Stellen gibt es seit einigen Jahren Literatur. Wir raten Gesprächsmoderatoren, sich nicht vorschnell auf die Familiendynamik zu konzentrieren, wenn die Bitte um ein Gespräch von einer anderen Stelle kommt oder wenn das Gespräch zwingend vorgeschrieben ist. Die Behandlung scheitert oft, weil ein massiver Konflikt zwischen der Familie und der überweisenden Stelle besteht. In solchen Fällen raten wir Pflegenden, Kontakt mit der Familie aufzunehmen und ihre

Arbeit als gemeinschaftlichen Ansatz zu konzeptualisieren, der nicht die Probleme der Familie per se im Blickfeld hat, sondern die Dynamik zwischen der Familie und der überweisenden Stelle. So kann der Gesprächsmoderator ein Problem, wie z. B. «mit dieser Schule haben wir ständig Ärger», gemeinsam mit der Familie bearbeiten. In dem Fall steht nicht die Familiendynamik im Zentrum der Arbeit der Pflegenden, sondern die Arbeit mit der Familie daran, «das Problem Schule ad acta zu legen».

Selvini (1985) widmet sich dem Problem der Überweisung durch den eigenen Bruder oder die eigene Schwester. Sie empfiehlt, dem Einfluss dieser Person (meistens ein «sehr kompetentes und angesehenes Familienmitglied») auf den Vertrag zwischen der Pflegenden und der Familie besondere Aufmerksamkeit zu schenken. Wir glauben, dass Gesprächsmoderatoren die Erwartungen der Person, die die «Problemfamilie» zum Assessment überweist, aufdecken und sich damit auseinandersetzen muss, und zwar mithilfe folgender Fragen:

- Warum erfolgt die Überweisung an mich zu diesem Zeitpunkt?
- Welche Beziehung besteht zwischen der überweisenden Person und meiner Institution?
- Wer bezahlt was für wen?
- Welche Erwartungen hat die Institution, in der ich arbeite?
- Wenn die überweisende Person mit dem Assessment nicht zufrieden ist, wer wird davon erfahren?
- Wenn ich nicht zufrieden mit dem Assessment-Prozess bin, wer wird davon erfahren?

Immer wenn ein Beziehungsaufbau nicht stattfindet, sollte die Pflegende bedenken, dass die Ablehnung Aufschluss über die Dynamik zwischen Gesprächsmoderator und Familie gibt. Daher sollte beim ersten Gespräch abgeklärt werden, ob die vermuteten Gründe für die Abwesenheit einer Person zutreffen. Ein Beispiel: Wir wurden um ein Treffen mit den Familienmitgliedern einer 59-jährigen Frau gebeten, die Krebs im Endstadium hatte. Die leitende Pflegende im Krankenhaus vereinbarte ein Gespräch zu einem Zeitpunkt, mit dem der Ehemann und die erwachsene Tochter einverstanden waren. Zum Gespräch erschienen dann aber nur die Tochter und die Mutter. Als wir fragten, weshalb der Ehemann nicht da sei, erfuhren wir, dass er 73 Jahre alt und in schlechtem Gesundheitszustand war, was das Krankenhauspersonal nicht gewusst hatte. Als wir uns bei der erwachsenen Tochter nach den Auswirkungen der Krankheit ihrer Mutter erkundigten, erhielten wir auch Informationen über die Abwesenheit des Vaters. Die Tochter weinte offen über den bevorstehenden Tod ihrer Mutter. Dann sagte sie: «Wenn Sie denken, ich sei ein Nervenbündel, dann sollten Sie meinen Vater mal sehen. Er ist in noch schlechterer Verfassung als ich.» In diesem Fall gab die Abwesenheit des Ehemannes Aufschluss über den emotionalen Zustand der Familie. Pflegende sollten wissen, dass ablehnendes Verhalten ein Phänomen des Systems und kein individuelles Problem ist. In diesem Fall stellten wir nicht nur die Hypothesen auf, dass der Vater die Teilnahme ablehnte, sondern auch die, dass die erwachsene Tochter versuchte, ihn zu schützen.

6.6 Gedanken über die Beziehung zwischen Pflegenden und Familien

Seit der ersten Auflage dieses Buches hat das «therapeutische Gespräch», in dessen Verlauf der Therapeut mit dem Patienten handelt und ihn nicht behandelt, immer mehr Beachtung gefunden. Madsen (2007) empfiehlt die Reflexion über vorherrschende gesellschaftliche Denkmuster und Praktiken, aktuelle und vergangene enge Beziehungen, die Beziehung zwischen Klient und Therapeut, Gender, sexuelle Vorstellungen und intensive Gefühle. Wir sind überzeugt, dass Pflegende ihren Einfluss auf Familien nicht verhindern können. Pflegende und Familien beeinflussen sich immer gegenseitig, allerdings lassen sich die Ergebnisse nicht immer vorhersagen. Wir haben Bedenken, nicht was Beeinflussung oder Nichtbeeinflussung angeht, sondern was die Einschätzung der Qualität und Art der Beziehung betrifft.

Wir sind überzeugt, dass Familien und Pflegende ihr eigenes Gesundheitssystem haben. Was Gesundheit und Krankheit betrifft, haben Familien für ihre Mitglieder stets Diagnosen, Ratschläge, Heilmittel und Unterstützung parat. Sie haben krankheitsbezogene Überzeugungen, die hinderlich und förderlich sind (Wright/Bell, 2009). Auch Pflegende haben für den Umgang mit Problemen oder Krankheiten hinderliche und förderliche Überzeugungen, Theorien, Auffassungen, Empfehlungen und Heilmittel, die sie an die Familien weitergeben. Leahey und Harper-Jaques (1996) haben zum Thema Beziehung zwischen Pflegenden und Familien fünf Thesen formuliert und deren klinische Implikationen beschrieben. Dabei wird auch der Beitrag der Pflegenden *und* der Familie zum Aufbau und Erhalt der Beziehung berücksichtigt. Unserer Ansicht nach sollten Pflegende sich *vor* der Begegnung mit der Familie Gedanken über ihren potenziellen Beitrag zu der Beziehung machen und bei Auslaufen des Vertrages gemeinsam mit der Familie über ihre Arbeitsbeziehung sprechen. Mehr zu diesem Thema erfahren Sie in Kapitel 12.

Die fünf Thesen über die Beziehung zwischen Pflegenden und Familien lauten wie folgt:

1. These: Die Beziehung zwischen Pflegenden und Familien zeichnet sich aus durch Wechselseitigkeit.

Die Familie und die Pflegende sind in einer Art und Weise verbunden, die sich grundlegend von der positivistischen Vorstellung unterscheidet, wonach zwei separate Komponenten existieren, die Familie einerseits und die Pflegende andererseits. Für die Entwicklung einer partnerschaftlichen Zusammenarbeit ist es unabdingbar, dass die Familie und die Pflegende zusammenpassen. Vertrauen ist etwas, was sich im Laufe der Zeit entwickelt. Pflegende, die eine wechselseitige Beziehung fördern wollen, sollten sich mit den Fragen in **Kasten 6-3** auseinandersetzen.

Kasten 6-3

Fragen zum Thema Wechselseitigkeit

Fragen, die die Selbstreflexion der Pflegenden anregen sollen:

Wie weit werde ich

- die Erwartungen, Hoffnungen, Fragen und Vorstellungen des Patienten und der Familienmitglieder aufdecken?
- die Erwartungen, das Wissen, die Erfahrungen und die Wünsche des Patienten und der Familienmitglieder bei der Planung der Behandlung berücksichtigen?
- den Patienten und die Familie regelmäßig mit Informationen, Ideen und Empfehlungen versorgen?
- den Patienten und die Familie in den Entscheidungsprozess über den gesamten Behandlungsplan einbeziehen, um ihre Zufriedenheit zu erreichen?

Fragen an die Familie zur Auswertung der Pflege:

Wie weit habe ich

- Ihre Ansichten und Ideen berücksichtigt?
- mich Ihren Fragen gestellt?
- Interesse an Ihren Ideen und Erfahrungen mit der Krankheit gezeigt?

Nach Leahey und Harper-Jaques, 1996.

2. These: Die Beziehung zwischen Pflegenden und Familien ist nicht hierarchisch.

Der Beitrag jedes Familienmitglieds ist gefragt, wird berücksichtigt und wertgeschätzt. Das Gespräch ist eine gemeinschaftliche Konstruktion aus Ideen und gemeinsamen Entdeckungen. Sowohl die Pflegende als auch die Familie sind sich jedoch stets bewusst, dass sie an moralische, rechtliche und ethische Normen gebunden sind. Die Untersuchung von Tapp (2000: 69) nennt Strategien, die verhindern, dass Hierarchie und Expertenmeinungen die Oberhand gewinnen: «Anerkennung äußern; mit den Worten der Familie gemeinsam eine Beschreibung entwickeln; die Krankheitsgeschichte und die medizinische Geschichte gegenüberstellen; Fragen stellen, die zum Nachdenken anregen; Gespräche über die Vorlieben der Familienmitglieder initiieren.» Madsen (2007) rät Pflegepraktikern herauszufinden, wie der Klient zu Problemen steht. Glaubt er, einen Einfluss auf sein Problem zu haben und will er etwas dagegen unternehmen? Oder meint er, überhaupt kein Problem zu haben? Glaubt er, dass er ein Problem hat, es aber nicht beeinflussen kann? Eine Pflegefachperson, die sich für die Pläne, Hoffnungen und für die bevorzugte Selbstwahrnehmung des Klienten interessiert, zeigt, dass sie ihn respektiert und partnerschaftlich mit ihm zusammenarbeiten möchte. (Mehr zu diesem Thema finden Sie in Kap. 7).

Kasten 6-4 enthält Musterbeispiele für Fragen zum Thema Hierarchie, die Pflegende sich und der Familie stellen können.

3. These: Pflegende und auch Familien besitzen spezielles Wissen über die Aufrechterhaltung der Gesundheit und den Umgang mit Gesundheitsproblemen.

Familien mit einem chronisch kranken Familienmitglied entwickeln in der Regel Wissen darüber, wie sie mit Symptomen umgehen und ihre Umgebung und ihren Lebensstil an die Krankheit anpassen müssen. Sie leben «nah an der Krankheit», «neben der Krankheit» und «mit der Krankheit» (Fergus, 2000). Wenn sie sich mit Pflegenden treffen, bringen sie eine Fülle von Erkenntnissen und persönlichen Erfahrungen in die Begegnung ein. Die Pflegenden bringen durch ihre Ausbildung und Erfah-

Kasten 6-4
Fragen zum Thema Hierarchie

Fragen, die die Selbstreflexion der Pflegenden anregen sollen:

- Wie weit zwinge ich der Familie meine Überzeugungen auf? Wie weit lasse ich zu, dass die Familie mir ihre Überzeugungen aufzwingt?
- Wie gut passen die Erwartungen der Familie mit meinen zusammen?
- Welche Meinung setzt sich gewöhnlich durch, wenn es keine Übereinstimmung gibt?
- Wie oft werden Entscheidungen über die Gesundheitsversorgung des Patienten von dem Patienten, der Familie und mir gemeinsam getroffen?

Fragen an die Familie zur Auswertung der Pflege:

- Über welchen Zeitraum wurden Entscheidungen über Ihre Gesundheitsversorgung, prozentual ausgedrückt, gemeinsam von Ihnen und mir getroffen?
- Wie weit habe ich dazu beigetragen, dass Sie Ihre Gesundheit besser kontrollieren können?

Nach Leahey und Harper-Jaques, 1996.

rung erworbenes fachliches Wissen in die Beziehung mit der Familie. Aus einer solchen, von gegenseitiger Achtung geprägten Begegnung heraus kann das Vertrauen der Familienmitglieder in den verantwortlichen Umgang mit einer Krankheit gestärkt werden. Der Umgang mit Diabetes beispielsweise unterliegt weitgehend der Kontrolle des Patienten. Wir sind der Auffassung, dass herkömmliche Compliance-Modelle, die eine Kooperation erzwingen wollen, durch Modelle ersetzt werden müssen, die zur Verbesserung der Situation die Kräfte der Patienten mobilisieren (engl.: *empowerment*). Andernfalls besteht die Gefahr, dass Pflegende wirklich zu wissen glauben, welches die besten Lösungen für eine Familie oder ein bestimmtes Problem sind. Wir teilen die Auffassung von Tapp (2000: 81), dass «solche Überzeugungen in Tyrannei ausarten können, wenn der Gesundheitsexperte erwartet, dass seine Anweisungen strikt zu befolgen sind». Pflegende sollten ihr Fachwissen und das Wissen der Familie in Betracht ziehen, wenn sie sich auf die Begegnung mit einer Familie vorbereiten, um mit ihr über den Umgang mit einem bestimmten Gesundheitsproblem zu sprechen. Eine wertschätzende und respektvolle Haltung gegenüber dem Klienten ist eine solide Grundlage für eine pflegetherapeutische Beziehung. **Kasten 6-5** enthält Musterbeispiele für Fragen, mit denen Pflegende sich auseinandersetzen können.

4. These: Pflegende und Familien bringen Stärken und Ressourcen in ihre Beziehung ein.

Pflegende, die auf Ressourcen setzen, versuchen, die kulturellen, ethnischen, spirituellen und sonstigen Überzeugungen zu mobilisieren, die sich im Umgang mit dem Gesundheitsproblem als hilfreich erwiesen haben. Die Pflegenden bringen außerdem ihre Lebenserfahrung, ihre klinische Intuition, ihr kulturelles, ethnisches, spirituelles/religiöses und erworbenes Wissen in die Beziehung ein. **Kasten 6-6** enthält Musterbeispiele für Fragen, mit denen Pflegende herausfinden können, welche Rolle Stärken in der Beziehung mit der Familie spielen.

Kasten 6-5
Fragen zum Thema Wissen

Fragen, die die Selbstreflexion der Pflegenden anregen sollen:

- Was weiß ich über die Vorstellungen und Pläne der Familie, was die Versorgung im Rahmen dieser Behandlung betrifft?
- Was kann ich aus den Erfahrungen dieser Familie über das Leben mit diesem Gesundheitsproblem lernen?
- Welches Wissen und welche Erfahrungen habe ich dieser Familie anzubieten?
- Wie zeigt die Familie, dass sie meinem Fachwissen vertraut?
- Wem gelingt es in dieser Familie am besten, den Großvater zur Einnahme seiner Medikamente zu bewegen?

Fragen an die Familie:

- Was tun Sie oder die anderen Familienmitglieder, um Ihre Schmerzen zu lindern?
- Welche Methode ist die beste, um Ihren Vater dazu zu bringen, seine persönlichen Bedürfnisse selbst zu regeln?

Nach Leahey und Harper-Jaques, 1996.

5. These: Feedbackprozesse können auf verschiedenen Ebenen der Beziehung gleichzeitig ablaufen.

Bislang haben die Pflegenden sich auf die Familiendynamik und die Interaktionsmuster in Familiensystemen konzentriert. Seit einiger Zeit setzen sie sich jedoch mit der Beziehung zwischen der Familie und der Pflegenden auseinander und denken über ihr Verhalten gegenüber Familien nach. Sie kümmern sich wenig um die Interaktionsmuster, die auf verschiedenen Ebenen der Beziehung gleichzeitig ablaufen. In **Kasten 6-7** sind Musterbeispiele für Fragen zur Beziehung zwischen Pflegenden und Familien aufgelistet, mit denen sich die Pflegende auseinandersetzen kann.

Kasten 6-6
Fragen zum Thema Stärken

Fragen, die die Selbstreflexion der Pflegenden anregen sollen:

- Tragen mein Handeln und meine Äußerungen dazu bei, die Stärken und Fähigkeiten dieser Familie anzuerkennen?
- Welche Interventionen können die Stärken dieser Familie fördern?
- Wie bringe ich diese Familie dazu, dass sie bei der Lösung dieses Gesundheitsproblems meinem Wissen und meinen Fähigkeiten vertraut?
- Welche Stärken bringe ich in diese Beziehung ein?

Nach Leahey und Harper-Jaques, 1996. Copyright 1996 by M. Leahey und S. Harper-Jaques. Abdruck mit freundlicher Genehmigung durch Sage Publications, Inc.

6.7 Schlussfolgerungen

Bei der Vorbereitung auf Familiengespräche sollten Pflegende sich zunächst Rechenschaft über den Zweck der Sitzung ablegen und dann auf diesen Zweck abgestimmte Hypothesen entwickeln. **Kasten 6-8** enthält Hinweise, die in diesem Zusammenhang wichtig sind. Die Entscheidungen über das Gesprächsumfeld und die Teilnehmer am Gespräch orientieren sich an Überlegungen, wer das Problem am besten beschreiben kann und wer offen für Veränderungen ist. All diese Überlegungen sind das Resultat einer partnerschaftlichen Zusammenarbeit zwischen der Pflegenden und der Familie.

Kasten 6-7
Fragen zur Beziehung zwischen Pflegenden und Familien

Fragen, die die Selbstreflexion der Pflegenden anregen sollen:

Inwieweit trägt meine Beziehung zum Patienten und zur Familie dazu bei,

- das Wissen, die Erkenntnisse und das Bewältigungsverhalten der Familie zu verbessern?
- den emotionalen Zustand der Familie zu verbessern?
- den körperlichen Gesundheitszustand des Patienten zu verbessern?
- die Beziehung zwischen dem Patienten und den Familienmitgliedern zu stärken?

Fragen an die Familie zur Auswertung der Pflege:

Inwieweit haben unsere Sitzungen

- Ihre Bedürfnisse berücksichtigt?
- Ihr Selbstvertrauen gestärkt, was das Leben mit Ihrer Krankheit angeht?

Nach Leahey und Harper-Jaques, 1996. Copyright 1996 by M. Leahey und S. Harper-Jaques. Abdruck mit freundlicher Genehmigung durch Sage Publications, Inc.

Kasten 6-8
Wichtige Hinweise zur Vorbereitung eines Familiengesprächs

Vor dem Familiengespräch muss die Pflegende:

- klären, welchen Zweck und welchen Nutzen das Familiengespräch aus der Sicht der Familie hat
- darlegen, welchen Nutzen die Familie von diesem Gespräch hat
- feststellen, welches Familienmitglied der Meinung ist, dass es ein Problem gibt, und wer bereit ist, an einem Familiengespräch teilzunehmen
- gemeinsam mit der Familie vereinbaren, wann und wo die Sitzung stattfinden soll (zu Hause, im Büro, in der Schule)
- sich in der Literatur Informationen über die Arbeit mit Familien beschaffen, die ähnliche Gesundheitsprobleme haben, um die Probleme, Sorgen und gelebten Erfahrungen dieser Patientenpopulation besser verstehen zu können
- mit der Entwicklung von Hypothesen beginnen (Erklärungen über das Verhalten der Familie, die einen Zusammenhang zwischen dem Familiensystem und dem aktuellen Problem herstellen)
- lineare und zirkuläre Fragen formulieren, die relevante Daten über die Struktur, Entwicklung und Funktion der Familie ergeben (entsprechende Beispiele finden Sie in der Diskussion des CFAM in Kapitel 3 und des CFIM in Kapitel 4).

Nach Levac et al., 2002.
Bearbeitet mit freundlicher Genehmigung durch A. M. C. Levac, L. M. Wright, und M. Leahey.

Literatur

Anderson, H. (1997). Conversation, Language, and Possibilities: A Postmodern Approach to Therapy. New York: Basic Books.

Anderson, H. & Goolishian, H. A. (1988). Human systems as a linguistic systems: Preliminary and evolving ideas about the implications for clinical theory. *Family Process, 27*(4), 371–393.

Anderson, H. & Goolishian, H. & Winderman, L. (1986). Beyond family therapy. *Journal of Strategic and Systemic Therapies, 5*(4), 1–13.

Bird, J. (1993). Coming out of the closet: Illuminating the therapeutic relationship. *Journal of Feminist Family Therapy, 5*(2), 47–64.

Breunlin, D., Schwartz, R. & Kareer, B. (1990). The «metaframeworks» perspective in action. *Family Therapy Case Studies, 5*(2), 9–30.

Buccino, D. L. (2000). Manners matter: Accountable psychotherapy as well-mannered behaviour. *Journal of Systemic Therapies, 19*(1), 50–58.

Burke, S. O., Harrison, M. B., Kauffman, E. & Wong, C. (2001). Effects of stresspoint intervention with families of repeatedly hospitalized children. *Journal of Family Nursing, 7*(2), 128–158.

Carr, A. (1997). Positive practice in family therapy. *Journal of Marital and Family Therapy, 23*(3), 271–293.

Cecchin, G., Lane, G. & Ray, W. (1994). Influence, effect, and emerging systems. *Journal of Systemic Therapies, 13*(4), 13–21.

Colapinto, J. (1988). Avoiding a common pitfall in compulsory school referrals. *Journal of Marital and Family Therapy, 14*(1), 89–96.

Cousins, N. (1979). Anatomy of an illness as perceived by the patient: Reflections on healing and regeneration. New York: Bantam Books.

de Shazer, S. (1984). The death of resistance. *Family Process, 23*(1), 11–21. de Shazer, S. (1991). Putting Difference to Work. New York: Norton.

Davis Kirsch, S. E. & Brandt, P. A. (2002). Telephone interviewing: A method to reach fathers in family research. *Journal of Family Nursing, 8*(1), 73–84.

Doss, B. D., Atkins, D. C. & Christensen, A. (2003). Who's dragging their feet? Husbands and wives seeking marital therapy. *Journal of Marital and Family Therapy, 29*(2), 165–177.

Dyche, L. & Zayas, L. H. (1995). The value of curiosity and naivete for the cross-cultural psychotherapist. *Family Process, 34*(4), 389–399.

Fergus, K. D. (2000). When illness intrudes. *Journal of Couples Therapy, 9*(3/4), 113–124.

Fleuridas, C., Nelson, T. & Rosenthal, D. (1986). The evolution of circular questions: Training family in therapists. *Journal of Marital and Family Therapy, 12*(2), 113–127.

Frank, A. W. (1991). At the Will of the Body: Reflections on Illness. Boston: Houghton Mifflin.

Freedman, J. & Combs, G. (1996). Narrative Therapy: The Social Construction of Preferred Realities. New York: Norton.

Gesuelle-Hart, S., Kaplan, L. & Kikoski, C. (1990). Assessing the family in context. *Journal of Strategic and Systemic Therapies, 9*(3), 1–13.

Gonder-Redenick, L. A., Cox, D. J. & Ritterband, L. M. (2002). Diabetes and behavioral medicine: The second decade. *Journal of Consulting and Clinical Psychology, 70*(3), 611–625.

Griffith, M. E. (1995a). Opening therapy to conversations with a personal God. *Journal of Feminist Family Therapy, 7*(1/2), 123–139.

Griffith, M. E. (1995b). Stories of the South, stories of suffering, stories of God. *Family Systems Medicine, 13*(1), 3–9. Haley, J. (1987). Problem-Solving Therapy (2nd ed.). San Francisco: Jossey-Bass.

Hepworth, G. (2002). The power of time. *Families, Systems & Health, 20*(2), 131–133.

Leahey, M. & Harper-Jaques, S. (1996). Family-nurse relationships: Core assumptions and clinical implications. *Journal of Family Nursing, 2*(2), 133–151.

Hubble, M. A., Duncan, B. L. & Miller, S. D. (1999). Introduction. In M. A. Hubble, B. L. Duncan & S. D. Miller (Eds.), The Heart and Soul of Change: What Works in Therapy (pp. 1–19). Washington, DC: American Psychological Association.

Leahey, M. & Wright, L. M. (1987). Families and chronic illness: Assumptions, assessment, and intervention. In L. M. Wright & M. Leahey (Eds.), Families and Chronic Illness (pp. 55–76). Springhouse, P. A.: Springhouse.

Levac, A. M. C., Wright, L. M. & Leahey, M. (2002). Children and families: Models for assessment and intervention. In J. A. Fox (Ed.), Primary Health Care of Infants, Children, and Adolescents (2nd ed.) (pp. 10 –19). St. Louis: Mosby.

Lipchik, E. & de Shazer, S. (1986). The purposeful interview. *Journal of Strategic and Systemic Therapies, 5*(1), 88–99. Lynn-McHale, D. J. & Deatrick, J. A. (2000). Trust between family and health care provider. *Journal of Family Nursing, 6*(3), 210–230.

McCubbin, H. I. & Figley, C. (Eds.). (1983). Stress and the Family: Vol. 2. Coping with Catastrophic Stress. New York: Brunner/Mazel.

Miller, S. D. & Duncan, B. L. (2000). Paradigm lost: From model-driven to client-directed, outcome-informed clinical work. *Journal of Systemic Therapies, 19*(1), 20–33.

Napier, A. (1976). Beginning struggles with families. *Journal of Marriage and Family Counseling, 2*, 3–12.

Patterson, J. M. (1997). Meeting the needs of Native American families and their children with chronic health conditions. *Families, Systems, and Health, 15*(3), 237–241.

Piercy, F. P. (2003). Communication questions for couples: A structure to engage the less articulate, less emotionally available partner. *Journal of Couple and Relationship Therapy, 2*(1), 61–65.

Sadler, J. Z. & Hulgus, Y. (1989). Hypothesizing and evidence-gathering: The nexus of understanding. *Family Process, 28*(3), 255–267.

Selvini, M. (1985). The problem of the sibling as the referring person. *Journal of Marital and Family Therapy, 11*(1), 21–34.

Selvini-Palazzoli, M., Boscolo, L., Cecchin, G. & Prata, G. (1980). Hypothesizing circularity-neutrality: Three guidelines for the conductor of the session. *Family Process, 19*(3), 3–12.
dt.: (1981). Hypothetisieren – Zirkularität – Neutralität. Drei Richtlinien für den Leiter der Sitzung. *Familiendynamik, 6*, 123–139.

Snyder, W. & McCollum, E. E. (1999). Their home is their castle: Learning to do in-home family therapy. *Family Process, 38*(2), 228–42.

Tapp, D. M. (2000). The ethics of relational stance in family nursing: Resisting the view of «nurse as expert». *Journal of Family Nursing, 6*(1), 69 –91.

Thomas, V., McCollum, E. E. & Snyder, W. (1999). Beyond the clinic: In-home therapy with Head Start families. *Journal of Marital and Family Therapy, 25*(2), 177–189.

Tomm, K. (1987). Interventive interviewing: Part I. Strategizing as a fourth guideline for the therapist. *Family Process, 26*(1), 3–13.
dt. in: Tomm, K. (2004). Die Fragen des Beobachters: Schritte zu einer Kybernetik zweiter Ordnung in der systemischen Therapie. Heidelberg: Carl-Auer-Verlag.

Walsh, F. (Ed.) (2003). Normal Family Process: Growing Diversity and Complexity (3rd ed.). New York: Guilford Press.

Watson, W. L. (1992). Family therapy. In G. M. Bulechek & J. C. McCloskey (Eds.), Nursing Interventions: Essential Nursing Treatments (2nd ed., pp. 379–391). Philadelphia: W. B. Saunders.

Weingarten, K. (1998). The small and the ordinary: The daily practice of a postmodern narrative therapy. *Family Process, 37*(1), 3–16.

White, M. & Epston, D. (1990). Narrative Means to Therapeutic End. New York: Norton.

Wrigth, L. M. & Bell, J. M. (2009). Belief and illness: A model for healing. Calgary, AB: 4th Floor Press.

Wright, L. M. & Levac, A. M. (1992). The non-existence of non-compliant families: The influence of Humberto Maturana. *Journal of Advanced Nursing, 17*, 913–917.

Wright, L. M., Watson, W. L. & Bell, J. M. (1996). Beliefs: The Heart of Healing in Families and Illness. New York: Basic Books.

7 Familiengespräche führen

Die Planung des Familiengesprächs kann beginnen, sobald die Pflegende und die Familie sich für eine Familiensitzung entschieden haben. Das Erstgespräch gliedert sich, wie der ganze Verlauf eines Familienkontaktes, in verschiedene Phasen. Die Orientierung an diesen Phasen hilft der Pflegenden, das Gespräch zu strukturieren und ihr Gefühl der Unsicherheit zu beschwichtigen.

In diesem Kapitel werden zuerst die Leitlinien für die einzelnen Phasen des Erstgesprächs präsentiert und anschließend die Phasen des ganzen Verlaufs eines Familienkontaktes.

7.1 Leitlinien für Familiengespräche

Das Erstgespräch umfasst in der Regel folgende Phasen:

1. *Phase des Beziehungsaufbaus:* Die Pflegende begrüßt die Familie und sorgt für eine angenehme Atmosphäre.
2. *Phase des Assessments:*
   a. «**Problemidentifizierung**»: Die Pflegende ermittelt die aktuellen Anliegen und/oder Probleme der Familie.
   b. «**Zusammenhang zwischen Familieninteraktionen und Gesundheitsproblem**»: Die Pflegende erkundet die typischen Reaktionen der Familie auf das Gesundheitsproblem und in welcher Art das Gesundheitsproblem das Familienleben und die Beziehungen der Familienmitglieder beeinflusst.
   c. «**Lösungsversuche**»: Die Familie und die Pflegende sprechen über bereits versuchte Lösungswege und deren Auswirkungen auf die aktuelle Thematik.
   d. «**Diskussion über die Ziele**»: Die Pflegende bündelt die Informationen, und die Familie benennt die von ihr gewünschten Ziele, Veränderungen oder Ergebnisse. (Anmerkung: Wenn die Familienmitglieder unter den Auswirkungen einer Krankheit leiden, ist zu klären, ob sie eine Verbesserung im emotionalen, körperlichen und/oder spirituellen Bereich wünschen.)
3. *Phase der Interventionen:* Die Pflegende und die Familie versuchen gemeinsam, Veränderungen in bestimmten Bereichen herbeizuführen.
4. *Phase des Abschlusses:* Die Pflegende und die Familie schließen das Gespräch ab.

7.1.1 Beziehungsaufbau

In der Phase des Beziehungsaufbaus oder der ersten Phase des Gesprächs beginnen die Pflegende und die Familie mit dem Aufbau einer therapeutischen Beziehung. Der Beziehungsaufbau dient mehreren Zwecken (s. **Kasten 7-1**). In dieser Phase geht es für die Familienmitglieder und die Pflegende darum, ein gegenseitiges Bündnis aufzubauen. Anfangs wird die Pflegende oft als fremde Person wahrgenommen, über die niemand etwas weiß, die möglicherweise helfen kann – oder auch nicht. Da die Familienmitglieder nicht wissen, was sie von der Pflegenden erwarten sollen, muss die Pflegende versuchen, eine Beziehung zu den Familienmitgliedern aufzubauen, indem sie Verständnis, Kompetenz und eine fürsorgliche Haltung zeigt. Familienzentrierte Pflege ist gleichbedeutend mit einer beziehungsorientierten Pflegepraxis, welche die Erfahrung

Kasten 7-1
Ziele des Beziehungsaufbaus

- Förderung einer positiven Beziehung zwischen der Pflegenden und der Familie durch Schaffung einer Atmosphäre, in der beide Seiten sich wohl fühlen, Vertrauen aufbauen und zusammenarbeiten können
- Anerkennen, dass die Familienmitglieder Stärken und Ressourcen in diese Beziehung einbringen, die vorgängig von den Gesundheitsfachleuten möglicherweise nicht erkannt wurden
- Ein gelungener Beziehungsaufbau hilft, spätere potenzielle Missverständnisse oder Probleme zu vermeiden.

Nach Levac et al., 2002, S. 11.
Copyright 2002. Bearbeitet mit freundlicher Genehmigung.

und das Wissen der Familien nutzt (Tapp, 2000).

Wir raten Pflegenden, sich zu überlegen, welche Art von Beziehung sie im Verlauf der Behandlung zu der Familie aufbauen wollen. Thorne und Robinson (1989) haben verschiedene Stadien in der Entwicklung der Beziehung zwischen Gesundheitsexperten und Familien, die von chronischer Krankheit betroffen sind, beschrieben: naives Vertrauen, Ernüchterung und vorsichtiges Bündnis. Die Autoren verweisen darauf, dass naives Vertrauen zwischen chronisch kranken Patienten und ihren Familien einerseits und den Anbietern von Gesundheitsdienstleistungen andererseits angesichts unerfüllter Erwartungen und gegensätzlicher Ansichten unweigerlich zerstört wird. Angst, Frustration und Verwirrung führen häufig zu Ernüchterung. Danach wird erneut Vertrauen aufgebaut, aber mit Vorsicht, sodass der chronisch kranke Patient, die Familie und die Pflegende ihre Bemühungen um die Gesundheit fortsetzen können. Nach Thorne und Robinson (1989) ist dieses neu entwickelte Vertrauen sehr selektiv und basiert, was die Rolle von Patient und Gesundheitsexperte betrifft, auf korrigierten Erwartungen. Thorne und Robinson unterscheiden im Stadium des vorsichtigen Bündnisses vier Arten von Beziehungen: Heldenverehrung, Resignation, kritische Verbraucherhaltung oder Teamarbeit. Heldenverehrung und Teamarbeit sind verbunden mit großem Vertrauen, Resignation und kritische Verbraucherhaltung dagegen mit geringem Vertrauen. Teamarbeit und kritische Verbraucherhaltung legen großen Wert auf Kompetenz, Heldenverehrung und Resignation dagegen kaum. **Kasten 7-2** enthält wichtige Tipps für den Beziehungsaufbau zu Familien mit Kindern.

Gegenseitiges Vertrauen ist in der Phase des Beziehungsaufbaus von entscheidender Bedeutung. Die Pflegende hilft dem Patienten und der Familie, der eigenen Kompetenz im Umgang mit der Krankheit mehr zu vertrauen. Um der Pflegenden voll vertrauen zu können, werden der Patient und die Familie aufgefordert, ihre Erwartungen an die Behandlung explizit zu formulieren. Die Pflegende gibt den Familienmitgliedern Gelegenheit, ihre Wünsche zu äußern. Wenn der Patient und seine Familie ihrer eigenen Kompetenz vertrauen sollen, müssen die Familienmitglieder und die Gesundheitsfachleute die Ressourcen der Familie anerkennen. Wir teilen die Auffassung von Griffith (1995), dass es keine Gespräche gibt, in denen völlige Offenheit herrscht. Wir finden ihre Gedanken hilfreich, um von einer Haltung der Gewissheit zu einer Haltung des Fragens zu gelangen. Griffith umreißt vier «Überzeugungen», die unsere Möglichkeiten einschränken, die erzählten Geschichten der Familien so wahrzunehmen, wie sie sie erlebt haben. Griffith verwendet diese hinderlichen Überzeugungen zwar im Zusammenhang mit Religion, aber wir nutzen diese auch in unseren Lehrveranstaltungen und beachten sie, wenn wir mit Familien sprechen, die von einer chronischen oder lebensbedrohenden Krankheit betroffen sind.

Kasten 7-2

Tipps für den Beziehungsaufbau zu Familien

Entwickeln Sie eine aktive und vertrauensbildende Haltung.	Strukturieren Sie die Sitzung gleich zu Beginn (Zeitrahmen, kontextuelle Orientierung).	Schaffen Sie eine Atmosphäre gegenseitigen Vertrauens.
Stellen Sie zielgerichtete Fragen, die Daten für das Familien-Assessment ergeben.	Seien Sie wohlwollend neugierig und zeigen Sie Interesse an allen Familienmitgliedern, auch an nicht anwesenden.	Klären Sie die Erwartungen der Familie an Sie und Ihre Rolle.
Beziehen Sie alle anwesenden Personen mit ein, auch kleine Kinder.	Sprechen Sie Wertschätzung und Anerkennung aus. Damit stärken Sie die Familie.	Arbeiten Sie mit der Familie zusammen hinsichtlich Entscheidungsfindung, Gesundheitsförderung und Gesundheitsmanagement.
Passen Sie das Gespräch an das Entwicklungsstadium der Kinder an.	Bringen Sie relevante Informationen zur Sitzung mit (Liste mit Organisationen, Telefonnummern, Broschüren).	Bleiben Sie sensibel gegenüber kulturellen und ethnischen Belangen.
		Sprechen Sie den Familienmitgliedern Ihre Anerkennung aus.

1. Hinderliche Überzeugung: Ich weiß, was die Krankheit für Sie bedeutet, weil ich die gleiche oder eine ähnliche Krankheit habe.
2. Hinderliche Überzeugung: Ich weiß, was die Krankheit für Sie bedeutet, weil ich weiß, was Sie meinen, wenn Sie von Leiden sprechen.
3. Hinderliche Überzeugung: Ich weiß, warum Sie diese Krankheit bekommen haben – weil Sie nicht gesund gelebt haben.
4. Hinderliche Überzeugung: Ich weiß, wie Sie mit Ihrer Krankheit umgehen sollten, und Sie werden es auch wissen, wenn Sie sich an meine Empfehlungen halten!

Eine Möglichkeit, nicht in die Falle der scheinbaren Sicherheit und des Expertentums über die Familiensituation zu tappen, besteht darin, neugierig zu bleiben. Beim Beziehungsaufbau versuchen wir immer, neutral und neugierig zu sein. Cecchin (1987: 411) stellt einen Zusammenhang zwischen Neutralität oder Neugier und der Entwicklung von Hypothesen her. Für ihn ist Neugier Freude an der Erfindung und Entdeckung verschiedenartiger Muster. «Neugier lässt uns immer weiter nach anderen Beschreibungen und Erklärungen suchen, auch wenn wir uns im Moment keine andere vorstellen können […]; es besteht ein Zusammenhang zwischen der Entwicklung von Hypothesen und Neugier. Die Entwicklung von Hypothesen ist der technische Aspekt. Neugier ist eine Haltung, während die Entwicklung von Hypothesen die Tätigkeit ist, um diese Haltung aufrechtzuerhalten.» Wir glauben, dass Neugier

Zirkularität fördert und sich positiv auf die Entwicklung von Hypothesen auswirkt. Wir haben die Erfahrung gemacht, dass die Entwicklung von Hypothesen, Zirkularität und Neugier für unsere klinische Arbeit enorm wichtig sind. Wir teilen die Auffassung von Cecchin (1987: 412), dass «zirkuläre Befragung als Methode gesehen werden kann, die Fachpersonen hilft, im Familiensystem und im Therapeutensystem Neugier zu wecken.» Mehr Informationen über Zirkularität finden Sie in Kapitel 2, über die Entwicklung von Hypothesen in Kapitel 6. Wir haben festgestellt, dass Hypothesenbildung, Zirkularität und Neugier[6] unsere Offenheit gegenüber Familien fördert und dass Familien uns im Gegenzug mehr Vertrauen entgegenbringen. Familien empfinden eine Pflegende als wohlwollend neugierig, wenn sie nicht Partei für ein Familienmitglied oder ein Subsystem ergreift. Pflegende, die wohlwollend neugierig sind, scheinen mit allen und niemandem verbunden zu sein. Sie gelten als unvoreingenommen und offen gegenüber jedem.

Da wir immer öfter mit Ängsten und Nöten im gesellschaftlichen, beruflichen und persönlichen Bereich konfrontiert werden, ist unsere Arbeit mit den Klienten persönlicher und offener als je zuvor, besonders seit dem 11. September 2001. Kollektive Erfahrungen wie Massenvernichtung und Terror im In- und Ausland (etwa das Bombenattentat von Oklahoma, das Virginia Tech-Massaker, Hurrikan Katrina) haben unsere Beziehungen zu den Familien menschlicher, weniger klinisch und damit offener gemacht. Selbst erfahrenes Leid und der Verlust von Familienmitgliedern und Freunden haben diese Offenheit noch verstärkt. Unsere therapeutischen Beziehungen haben sich in den letzten Jahren verändert; sie sind weniger förmlich und enger, weil wir in Krisensituationen und angesichts von Krankheit oder Verlust die gleichen Ängste und Nöte erfahren.

Wright/Bell (2009) werfen eine Frage auf, die zum Nachdenken anregt: «Sollen Pflegende ihre neutrale und nicht hierarchische Haltung angesichts von illegalen oder gefährdenden Verhaltensweisen beibehalten?» Sie beantworten diese wichtige Frage mit dem Hinweis, dass eine Familie genauso funktioniert wie die Familienmitglieder es wollen und wie es für sie am effektivsten ist. Pflegende sind jedoch Teil eines größeren Systems und somit an moralische, ethische, gesetzliche, kulturelle und gesellschaftliche Normen gebunden, die sie verpflichten, diesen Normen entsprechend zu handeln, wenn sie mit illegalem oder gefährdendem Verhalten konfrontiert werden. Cecchin (1987: 409) fordert, dass in solchen Situationen «Fachpersonen eine andere Funktion übernehmen sollten – eine, die sich deutlich von einer nicht hierarchischen, partnerschaftlichen Zusammenarbeit unterscheidet. Fachpersonen, die mit illegalem Verhalten konfrontiert werden, sollten ihre Funktion als neugierige Therapeuten aufgeben und eine soziale Kontrollfunktion übernehmen», um den moralischen oder gesetzlichen Normen und den daraus resultierenden Konsequenzen Geltung zu verschaffen.

Damit der Beziehungsaufbau erfolgreich verläuft, muss die Pflegende eine Struktur vorgeben, aktiv und empathisch sein und alle Mitglieder der Familie einbeziehen. Die Strukturvorgabe kann darin bestehen, dass die Pflegende sagt: «Wir werden uns jetzt etwa zehn Minuten unterhalten, damit ich mir ein Bild von Ihren Erwartungen und Ihren Anliegen im Zusammenhang mit dem Krankenhausaufenthalt machen kann. Danach können wir besprechen, wobei ich Ihnen behilflich sein kann. Sind Sie damit einverstanden?» Wenn die Pflegende gleich zu Beginn der Sitzung die Struktur vorgibt, dämpft sie die Angst der Familie vor einer zu langen Sitzung und legt die Gesprächsthemen fest.

Aktiv werden kann die Pflegende, indem sie zunächst die Anwesenheit der Familienmitglieder feststellt. Wir haben häufiger erlebt, dass

6 Im Englischen steht der Begriff *curiosity*; in der deutschsprachigen systemischen Literatur wird hierfür oft der Begriff «wohlwollende Neugier» gebraucht, im Sinne eines offenen, allseitigen und vertieften Interesses daran, Zusammenhänge aus verschiedenen Blickwinkeln zu verstehen. (Anm. d. Hrsg.)

«mehr» Familienmitglieder als erwartet an den Gesprächen im Krankenhaus teilnehmen. Leahey et al. (1991) haben bei Familien, die zu einem Familiengespräch auf einer psychiatrischen Abteilung eines kanadischen Regionalkrankenhauses eingeladen wurden, eine Beteiligungsrate von 94 % festgestellt. Diese Mehrzahl von Familienmitgliedern bei den Gesprächen blieb über einen Zeitraum von sieben Jahren konstant. Häufig haben auch Familienmitglieder am Gespräch teilgenommen, die die Pflegende noch gar nicht kannte. Dabei handelte es sich um Mitglieder der erweiterten Familie oder um Exehepartner, die vom Patienten oder von den anderen Familienmitgliedern eingeladen worden waren, weil sie deren Anwesenheit für wichtig hielten.

Als Nächstes kann die Pflegende gemeinsam mit der Familie ein Genogramm oder Ökogramm (s. Kapitel 3) erstellen. Sehr zu empfehlen sind die Genogrammsymbole mit Anleitung von Duhamel und Campagna (2000), die sehr gut vermitteln, wie man ein Genogramm erstellt und welche Fragen gestellt werden müssen. Für Familien ist die Erstellung eines Genogramms in der Regel eine einfache Möglichkeit, der Pflegenden relevante Informationen zu geben. Ein kurzes Gespräch kann zuverlässige und exakte Daten für ein Genogramm zu Tage fördern. Außerdem haben Genogramme, die von Gesundheitsfachleuten erstellt werden, vermutlich mehr Einfluss auf die Behandlung und die Ergebnisse als solche, die von Patienten alleine oder Hilfspersonal erstellt und dann zu den Akten gelegt werden.

Zu Beginn des Gesprächs sollte die Pflegende jedem Familienmitglied Fragen stellen. Dies ist besonders wichtig, wenn Jugendliche am Gespräch teilnehmen. Es kann sehr hilfreich für Pflegende sein, Heranwachsende in das Gespräch miteinzubeziehen, indem sie fragen, welche Computer-Spiele ihnen am besten gefallen und welches ihre Lieblingsfächer in der Schule sind und warum, welche Sportarten sie betreiben, welche Musikgruppen sie mögen und ob sie besondere Interessen und Hobbys haben. Sinn und Zweck dieser Fragen ist es, eine Gewohnheit des gemeinsamen Gesprächs (zwischen der Pflegenden und dem jungen Familienmitglied) zu entwickeln und auch nach den Ansichten des jungen Familienmitglieds zu persönlichen Aspekten des Lebens zu fragen. Die Unterhaltung sollte allerdings nicht länger als fünf Minuten in dieser Weise geführt werden, weil es Familien offenbar leichter fällt, sich zum aktuellen Problem zu äußern, als sich auf einen Smalltalk allgemeiner Art einzulassen.

Pflegende sollten am Anfang versuchen, jedem Familienmitglied gleich viel Zeit zu widmen. Es ist ratsam, allen Familienmitgliedern dieselbe Frage oder eine ähnlich zu stellen, um die Ansichten jedes einzelnen Familienmitglieds zu einem bestimmten Thema kennenzulernen. Wir glauben, dass Familien, wenn sie Fragen beantworten, bestimmte Erfahrungen nicht einfach nur abrufen. Im Gespräch mit der Pflegenden betten sie ihre Erfahrungen in ihre ganz persönliche Geschichte, legen Anfang und Ende fest, heben gewisse Dinge hervor und lassen andere aus.

Levac et al. (2002) haben Beispiele für Fragen entwickelt, die eine partnerschaftliche Arbeitsbeziehung fördern und den Beziehungsaufbau erleichtern. Die Fragen zeigen den Familienmitgliedern, dass die Pflegende sich für sie interessiert, und sie bieten der Familie die Gelegenheit, mehr Einfluss auf das Gespräch zu nehmen, Einwände zu äußern und die Arbeitsbedingungen zu thematisieren. Nachfolgend einige Beispiele:

- Was hat Ihnen in früheren Kontakten mit Gesundheitsfachleuten wie mir am besten und was am wenigsten geholfen?
- Angenommen Sie wären unzufrieden mit unserer Zusammenarbeit, würden Sie offen mit mir über Ihre Einwände sprechen?
- Stellen Sie sich eine Skala von 1 bis 10 vor (1 steht für sehr schlecht und 10 für sehr gut) und sagen Sie mir bitte, wie gut ich Ihrer Ansicht nach Ihre Situation verstehe?
- Welchen Nutzen hat jeder von Ihnen aus unserem Gespräch gezogen?

Pflegestudenten und Pflegende aus der Praxis fragen uns häufig, wie sie mit redseligen Klienten umgehen können. Hier ein paar wirksame Tipps:

- Lassen Sie den Klienten seine Krankheitsgeschichte oder sein Problem erzählen.
- Legen Sie zu Beginn der Sitzung einen Zeitrahmen fest, etwa so «Wir haben 20 Minuten Zeit; was müssen wir unbedingt besprechen?»
- Sagen Sie: «Ich weiß, wir können heute nur kurz über Ihre Erfahrungen sprechen, worauf wollen wir uns also konzentrieren?»
- Oder: «Ich kann keinen Zusammenhang erkennen zwischen dem, was Sie mir erzählen und dem Anlass unserer heutigen Sitzung. Könnten Sie mir helfen?»
- Machen Sie eine Pause, um Ihre Gedanken zu ordnen oder bei jemandem Rat zu suchen.
- Unterbrechen Sie die Diskussion und geben Sie eine Zeit vor, z. B.: «Wir können 10 Minuten über die schlechte Suchtberatung in dieser Stadt sprechen und 10 Minuten über die von Ihnen genannten Ziele und wie Sie sie erreichen wollen. Sind Sie mit diesem Plan für die heutige Sitzung einverstanden?»
- Versuchen Sie es mit einer humorvollen Bemerkung: «Wir könnten wahrscheinlich noch den ganzen Tag lang über diese Sache reden, aber ich muss auf die Zeit achten.»
- Falls der Klient von einem anderen Gesundheitsexperten überwiesen wurde, bringen Sie diesen ins Spiel. «Wie aus dem Schreiben Ihrer Ärztin hervorgeht, möchte sie, dass Sie ... Sind Sie der gleichen Meinung, was den Anlass Ihres Besuches hier betrifft oder hatten Sie ein anderes Ziel?»

Wenn der Beziehungsaufbau oder die Arbeit zwischen der Pflegenden und der Familie nicht gut läuft oder beide nicht ideal zusammenpassen, muss die Pflegende die Beziehung von einer Metaposition aus einer Bewertung unterziehen. Nach unserer Erfahrung haben sich folgende Empfehlungen in der klinischen Arbeit als nützlich erwiesen:

1. Beide, der Anbieter von Gesundheitsdienstleistungen und der Patient, sind Experten. Der Patient ist Experte, was seine Krankheitsgeschichte betrifft, und der Anbieter von Gesundheitsdienstleistungen ist in der Regel, aber nicht immer, Experte, was die physiologischen Aspekte des Krankheitsprozesses, das Krankheitsmanagement und die Linderung von Leiden angeht.
2. Der Anbieter von Gesundheitsdienstleistungen versucht, Veränderungen zu ermöglichen, aber Initiator der Veränderungen ist der Patient.
3. Um einen gangbaren Behandlungsplan zu entwickeln, müssen die Symptominterpretationen des Patienten und des Anbieters von Gesundheitsdienstleistungen anerkannt und ernst genommen werden.

Der Beziehungsaufbau ist die Phase des Gesprächs, in welcher der Kontext für Veränderungen geschaffen wird und welche die Basis für den weiteren therapeutischen Prozess bildet (Wright/Bell, 2009). Nach Wright et al. (1996) muss in dieser Phase alles beseitigt werden, was Veränderungen behindert, damit der Beziehungsaufbau zwischen der Pflegenden und der Familie in vollem Umfang gelingt. Veränderungen werden behindert durch Familienmitglieder, die nicht teilnehmen wollen oder nur unter Druck zum Gespräch erscheinen, durch frühere negative Erfahrungen mit Gesundheitsfachleuten und durch unrealistische oder unbewusste Erwartungen der überweisenden Person, was die Behandlung angeht. Am wichtigsten ist in dieser Phase jedoch, dass die Familie das Gefühl hat, die Pflegende ist bereit, zuzuhören und ihre Äußerungen zu würdigen, «Hoffnung zu geben», wie Weingarten (2000) es ausdrückt. Aber Hoffnung liegt nicht im Innern eines einzelnen Menschen, sie existiert nicht isoliert. Hoffnung entsteht in der Begegnung mit anderen. «Es ist die Aufgabe derer, die uns lieben, uns *Hoffnung zu geben.*» (Weingarten, 2000: 402). Die Pflegende sollte sich speziell in der Phase des Beziehungsaufbaus an den Klienten orientieren, auf ihre Sprache, ihre Weltsicht, ihre Ziele, ihre Gedanken über das Problem und ihre Erfahrungen mit Veränderungsprozessen achten und sich darauf einlassen. Wir raten Pflegenden, ihre Klienten auch in Bereichen kennen zu lernen, die nicht unter dem Einfluss ihres Problems stehen und so eine Beziehung mit ihnen aufzubauen und ein Verständnis ihres Lebensalltags zu erlangen. Die Pflegende könnte sich beispielsweise ihre Erfahrungen als kenntnisreiche Einwanderer anschauen, die sich unter großen Opfern der Unterdrückung eines totalitären Regimes widersetzt, eine neue Sprache gelernt und die mutige Entscheidung getroffen haben, in ein fremdes Land zu gehen. Sie könnte überlegen, wie die Familie diese Stärke nutzen kann, um gemeinsam die chronischen Schmerzen meistern. Was den Beziehungsaufbau mit mehrfach belasteten Familien anbelangt, halten wir die Hinweise von Madsen (2007) für hilfreich, der folgende Schwierigkeiten beschreibt:

- Der Beziehungsaufbau kann misslingen, wenn die Pflegende emotional auf die Klienten reagiert, d.h. mit Vorurteilen, Furcht, Verzweiflung, Resignation und Vermeidung.
- Die Kompetenz der Pflegenden kann Schaden nehmen, wenn sie sich überfordert fühlt von den Problemen der mehrfach belasteten Familien, den unzureichenden Angeboten der vorhandenen Dienste und von dem Mangel an Fortschritten in Bezug auf den Veränderungsprozess.
- Die Pflegende kann die Orientierung verlieren, wenn sie sich überfordert fühlt von der Fülle der Probleme, nicht weiß, wo sie mit ihrer Arbeit anfangen soll und sich von ihren emotionalen Reaktionen auf die missliche Lage der Familie überwältigen lässt.
- Die Pflegende kann ihre Hoffnung verlieren, wenn sie sich in den Kreislauf von Verzweiflung und Resignation hineinziehen lässt.
- Die Pflegende kann die Balance verlieren, wenn sie die Stärken und Resilienzen der Familie romantisiert und ihre Einschränkungen und Schmerzen ignoriert oder bagatellisiert.

Um in solchen Situationen eine Beziehung aufbauen und intervenieren zu können, sollten Pflegende laut Madsen (2007) wie folgt vorgehen: eine Haltung der Bescheidenheit annehmen; ein verständnisvoller Verbündeter werden; sich für die Kultur interessieren und das Wissen der Familie anerkennen; an die Möglichkeit der Veränderung glauben und die Ressourcen der Familie und der Gemeinschaft nutzen; partnerschaftlich zusammenarbeiten und die Dienstleistungen auf die Familie abstimmen; sich auf Prozesse einlassen, die die Familie stärken und den Klienten unsere Arbeit näher bringen.

Läuft die Beziehung in der Phase des Beziehungsaufbaus nicht gut, raten wir Pflegenden, diese Schwierigkeit anzuerkennen. Beispielsweise könnte die Pflegende sich auf mögliche Schwierigkeiten, etwa Wiederholungen oder Unterbrechungen durch den Klienten, einstellen. Sie könnte dem Patienten gegenüber die Schwierigkeiten zugeben, indem sie sagt: «Ich habe Schwierigkeiten zu verstehen, was Sie erwarten, wie ich Ihnen helfen kann.» Oder: «Anscheinend läuft dieser Besuch nicht so, wie Sie es sich vorgestellt haben.» «Ich würde gerne mit Ihnen arbeiten, auch wenn Sie bestimmte Dinge anders sehen.»

7.1.2 Assessment

In dieser Phase stehen vier Bereiche zur Untersuchung an: Problemidentifizierung; Zusammenhang zwischen Familieninteraktion und Gesundheitsproblemen; Lösungsversuche und Ziele.

7.1.2.1 Problemidentifizierung: Abklärung und Definition

In dieser Phase des Familiengesprächs fragt die Pflegende die Familienmitglieder nach ihren wichtigsten Anliegen, Beschwerden oder Problemen. Die Pflegende könnte fragen: «Welches ist das Problem, das jedes einzelne Familienmitglied am dringlichsten angehen und verändern möchte? Wenn dann jedes Familienmitglied geschildert hat, was aus seiner Sicht das dringlichste Problem ist (und der Beziehungsaufbau gelungen ist), erachten wir es als nützlich, die «Warum jetzt»-Frage zu stellen: «Was hat Sie veranlasst, heute hier her zu kommen?» Wir gehen davon aus, dass die Familie vor der Begegnung mit der Pflegenden bereits andere Stellen konsultiert hat und möchten wissen, warum der Klient gerade jetzt Hilfe sucht. Ebenfalls nützlich ist die von Wright (1989) vorgeschlagene «Frage nach der einen Frage» *(«The one question question»)*. Sie lautet: «Welche Frage würden Sie stellen, wenn während der Zeit unserer Zusammenarbeit nur die eine Frage beantwortet werden könnte?» Mit dieser Frage kann man am Ende des Erstgesprächs zu den größten Sorgen oder tiefsten Nöten der Familie vordringen. (Duhamel/Dupuis/Wright, 2009). Dies ermöglicht ein Fokussieren des Gesprächs und regt einen erweiterten Informationsaustausch der Familienmitglieder untereinander einerseits und zwischen der Pflegenden und der Familie andererseits an. Ein Beispiel: Der Ehemann einer 44-jährigen Frau, bei der gerade die Diagnose Multiples Myelom gestellt worden war, fragte: «Wie kann ich meine Frau und meine Kinder in dieser Zeit besser unterstützen?» Die Teenagertochter fragte: «Wie bekomme ich Informationen über die Krankheit meiner Mutter?» Die Patientin fragte: «Wie lange habe ich noch zu leben?» Der erwachsene Sohn fragte: «Soll ich meine Freunde lieber nicht mehr nach Hause einladen, damit es im Haus ruhiger ist, wenn meine Mutter nach Hause kommt?» Diese vier ganz unterschiedlichen Fragen machen deutlich, dass jedes Familienmitglied andere Sorgen und Themen hatte und andere Erwartungen an das Gespräch und an die Beziehung mit der Pflegenden stellte. Wir schätzen Madsens (2007) Empfehlung «Erst aufmerksam zuhören, dann helfen». Sie erinnert uns daran, wie wichtig es ist, einer Familie erst dann zu helfen, wenn wir ihre Erlaubnis dazu haben.

Wir möchten darauf hinweisen, dass der Erfolg eines Gesprächs nicht von bestimmten Fragen abhängt, sondern davon, dass der Gesprächsmoderator weiß, wann, wie und zu welchem Zweck er die Fragen zu einem bestimmten Zeitpunkt an bestimmte Familienmitglieder richtet. (Mehr Informationen über die verschieden Arten von Fragen finden Sie in den Kapiteln 4 und 9.)

Leahey und Wright (1987) zeigen anhand von Beispielen, wie mithilfe zirkulärer Fragen, die auf die Gegenwart, die Vergangenheit und die Zukunft gerichtet sind, die Probleme der Familie ermittelt werden können:

Gegenwart. Die Pflegende bittet alle Familienmitglieder, auch die Kinder, die gegenwärtige Situation aus ihrer Sicht zu schildern. Eine Pflegende der Gemeindekrankenpflege, die mit einer Familie mit Teenagern arbeitet, könnte folgende Fragen stellen:

- Was ist zurzeit die größte Sorge der Familie im Zusammenhang mit Mobinas Cyber-Mobbing?
- Wie kommt es, dass diese Sorge jetzt, im Gegensatz zu früher, zum Problem für die Familie geworden ist?
- Wer ist der gleichen Meinung wie Sie, dass es sich hier um ein Problem handelt? Ist Mobina der Meinung, dass sie das Problem im Griff hat?
- Welche Erklärung haben Sie dafür?

Vergangenheit. Vor diesem zeitlichen Hintergrund kann die Pflegende folgende Fragen stellen:

- *Unterschied:* Wie hat sich Mobina verhalten, bevor ihr Cyber-Mobbing bemerkt wurde?
- *Zustimmung oder Ablehnung:* Wer ist mit Ihrem Vater einer Meinung, dass dies die größte Sorge war, als die Familie noch in Uganda lebte?
- *Erklärung oder Bedeutung:* Was, glauben Sie, welche Bedeutung hat Mobinas Entscheidung, den Familiencomputer für das Versenden von Nachrichten nicht mehr zu benutzen?

Zukunft. Während des ersten Gesprächs mit einer neuen Familie muss die Pflegende deren Hypothesen oder Ansichten über das Problem herausfinden. Während die Familie die gegenwärtige Situation erklärt, sollte die Pflegende versuchen, Zusammenhänge zu erkennen, die vorher nicht wahrgenommen wurden. Dazu eignen sich diese Fragen:

- Wenn sich bei Rahim plötzlich eine Nierenkrankheit entwickeln würde, was würde sich dann ändern, im Vergleich zur jetzigen Situation?
- Ist Rahim der gleichen Meinung wie Sie?
- Angenommen, dies würde geschehen, könnten Sie Mobinas veränderte Beziehung zu Ihrer Mutter erklären?

Wenn Kinder oder Heranwachsende nicht über die Probleme der Familie sprechen wollen, muss die Pflegende andere Fragen stellen. Manchmal wollen Kinder die Situation nicht anders darstellen als ihre Eltern. In einem solchen Fall kann die Pflegende das Kind fragen, was es in der Familie gern ändern würde oder woran es erkennen könnte, dass die Probleme nicht mehr da sind. Ein Beispiel: Ein achtjähriger Junge sagte immer wieder, er habe keine Schwierigkeiten mit der Diabetes-Erkrankung seines Bruders und damit, dass seine Mutter sich intensiv um das kranke Kinde kümmere. Als die Pflegende jedoch eine zukunftsgerichtete Frage stellte, um herauszufinden, was anders wäre, wenn sein Bruder nicht Diabetes hätte, sagte der Achtjährige, er und seine Mutter könnten dann nach der Schule zu einem Basketballspiel gehen. Während des Gesprächs hatte die Mutter gesagt, sie verlasse nicht gern das Haus, wenn die Jungen aus der Schule zurück seien, aus Angst vor einer Insulin-Reaktion ihres älteren Sohnes Raja.

Es gibt noch diverse andere Methoden, Kinder am Gespräch zu beteiligen, wie etwa Papier, Blei- und Malstifte im Büro bereitzuhalten und folgende Methoden anzuwenden:

- künstlerische Methoden (z. B. ein Bild von der Familie malen)
- verbale Methoden wie z. B. unwissend tun – die sogenannte «Columbo»-Strategie;
- ein Rollenspiel oder «jemanden glauben machen»
- die Methode des Geschichtenerzählens, die es Familien ermöglicht, Probleme zu personifizieren, ihnen einen anderen Rahmen zu geben oder sie zu externalisieren
- die Methode, mit Marionetten und Puppen zu spielen, gibt Aufschluss über Interaktionen
- experimentelle Methoden (z. B. Familienskulptur oder «eine Dose Würmer in Aktion» darstellen)

Unterschiede, die Beziehungen betreffen, können mithilfe von Requisiten, wie z. B. Halstücher, Hüte und Brillen, die den Kindern ausgehändigt werden, ermittelt werden. Mit diesen Requisiten können Kinder und Erwachsene ihre Wahrnehmungen ausdrücken. Man kann Kindern auch eine geordnete Reihe von Bildern vorlegen, die mit einem finsteren Gesicht beginnt und mit einem lachenden Gesicht endet, und dann fragen: «Welches gleicht am meisten dem, wie es dir und deinem Bruder in dieser Woche ergangen ist?» Die Einbeziehung von Kindern durch Video-Spiele eröffnet noch viele andere Möglichkeiten. Unabhängig davon, welche Methode ausgewählt wird, um mit jungen Menschen ins Gespräch zu kommen, sollten wir bedenken, dass es wichtig ist, Kinder und Jugendliche zu eigenem Denken zu animieren, anstatt davon auszugehen, dass sie die gleiche Meinung haben wie die Erwachsenen. Dies ist das Fundament der beziehungsorientierten Praxis.

Bei der Identifizierung des aktuellen Problems sollte die Pflegende die Situation von der Familie beschreiben lassen, das Problem ausschließlich aus der Sicht der Familie betrachten und ihre eigene Sicht der Dinge einstweilen ausklammern. Wir halten es für sinnvoll, das Problem gemeinsam mit der Familie und mit den Worten der Familie darzustellen und mit den Familienmitgliedern über ihre Vorlieben zu sprechen. **Kasten 7-3** listet Faktoren auf, die die Pflegende bei der Definition des Problems berücksichtigen muss.

Mauksch et al. (2001: 149 f.) beschreiben, mit welchem Verständnis, mit welchen Fähigkeiten und Fertigkeiten die Fokussierung des Problems beim Erstgespräch gelingt. Wir haben die folgenden acht Punkte übernommen:

1. Machen Sie eine Liste; fragen Sie so lange «sonst noch etwas», bis der Patient oder die Familie alles gesagt hat.
2. Denken Sie daran, dass Sie sich im Verlauf eines Gesprächs nicht gleich mit allen Problemen auf einmal befassen müssen.
3. Bedenken Sie, dass der Beziehungsaufbau wichtiger ist als die Notwendigkeit, den Fokus zu bestimmen. Manche Patienten in Krisensituationen müssen vielleicht erst ihre Geschichte erzählen, bevor es ihnen gelingt, ihre gesundheitlichen Probleme in überschaubaren Portionen zu präsentieren.
4. Gehen Sie nicht zu schnell in die Tiefe. Sparen Sie Fragen, die vertiefende Geschichten anstoßen, so lange auf, bis die aktuellen Probleme und Sorgen identifiziert sind.
5. Bitten Sie die Familie, die Probleme auf der Liste ihrer Bedeutung nach zu ordnen.
6. Überlegen Sie, ob Sie alle Probleme bearbeiten können; wenn nicht, schlagen Sie weitere Sitzungen vor.
7. Äußern Sie Ihre Bedenken im Zusammenhang mit bestimmten Problemen (z. B. Misshandlung), falls Ihre Rangordnung von der der Familie abweicht. Diskutieren Sie auf partnerschaftlicher Basis darüber, damit die Autonomie des Patienten nicht angetastet wird.
8. Bitten Sie um Bestätigung der Liste und Zusammenarbeit.

Interessant ist in diesem Zusammenhang, dass Ärzte, die mit diesen acht Punkten gearbeitet und mehr Probleme zu Tage gefördert haben, nicht mehr Zeit aufwenden mussten als die Ärzte in der Kontrollgruppe und auch genauso zufrieden mit den Gesprächen waren wie diese. Wir sind überzeugt, dass diese Ergebnisse auf Pflegende übertragbar sind.

Bei Gesprächen mit Familien versuchen wir immer zu bedenken, dass jede Familie ihre eigene Art hat, Schmerzen und Leiden auszu-

Kasten 7-3

Faktoren, die bei der Problemdefinition zu berücksichtigen sind

1. Darstellung des Problems
   - Spezifizierung
2. Identifizierung des Problems
   - Welches Familienmitglied hat das Problem zuerst identifiziert? Wer als Nächstes?
   - Wann wurde das Problem identifiziert?
   - Welche Ereignisse oder Stressoren gab es zum Zeitpunkt der Identifizierung des Problems?
   - Wer (Familienmitglieder, Freunde) ist sonst noch der Meinung, dass ein Problem besteht? Wer ist anderer Meinung?
   - Welche Erklärung hat die Familie für die Entwicklung dieses Problems (Überzeugungen)?
3. Entwicklung des Problems
   - Welche Verhaltensweisen wurden zum Problem?
   - Verlauf der Entwicklung
   - Auftretenshäufigkeit des Problems
   - Zeitintervalle, in welchen das Problem nicht aktiv ist
   - Faktoren, die verschlimmern
   - Faktoren, die erleichtern
   - Welches Familienmitglied ist am meisten und welches am wenigsten betroffen?

Bearbeitet nach Aufzeichnungen der Family Nursing Unit, Faculty of Nursing, University of Calgary.

drücken. Al-Krenawi (1998: 73) macht darauf aufmerksam, dass beduinisch-arabische Patienten ihre persönlichen oder familiären Probleme in Sprichwörtern auszudrücken pflegen. So äußerte eine der Frauen eines Mannes, der außer mit ihr noch mit anderen Frauen verheiratet war, ihre tiefe Betroffenheit über die Polygamie so: «Mein Auge ist blind und meine Hand ist kurz.» Damit drückte sie aus, dass sie sich unfähig fühlte, etwas zu tun. Ein anderes Beispiel, wie ein aktuelles Problem beschrieben werden kann, liefert Fraser (1998: 142), die darauf hinweist, dass afroamerikanische Paare ihre Probleme häufig metaphorisch ausdrücken. So beschrieb ein Paar, das große Meinungsverschiedenheiten und Konflikte hatte, sein Problem so: «... eine Glaswand zwischen uns, wir können uns sehen, aber wir berühren uns scheinbar nie.» Die Pflegende merkt, wenn Konflikte zwischen den Familienmitgliedern über die Problemdefinition auftreten. Wenn es Meinungsverschiedenheiten gibt, muss sie die Probleme so lange abklären, bis das Problem, das die Familie zu verändern wünscht, definiert werden kann.

Die Pflegende kann die einzelnen Familienmitglieder auch fragen, wie sie sich die aktuelle Situation erklären. Dabei ist es wichtig, darauf zu achten, *wie* die Klienten über die Probleme sprechen, die sie veranlasst haben, zum Gespräch zu erscheinen. Um bei Gesprächen mit Einzelpersonen die Familie ins Spiel zu bringen, kann die Pflegende fünf Fragen stellen, die sich auf die Familie beziehen:

1. Hat sonst noch jemand in der Familie dieses Problem gehabt? (Diese Frage zielt auf die Familiengeschichte ab.)
2. Was hat nach Ansicht der anderen Familienmitglieder das Problem verursacht und was könnte es beseitigen? (Diese Frage zielt auf die Erklärungsmuster und gesundheitsbezogenen Überzeugungen der Person ab.)
3. Welches Familienmitglied macht sich die meisten Sorgen wegen des Problems? (Diese Frage zielt auf den Beziehungskontext des Problems ab.)
4. Hat es zum Zeitpunkt des Auftretens Ihrer Krankheit und Symptome noch andere Veränderungen in Ihrer Familie gegeben? (Diese Frage zielt auf Familienstress und Veränderung ab.)
5. Wie kann Ihre Familie Ihnen beim Umgang mit diesem Problem helfen? (Diese Frage zielt auf die Unterstützung durch die Familie ab.)

Wright/Bell (2009) halten es für wichtig ist, schon beim ersten Gespräch und besonders in Krisenzeiten die Überzeugungen einer Familie zu überprüfen. Die Familienmitglieder arbeiten mit der Pflegenden zusammen und vertrauen ihr ihre Gesundheit an. Wenn sie den Eindruck haben, ihre Überzeugungen oder Erklärungen im Zusammenhang mit der Krankheit werden nicht ernst genommen, fühlen sie sich schnell an den Rand gedrängt. Die Pflegende kann die Familienmitglieder fragen, welche Erklärung oder Theorie sie dafür haben, dass das Problem genau zu diesem Zeitpunkt auftritt. Wir halten es auch für wichtig zu fragen, ob der Klient und die Familie Kontrolle über das Problem haben. Die einfachste Möglichkeit sind direkte Fragen, wie z. B.: «Was ist Ihrer Ansicht nach der Grund dafür, dass Ihr Sohn sich gewalttätig gegenüber seinen Kameraden verhält? Glauben Sie, dass Salahuddin das Problem im Griff hat?»

Die Pflegende kann die Klienten auch auffordern, sich bei der Suche nach Erklärungen mögliche Annahmen vorzustellen, oder sie kann verschiedene Erklärungen generieren, indem sie triadische Fragen stellt, wie z. B.: «Yael, was glaubst du, welche Erklärung Zack für die Depression deiner Mutter hat?» Es ist wichtig, dass der Gesprächsmoderator, während er die Erklärungen der Familie erforscht, wohlwollend neugierig bleibt und sich weder zustimmend noch ablehnend zu den Erklärungen äußert.

Die Frage nach Erklärungen der Familie hat viele Vorteile: Die Kooperation zwischen Gesprächsmoderator und Familie wird verbessert; der Gesprächsmoderator entwickelt Empathie für die ganze Familie und nicht nur für bestimmte Familienmitglieder; der Gesprächsmoderator löst sich von den Erklärungen anderer Fachleute; Koalitionen können erkannt und vermieden werden; fest verankerte Erklärungen können hinterfragt werden; negative Erklärungen können abgeschwächt werden; der Gesprächsmoderator entwickelt die Fähigkeit, mit den Klienten die Auswirkungen einer Fixierung auf bestimmte Erklärungen zu diskutieren. Roffman (2003: 64) bezeichnet diesen Interaktionsprozess als «auspacken». Die Pflegefachperson und die Familie «versuchen gemeinsam, mehr Möglichkeiten zu schaffen, indem sie innerhalb der gegebenen Bedingungen unterschiedliche Szenarien entwickeln».

Morgan (2000: 25) präsentiert weitere interessante Möglichkeiten zur gründlichen Erforschung und Personifizierung des Problems, indem es externalisiert wird. Um es von innerhalb der Person nach außen zu verlagern, wird es enthüllt, und es wird versucht, möglichst viel herauszufinden über:

- die Tricks des Problems
- die Taktik des Problems
- die Vorgehensweise des Problems
- die Ausdrucksweise des Problems: Stimme, Klang, Inhalt der Botschaft
- die Intention des Problems
- die Überzeugungen und Ansichten des Problems
- die Pläne des Problems
- die Neigungen und Abneigungen des Problems
- die Regeln des Problems
- die Ziele, Wünsche und Motive des Problems
- die Methoden, Träume, Täuschungen oder Lügen des Problems
- die Verbündeten des Problems: Wer steht bei ihm oder neben ihm, wer unterstützt es, welche Kräfte stehen mit ihm im Bunde?

Der Prozess der Problemdefinition oder die «gemeinsame Entwicklung der Definition» ist ein wesentlicher Bestandteil der Arbeit mit der Familie. Cecchin (1987) warnt Fachpersonen davor, die eigene Definition oder die des Klienten vorschnell zu akzeptieren, und Maturana und Varela (1992/**dt.** 1991) raten Gesundheitsfachleuten, ständig wachsam zu bleiben und nicht «der Versuchung der Gewissheit zu erliegen» (Maturana/Varela **dt.** 1991: 20). Der Gesundheitsexperte, der wohlwollend neugierig bleibt, erliegt der «Versuchung der Gewissheit» nicht so leicht und ist weniger in Gefahr, sich auf seine Meinung zu fixieren. Als Gesundheitsfachleute dürfen Pflegende sich nicht von ihren eigenen brillanten Einfällen oder Ansichten vergiften lassen, sondern sollten sich lieber fragen: «Was will der Klient von mir? Welche Gedanken, Ahnungen und Theorien hat er im Hinblick auf das Problem? Im Hinblick auf die Kontrolle über das Problem? Im Hinblick auf die Lösungen?» Bei unserer Arbeit mit Familien versuchen wir stets, «das Problem im Blick zu haben».

7.1.2.2 Der Zusammenhang zwischen Familieninteraktion und Gesundheitsproblem

Nachdem die Hauptprobleme identifiziert sind, stellt die Pflegende Fragen, die den Zusammenhang zwischen Familieninteraktion und Gesundheitsproblem aufdecken. In **Kasten 7-4** sind einige Faktoren aufgeführt, die bei der Aufklärung dieses Zusammenhangs berücksichtigt werden sollten. Die Pflegende konzeptualisiert die bereits gesammelten Informationen unter Berücksichtigung der Bedeutung, die sie für die Familie haben, und unter Berücksichtigung der Hypothesen, die vor dem Gespräch entwickelt wurden. So kann eine Spezialistin für häusliche Pflege in einem Gespräch mit Eltern, die ihr auf apparative Medizin angewiesenes Kind zu Hause betreuen, folgende Dinge berücksichtigen: die neue Rolle der Eltern als Pflegespezialisten, die räumlichen und privaten Veränderungen, die sich aus der Betreuung durch verschiedene Gesundheitsfachleute für die Familie ergeben und die finanziellen Belastungen, die die Reserven aufzehren.

Dann formuliert sie Fragen, die auf das interaktionale Verhalten abzielen und die zeitlichen Aspekte Gegenwart, Vergangenheit und

Kasten 7-4

Faktoren, die bei der Untersuchung des Zusammenhangs zwischen Familieninteraktion und Gesundheitsproblem zu berücksichtigen sind

- aktuelle Manifestationen des Problems
- typische Reaktionen der Familienmitglieder und anderer auf das Problem
- andere aktuelle Probleme, Schwierigkeiten oder Beschwerden, die gleichzeitig aufgetreten sind
- Auswirkungen des Problems auf die Familienfunktion
- was die Familienmitglieder an ihrem Umgang mit der schwierigen Situation positiv bewerten
- wie die Familienmitglieder sich ihre erfolglosen Problemlösungsversuche erklären (Überzeugungen).

Bearbeitet nach Aufzeichnungen der Family Nursing Unit, Faculty of Nursing, University of Calgary.

Zukunft einbeziehen. Vor dem Hintergrund dieser zeitlichen Aspekte fragt sie dann wieder nach Unterschieden, Zustimmung und Ablehnung sowie Erklärungen oder Bedeutungen. Wir weisen darauf hin, dass diese Fragen nicht nur gestellt werden, um Daten zu sammeln, sondern dass die Pflegende und die Familie dabei gemeinsam eine neue Geschichte entwickeln, um die problemgesättigte Darstellung zu ersetzen. Das bedeutet, wenn die Pflegende zirkuläre Fragen stellt, generiert sie neue Ideen und Erklärungen, mit denen sie *und* die Familie sich dann auseinandersetzen.

Gegenwart. Um sich ein Bild von der aktuellen Situation zu machen, fragt die Pflegende beispielsweise: «Wer tut was und wann? Was passiert dann? Wer merkt zuerst, dass etwas getan wurde?» Die Pflegende sollte nicht nach Eigenschaften fragen, die in der Persönlichkeit begründet sind, wie z. B. «Schüchternheit», sondern sie sollte besser fragen: «Wann *benimmt* Ari sich schüchtern?» oder: «Wem gegenüber *benimmt* er sich schüchtern?» oder: «Wie verhält sich Jennifer, wenn Ari schüchtern wirkt?» Die Pflegende kann weiter nach Unterschieden in Bezug auf einzelne Familienmitglieder fragen, z. B. «Wer kann Großmutter besser dazu bringen, sich Essen zu kochen, Shanghi oder Puichun?», oder nach Unterschieden in der Beziehung: «Gibt es zwischen Ihrem Exmann und Manuel José mehr Auseinandersetzung als zwischen Ihrem Exmann und Nadiya oder weniger?» Pflegende, die mit Familien arbeiten, die von einer chronischen oder lebensbedrohenden Krankheit betroffen sind, sollten Fragen nach dem Unterschied vor oder nach wichtigen Ereignissen stellen, z. B. «Machen Sie sich seit der Notoperation Ihrer Frau mehr, weniger oder die gleichen Sorgen um ihre Gesundheit?»

Die Pflegende fragt außer nach Unterschieden auch nach Zustimmung oder Ablehnung: «Wer teilt Ihre Meinung, dass Brandon sehr wahrscheinlich vergisst, Ihrer Mutter dreimal täglich ihre Augentropfen zu geben? Wer ist nicht Ihrer Meinung?» Die Pflegende sollte die Familie auch nach einer Erklärung für die Interaktionssequenz fragen: «Wie erklären Sie es sich, dass Brandon die Augentropfen meistens vergisst? Denkt er hin und wieder doch daran? Wenn er daran denkt, was ist dann anders?»

Vergangenheit. Zur Untersuchung der Vergangenheit sollten Fragen der gleichen Art gestellt werden:

Unterschiede: «Wie war Brandons Betreuung, bevor er das Hochgeschwindigkeits-Internet hatte? Worin liegt der Unterschied zu heute?»

Zustimmung oder Ablehnung: «Wer ist mit Murdock einer Meinung, dass Dad sich mehr um Genevieves Übungsprogramm gekümmert hat?»

Erklärung oder Bedeutung: «Was bedeutet es für Sie, dass sich nach all der Zeit zwischen Ihrer Frau und deren Mutter nichts geändert hat?»

Die Familie sollte nicht nur gefragt werden, wie sie das Problem in der Vergangenheit bewertet hat, sondern es ist auch sehr aufschlussreich, wie sie Veränderungen wahrnimmt. Die problematische Situation verändert sich oft noch vor der ersten Begegnung mit dem Gesprächsmoderator. Mit etwas Unterstützung können die Familien sich meistens an diese Veränderungen erinnern und sie beschreiben. Es ist wichtig darauf hinzuweisen, dass die Familie Hilfe braucht, um nicht mehr nur die problematischen Aspekte einer Situation wahrzunehmen. Ein Beispiel: Ein Mann erzählt einer Pflegenden in einer psychiatrischen Poliklinik, dass sein Partner sehr viel trinkt und dies «bis vor kurzer Zeit» noch getan hat. Ist die Pflegende darauf eingestellt, nach Veränderungen vor der Behandlung zu fragen, wird sie Fragen stellen, die auf die Unterschiede abzielen, die der Mann in der letzten Zeit wahrgenommen hat, z. B.: «Hat sich sein Verhalten in der letzten Zeit so verändert, dass Sie sich wünschen, es möge in der Zukunft so bleiben?» Wir haben diese Bewusstmachung der Veränderungen von Problemen in unserer klinischen Praxis häufig angewendet, und wir sind de Shazer (1982, 1991) und White (1991) zu Dank verpflichtet, die auf diese Möglichkeit hingewiesen haben.

Zukunft. Wenn die Pflegende mit der Familie über deren Zukunftswünsche spricht, weckt sie die Hoffnung, dass die Interaktionen im Zusammenhang mit dem aktuellen Problem erfolgreicher verlaufen werden. Außerdem konstruiert sie zwischen den Familienmitgliedern und sich eine Realität, die die Möglichkeit eines Systems, in dem das Problem nicht mehr existiert, in Aussicht stellt. Die Pflegende kann nach den bekannten Kriterien fragen:

Unterschied: «Was wäre anders, wenn dein Großvater sich nicht mit deiner Mutter gegen deinen Vater verbünden würde, wenn es um die Behandlung von Paolas Crohn-Krankheit geht?»

Zustimmung oder Ablehnung: «Glaubst du, deine Mutter teilt die Auffassung, dass alles besser ginge, wenn dein Großvater sich aus der Diskussion heraushalten würde?»

Erklärung oder Bedeutung: «Was würde es für Sie bedeuten, wenn Ihre Frau nicht mehr ihren Vater anrufen und ihn wegen Paolas Crohn-Krankheit um Rat fragen würde?»

Wir halten es für sehr wichtig, dass Pflegende zukunftsorientierte Fragen stellen, wenn sie mit Familien arbeiten, die von Erbkrankheiten wie der Huntington Krankheit betroffen sind. Für gefährdete Personen besteht die Möglichkeit, sich testen zu lassen, ob sie das für die Krankheit verantwortliche Gen in sich tragen, aber es gibt keine Behandlungsmöglichkeit. Es ist nicht so sehr das Testergebnis als solches, das sich belastend auf die Übergänge des Familienlebens auswirkt, sondern es sind die veränderten Erwartungen an und Aussichten auf die Zukunft.

Hinzu kommt noch das Stigma. Katharine Moser schildert in einem bewegenden Gespräch, wie sie selbst mithilfe von Büchern aus der Bibliothek und einer CD-Rom-Enzyklopädie herausfinden musste, dass sie und ihre Brüder, ihre Mutter, ihre Tanten, ein Onkel und ihre Cousins möglicherweise alle das Schicksal ihres Großvater teilten, Träger des tödlichen Huntington-Gens zu sein. Ihre Entscheidung, die sie im Alter von 23 Jahren traf, sich testen zu lassen und Gewissheit über ihre Erbanlagen zu erlangen, hat ihr bei ihrer Lebensplanung geholfen (Harmon, 2007). Eine Studie von Gallo et al., (2005) hat ergeben, dass Eltern die Weitergabe von genetisch relevanten Informationen an ihr Kind von dessen Entwicklungsstand und Interesse abhängig machten. Die Weitergabe von Informationen war für diese Eltern ein Prozess, der sich über die ganze Kindheit erstreckte. Weil irgendein Familienmitglied später Hilfe brauchen könnte, können Pflegende Familien, die von solchen Erbkrankheiten betroffen sind, präventiv Unterstützung anbieten, um ihnen die Übergänge im Familienlebenszyklus zu erleichtern.

In dieser Phase des Gesprächs versucht die Pflegende, sich einen systemischen Überblick über die Situation und eine Schilderung des Musters der sich wiederholenden Interaktionen zu verschaffen. Dies können Interaktionen der Familienmitglieder untereinander oder zwischen den Familienmitgliedern und der Pflegenden sein. Wir möchten nochmals betonen, dass es für die Pflegende nicht darauf ankommt, das Problem zu verstehen oder die gleiche Meinung darüber zu haben, vielmehr muss sie neugierig darauf sein, wie die Familie die positiven und negativen Einflüsse des Problems schildert. Wir stimmen Strong (2002) zu, der Fragen vorschlägt, die darauf abzielen, bewährte Praktiken der Familienmitglieder aufzudecken und zu nutzen und die Familienmitglieder zu animieren, über Lösungen zu sprechen, die für sie praktikabel sind.

Diese Fragen sollen die Familienmitglieder motivieren, ihre bewährten Überlebensstrategien zu erkennen, zu nutzen und auszuweiten. Auf diese Art und Weise werden Familien befähigt, eine «Sowohl-als-auch-Haltung» einzunehmen. Sie erzählen dann vielleicht, wie schwierig es ist, ein Kind mit Down Syndrom aufzuziehen, nehmen aber auch wahr, dass die Familie durch dieses Kind enger zusammengerückt ist, ihre Kräfte gebündelt hat und als Familieneinheit gestärkt wurde. Eindrucksvolle Beispiele dafür, wie eine Familie ihre Kräfte gebündelt hat, um mit der unheilbaren Krankheit eines sterbenden Familienmitglieds umzugehen, sind in zahlreichen Blogs (Internettagebuch) und Facebook veröffentlicht.

In dieser Phase des Gesprächs sollte die Pflegende Kenntnis haben über: den Entwicklungsverlauf des Problems; die aktuelle kontextbezogene Interaktion über das Problem; ob die Familie glaubt, das Problem unter Kontrolle zu haben; die Zeiten, in denen das Problem nicht auftritt; die Einschätzung der Familienmitglieder, was ihre individuelle und gemeinsame Zusammenarbeit betrifft.

Alle oben beschriebenen Szenarien gelten für Klienten, die glauben, wirklich ein Problem zu haben, es kontrollieren zu können und an einer Veränderung interessiert sind. Aber was ist mit denen, die gar nicht sehen, dass sie ein Problem haben und trotzdem an eine Pflegende überwiesen werden? Sie müssen zur Behandlung, d. h. sie stellen sich nicht freiwillig vor. Ein Beispiel: Ein 16-Jähriger beleidigt in seiner Highschool eine ältere Frau verbal und stößt sie aus dem Fahrstuhl. Als der Schulleiter ihn fragt, was passiert sei, sagte er: «Och, gar nichts. Wir hatten einen Streit. Weil ich sie nicht zuerst in den Fahrstuhl gelassen habe, hat sie etwas «geschwafelt von wegen Alter» und da habe ich es ihr heimgezahlt. Nichts Besonderes.» Seine Großmutter, bei der er lebt, steht während des Gesprächs mit dem Schulleiter hilflos dabei.

Wenn Klienten und Helfer unterschiedliche Vorstellungen in Bezug auf die Sitzung und das Problem haben, halten wir es für wichtig, dass die Pflegende die Interaktion nicht unabsichtlich erschwert. Das bedeutet, wenn die Pflegende zu früh darauf beharrt, dass es *definitiv* ein Problem gibt, riskiert sie, dass der Klient hartnäckig behauptet, kein Problem zu haben. Wir vermeiden das Wort «leugnen», weil es vor dem Hintergrund der Frage, wer «Recht» hat, meistens eine unversöhnliche Haltung suggeriert. Auch wenn wir manchmal in Versuchung geraten, Ratschläge zu erteilen und direkt auf die Situation zu reagieren, provoziert dies nach unserer Erfahrung häufig Abwehr und Scham. (Empfehlungen, wie verfrühte Ratschläge vermieden werden können, finden Sie in Kap. 10).

Wir stimmen Madsen (2007) Rat zu, auf die Klienten einzugehen und ihre Absichten, Hoffnungen und ihre bevorzugte Selbstwahrnehmung zu ergründen. Die Pflegende könnte beispielsweise den 16-Jährigen darauf ansprechen, dass er nicht weggelaufen ist, sondern mit seiner Großmutter und dem Schulleiter über den Vorfall gesprochen hat. Sie könnte ihn fragen, ob er immer so mutig ist und wie er in der Vergangenheit seinen Mut unter Beweis gestellt hat. Sie könnte offen darüber spekulieren, ob sein Verhalten gegenüber der älteren Frau mit seiner bevorzugten Selbstwahrnehmung als mutiger Junge in Einklang zu bringen ist, wie seine Freunde seine Großmutter behandeln und wie er sich verhalten hätte, wenn seine Großmutter die andere Frau, die er gestoßen hat, begleitet hätte.

Hat die Pflegende sich ein genaues Bild von den Absichten, Hoffnungen und der bevorzugten Selbstwahrnehmung des Klienten verschafft, kann sie Fragen stellen, die auf die Kluft zwischen seinen Vorstellungen und den Auswirkungen seines Verhaltens auf andere abzielen. Die Pflegende sollte besonders darauf achten, ob der Klient Anzeichen von Betroffenheit und eine Abweichung von seiner früheren Haltung erkennen lässt. Im Rahmen des therapeutischen Gesprächs können der Klient und die Pflegende dann einen Ansatzpunkt für Veränderungen bestimmen.

Madsen (2007: 113) schlägt folgende Leitlinien für den Umgang mit Klienten vor, die behaupten, kein Problem zu haben:

- Antizipieren und vermeiden Sie nach Möglichkeit Gespräche, in denen es, im positiven wie im negativen Sinn, um Verantwortung geht.
- Machen Sie sich mit den Absichten, Hoffnungen und der bevorzugten Selbstwahrnehmung des Klienten vertraut.
- Thematisieren Sie die Kluft zwischen den bevorzugten Absichten und den faktischen Ergebnissen.
- Nutzen Sie die Abweichungen von der ursprünglichen Haltung.
- Erarbeiten Sie gemeinsam einen Ansatzpunkt für Veränderungen.

7.1.2.3 Frühere Problemlösungsversuche

In dieser Phase untersucht die Pflegende die früheren Problemlösungsversuche der Familie. **Kasten 7-5** zeigt, welche Faktoren dabei zu berücksichtigen sind. Zunächst werden allgemeine Fragen im Zusammenhang mit dem Problem gestellt, wie z. B.: «Was hat sich seit dem ersten Kontakt mit unserer Klinik verbessert?» Diese Art von Fragen signalisiert den Familien, dass sie die Stärken und Ressourcen besitzen, sich zu verändern, und sie unterstellen, dass Veränderungen bereits stattgefunden haben, was eine positive, sich selbst erfüllende Prophezeiung in Gang setzen kann. Ein anderes Beispiel für eine Frage dieser Art wäre etwa: «Was haben Sie bei früheren Krankenhausaufenthalten unternommen, um von den Ärzten und Pflegenden Informationen über Mandeeps Gesundheitszustand zu bekommen?»

Dann wird mithilfe gezielter Fragen festgestellt, welche Lösungen am besten und welche am wenigsten geeignet waren, die Wünsche der Familie zu realisieren. Die Pflegende kann fragen, welche Lösungen versucht wurden, z. B.: «Womit hatten Sie am wenigsten Erfolg bei dem Versuch, Informationen von der Pflegenden über Surjits Wiederbelebung zu bekommen? Womit am meisten?» Sie kann weiter fragen, ob die Teile der Lösung, die erfolgreich waren, immer noch verwendet werden, und wenn nicht, warum nicht. Mit Fragen dieser Art, die auf Unterschiede, Zustimmung oder Ablehnung und Erklärung oder Bedeutung abzielen, lassen sich die Versuche der Familie, das aktuelle Problem zu lösen, untersuchen.

Kasten 7-5
Faktoren, die bei der Untersuchung der Problemlösungsversuche der Familie zu berücksichtigen sind

- Wie hat die Familie versucht, das Problem zu lösen?
- Wer hat es versucht?
- Mit wem?
- Mit welchen Ergebnissen?
- Was hat den Ausschlag dafür gegeben, professionelle Hilfe zu suchen?
- Wer ist am meisten dafür, die Hilfe einer Institution in Anspruch zu nehmen? Wer widersetzt sich diesem Gedanken am meisten?
- Welches ist nach Ansicht des Klienten die Rolle der Pflegenden beim Veränderungsprozess?
- Welche Ereignisse haben dazu geführt, dass die Institution kontaktiert wurde?

Bearbeitet nach Aufzeichnungen der Family Nursing Unit, Faculty of Nursing, University of Calgary.

Für White (1991: 30) sind Lösungsversuche *einzigartige Ergebnisse*. Solche Erfahrungen bilden ein Gegengewicht zu der problemgesättigten Geschichte des Klienten. Einzigartige Ergebnisse sind Fenster, die einen Blick auf die anderen Bereiche im Leben eines Menschen gewähren. «Damit ein Ereignis zu einem einzigartigen Ergebnis wird, muss es von den Personen, mit deren Leben es zusammenhängt, als solches bezeichnet werden.» (White 1991: 30). Es muss als wichtig und bedeutsam, als begehrtes Ergebnis und interessante Entwicklung wahrgenommen werden, die Menschen anzieht, weil sie neue Möglichkeiten eröffnet. White (1991: 30) empfiehlt die Methode des «Umdeutens». Dabei stellt der Gesprächsmoderator Fragen, die einzigartige Ergebnisse als etwas Erstrebenswertes erscheinen lassen. White (1991: 30) schlägt folgende Fragen vor:

- Wie haben Sie sich zu diesem Schritt motiviert?
- Welche Vorbereitungen waren dazu nötig?
- Wollten Sie kurz vor diesem Schritt noch einmal umkehren?
- Wenn ja, wie ist es Ihnen gelungen, sich davon abzuhalten?
- Wenn Sie von diesem Punkt aus zurückschauen, was hat Sie zu dieser Leistung befähigt?
- Welche Entwicklungen in anderen Bereichen Ihres Lebens könnten damit zu tun haben?
- Inwieweit haben diese Entwicklungen dazu beigetragen, dass Sie diesen Schritt getan haben?

Nach Morgan (2000: 52) kann ein einzigartiges Ergebnis alles sein, was das Problem nicht mag, alles, was mit der Geschichte des Klienten nicht zusammenpasst. Wir schließen uns dieser Auffassung an. Es «kann ein Plan, eine Handlung, ein Gefühl, eine Äußerung, eine Eigenschaft, ein Wunsch, ein Traum, ein Gedanke, eine Überzeugung, eine Fähigkeit oder Aufgabe sein» (Morgan 2000: 52). Ein Beispiel: Während einer Sitzung, an der drei Geschwister teilnahmen, hörte die Pflegende, wie ein Klient ein solches einzigartiges Ergebnis beschrieb: «Neulich, als ich von einem Termin beim Lungenfacharzt zurückkam, hatte ich Lust auf eine Zigarette. Stattdessen griff ich zum Handy und sprach mit meiner Schwester Ogniana.» Die Pflegende beschloss, mit den Geschwistern über die Bedeutung des geschilderten Vorfalls zu sprechen.

White (1991) diskutiert auch die Vorzüge der «Erfahrung von erfahrungsorientierten Fragen», wie er es nennt: Solche Fragen «veranlassen Menschen, auf ihren Vorrat an gelebten Erfahrungen zurückzugreifen und bestimmte Aspekte zum Ausdruck zu bringen, die im Laufe der Zeit in Vergessenheit geraten sind oder vernachlässigt wurden» (White 1991: 32).

Sie «regen die Fantasie der Menschen auf eine Art und Weise an, die es ihnen ermöglicht, sich anders wahrzunehmen» (White 1991: 32). Dazu einige Beispiele:

«Angenommen, ich hätte Ihr Leben in der Zeit, als Sie jünger waren, als Zuschauer betrachtet. Was an Ihrem Verhalten hätte mir einen Hinweis darauf geben können, dass Sie genau das erreichen könnten, was Sie gerade erreicht haben?»

«Was sagt mir dies darüber, was Sie sich für Ihr Leben gewünscht haben und worum Sie sich in Ihrem Leben bemüht haben?»

«Inwiefern hat dieses Wissen meine Ansicht über Sie als Mensch beeinflusst?»

«Was genau wären Sie bereit zu tun, wenn es für Sie darum ginge, mehr darüber zu erfahren, wer Sie sind?»

«Angenommen, Sie würden sich mehr mit dieser anderen Selbstwahrnehmung und mit dem, was Ihr Leben ausmacht, identifizieren, was würde sich dann im Alltag für Sie ändern?» (White 1991: 32)

Bei unserer Arbeit mit Familien hören wir oft, dass keine Versuche unternommen wurden, das Problem zu lösen, oder dass «nichts funktioniert hat». In solchen Fällen stellen wir manchmal die Frage «Wie kommt es, dass die Situation nicht noch schlimmer ist? Was tun Sie, damit sie nicht noch schlimmer wird?» Dann entwickeln wir diese Problemlösungsstrategien weiter und fragen, wie oft sie eingesetzt werden, wie effektiv sie sind etc. Wir versuchen auch, etwas über typische Lösungen zu erfahren, etwa über Schritte in Richtung Komplementär- oder Alternativmedizin.

In solchen Situationen hat sich auch das Konzept der Resilienz als wirksam erwiesen. Wenn wir mit Familien über ihre Resilienz sprechen, benutzen wir Begriffe wie *Standhaftigkeit, Widerstand, Anpassung, Bewältigung* und *Überleben* und versuchen, auch andere Eigenschaften zu mobilisieren, die sich in schwierigen Zeiten bewährt haben. Wir verweisen auf die Fähigkeit, «sich rasch wieder zu fangen» oder Verluste auszugleichen. Wir glauben, dass «Resilienz *durch*, nicht *trotz* Unglück wächst». Sich rasch wieder fangen ist nicht das Gleiche wie eine Krise «mühelos schaffen». Resilienz beinhaltet Prozesse, die im Lauf der Zeit immer wieder auf bekannte Werte zurückgehen. Diese Erfahrungen wollen wir ausloten, wenn wir Familien nach ihren Bewältigungsstrategien und Lösungsversuchen fragen.

Wenn die Pflegende mit Familien arbeitet, die von einer lebensbedrohenden oder chronischen Krankheit betroffen sind, sollte sie wissen, ob noch andere «helfende Institutionen» an der Gesundheitsversorgung beteiligt sind. Unserer Erfahrung nach sind Fragen wie diese wichtig: «Haben schon andere Institutionen versucht, Ihnen bei diesem Problem zu helfen? Welcher Ratschlag hat Ihnen dabei am meisten geholfen? Haben Sie den Ratschlag befolgt? Welcher Ratschlag hat Ihnen am wenigsten geholfen?» Es ist sinnvoll, die unterschiedlichen Empfehlungen der Institutionen genau zu prüfen. Wenn Unklarheit über die führende Rolle oder die Hierarchie innerhalb des helfenden Systems besteht, kann die Familie in eine Konfliktsituation geraten, die vergleichbar ist mit der eines Kindes, dessen Eltern ständig verschiedener Meinung sind. Unklare Verhältnisse zwischen helfenden Institutionen können die Probleme der Familie verschärfen. Unter solchen Umständen können die Lösungsversuche (Hilfe durch die Institutionen) zu einem ganz neuen Problem für die Familie und die anderen Institutionen werden. Die Pflegende muss also unbedingt herausfinden, ob sie es mit einer solchen Situation zu tun hat, bevor Sie versucht, zu intervenieren.

Hat die Pflegende gemeinsam mit der Familie das Problem identifiziert und relevante Lösungen erarbeitet, kann sie der Familie sagen, dass sie ihr gerne helfen würde, ihre Ziele zu erreichen. Mit dieser kleinen, aber wichtigen Geste zeigt sie der Familie ihre Sympathie und legt den Grundstein für eine engere Beziehung und gute Zusammenarbeit.

7.1.2.4 Definition der Ziele

An einem bestimmten Punkt des Gesprächs legen die Pflegende und die Familie fest, welche Ziele oder Ergebnisse die Familie durch die Veränderungen erreichen möchte. **Kasten 7-6** enthält Fragen, die für die Pflegende in diesem Zusammenhang wichtig sind. Familien denken pragmatisch: Sie haben praktische Ergebnisse im Sinn, wenn sie zu einem Anbieter von Gesundheitsleistungen kommen; sie «haben Schmerzen» oder «leiden», und alles, was sie wollen, ist, ihr Problem loswerden. Es kann sich um ein Problem zwischen den Familienmitgliedern handeln, oder um ein Problem zwischen der Familie und der Pflegenden (z. B. die Familie möchte praktische Informationen darüber, welche körperlichen Aktivitäten nach einem Myokardinfarkt möglich sind, die Pflegende kann aber keine anbieten).

Familienmitglieder erwarten manchmal große Veränderungen, wie z. B.: «Mein Bruder Sheldon wird fähig sein, ohne Stock zu gehen», und manchmal kleinere, aber wichtige, wie z. B.: «Wir werden in der Lage sein, unsere

Kasten 7-6

Fragen, die bei der Definition der Ziele zu berücksichtigen sind

- Welche allgemeinen Veränderungen würden nach Ansicht der Familie das Problem bessern?
- Welche speziellen Veränderungen würden es bessern?
- Was erwartet die Familie von der Institution bei der Umsetzung der Veränderungen?

Bearbeitet nach Aufzeichnungen der Familiy Nursing Unit, Faculty of Nursing, University of Calgary.

behinderte Tochter Kayla eine Stunde in der Woche in die Obhut eines Babysitters geben.»

In vielen Fällen reicht eine kleine Veränderung völlig aus. Wir sind überzeugt, dass eine kleine Verhaltensänderung einer Person tiefgreifende und weitreichende Auswirkungen auf das Verhalten aller anderen Personen haben kann. Erfahrene Pflegende wissen, dass kleine Veränderungen zu Fortschritten führen.

Ziele beschreiben, was sein wird oder was passieren wird, wenn die Beschwerden oder Probleme beseitigt sind. Wir halten eindimensionale Ziele, die das Verhalten betreffen, wie z. B. «Ich werde weniger essen», für weniger Erfolg versprechend als multidimensionale, interaktionale und situationsbezogene Ziele, die spezifizieren, «wer was wann wo und wie» tut. Ein solches Ziel könnte sein: «Ich werde am Abend mit meinem Partner und unseren Kindern am Esstisch eine kleine, ausgewogene Mahlzeit zu mir nehmen; Fernseher und Computer werden nicht eingeschaltet sein und wir werden uns unterhalten.»

Pflegende können die Ziele der Familie, mit der sie arbeiten, durch zukunftsgerichtete oder hypothetische Fragen feststellen, wie z. B.: «Was würden deine Eltern machen, wenn sie nicht jeden Abend mit Snanna zu Hause bleiben würden?» Sie können auch zukunftsorientierte oder hypothetische Fragen stellen, die auf Unterschiede abzielen («Was würde sich an der Beziehung deiner Eltern ändern, wenn dein Vater deinem Onkel erlauben würde, an einem Abend in der Woche auf Snanna aufzupassen?»), auf Zustimmung oder Ablehnung («Glaubst du, dein Vater würde zustimmen, dass deine Eltern sich wahrscheinlich wenig zu sagen hätten, wenn sie an einem Abend in der Woche ausgehen würden?» und auf Erklärung oder Bedeutung («Erklär mir genauer, warum du glaubst, deine Eltern hätten sich eine Menge zu sagen, wenn sie an einem Abend in der Woche ausgehen würden. Was würde das für dich bedeuten?»).

Wir halten es in einigen Fällen für sinnvoll, vergangenheitsgerichtete und zukunftsgerichtete Fragen zu kombinieren. Ein Beispiel: «Angenommen, du würdest mir nächste Woche (nächsten Monat/nächstes Jahr) sagen, du hättest X getan, was in deiner früheren Lebensgeschichte hätte mir die Möglichkeit gegeben vorherzusagen, dass du X tun würdest?» Die Fragen schlagen Kapital aus der «Möglichkeit zur Wahrscheinlichkeit» und animieren gleichzeitig zu einer umfassenderen Darstellung des Verlaufs der neuen/alten Geschichte.

In unserer klinischen Arbeit haben wir sehr gute Erfahrungen mit der «Wunder-Frage» (de Shazer, 1988) gemacht, wenn es darum ging, die Ziele von Familien zu ermitteln. De Shazer (1991: 113) gibt folgendes Beispiel:

> Angenommen, eines Nachts geschieht ein Wunder, und während Sie schlafen, wird das Problem [...] gelöst: Woran würden Sie das merken? Was wäre anders? Was würden Sie am nächsten Morgen anders wahrnehmen, woraus Sie erkennen könnten, dass ein Wunder geschehen ist? Was würde Ihr Ehepartner wahrnehmen?

Die Wunder-Frage ergibt Informationen über die Interaktion. Das Familienmitglied wird nach seinen eigenen Ideen und nach denen einer anderen Person gefragt. Die Wunder-Frage (wie auch andere Fragen dieser Art) gibt den Familienmitgliedern die Möglichkeit, kausale Erklärungen zu umgehen. Sie müssen sich nicht damit auseinandersetzen, wie sie das Problem lösen wollen, sondern können sich auf die Ergebnisse konzentrieren. Nach de Shazer (1991) können sie so mehr von ihren früheren Erfahrungen, die nichts mit dem Problem zu tun haben, in das Gespräch einbringen. Die mithilfe der Wunder-Frage festgestellten Ziele dienen nicht nur dazu, das Problem oder die Beschwerden loszuwerden. Den Klienten gelingt es häufig auch, ganz konkrete und situationsadäquate Antworten auf die «Wunder-Frage» zu finden, wie z. B.: «Es wird mir leicht fallen, zu Kokain ‹nein› zu sagen», oder: «Sie wird häufiger erleben, dass ich lächle und weniger gestresst von der Arbeit nach Hause komme.»

McConkey (2002) hat Strategien für lösungsorientierte Sitzungen entwickelt, die wir für sehr sinnvoll halten, wenn eine Familie ärgerlich ist und die Pflegende sich in der Defensive befindet. Die Pflegende betont in der Sitzung nicht den Problemaspekt, sondern den Lösungsaspekt, wenn sie so vorgeht:

> Sie geben sich wirklich Mühe, die Situation für Ihr Kind zu verbessern, und genau das will ich auch. (Anerkennung des Elternteils)
>
> Damit Sie möglichst viel Nutzen aus dieser Sitzung ziehen, werde ich Ihnen jetzt eine ungewöhnliche Frage stellen. (Überleitung)
>
> Woran werden Sie heute am Ende dieser Sitzung erkennen, dass die Sitzung Ihnen etwas gebracht hat? (Umschwenken auf die Zukunft)
>
> Was wird Ihr Sohn tun, wenn die Situation besser geworden ist? Was werde ich tun? Was werden Sie tun? (Einbeziehung aller Beteiligten in das Lösungsszenario) (McConkey 2002: 192).

Pflegende, die mit den Familien von Patienten arbeiten, die an einer chronischen oder lebensbedrohenden Krankheit leiden, erleben häufig, dass die Familienmitglieder ziemlich unklare Angaben über die von ihnen erwarteten Veränderungen machen, wie etwa: «Wir möchten gerne, dass Attila sich trotz seiner Kolostomie wohl fühlt.» Erfahrene Pflegepraktikerinnen wissen, dass «sich wohl fühlen» schwer zu beschreiben und schwer zu messen ist. Wir würden der Pflegenden in einem solchen Fall raten, die Familie zu fragen, welche kleinste konkrete Veränderung bei Attila eintreten müsste, die zeigt, dass er «sich wohl fühlt». Wenn zu einem frühen Zeitpunkt in der Beziehung zwischen der Pflegenden und der Familie so gezielt nach der angestrebten Veränderung gefragt wird, steigt nach unserer Ansicht die Wahrscheinlichkeit, dass die Familie und die Pflegende die gewünschte Veränderung erreichen werden.

7.2 Leitlinien für den weiteren Verlauf eines Familienkontaktes

Nachdem die Pflegende die ersten Gespräche oder das Assessment abgeschlossen hat, kann sie sich dem ganzen Gesprächsprozess zuwenden, der in der Regel aus diesen Phasen besteht:

1. Beziehungsaufbau
2. Assessment
3. Intervention
4. Abschluss.

7.2.1 Planung und Umgang mit Komplexität

Unerfahrene Gesprächsmoderatoren sind nach Abschluss des ersten Assessments oft unsicher, ob sie intervenieren sollen oder nicht, und fragen sich: Bin ich für die Planung und Durchführung von Interventionen überhaupt geeignet? Ist die Situation nicht zu komplex? Besitze ich die erforderlichen Fähigkeiten und Fertigkeiten, oder sollte ich nicht lieber einen anderen

Experten, z. B. einen Sozialarbeiter, Psychologen oder Familientherapeuten, hinzuziehen?

Braucht jede Familie, die eingeschätzt wird, überhaupt weitere Interventionen? Das bedeutet nicht, dass die Intervention erst in der Interventionsphase beginnt. Sie erstreckt sich vielmehr über den ganzen Gesprächsprozess, angefangen vom Beziehungsaufbau bis zum Abschluss des Familienkontaktes. Schon die Bitte der Pflegenden an eine Familie, sich zu einem Gespräch zu treffen, ist eine Intervention, und immer wenn die Pflegende eine zirkuläre Frage stellt, beeinflusst sie die Familie, generiert neue Informationen und interveniert.

Die Entscheidung, der Familie Interventionen anzubieten, sie zu überweisen oder die Behandlung zu beenden, ist für Pflegende schwierig. Bevor eine Entscheidung getroffen wird, müssen bestimmte Faktoren überprüft werden: die Familienfunktion, die Kompetenz der Pflegenden und der Arbeitskontext.

7.2.1.1 Familienfunktion

Die Pflegende muss sich ein Bild von der Komplexität der Familiensituation machen. Einige Pflegepraktikerinnen stellen sich auf den Standpunkt, dass die Behandlung beginnen kann, wenn das Problem, das der Grund für die Überweisung war, früh identifiziert wird und wenn klare Arbeitsanleitungen für die Behandlung vorliegen. Die meisten Pflegenden würden dieser Auffassung grundsätzlich zustimmen, sie aber für ziemlich idealistisch halten. Speziell Pflegende, die in der Gemeindekrankenpflege und im psychiatrischen Bereich arbeiten, haben es sehr häufig mit Familien zu tun, die nicht frühzeitig überwiesen wurden. Einige dieser Familien haben vielfältige körperliche und emotionale Probleme und machen häufig eine Krise nach der anderen durch. Solche Familien stellen für Gesundheitsfachleute eine besondere Herausforderung dar.

Wir raten Pflegenden, den Grad der Familienfunktion sorgfältig einzuschätzen und zu prüfen, wie ernst der Wunsch der Familie ist, an spezifischen Themen zu arbeiten, wie z. B. Umgang mit Hemiplegie nach einem Schlaganfall; Auswirkungen von Mukoviszidose auf die Familie; Verhandlungen über Dienstleistungsangebote für ältere Familienmitglieder; Betreuung eines Kindes mit besonderen Bedürfnissen. Vorausgesetzt, die Familie ist gegenüber der Bearbeitung eines derartigen Themas überhaupt aufgeschlossen, obliegt es der Pflegenden, der Familie entweder Interventionen anzubieten oder sie an andere Stellen zu überweisen und so dafür zu sorgen, dass sie angemessene Unterstützung bekommt. Richtlinien für den Überweisungsprozess finden Sie in Kapitel 12.

Wenn die Pflegende entscheidet, wer behandelt werden soll, muss sie ethische Belange berücksichtigen. Da Beratung heute sehr verbreitet ist, könnte man bei oberflächlicher Überprüfung zu dem Schluss kommen, dass praktisch jeder irgendeine Form von psychotherapeutischer Unterstützung braucht. Das kinderlose Ehepaar, die Familie mit kleinen Kindern, die Familie mit heranwachsenden Kindern, die Eineltern-Familie und die Familie im vorgerückten Alter – sie alle sind potenzielle Kandidaten für eine psychotherapeutische Behandlung. Viele Menschen führen ein Leben mit vielfältigen Schwierigkeiten und psychischen Beeinträchtigungen, aber müssen sie deshalb gleich «behandelt» werden? Dies ist für die Anbieter von Gesundheitsleistungen eine heikle Frage.

Wir empfehlen Pflegenden, die vor der Frage stehen, ob sie eine Familie behandeln, überweisen oder aus der Behandlung entlassen sollen, zwei entgegengesetzte Positionen unter ethischen Gesichtspunkten abzuwägen. Die eine Position besagt, dass bei einer Person, die für sich oder andere eine potenzielle Gefahr darstellt, eine Intervention angezeigt ist. Auf der individuellen Ebene wäre dies etwa ein Patient, der sich selbst oder einen anderen töten könnte, auf der Ebene eines größeren Systems eine Familie, in der körperlicher, sexueller oder emotionaler Missbrauch oder Gewalttätigkeit stattfindet, auf der Ebene einer Gemeinschaft eine Person, die eine Bedrohung für die Gemeinschaft darstellt und psychisch labil ist.

Adoptivfamilien mit einem allein erziehenden Elternteil sowie schwule, lesbische oder bisexuelle Paare haben ein Anrecht darauf, als eine weitere mögliche Familienform und nicht als Alternativen zu «normalen» Familien betrachtet zu werden. Wir hoffen, dass die Pflegenden den Grad der Familienfunktion sowie ihre gesetzlichen Pflichten unter Berücksichtigung ethischer Gesichtspunkte korrekt einschätzen werden, denn dies muss unbedingt erfolgen, bevor über eine weitere Behandlung entschieden wird. Dieses Abwägen verschiedener Möglichkeiten kann für Pflegende besonders heikel sein, wenn es um das Thema Schweigepflicht, um Krisensituationen und um unmündige Minderjährige geht. Ein Beispiel: Eine 16-Jährige hatte eine Überdosis (30 Tabletten) Naproxen eingenommen und wird von ihrem Freund in die Notaufnahme gebracht. Sie will nicht über den Vorfall sprechen und sagt mehrmals, sie wolle auch nicht mit ihren Eltern sprechen, die im Wartezimmer sitzen; vom Bett in der Notaufnahme aus schreibt sie jedoch ihrer Freundin eine SMS, in der sie ihr mitteilt, dass sie eine Überdosis genommen hat. Die Pflegende liest die Textnachricht und hat nun bei ihrer Entscheidung über die weitere Vorgehensweise verschiedene Optionen zu prüfen. In Kapitel 12 legen wir dar, was für uns den Ausschlag gegeben hat, wenn wir uns entschieden haben, Familien nicht weiter zu behandeln.

Ferner muss die Pflegende unter ethischen Gesichtspunkten prüfen, ob ihre Überzeugung über einen Klienten und ihr Respekt für seine Situation in einem ausgewogenen Verhältnis zueinander stehen. Dies ist besonders wichtig, wenn es um Dinge wie sexuelle Orientierung, Kultur, Religion und ethnische Selbstbestimmung geht. Wir vertreten beispielsweise die Auffassung, dass Pflegende im Rahmen von Diskussionen über Entscheidungen am Lebensende anerkennen und respektieren sollten, dass sterbende Menschen immer noch leben und das Recht haben, über ihr Leben zu bestimmen. Grundlage für Entscheidungen am Lebensende sollte eine realistische (unerschrockene) und ethisch motivierte Beziehung zwischen dem Patienten, dem Behandlungsteam und der Familie sein. Dies ist umso wichtiger, wenn die Pflegende sich mit den Überzeugungen der amerikanischen indigenen Bevölkerung, wie z.B. den Navajo-Indianern, nicht auskennt. Diese Volksgruppe hat feste Vorstellungen, was Spiritualität, Heilung, Rituale in der Lebensendphase und Praktiken im Zusammenhang mit dem Tod betrifft. Die Unterschiede zwischen den Überzeugungen des jeweiligen Gesundheitssystems und den Überzeugungen religiöser Gruppen, z.B. derer, die dem Islam oder Hinduismus angehören, gilt es zu berücksichtigen. Green (2003) legt am Beispiel der Homosexualität überzeugend dar, wie wichtig es ist, die Entscheidungen von Klienten zu respektieren und nicht zu versuchen, «sie zu etwas zu machen», das sie gar nicht sind. Nach unserer Auffassung sollten Pflegende in der Lage sein, einen Klienten unabhängig von seiner sexuellen Orientierung zu unterstützen, denn unser oberstes Ziel besteht darin, das Integritätsgefühl und die interpersonellen Beziehungen des Klienten und der Familie zu respektieren.

Um sich nicht dem Vorwurf des Ethnozentralismus und des Paternalismus auszusetzen, haben einige Pflegende bestimmte, politisch korrekte Ideen mit Begeisterung aufgenommen. Wir raten Pflegenden, kritisch über eine verantwortungsvolle Praxis nachzudenken, die menschliche Würde zu schützen und nicht um der politischen Korrektheit willen Vorschriften blind zu befolgen. Es liegt in der Verantwortung der Pflegenden, sich ein eigenes fachliches Urteil zu bilden und nach eigenen ethischen Grundsätzen zu handeln. Bei unserer klinischen Arbeit mit Familien hat es sich bewährt, ethische Nöte, die die Familien betreffen, offen und direkt anzusprechen.

7.2.1.2 Kompetenz der Pflegenden

Pflegende, die mit einer Familie arbeiten wollen, sollten ihre persönlichen und professionellen Fähigkeiten kritisch prüfen. Eine Pflegende, die erst kurz zuvor den Tod eines Familienmitglieds erlebt hat, ist möglicherweise nicht in der Lage, Familienmitglieder in ihrer Trauer zu unterstützen. Ebenso sollte einer Pflegenden, die fest davon überzeugt ist, dass arbeitsunfähige Menschen «Drückeberger» sind, dringend von der Arbeit mit solchen Familien abgeraten werden. Wir sind nicht der Meinung, dass eine Pflegende eine Situation persönlich erlebt haben muss (z. B. die Erziehung von Teenagern), um einer Familie helfen zu können; von größter Bedeutung ist ihre klinische Kompetenz. Wir sind jedoch entschieden der Meinung, dass Pflegende versuchen sollten, gut informiert zu sein und nicht nur irgendetwas zu empfehlen, das vielleicht hilft, vielleicht aber auch nicht. Wir meinen, Pflegende sollten ihren Tätigkeitsbereich als die Art von Arbeit betrachten, die ihrer Kompetenz, Ausbildung und Befugnis entspricht. Pflegende können ihre professionelle Kompetenz mithilfe der folgenden selbstkritischen Fragen überprüfen: «Entsprechen meine gesprächsspezifischen Fähigkeiten dem Niveau eines Anfängers oder eines Fortgeschrittenen?» und: «Kann ich durch Supervision meine Arbeit mit Familien, die komplexe Probleme haben, verbessern?» Jede Pflegende sollte sich mit diesen Fragen und den entsprechenden Antworten auseinandersetzen, bevor sie sich für eine Familien-Intervention entscheidet.

Die Genetik ist ein Bereich, in dem Erkenntnisse für Pflegende in rasantem Tempo generiert werden. Situationen, die aus der Anwendung dieser umfangreichen Erkenntnisse aus dem Human Genome Project (Projekt menschliches Genom) resultieren, machen Entscheidungen erforderlich, die es vorher so noch nie gegeben hat. Pflegende und Familien haben mit Ungewissheit und Unklarheit umzugehen, je mehr neue Erkenntnisse das Human Genome Project zu Tage fördert. Dies ist eine spannende und wichtige Zeit für Pflegende, die gemeinsam mit den Familien mit neuen Informationen über Risiken, Risikoexpression und Behandlungsoptionen konfrontiert werden.

7.2.1.3 Arbeitskontext

Wenn es um die Behandlung von Klienten geht, führt die Frage der Zuständigkeit gelegentlich zu einer heftigen Kontroverse um Definitionen und Professionalität. Insbesondere geht es bei dieser Kontroverse darum, wie ein «Familienproblem» und ein «medizinisches Problem» in einem bestimmten Arbeitsumfeld definiert werden. Ein Beispiel: Wenn eine Pflegende, die mit einem Schlaganfall-Patienten arbeitet, die Verwandten einlädt, um sie in pflegespezifischen Themen anzuleiten, behandelt sie dann eine Familie oder ein medizinisches Problem? Wir meinen, dass die Definition des Problems weniger wichtig ist als die Lösung. Das heißt, wenn die ganze Familie involviert ist, ist die Definition des Problems eine Frage der Semantik.

Die Frage nach der professionellen Zuständigkeit ist heikel und nicht leicht zu beantworten. In einigen Fällen gehen Patienten zum Psychologen wegen eines psychodiagnostischen Tests und zu einem Sozialarbeiter, der sich mit der Familie und spitalexternen Einrichtungen auseinandersetzt. In einer solchen Situation ist die Rolle der Pflegenden in der Familie unklar. Wenn sie ein Familien-Assessment durchführt und sich für eine Intervention entscheidet, maßt sie sich dann die Position des Sozialarbeiters an? Oder gar die Position des Arztes?

Die Pflegende kann diese Probleme umgehen, wenn sie bei ihrer Arbeit mit Familien verschiedene Rollen übernimmt, wie z. B.: Mediator, Patienten- und Familienfürsprecher, Wissensvermittler in Gesundheitsfragen, Motivator, Initiator von Allianzen, Berater, Navigator etc.

Es gibt keine einfachen Lösungen für komplexe Probleme wie Professionalität und Zuständigkeit. Wir raten den Pflegenden dringend zur Kooperation, um die bestmögliche Versorgung für die Familie zu sichern. Im Allgemeinen sind wir der Auffassung, dass diejenige Person am besten geeignet ist, in einer bestimmten Situation zu intervenieren, die den besten Zugang zu der Systemebene hat, in der die Probleme sich manifestieren. Wir glauben jedoch, dass Pflegende in der Vergangenheit die Behandlung der

Familie zu schnell an andere Fachleute abgegeben haben. Mit der beziehungsorientierten und familienzentrierten Pflege erobern sie eine wichtige Rolle zurück.

Veränderungen bei der Vergütung gesundheitlicher Leistungen zwingen die Pflegenden und die Anbieter von Gesundheitsleistungen, ihre Praxis zu überprüfen und anzupassen, um nachzuweisen, dass ihre Leistungen notwendig, wirksam und kosteneffizient sind. «Managed Care» in ihren verschiedenen Varianten, die Reform der Krankenversicherung, die Stärkung der medizinischen Grundversorgung sowie andere komplexe Probleme haben das Erscheinungsbild der Pflegepraxis verändert. Das Zusammentreffen von Verbraucherbewegung, Gesundheitsökonomie und Technologie hat enorme Auswirkungen auf die Praxis. Pflegende müssen mehr tun, als nur ihre Patienten gesund zu machen. Sie müssen ständig auch den sozioökonomischen und politischen Kontext der Gesundheitsversorgung sowie ihr berufliches Überleben im Blick haben. Wir glauben, dass es für Pflegende äußerst wichtig ist, sich beruflich weiterzuentwickeln, und für Familien, optimal versorgt zu werden. Es gilt, Strategien für den Umgang mit bürokratischer Benachteiligung von kulturellen, ethnischen und rassischen Gruppen sowie anderen Minderheiten zu entwickelt. Modelle, die wirtschaftlich benachteiligten Familien den Zugang zur Gesundheitsversorgung ermöglichen, müssen weiter verbessert und implementiert werden.

Verantwortliche Strukturen und Praktiken müssen transparent gemacht werden, damit erkennbar wird, dass die Machtunterschiede in unserer Gesellschaft von zentraler Natur sind. Wenn Pflegende ihre Arbeit mit unterschiedlichen Familienformen in zunehmendem Maße transparent machen, dann, so glauben wir, werden sie Mittel und Wege finden, ihren Tätigkeitskontext positiv zu beeinflussen.

7.2.2 Intervention

Hat die Pflegende sich für eine Intervention entschieden, sollte sie sich noch einmal mit dem CFIM auseinandersetzen (s. Kap. 4). Dieses Modell, das Anregungen für Veränderungen gibt, hilft der Pflegenden, Interventionen für die Arbeit mit Familien zu entwickeln, die auf den betroffenen Bereich der Familienfunktion zugeschnitten sind: den kognitiven, affektiven oder verhaltensbezogenen. **Kasten 7-7** enthält wichtige Informationen im Zusammenhang mit Interventionen.

Bei der Auswahl von Interventionen müssen bestimmte Faktoren beachtet werden, damit die Interventionen auch tatsächlich auf Verände-

Kasten 7-7
Wichtige Hinweise im Zusammenhang mit Interventionen

- Interventionen sind das Kernstück der klinischen Arbeit mit Familien.
- Sie sollten unter Berücksichtigung des ethnischen und religiösen Hintergrunds der Familie entwickelt werden.
- Sie können den Familien nur angeboten werden. Die Pflegende kann Veränderungen nicht verordnen, sondern lediglich einen Kontext schaffen, der sie ermöglicht.
- Sie werden angeboten im Kontext partnerschaftlicher Gespräche zwischen der Pflegenden und der Familie, die darauf abzielen, gemeinsam nach passenden Lösungen für die Familie zu suchen.
- Passen die Vorschläge der Pflegenden nicht zu der Familie, sollte die Pflegende in der Lage sein, andere Vorschläge zu machen, ohne sich oder der Familie die Schuld dafür zu geben, dass die Intervention nicht akzeptiert wurde.

Nach Levac et al., 2002, S. 18.
Copyright 2002. Bearbeitet mit freundlicher Genehmigung.

rungen in dem erwünschten Bereich der Familienfunktion abzielen. Interventionen, die im Rahmen einer partnerschaftlichen Beziehung angeboten werden, sind keine Anordnung, sondern eine Einladung, sich zu verändern. In **Kasten 7-8** sind Faktoren aufgeführt, die bei der Entwicklung von Interventionen zu berücksichtigen sind. Erstens sollte die Intervention auf das Problem zugeschnitten sein, dessen Veränderung die Pflegende und die Familie vertraglich vereinbart haben. Zweitens sind bei der Entwicklung der Intervention zu berücksichtigen: die Hypothese, die die Pflegende mit Blick auf das Problem entwickelt hat; die Bedeutung, die das Problem für die Familie hat; die Überzeugungen der Familie im Zusammenhang mit dem Problem (Wright/Bell, 2009). Drittens sollte die Intervention dem Beziehungsstil der Familie entsprechen. (Wir haben bei unserer klinischen Arbeit festgestellt, dass wir uns manchmal auf einen bestimmten Bereich der Familienfunktion, z. B. den kognitiven oder affektiven, fixiert und dann fälschlicherweise Interventionen ausgewählt haben, die wir für passend hielten, anstatt solche, die der Familie genützt hätten.) Viertens sollten die Interventionen die Stärken der Familie berücksichtigen. Wir sind davon überzeugt, dass Familien über eigene Ressourcen verfügen und dass es die Aufgabe der Pflegenden ist, Familien zu motivieren, diese Ressourcen auf eine neue Art und Weise zu nutzen, um das Problem zu lösen. Fünftens sollten die Interventionen auf die Überzeugungen der Familie Rücksicht nehmen, die von der Ethnie, Spiritualität, sozialen Schicht, Volksgruppenzugehörigkeit, dem Gender und der sexuellen Orientierung geprägt sind. Sechstens sollte die Pflegende mehrere Interventionen entwickeln, damit die Pflegende und die Familie die Vor- und Nachteile abwägen können – wie z. B., sind die Vorschläge neu für die Familie oder sind es Lösungen, die die Familie bereits versucht hat?

Es gibt keine «richtigen» Interventionen, sondern nur «nützliche» oder «effektive» Interventionen. Wir haben die Erfahrung gemacht, dass

Kasten 7-8

Faktoren, die bei der Entwicklung von Interventionen zu berücksichtigen sind

- Welches ist das Problem, das die Pflegende und die Familie verändern wollen?
- Auf welchen Bereich der Familienfunktion zielt die Intervention ab?
- Inwieweit entspricht die Intervention dem Beziehungsstil der Familie?
- Inwieweit berücksichtigt die Intervention die Stärken und bewährten Lösungsstrategien der Familie?
- Inwieweit stimmt die Intervention mit den ethnischen und religiösen Überzeugungen der Familie überein?
- Ist die Intervention neu oder anders für die Familie?

Pflegende manchmal in eine Sackgasse geraten; dies ist der Fall, wenn Familien sich nicht verändern und die Pflegende dann entweder mehrmals dieselbe Intervention implementiert oder zu schnell andere Interventionen auswählt. Manchmal stellen wir fest, dass Klienten Reaktionen, die potenzielle Lösungen enthalten, oft nicht wahrnehmen. Das Gleiche gilt für Pflegende. Interventionen sind erfolgreich, wenn Einschränkungen beseitigt und Veränderungen in wichtigen Aspekten des Lebens wahrgenommen werden. Das Ergebnis ist dann, dass die Klienten besser wissen, welche Veränderungen in der Zukunft möglich sind.

Wir haben auch die Erfahrung gemacht, dass Pflegende manchmal zu angespannt sind und die Möglichkeit der Intervention auf einer anderen Systemebene gar nicht in Erwägung ziehen. Ein Beispiel: Wenn eine Familie weder hören noch darüber diskutieren will, dass ältere Erwachsene, die in einer Pflegeeinrichtung leben, sexuell aktiv sind, dann kann die Pflegende eine Intervention planen, aber nicht mit der Familie, sondern mit der Pflegeeinrichtung. Diese Intervention könnte darin bestehen, eine Maßnahme rund um das Thema HIV und ältere

Erwachsene zu initiieren, die darauf abzielt, in der Einrichtung Kondome zur Verfügung zu stellen und die Klienten zu informieren, dass sie auf ihre Sicherheit achten müssen.

Durch die Nutzung von Computern, Smartphones, SMS und anderen Möglichkeiten der Telekommunikation glauben wir, dass auch Pflegende die elektronischen Kommunikationsmöglichkeiten immer häufiger kreativ für Interventionen nutzen. So können telefonische Anweisungen Angehörigen, die Menschen mit Demenz betreuen, das Gefühl sozialer Unterstützung vermitteln, zur Reduzierung depressiver Symptome beitragen und trotz Betreuungsarbeit die Zufriedenheit mit ihrem Leben erhöhen. Wir sind der festen Überzeugung, dass der Umgang mit Computern, E-Mails, Chatrooms, Blogs und Handys im Bereich der Gesundheitsversorgung die Interaktion zwischen der Pflegenden und der Familie ebenso grundlegend verändert hat wie die Familieninteraktion im Geschäftsleben und im Bereich der Schule.

Sobald die Pflegende eine Intervention entwickelt hat, muss sie die exekutiven Fähigkeiten und Fertigkeiten (s. Kap. 5) beachten, die für die Implementierung erforderlich sind. Der Erfolg einer Intervention hängt nicht zuletzt davon ab, wie die Intervention angeboten wird. Die Familie muss darauf vertrauen können, dass die Intervention Veränderungen herbeiführen wird, und auch die Pflegende muss zeigen, dass *sie* sich ihrer Sache sicher ist und fest daran glaubt, dass die Intervention oder Aufgabe der Familie nützen wird.

Doch Interventionen müssen immer auf die Familie zugeschnitten sein; dementsprechend wird die Einleitung für die ausgewählte Intervention der Situation angepasst. Ein Beispiel: Wenn Familienmitglieder wegen ihres Problems sehr hoffnungslos oder frustriert sind, könnte die Pflegende sagen: «Ich weiß, dass das, worum ich Sie jetzt bitten werde, sehr hart für Sie ist, aber ich weiß auch, dass Ihre Familie in der Lage ist, ...» Bittet die Pflegende Familienmitglieder, die gewöhnlich sehr förmlich miteinander umgehen, um ihre Mitarbeit, kann sie folgende Einleitung wählen: «Worum ich Sie jetzt bitten werde, wird Ihnen zuerst etwas dumm oder albern vorkommen, aber Sie werden feststellen, dass Sie sich schnell daran gewöhnen, wenn Sie es ein paar Mal gemacht haben.»

Ein gutes Beispiel für eine allgemeine Intervention ist die «Was sind Sie bereit zu tun?»-Frage. Das Wort «bereit» ist wichtig, denn es besagt, dass die Entscheidung, an dem Veränderungsprozess mitzuwirken, freiwillig ist.

Wenn eine Familie eine Aufgabe in der Zeit zwischen den Sitzungen erledigen soll, sollte die Pflegende alle Familienmitglieder daran beteiligen. Es ist wichtig, dass sie mit den Familienmitgliedern die Aufgabe durch spricht, um zu überprüfen, ob sie wissen, was zu tun ist. Dies ist immer sinnvoll, ganz gleich, ob die Aufgabe während des Gesprächs oder zwischen den Gesprächen erledigt werden soll. Sollen Aufgaben oder Experimente in der Zeit zwischen den Sitzungen durchgeführt werden, sollte die Pflegende beim nächsten Gespräch immer um einen Bericht bitten. Hat die Familie die Aufgabe nicht oder nur teilweise bearbeitet, sollten die Gründe überprüft werden.

Wir sind nicht der Meinung, dass Familien, die unserer Bitte nicht Folge leisten, unkooperativ oder unwillig sind. Uns interessiert, was hinter ihrer Entscheidung steckt, sich anders zu verhalten, und wir versuchen, aus ihren Antworten zu lernen. Für uns ist ein Familiengespräch ein zirkulärer Prozess. Die Pflegende interveniert, und die Familie reagiert auf ihre spezielle Art und Weise. Die Pflegende reagiert ihrerseits auf diese Reaktion, und so setzt sich der Prozess immer weiter fort. Mehr Informationen über Zirkularität finden Sie in Kapitel 2.

In der Phase der Intervention muss die Pflegende den Faktor Zeit berücksichtigen. Wie nützlich oder effektiv eine Intervention ist, kann erst nach ihrer Implementierung beurteilt werden. Bei manchen Interventionen erfolgt sofort eine Veränderung. Meistens ist es jedoch so, dass Veränderungen über einen längeren Zeitraum nicht erkennbar sind. In der Regel brauchen Probleme eine gewisse Zeit, um sich zu entwickeln, und deshalb dauert es auch eine entsprechende Zeit, bis sie gelöst werden können. Es ist unmöglich zu sagen, wie lange man warten sollte, bis man feststellen kann, ob eine Intervention effektiv ist, aber die Veränderungen innerhalb eines Familiensystems müssen durch die verschiedenen Systemebenen sickern. Die Familien machen wichtige Beobachtungen und geben Rückmeldungen, die zeigen, welche Interventionen am effektivsten sind. In ihrer Diskussion einer Studie von Robinson verweisen Robinson und Wright (1995) darauf, dass Familien Interventionen, die nach ihrer Ansicht von entscheidender Bedeutung für die Heilung waren, in zwei Phasen des therapeutischen Veränderungsprozesses ansiedelten: Schaffung von Bedingungen, die Veränderungen ermöglichen sowie der veränderte Blick auf die Probleme und deren Überwindung. (Eine ausführlichere Beschreibung dieser Phasen finden Sie in Kap. 1.)

Mehr Informationen über die Entwicklung von Interventionen finden Sie in den Kapiteln 4, 8, 9, 10 und 12.

7.2.3 Abschluss des Gesprächs

Die letzte Phase ist die Beendigung oder der Abschluss des Gesprächs. Es ist sehr wichtig, dass die Pflegende konzeptualisiert, wie sie die Behandlung der Familie beendet, denn damit steigt die Wahrscheinlichkeit, dass die Veränderungen von Dauer sind. In Kapitel 5 haben wir die für diese Phase wichtigen konzeptuellen, perzeptiven und exekutiven Fähigkeiten und Fertigkeiten skizziert. In Kapitel 12 gehen wir ausführlich auf den Prozess des Abschlusses und die Ergebnisevaluation ein.

7.3 Ein Fallbeispiel aus der klinischen Praxis

Das folgende Beispiel zeigt den Ablauf eines Familiengesprächs unter Berücksichtigung der von uns in den Kapiteln 6 und 7 beschriebenen Leitlinien. Ein Beispiel für ein 15-minütiges Gespräch folgt in Kapitel 8.

7.3.1 Vorbereitung des Gesprächs

7.3.1.1 Die Entwicklung von Hypothesen

Die Familie Auerswald wurde an eine Einrichtung für häusliche Pflege überwiesen, die Pflegedienst, Physiotherapie, Ernährungsberatung und psychologische Beratung übernehmen sollte. Heinz Auerswald, 51 Jahre alt, war Paraplegiker und saß im Rollstuhl, weil er bei einem Arbeitsunfall multiple Verletzungen erlitten hatte. Er war arbeitslos. Eva Auerswald, 49 Jahre alt, Hausfrau, kümmerte sich allein um seine Betreuung. Dem Bericht zufolge war sie depressiv. Die Pflegende des häuslichen Pflegedienstes stellte die Hypothese auf, dass Frau Auerswald depressiv sein könnte, weil sie sich für die Betreuung ihres Mannes sehr verantwortlich fühlt. Sie fragte sich, ob die Rolle des Ehemannes und seine Überzeugungen ihren Zustand aufrechterhalten könnten. Sie erkundigte sich auch, ob andere Unterstützungssysteme aus dem sozialen oder gesundheitlichen Bereich mit der Familie arbeiteten und wie diese deren Gesundheitsprobleme einschätzten. Im Verlauf des Gesprächs bekam die Pflegende sowohl von dem Ehemann als auch von der Ehefrau viele Informationen, die die Richtigkeit ihrer ersten Hypothese bestätigten. Auf der Grundlage dieser Hypothese entwickelte sie einen Rahmen für das Gespräch mit dem Ehepaar.

Bezug zum CFAM. Grundlage für die Hypothese der Pflegenden war ihr Wissen und ihre klinischen Erfahrungen mit anderen Familien, die sich in ähnlichen Situationen befanden und einen ähnlichen ethnischen Hintergrund hatten. Grundlage für die Hypothese waren außerdem die Kategorie Struktur des CFAM (interne und externe Familienstruktur, Ethnie, Gender), die Kategorie Entwicklung (Familien in mittleren Jahren) sowie die Kategorie Funktion (Rollen, Macht oder Einfluss, zirkuläre Kommunikation, Überzeugungen).

7.3.1.2 Absprachen

Die Ehefrau sagte, sie wolle mit der Pflegenden nicht über ihre Depression sprechen, wenn ihr Mann wach sei. Die Pflegende bat darum, beim ersten Hausbesuch mit beiden Ehepartnern gemeinsam ein Gespräch führen zu dürfen. Das Ehepaar war einverstanden.

Bezug zum CFAM. Die Gedanken der Pflegenden gingen in Richtung Familienrollen und Gender. Sie hatte die Vermutung, dass Eva versuchte, ihren Ehemann nicht mit ihrem Problem zu belasten. Mit Blick auf die Kategorie verbale Kommunikation des CFAM vermutete die Pflegende, dass eine klare direkte Kommunikation zwischen Heinz und Eva selten oder gar nicht stattfand.

7.3.2 Gespräch

7.3.2.1 Beziehungsaufbau

Die Daten des Genogramms ergaben folgenden Befund:

- Das Ehepaar lebt allein in der Stadt; die erweiterte Familie und die Kinder wohnen in anderen Städten und kommen selten zu Besuch.
- Eva war schon einmal verheiratet; sie war 18 Jahre mit ihrem ersten Mann zusammen, obwohl er sie körperlich misshandelte. Sie hielt es für ihre Pflicht, ihre Kinder zu schützen.
- Für ihren Ehemann war dies die erste Ehe.

Bezug zum CFAM. Die obigen Informationen bestätigten die erste Hypothese der Pflegenden, was Evas Überzeugungen über Verantwortung und die isolierte Familienstruktur betraf.

7.3.2.2 Assessment

Problemdefinition. Eva beschrieb das Problem so: «Heinz hat eine schreckliche Tragödie erlebt, aber jetzt bin ich diejenige, die deprimiert ist. Das ergibt keinen Sinn.» Für Herrn Auerswald bestand das Problem darin, dass seine Frau sich «zu viele Sorgen macht».

Zusammenhang zwischen Familieninteraktion und Gesundheitsproblem. Durch zirkuläre Fragen fand die Pflegende heraus, dass Eva sich schon zwei volle Jahre keine Pause von der Betreuung gegönnt hatte. Heinz ermutigte sie, «rauszugehen und sich mit Leuten zu treffen», aber sie befürchtete, er würde sich einsam fühlen, wenn sie sich mit anderen Leuten trifft. Herr Auerswald sagte, dies sei kein Problem für ihn. Beide berichteten, Eva sei seit einiger Zeit deprimiert. Sie weine oft und habe Schlafstörungen.

Frau Auerswald versorgt ihren Mann körperlich hervorragend. Sie badet ihn jeden Tag. Er weiß ihre Pflege zu schätzen. Sie hat Schuldgefühle, weil sie seine Eltern um Hilfe gebeten hat.

Lösungsversuche. Eva hatte kurze Zeit vorher ihren Hausarzt aufgesucht, der ihr Antidepressiva verschrieb. Sie hatte sich früher schon einmal um häusliche Pflege bemüht, sagte aber, weil «deren Plan unzuverlässig sei [und sie] nie wisse, wann sie kommen», habe sie auf diese Unterstützung verzichtet. Auf Anraten ihres Arztes erklärte Frau Auerswald sich einverstanden, es noch einmal mit einem häuslichen Pflegedienst zu versuchen.

Bezug zum CFAM. Die Pflegende stellte fest, dass die Problemlösungsversuche der Auerswalds darin bestanden, entweder ohne fremde Hilfe auszukommen oder externe professionelle Unterstützung in Anspruch zu nehmen. Sie suchten nur selten Hilfe beim Hausarzt und beim häuslichen Pflegedienst und schreckten davor zurück, die erweiterte Familie um Unterstützung zu bitten.

Ziele. Eva hatte den Wunsch, «nicht mehr deprimiert sein, mich gut fühlen». Die kleinste wichtige Veränderung, die sie benennen konnte, war, «an einem Nachmittag in der Woche wegzugehen, ohne Schuldgefühle zu haben». Heinz stimmte den Zielen seiner Frau zu.

7.3.2.3 Intervention

Arbeit mit dem CFIM. Nachdem die Pflegende eine partnerschaftliche Beziehung zu dem Ehepaar aufgebaut und eine mit den Daten des Familien-Assessments übereinstimmende Hypothese entwickelt hatte, überlegte sie zusammen mit dem Ehepaar Auerswald Interventionen für den kognitiven, affektiven und verhaltensbezogenen Bereich der Familienfunktion. Ziel der Intervention war Evas Depression.

Interventionen und Ergebnis. Da die Pflegende wusste, dass Frau Auerswald 18 Jahre in ihrer ersten Ehe, in der sie misshandelt wurde, ausgeharrt hatte, um ihre Kinder zu schützen, zielten ihre Fragen auf Überzeugungen und Verantwortungsgefühl ab. Die Pflegende ermutigte Eva, ihre Überzeugungen zu verändern, indem sie sowohl dem Ehemann als auch der Ehefrau triadische und hypothetische Fragen sowie Fragen nach Verhaltensauswirkungen stellte, die sich um das Thema Verantwortung drehten. Sie bat das Ehepaar, andere Verhaltensweisen auszuprobieren, um neue Formen der Selbstverantwortlichkeit kennenzulernen. Herr und Frau Auerswald hinterfragten ihre Überzeugung, dass Depression einzig und allein ein biologisches Problem sei, und begannen, mehr Verantwortung für ihr eigenes Leben zu übernehmen. Heinz sagte, er brauche nur dreimal in der Woche ein Bad. Eva bat ihre Schwiegermutter um Hilfe bei der Betreuung und war in der Lage, ihren Mann dreimal in der Woche für zwei Stunden allein zu lassen, um mit Freundinnen Karten zu spielen. Das Ehepaar berichtete von einer deutlichen Besserung der Depression. Der häusliche Pflegedienst kümmerte sich weiter um die Pflege und Physiotherapie. Die Pflegende und die häusliche Pflegehilfe unterstützten die veränderte Einstellung des Ehepaars gegenüber dem Thema Verantwortlichkeit.

7.4 Schlussfolgerungen

In diesem Kapitel wurden Leitlinien für die einzelnen Phasen des Familiengesprächs vorgestellt, an denen Pflegende sich beim Erstgespräch und während des ganzen Verlaufs des Familienkontakts orientieren können. Pflegende sollten die Leitlinien als Ideen und Empfehlungen betrachten, die ihnen helfen, die Zeit, die sie mit Familien verbringen, optimal zu nutzen. Es ist durchaus üblich, sich zwischen den einzelnen Phasen hin und her zu bewegen, um die Probleme besser abzuklären oder besser einzuschätzen. Manchmal ist es sogar nötig, noch einmal zu den Leitlinien für den Beziehungsaufbau zurückzugehen, um die therapeutische Beziehung zu stärken, bevor Interventionen angeboten werden. Die Phasen sind also nicht streng voneinander getrennt, und die Leitlinien sind nicht als starre Regeln für die Durchführung von Familiengesprächen zu verstehen. Pflegende sollten stets bedenken, dass jede Familiensituation anders ist. Deshalb fordern wir sie auf, die Leitlinien mit Sensibilität gegenüber der klinischen Situation und mit Respekt vor dem kulturellen, religiösen, spirituellen und ethnischen Erbe der Familien umzusetzen.

Literatur

Al-Krenawi, A. (1998). Family therapy with a multiparental/multispousal family. *Family Process, 37*(1), 65–81. Anderson, H. & Goolishian, H.A. (1988). Human systems as linguistic systems: Preliminary and evolving ideas about the implications for clinical theory. *Family Process, 27*(4), 371–393.

Benson, M., Schindler-Zimmerman, T. & Martin, D. (1991). Assessing children's perceptions of their family: Circular questioning revisited. *Journal of Marital and Family Therapy, 17*(4), 363–372.

Brouwer-DudokdeWit, A.C., Savenlje, A., Zoetewelj, M.W., Maat-Kievit, A. & Tibben, A. (2002). A hereditary disorder in the family and the family life cycle: Huntington disease as a paradigm. *Family Process, 41*(4), 677–692. Campbell, T.L., McDaniel, S.H., Cole-Kelly, K., Hepworth, J. & Lorenz, A. (2002). Family interviewing: a review of the literature in primary care. *Family Medicine, 34*(5), 312–318.

Cecchin, G. (1987). Hypothesizing, circularity, and neutrality revisited: An invitation to curiosity. *Family Process, 26*(4), 405–413.

Cole-Kelly, K. & Seaburn, D. (1999). Five areas of questioning to promote a family-oriented approach in primary care. *Families, Systems, and Health, 17*(3), 341–348.

Cooklin, A. (2001). Eliciting children's thinking in families and family therapy. *Family Process, 40*(3), 293–312. Davis, L.L. (1998). Telephone-based interventions with family caregivers. *Journal of Family Nursing, 4*(3), 231–254. deShazer, S. (1982). Patterns of Brief Family Therapy: An Ecosystemic Approach. New York: Guilford Press. deShazer, S. (1988). Clues: Investigating Solutions in Brief Therapy. New York: Norton.

deShazer, S. (1991). Putting Difference to Work. New York: Norton.
dt.: (2006). Das Spiel mit Unterschieden. Wie therapeutische Lösungen lösen. Heidelberg: Carl-Auer-Verlag, 5. Auflage.

Dozier, R.M., Hicks, M.W., Cornille, T.A. & Peterson, G.W. (1998). The effect of Tomm's therapeutic questioning styles on therapeutic alliance: A clinical analog study. *Family Process, 37*(2), 189–200.

Duhamel, F. & Campagna, L. (2000). Family Genograph. Montreal: Université de Montreal, Faculty of Nursing.

Duhamel, F., Dupuis, F. & Wright, L.M. (2009). Families' and nurses' answers to the «One Question Question»: Reflections for clinical practice, education and research in Family Nursing. *Journal of Family Nursing,* (15: 461–485).

Feetham, S. (1999). Families and the genetic revolution: Implications for primary healthcare, education, and research. *Families, Systems and Health, 17*(1), 27–44.

Fleuridas, C., Nelson, T. & Rosenthal, D. (1986). The evolution of circular questions: Training family therapists. *Journal of Marital and Family Therapy, 12*(2), 113–127.

Fraser, E. (1998). The use of metaphors with African-American couples. *Journal of Couples Therapy, 7*(2/3), 137–148.

Freedman, J. & Combs, G. (1996). Narrative Therapy: The Social Construction of Preferred Realities. New York: Norton.

Furman, B. & Ahola, T. (1988). Return of the question «why»: Advantages of exploring pre-existing explanations. *Family Process, 27*(4), 395–410.

Gottlieb, D.T. (2002). Hope for peace and unity. *Journal of Systemic Therapies, 21*(1), 101–103.

Green, R.J. (2003). When therapists do not want their clients to be homosexual: A response to Rosik's article. *Journal of Marital and Family Therapy, 29*(1), 29–38.

Griffith, M.E. (1995). Opening therapy to conversations with a personal God. *Journal of Feminist Family Therapy, 7*(1/2), 123–139.

Haley, J. (1987). Problem-Solving Therapy (2nd ed.). San Francisco: Jossey-Bass.

Hawley, D.R. & DeHaan, L. (1996). Toward a definition of family resilience: Integrating life-span and family perspectives. *Family Process, 35*(3), 283–298.

Hewson, D. (1991). From laboratory to therapy room: Prediction questions for reconstructing the «new-old» story. *Dulwich Centre Newsletter, 3,* 5–12.

Jaber, R., Trilling, J.S. & Kelso, E.B. (1997). The circle of change: An approach to difficult clinical interactions. *Families, Systems, and Health, 15*(2), 163–174.

Kikuchi, J.F. (1996). Multicultural ethics in nursing education: A potential threat to responsible practice. *Journal of Professional Nursing, 12*(3), 159–165.

Kuehl, B. (1995). The solution-oriented genogram: A collaborative approach. *Journal of Marital and Family Therapy, 21*(3), 239–250.

Kuhl, D.R. & Wilensky, P. (1999). Decision making at the end of life: A model using an ethical grid and principles of group process. *Journal or Palliative Medicine, 2*(1), 75–86.

Leahey, M. & Slive, A. (1983). Treating families with adolescents: An ecological approach. *Canadian Journal of Community Mental Health, 2*(2), 21–28.

Leahey, M., Stout, L. & Myrah, I. (1991). Family systems nursing: How do you practice it in an active community hospital? *Canadian Nurse, 87*(2), 31–33.

Leahey, M. & Wright, L.M. (1987). Families and chronic illness: Assumptions, assessment and intervention. In L.M. Wright & M. Leahey (Eds.), Families and Chronic Illness (pp. 55–76). Springhouse, PA: Springhouse Corp.

Levac, A.M. C., Wright, L.M. & Leahey, M. (2002). Children and families: Models for assessment and intervention. In J.A. Fox (Ed.), Primary Health Care for Infants, Children and Adolescents (2nd ed.) (pp. 10–19). St. Louis: Mosby.

Lund, L.K., Zimmerman, T.S. & Haddock, S.A. (2002). The theory, structure, and techniques for the inclusion of children in family therapy: A literature review. *Journal of Marital and Family Therapy, 28*(4), 445–454.

Maturana, H.R. & Varela, F. (1992). The Tree of Knowledge: The Biological Roots of Human Understanding. Boston: Shambhala Publications, Inc.
dt.: (1991). Der Baum der Erkenntnis. Die biologischen Wurzeln des menschlichen Erkennens. München: Goldmann.

Mauksch, L.B., Hillenburg, L. & Robins, L. (2001). The establishing focus protocol: Training for collaborative agenda setting and time management in the medical interview. *Families, Systems, and Health, 19*(2), 147–157.

McConkey, N. (2002). Solving School Problems: Solution Focused Strategies for Principals, Teachers, and Counsellors. Alberta, Canada: Solution Talk.

Miller, S.D. & Duncan, B.L. (2000). Paradigm lost: From model-driven to client-directed, outcome-informed clinical work. *Journal of Systemic Therapies, 19*(1), 20–32.

Morgan, A. (2000). What Is Narrative Therapy? An Easy-To-Read Introduction. Adelaide, South Australia: Dulwich Centre Publications.

Pearson, D. (1998). The «What are you prepared to do?» question. In T. S. Nelson & T. S. Trepper (Eds.), 101 More Interventions in Family Therapy (pp. 280–284). New York: Haworth Press.

Peek, C. J. (2003). FAQ #1: How you can «sell» collaboration in your organization. Collaborative Family Healthcare

Prochaska, J. O., DiClemente, C. C. & Norcross, J. C. (1992). In search of how people change: Applications to addictive behavior. *American Psychologist, 47*(9), 1102–1114.

Rolland, J. S. (1998). Beliefs and collaboration in illness: Evolution over time. *Families, Systems, and Health, 16*(1/2), 7–25.

Robinson, C. A. (1994). Nursing interventions with families: A demand or an invitation to change? *Journal of Advanced Nursing, 19*(5), 897–904.

Robinson, C. A. (1998). Women, families, chronic illness, and nursing interventions: From burden to balance. *Journal of Family Nursing, 4*(3), 271–290.

Robinson, C. A. & Wright, L. M. (1995). Family nursing interventions: What families say makes a difference. *Journal of Family Nursing, 1*(3), 327–345.

Roffman, A. E. (2003). Unpacking and keeping it packed: Two forms of therapist responsivity. *Journal of Systemic Therapies, 22*(1), 64–79.

Selekman, M. (1993). Pathways to change: Brief therapy solutions with difficult adolescents.

Strong, T. (2002). Constructive curiosities. *Journal of Systemic Therapies, 21*(1), 77–90.

Szasz, T. (1973). The Myth of Mental Illness: Foundations of a Theory of Personal Conduct. New York: Harper & Row.

Tapp, D. M. (2000). The ethics of relational stance in family nursing: Resisting the view of «nurse as expert». *Journal of Family Nursing, 6*(1), 69 –91.

Thorne, S. E. & Robinson, C. A. (1989). Guarded alliance: Health care relationships in chronic illness. *Image: The Journal of Nursing Scholarship, 21*(3), 153–157.

Walsh, F. (1996). The concept of family resilience: Crisis and challenge. *Family Process, 35*(3), 261–81.

Walsh, F. (2003). Family resilience: Strengths forged through adversity. In F. Walsh (Ed.), Normal Family Processes: Growing Diversity and Complexity (3rd ed.) (pp. 399–423). New York: Guilford Press.

Weiner-Davis, M., de Shazer, S. & Gingerich, W. J. (1987). Building on pretreatment change to construct the therapeutic solution: An exploratory study. *Journal of Marital and Family Therapy, 13*(4), 359–364. Weingarten, K. (2000). Witnessing, wonder, and hope. *Family Process, 39*(4), 389–402.

White, M. (1991). Deconstruction and therapy. *Dulwich Centre Newsletter, 3,* 21–40. White, M. & Epston, D. (1990). Narrative Means to Therapeutic End. New York: Norton.

Wright, L. M. (1989). When clients ask questions: Enriching the therapeutic conversation. *Family Therapy Networker, 13*(6), 15–16.

Wrigth, L. M. & Bell, J. M. (2009). Belief and illness: A model for healing. Calgary, AB: 4th Floor Press.

Wright, L. M., Watson, W. L. & Bell, J. M. (1996). Beliefs: The Heart of Healing in Families and Illness. New York: Basic Books.

8 Ein 15-minütiges (oder kürzeres) Familiengespräch führen

Wir haben die 3. Auflage unseres Buches (Wright/Leahey, 2000) um dieses Kapitel erweitert, weil unsere beruflichen und persönlichen Erfahrungen uns zu der Erkenntnis geführt haben, dass familienzentrierte Pflege wirksam und erfolgreich in nur 15 Minuten oder weniger praktiziert werden kann. Wir haben uns sehr gefreut über die begeisterten und freundlichen Reaktionen von Pflegestudierenden und Pflegenden aus der Praxis auf die in diesem Kapitel enthaltenen Ideen und Vorschläge. Wir haben viele anerkennenswerte und anregende Geschichten von Pflegenden gehört, die beschreiben, wie sie diese Ideen in ihrer Praxis umgesetzt haben und wie ihre praktische Arbeit mit Patienten und Familien sich auf eine Art und Weise verändert hat, die sie als befriedigend und lohnend empfinden. Die direkte Auseinandersetzung mit dem Zeitmangel, der es Pflegenden erschwert, Familien in ihre Praxis einzubeziehen, ist bei vielen Pflegenden offenbar auf große Resonanz gestoßen. Deshalb sind die Pflegenden bemerkenswerterweise bereit, eine der Überzeugungen zu hinterfragen, die ihre Praxis am meisten einschränken.

«Ich habe keine Zeit für Familiengespräche», ist der am weitesten verbreitete Grund, weshalb Pflegende Familien nicht routinemäßig in ihre Praxis einbeziehen. In zahlreichen Kursen in Aus- und Weiterbildungen und bei Vorträgen haben wir diesen Satz immer wieder als Begründung dafür gehört, dass Familienmitglieder von der Gesundheitsversorgung ausgeschlossen werden. Angesichts der großen Veränderungen in der Praxis der Gesundheitsversorgung, wie z. B. «Managed Care», der Verlagerung der Versorgung in die Gemeinde, finanzieller Engpässe, der Zunahme komplexer Krankheiten und des Personalabbaus, ist Zeit ein kostbares Gut in der Pflegepraxis. Wir sind dennoch der festen Überzeugung, dass Familien nicht von der Gesundheitsversorgung ausgeschlossen oder an den Rand gedrängt werden müssen. Pflegende, die mit Familien arbeiten wollen, müssen sich gut mit Familien-Assessment- und Familien-Interventions-Modellen sowie mit den gesprächsspezifischen Fähigkeiten/Fertigkeiten und Fragen auskennen. Wir glauben, dass das Wissen über familienzentrierte Pflege auch in sehr kurzen Familiensitzungen effektiv angewendet werden kann, und wir behaupten, dass ein 15-minütiges oder sogar noch kürzeres Familiengespräch zielgerichtet, wirkungsvoll, informativ und sogar heilend sein kann. Jeder Einbezug von Familienmitgliedern, und sei er noch so kurz, ist besser als keiner.

Aber was ist Zeit? Und was genau lässt sich in 15 Minuten oder weniger mit einer Familie erreichen? Wir haben festgestellt, dass ein Großteil der Zeit in der Pflegepraxis sozial und kulturell koordiniert, hoch ritualisiert und daher anerkannt ist. Pflegende kennzeichnen Anfang und Ende ihrer Schichten, ihrer Aufgaben etc. auf eindeutige Art und Weise. Wir sind der Meinung, dass die Ritualisierung und Koordinierung der Zeit, die den Familien gewidmet wird, selbst wenn es nur 15 Minuten sind, auch zu einem anerkannten Bestandteil der Pflegepraxis werden kann.

Doch bevor die Pflegenden ihr Verhalten verändern, müssen sie ihre Einstellung in Bezug auf die Einbeziehung von Familien in die Gesundheitsversorgung ändern. Nach unserer Erfahrung sind meistens hartnäckige restriktive Überzeugungen der Grund, weshalb Pflegende Familienmitglieder nicht in ihre Praxis einbeziehen (Wright/Bell, 2009). Hier sind einige davon:

- «Wenn ich mit Familienmitgliedern spreche, habe ich keine Zeit für meine anderen Aufgaben.»
- «Wenn ich mit Familienmitgliedern spreche, stoße ich vielleicht eine Tür auf und habe dann keine Zeit, mich weiter um sie zu kümmern.»
- «Es ist nicht meine Aufgabe, mit Familien zu sprechen; dafür sind Sozialarbeiter und Psychologen zuständig.»
- «Ich kann den Familien in der kurzen Zeit, in der ich mich um sie kümmere, unmöglich helfen.»
- «Was soll ich tun, wenn die Familie ärgerlich reagiert?»
- «Was soll ich machen, wenn sie mir eine Frage stellen und ich keine Antwort weiß? Es ist besser, sich erst gar nicht auf ein Gespräch einzulassen.»

Diese restriktiven Überzeugungen erklären, weshalb Pflegende davor zurückschrecken, Familien routinemäßig in ihre Arbeit einzubeziehen. Wir postulieren, dass sich das Erscheinungsbild der Pflegepraxis ändern würde, wenn Pflegende sich nur diese eine Überzeugung zu eigen machen würden, dass «Krankheit eine Familienangelegenheit ist» (Wright/Bell, 2009). Dann würden die Pflegenden sich mehr dafür interessieren, wie sie mit Familienmitgliedern arbeiten und sie bei der Versorgung ihrer Angehörigen unterstützen könnten. Sie wüssten, dass jeder in der Familie Erfahrung mit einer Krankheit hat und dass nicht ein einzelnes Familienmitglied Diabetes, Multiple Sklerose oder Krebs «hat». Sie würden auch erkennen, dass alle Familienmitglieder, angefangen von den ersten Symptomen über die Diagnose bis hin zur Behandlung, von der Krankheit beeinflusst werden und ihrerseits Einfluss auf die Krankheit nehmen. Sie würden auch zu der Erkenntnis gelangen, dass unsere Gespräche mit Patienten und Familien über ihre Erfahrungen mit der Krankheit ganz entscheidend zur Heilung und zur Verringerung von Leiden beitragen können (Wright, 2005; Wright/Bell, 2009). Dass wir mit unserer Behauptung richtig liegen, zeigen die Gespräche, die wir im klinischen Bereich und privat führen sowie zahlreiche Blogs, in denen häufig eindrucksvoll von Geschichten über Heilung berichtet wird.

Wir glauben auch, dass die Pflegenden, unabhängig vom Kontext ihrer Praxis, mehr mit Familien arbeiten und sie häufiger in ihre Praxis einbeziehen würden, wenn dies von den Verantwortlichen im Gesundheitswesen nachdrücklich unterstützt und befürwortet würde. Die Verantwortlichen könnten ihr Interesse an einer familienzentrierten Pflege überzeugend und für alle sichtbar dokumentieren, wenn sie die Pflegenden an der Planung, Entwicklung und Implementierung familienfreundlicher Richtlinien und Dienstleistungen beteiligen würden (International Council of Nurses, 2002). Beispiele für familienfreundliche Richtlinien und Maßnahmen auf der Ebene des größeren Systems wäre etwa der Einsatz von Familienmitgliedern in einer Beratungsstelle oder Taskforce, die Teilnahme an einer Fokusgruppe, an Qualitäts- und Sicherheitsinitiativen und als Programmberater. Außerdem wäre dafür zu sorgen, dass Parkplätze für Familien mit geringem Einkommen in der Nähe der Einrichtung zur Verfügung stehen. Auf der Ebene der Abteilung oder Einheit wären dies familienfreundliche Besuchszeiten und die Einrichtung bestimmter Räumlichkeiten, wie z. B. Spielbereiche für Kinder; ein ruhiger Raum, der eine Rückzugsmöglichkeit bietet oder in dem Familienmitglieder über schwierige Situationen oder Vorfälle sprechen können; ferner müssten Familien in schwierigen Situationen routinemäßig familienzentrierte pflegerische Gespräche angeboten werden. Familienmitglieder könnten auch gebeten werden, an der Information neuer Mitarbeiter teilzunehmen oder neue Familien mit der Station vertraut zu machen und andere Familien zu beraten. Pflegende könnten Familienmitglieder auch zu Patientenkonferenzen einladen, sie bitten, Patienten zur Untersuchung zu begleiten, sie während der Behandlung zu unterstützen, ihnen bei der Körperpflege zu helfen etc.

Die Unterstützung durch die Verantwortlichen, die Schaffung von familienfreundlichen Regelungen und Maßnahmen sowie Pflegende, die engagiert sind und das Wissen und die Fähigkeiten/Fertigkeiten besitzen, Familien routinemäßig in ihre Praxis einzubeziehen, sind die Voraussetzungen dafür, dass Pflegende die Zeit, die sie den Familien widmen, optimal nutzen können.

Die folgenden Anleitungen zur Durchführung eines 15-minütigen (oder kürzeren) Familiengesprächs sind sehr speziell, sozusagen die Kurzfassung oder «Reader's Digest»-Version der in den Kapiteln 5 bis 7 präsentierten Kernelemente. Die Anleitungen orientieren sich an den theoretischen Grundlagen des Calgary Familien-Assessment-Modells (CFAM) (s. Kap. 3) und des Calgary Familien-Interventions-Modells (CFIM) (s. Kap. 4) und repräsentieren die wichtigsten Elementen dieser Modelle.

8.1 Schlüsselelemente

Welches sind die Schlüsselelemente eines 15-minütigen Familiengesprächs? Nach unseren Beobachtungen und Erfahrungen gehören zu den Schlüssel- und essenziellen Elementen eines erfolgreichen, produktiven und wirkungsvollen 15-minütigen Familiengesprächs familienzentrierte Gespräche, Umgangsformen, ein Familiengenogramm (und in bestimmten Situationen ein Ökogramm), familienzentrierte Fragen und Wertschätzung/Anerkennung. Natürlich lassen sich diese Elemente nur im Kontext einer therapeutischen Beziehung zwischen der Pflegenden und der Familie realisieren.

Wir freuen uns, dass die Forschungsbefunde und klinischen Beweise, die die Vorteile 15-minütiger Familiengespräche bestätigen, in der ersten Zeitschrift für familienzentrierte Pflege, dem *Journal of Family Nursing*, veröffentlicht wurden. Holtslander (2005) berichtet von einer erfolgreichen, auf die Bedürfnisse der Familie abgestimmten Anwendung des 15-minütigen Familiengesprächs auf einer Wöchnerinnenstation. Martinez, D'Artois und Rennick (2007) haben untersucht, wie Pflegende die Auswirkungen des 15-minütigen Gesprächs auf den Aufnahmeprozess und auf ihre familienzentrierte pflegerische Arbeit einschätzen. Laut Untersuchung gaben pädiatrische Pflegefachpersonen in der Praxis an, dass Genogramme, therapeutische Fragen und Wertschätzung sich positiv auf ihre Fähigkeit auswirkten, ein Familien-Assessment und Familien-Interventionen durchzuführen. Die Pflegenden hielten die routinemäßige Durchführung eines 15-minütigen Gesprächs bei der Aufnahme eines Kindes für sinnvoll.

8.1.1 Schlüsselelement 1: Familienzentrierte Gespräche

Alle Interaktionen zwischen Menschen laufen innerhalb von Gesprächen ab. Pflegende führen immer therapeutische Gespräche mit ihren Klienten, auch wenn sie diese vielleicht nicht so bezeichnen würden. Ein Gespräch, das eine Pflegende mit einem Patienten oder Familienmitglied führt, ist nie trivial (Wright/Bell, 2009). Jedes Gespräch, an dem wir teilnehmen, verändert unsere biopsychosozial-geistigen Strukturen und die der Patienten und Familienmitglieder gleichermaßen.

Ein kurzes Familiengespräch ist therapeutisch, weil es von Anfang an zielgerichtet und zeitlich begrenzt ist, wie die Beziehungen auch. Familienzentrierte Gespräche zwischen einer Pflegenden und einer Familie können aus nur einem Satz bestehen oder so lang sein wie es die Zeit erlaubt. Alle Gespräche zwischen Pflegenden und Familien sind, unabhängig von ihrer

Dauer, potenziell heilend, allein durch die Tatsache, dass sie die Familienmitglieder zusammenbringen (Robinson/Wright, 1995; Hougher Limacher/Wright, 2003, 2006; McLeod, 2003). Doch nicht die Länge oder Dauer des Gesprächs bewirkt die Veränderung, sondern die Tatsache, dass die Patienten und Familienmitglieder anerkannt und bestätigt werden, kann außerordentlich heilsam wirken (Hougher Limacher, 2003; Hougher Limacher/Wright, 2003, 2006; Moules, 2002). Pflegende sind gesellschaftlich legitimiert und privilegiert, in ihren Gesprächen mit Familien die Weichen für Gesundheit oder Krankheit zu stellen.

Einen hohen Stellenwert hat auch die Kunst des Zuhörens. Mitzuteilen, was es bedeutet, in seiner eigenen, abgeschlossenen Erfahrungswelt zu leben, zumal wenn diese die Welt der Krankheit ist, ist ein großes Bedürfnis in menschlichen Beziehungen (Wright, 2005). Nach Frank (1988) ist es nicht nur eine Kunst, sondern eine ethische Praxis, die sich die Krankengeschichten von Familien anzuhören. Pflegende glauben im Allgemeinen, dass Zuhören sie dazu verpflichtet, etwas zu unternehmen, um die angesprochenen Sorgen oder Probleme zu beseitigen. In vielen Fällen besteht jedoch die wichtigste therapeutische Maßname, Intervention oder Handlung der Pflegenden einfach darin, Mitgefühl zu zeigen und Anerkennung zu äußern (Bohn et al., 2003; Moules, 2003; Hougher Limacher, 2003; Hougher Limacher/Wright, 2003, Moules, 2002).

Kennzeichnend für ein zeitsparendes, 15-minütiges (oder kürzeres) Gespräch ist die Kombination von aufgabenorientierter Patientenversorgung und zielgerichtetem Gespräch. Integrale Bestandteile der Arbeit der Pflegenden sind Vermittlung von Informationen und Beteiligung des Patienten an Entscheidungen. Die Pflegende sucht und nutzt Gelegenheiten, mit Familien zielgerichtete Gespräche zu führen. Eine solche Vorgehensweise, die sich von üblicher Konversation unterscheidet, kann auch folgende Maßnahmen beinhalten:

- Familien werden *routinemäßig* eingeladen, den Patienten auf die Station, in die Klinik oder in das Krankenhaus zu begleiten.
- Familien werden *routinemäßig* in die Aufnahmeprozedur einbezogen.
- Familien werden *routinemäßig* aufgefordert, während der Patienteninformation Fragen zu stellen.
- Die Pflegenden nutzen die Erfahrungen des Patienten und der Familie im Umgang mit Gesundheitsproblemen, indem sie sich nach den häuslichen Routinen erkundigen.
- Die Pflegenden motivieren die Patienten, bestimmte Interaktionen einzuüben, wie z. B. den Familienmitgliedern und anderen erklären, dass sie bestimmte Nahrungsmittel nicht essen können.
- Die Pflegenden fragen die Familien und Patienten *routinemäßig* nach *ihrer* Meinung zu Behandlung und Entlassung.

8.1.2 Schlüsselelement 2: Umgangsformen

Gute Umgangsformen waren schon immer wichtig im täglichen Miteinander. In den letzten zwanzig Jahren hat sich in diesem Bereich in Nordamerika jedoch ein grundlegender Wandel vollzogen. Der Umgang miteinander ist nicht mehr förmlich, sondern lässig, manche würden ihn sogar als rüde oder in einigen Fällen auch als unverschämt bezeichnen. Auch unser Kleidungsstil hat sich verändert: die «gute Sonntagskleidung» wurde durch die «legere Freizeitkluft» ersetzt. Das Buch von Martin und Kanen (2005) *Miss Manners' Guide to Excruciatingly Correct Behavior* offenbart auf humorvolle Art die Ansichten der Autorinnen über gute Umgangsformen. Miss Manners, wie Martin (1990) genannt wird, beschreibt auf eindrückliche Weise, was in unseren Interaktionen und somit auch in unserer Gesellschaft im Kern abhanden gekommen ist. Gute Umgangsformen sind eine einfache, aber wirkungsvolle Form, Höflichkeit, Respekt und Wohlwollen zum Ausdruck zu bringen. Leider sind unserer Kultur insgesamt die guten Manieren und damit auch der höfliche Umgang miteinander abhanden gekommen, und dies macht sich leider auch in der Pflege bemerkbar.

Die Pflege ist nicht immun gegenüber gesellschaftlichen Veränderungen. Es mag sein, dass das förmliche Äußere der Pflegenden (z. B. ihre gestärkten Uniformen und Hauben) die Beziehungen zu Klienten und Familien in einigen Fällen vielleicht nicht gerade verbessert hat. Die Beziehung der allermeisten Pflegenden zu ihren Klienten ist auch heute noch von Respekt, Höflichkeit und Rücksichtnahme geprägt. Aber wir haben viel zu häufig professionelle und persönliche Situationen miterlebt, in denen Pflegende, Patienten und Familien auf eine Art und Weise miteinander umgegangen sind, die gute Umgangsformen schmerzlich vermissen ließ.

Eines der eklatantesten Beispiele für den Mangel an guten Umgangsformen in der Pflege ist das Sich-Vorstellen. Man hört häufig, dass Pflegende sich ihren Patienten nicht vorstellen, geschweige denn deren Familien. Ein Beispiel: Jorge, ein 23-jähriger Mann mit hispanischen Wurzeln, der in der Poliklinik eines großen Krankenhauses nach einer Operation am offenen Herzen behandelt wurde, berichtete, eine Pflegende habe angefangen, seinen Körper zu berühren und seinen Infusionsschlauch zu regulieren, ohne sich vorzustellen oder ihm zu sagen, was sie da tat und warum. Er fand dieses Verhalten zudringlich, beängstigend und unhöflich.

Diese Anekdote aus der klinischen Praxis stimmt mit dem überein, was uns Pflegende über die Beziehungen zwischen Pflegenden und Familien auf einer Intensivstation berichtet haben. Nach unserer Auffassung ist eine der Strategien, die den Aufbau einer therapeutischen Beziehung verhindern, die, den Patienten und seine Familie zu entpersonalisieren. Hierzu wurden folgende Beispiele gegeben: Den Patienten nicht mit Namen anreden; den Patienten oder die Familie als schwierig bezeichnen; die Versorgung durchführen, ohne den Patienten oder die Familie zur Beteiligung aufzufordern; nicht sprechen oder keinen Blickkontakt herstellen.

Das Sich-Vorstellen ist offenbar ganz wichtig für den Erfolg des Familiengesprächs und der beziehungsorientierten Familienpflegepraxis. Allerdings hat sich die Art und Weise, wie Pflegende sich vorstellen, von sehr formell hin zu sehr ungezwungen gewandelt. Vor einigen Jahren stellten Pflegende sich noch als «Frau Garcia» vor, während es heute üblich ist zu sagen: «Hallo, mein Name ist Sasha und ich bin heute Ihr Pfleger.» Jede Art von Sich-Vorstellen ist besser als gar keine, aber ein Klient bemerkte dazu: «Pflegende stellen sich kein bisschen anders vor als ein Kellner: «Hi, ich heiße Josh und bin heute Abend Ihr Kellner.» Wir raten Pflegenden, sich immer mit ihrem vollen Namen vorzustellen, es sei denn, es liegt eine besondere Situation vor, in der sich dies aus Gründen der Sicherheit verbietet.

Leider ist die größte Unterlassungssünde die, dass Pflegende sich den Angehörigen ihrer Patienten nicht vorstellen. Was hindert die Pflegenden, die in Krankenhäusern und im Bereich der häuslichen Pflege arbeiten, eigentlich daran, sich den Menschen am Bett des Patienten vorzustellen? Was hält sie davon ab nachzufragen, in welchem Verhältnis sie zu dem Patienten stehen? Schlimmer noch, welche Gründe gibt es für Pflegende, den Blickkontakt mit Familienmitgliedern oder Freunden zu meiden, eine ganz elementare Form der Höflichkeit in unserer Kultur? Wir haben dieses Phänomen mit unseren Studierenden und Pflegenden aus der Praxis diskutiert, die uns gesagt haben, die Überzeugung, «keine Zeit zu haben», hindere viele Pflegende, mit anderen Menschen als dem Patienten zu sprechen, aus Angst, die Familienmitglieder oder engen Freunde könnten «Fragen stellen» oder «Zeit beanspruchen, die ich einfach nicht habe». Wir halten dieser Überzeugung die Behauptung entgegen, dass die Pflegenden letztendlich Zeit *einsparen* würden, wenn sie mit den Familienmitgliedern oder Freunden höflicher umgehen würden. Pflegende, die dies getan haben, wurden nicht häufiger oder zu unpassenden Zeiten von Familienmitgliedern und Freunden verfolgt, die sich nach dem Befinden des Patienten erkundigen wollten. Pflegende, die Familienmitglieder in ihre Arbeit einbezogen haben, berichteten nicht von weniger, sondern von mehr Arbeitszufriedenheit (Leahey et al., 1995).

Gute Umgangsformen stärken außerdem das Vertrauen der Familienmitglieder. Gute Umgangsformen, die eine vertrauensvolle Beziehung fördern, sind:

1. Reden Sie Patienten und Familienmitglieder immer mit ihrem Namen an.
2. Stellen Sie sich dem Patienten und den Familienmitgliedern immer mit Ihrem Namen vor.
3. Erklären Sie ihnen, welches in der jeweiligen Schicht oder Sitzung Ihre Aufgaben sind.
4. Erklären Sie eine Maßnahme, bevor Sie mit den Geräten das Zimmer betreten, um sie durchzuführen.
5. Wenn Sie einem Patienten oder Familienmitglied sagen, Sie seien innerhalb einer bestimmten Zeit zurück, sollten Sie sich bemühen, diese Zeit auch einzuhalten oder erklären, weshalb dies nicht möglich war.

8.1.3 Schlüsselelement 3: Familiengenogramme und Ökogramme

Pflegende sollten es sich zur Regel machen, ein kurzes Genogramm (und nötigenfalls auch ein Ökogramm) für *alle* Familien zu erstellen, bestimmt aber für Familien, mit denen sie voraussichtlich länger als einen Tag arbeiten werden. Die Sammlung von Informationen für Genogramme und Ökogramme wurde innerhalb der Diskussion der Kategorie «strukturelles Assessment» des CFAM (Kapitel 3) ausführlich erörtert. In einem kurzen Gespräch muss die Datensammlung für das Genogramm oder Ökogramm ebenfalls kurz sein. Die Beschaffung der entsprechenden Informationen von den Familienmitgliedern dauert etwa zwei Minuten.

Die wichtigsten Informationen betreffen Alter, Beruf oder Schulabschluss, Religion, ethnischer Hintergrund, Datum der Zuwanderung und aktueller Gesundheitszustand der einzelnen Familienmitglieder. Stellen Sie den im Haushalt lebenden Familienmitgliedern zunächst «leichte» Fragen (Alter, aktueller Gesundheitszustand). Informationen über beispielsweise die Scheidung von Geschwistern oder über Enkelkinder sind weder nötig noch zeitsparend, es sei denn, sie haben direkt mit der Familie und dem Gesundheitsproblem zu tun. Nachdem Sie die Informationen für das Genogramm ermittelt haben, können Sie die Datensammlung, falls nötig, fortsetzen und Informationen über die externe Familienstruktur einholen, also ein Ökogramm erstellen. Zu diesem Zweck können sich folgende Fragen eignen: «Wer außerhalb Ihrer unmittelbaren Familie ist eine wichtige Ressource oder ein Stressfaktor für Sie?» und: «Wie viele Gesundheitsfachleute behandeln zurzeit die Herzprobleme Ihres Mannes?» Die Erstellung eines Genogramms und eines Ökogramms im Rahmen des strukturellen Assessments ist eine verkürzte Strategie des Beziehungsaufbaus, denn Familien sind meistens sehr erfreut, wenn die Pflegende sich nach der ganzen Familie erkundigt und nicht nur nach der Person, die von der Krankheit betroffen ist. Damit stellt die Pflegende klar, dass Krankheit für sie eine Familienangelegenheit ist.

Im Idealfall ist das Genogramm Teil der Dokumentation, die den Patienten und die Familie betrifft. Auf einer Herzstation werden die Genogramm-Daten bei der Aufnahme routinemäßig gesammelt und am Bett des Patienten aufgehängt. Zusätzlich werden für die Familienmitglieder die Notrufnummern auf dem Genogramm notiert. So ist das Genogramm für alle Gesundheitsfachleute, die mit dem Patienten zu tun haben, eine ständige Aufforderung, die Familie in den Mittelpunkt ihrer Überlegungen zu stellen.

8.1.4 Schlüsselelement 4: Familienzentrierte Fragen

Familienzentrierte Fragen sind ein wesentlicher Bestandteil des therapeutischen Gesprächs. Ideen und Beispiele im Zusammenhang mit linearen, zirkulären und interventionsbezogenen Fragen wurden im Rahmen der Diskussion des CFIM (s. Kapitel 4) und der gesprächsspezifischen Fähigkeiten (s. Kapitel 5) vorgestellt. Weitere Beispiele für die Anwendung der Fragen enthalten die Kästen in Kapitel 9. Die DVD (2006) von Wright und Leahey zeigt Beispiele aus der klinischen Praxis. Die Autorinnen führen Gespräche mit Klienten und stellen Fragen. Pflegende, die ein sehr kurzes Familiengespräch durchführen wollen, können den Familienmitgliedern bestimmte gezielte Fragen stellen, um sie in die Gesundheitsfürsorge einzubeziehen. Wir raten Pflegenden, sich mindestens drei solcher Fragen auszudenken und sie routinemäßig allen Familienmitgliedern zu stellen. Natürlich müssen diese Fragen auf den Kontext abgestimmt sein, in dem die Pflegende und die Familie sich treffen. So werden die Fragen, die eine Pflegende den Familienmitgliedern in einer Notaufnahme oder auf einer onkologischen Station stellt, sich von den Fragen unterscheiden, die eine Pflegende den Familienmitgliedern routinemäßig in einer Poliklinik für Kinder mit Diabetes oder im Bereich der medizinischen Grundversorgung stellt. Bestimmte Dinge müssen allerdings immer angesprochen werden, wie z. B. die Weitergabe von Informationen, Erwartungen im Zusammenhang mit dem Krankenhausaufenthalt, Klinikbesuche oder Besuche des häuslichen Pflegedienstes, Schwierigkeiten, Beschwerden und die dringlichsten Anliegen oder Probleme. Die folgenden Beispielfragen zielen auf diese Themen ab:

- Wie können wir Ihnen und Ihrer Familie (oder Ihren Freunden) während Ihres Krankenhausaufenthalts am besten helfen? (Zielt ab auf Erwartungen und fördert die Zusammenarbeit.)
- Was hat Ihnen bei früheren Krankenhausaufenthalten oder Klinikbesuchen am meisten und was am wenigsten geholfen? (Zielt ab auf frühere Stärken, zu vermeidende Probleme und wiederholbare Erfolge.)
- Welches ist die größte Herausforderung für Ihre Familie im Zusammenhang mit dem Krankenhausaufenthalt, der Entlassung oder dem Klinikbesuch? (Zielt ab auf aktuelle oder potenzielle Schwierigkeiten, Rollen und Überzeugungen.)
- An welche Familienmitglieder oder Freunde dürfen wir Informationen weitergeben? An welche nicht? (Zielt ab auf Allianzen, Ressourcen und potenziell problematische Beziehungen.)
- Was brauchen Sie, um sich und Ihre Familie optimal auf die Entlassung vorzubereiten? (Zielt ab auf frühzeitige Planung der Entlassung.)
- Wer in Ihrer Familie leidet Ihrer Ansicht nach am meisten unter diesem Krankenhausaufenthalt, Klinikbesuch oder Besuch des häuslichen Pflegedienstes? (Zielt darauf ab, welches Familienmitglied Unterstützung und Intervention am dringendsten braucht.)
- Gibt es eine Frage, auf die Sie in diesem Gespräch am liebsten sofort eine Antwort haben möchten? Vielleicht kann ich Ihnen diese Frage nicht sofort beantworten, aber ich werde mein Bestes tun, um eine Antwort für Sie zu finden. (Zielt auf die dringlichsten Sorgen oder Probleme ab [Wright, 1989].)
- Womit konnte ich Ihnen in dieser Familiensitzung am meisten helfen? Was kann verbessert werden? (Damit zeigen Sie Ihre Bereitschaft, von Familien zu lernen und partnerschaftlich mit ihnen zusammenzuarbeiten.)

8.1.5 Schlüsselelement 5: Die Stärken der Familie und einzelner Familienmitglieder anerkennen

Die wichtige Intervention Anerkennung und Wertschätzung aussprechen (Hougher Limacher, 2003; Hougher Limacher/Wright, 2006; Wright, 2005; Wright/Bell, 2009) wurde im Zusammenhang mit dem CFIM (s. Kap. 4) ausführlich diskutiert. Wir möchten noch einmal darauf hinweisen, dass wir es uns zur Gewohnheit gemacht haben, in jeder Sitzung die während des Gesprächs wahrgenommenen Stärken der Familien zu würdigen. Auch bei einem 15-minütigen oder kürzeren Familiengespräch äußern wir uns wenigstens ein oder zweimal anerkennend über die Stärken, Ressourcen oder Kompetenzen einzelner Familienmitglieder oder der ganzen Familie, die die Pflegende direkt beobachtet hat oder die ihr berichtet wurden. Zur Erinnerung: Wertschätzung und Anerkennung beziehen sich auf immer wiederkehrende Verhaltensweisen. Daher achtet die Pflegende auf Muster und nicht auf einmaliges Verhalten, das mit einem Kompliment quittiert wird. Ein Beispiel für ausgesprochene Wertschätzung und Anerkennung wäre etwa: «Ihre Familie beweist viel Mut, obwohl sie doch schon fünf Jahre mit der Krebserkrankung Ihrer Frau leben muss.» Ein Kompliment wäre dagegen: «Ihr Sohn ist sehr umgänglich, obwohl er sich gerade krank fühlt.»

Familien mit chronischen, lebensbedrohenden oder psychosozialen Problemen sind häufig niedergeschlagen, hoffnungslos oder scheitern in ihren Bemühungen, die Krankheit zu überwinden oder mit ihr zu leben. Wir haben in unserer klinischen Praxis die Erfahrung gemacht, dass Familien, die von Krankheit, Behinderung oder Unfall betroffen sind, auch an einem «Mangel an Anerkennung» leiden. Pflegende können also nie zu viel Anerkennung aussprechen.

Die unmittelbar und langfristig erkennbaren positiven Reaktionen auf ausgesprochene Wertschätzung und Anerkennung deuten darauf hin, dass es sich hier um wirkungsvolle, effektive und langfristig wirksame therapeutische Interventionen handelt (Bohn et al., 2003; Hougher Limacher, 2003; Hougher Limacher/Wright, 2003; Moules, 2002). In einer Studie von Robinson (1998: 284) wurden die Prozesse und Ergebnisse von Pflegeinterventionen in Familien untersucht, deren Schwierigkeiten mit einer chronischen Krankheit im Zusammenhang standen. Die Familien berichteten, das Pflegeteam und seine «Orientierung an Stärken, Ressourcen und Möglichkeiten sei ein äußerst wichtiger Aspekt des Prozesses gewesen» (Robinson, 1998: 284). Die Studie von Hougher Limacher (2003), die darauf abzielte, mehr über die Intervention Wertschätzung und Anerkennung aussprechen herauszufinden, lässt die Wirksamkeit dieser Intervention in einem noch viel günstigeren Licht erscheinen. Familien, die von Pflegenden geäußerte Anerkennungen verinnerlichen, begegnen der Beziehung zwischen der Pflegenden und der Familie mit mehr Offenheit und Vertrauen und nehmen Ideen, Meinungen und Ratschläge bereitwillig an.

Pflegende, die sich anerkennend über die Ressourcen, Kompetenzen und Stärken von Familiengliedern äußern, verändern deren Selbstwahrnehmung. Wenn Pflegende es schaffen, die Selbstwahrnehmung von Familien zu verändern, gelingt es den Familien in den meisten Fällen auch, ihre Gesundheitsprobleme anders wahrzunehmen und wirkungsvollere Lösungen zur Verminderung ihrer potenziellen oder tatsächlichen Leiden zu finden. Weitere Ideen im Zusammenhang mit Interventionen enthält die DVD (2003) von Wright und Leahey: Interventionen für Familien mit Gesundheitsproblemen.

8.2 Der Einbezug einer Familie in die Pflegepraxis – Ein persönliches Erlebnis

Lorraine M. Wright schildert hier ihre persönlichen Erfahrungen, um eindringlich zu zeigen, dass der Einbezug von Familienmitgliedern in die Gesundheitsversorgung sinnvoll und heilend, aber auch unangenehm und geradezu schädlich sein kann, und um die familienzentrierte Pflege in ihrer besten und in ihrer schlimmsten Ausprägung darzustellen. Es geht um zwei sehr kurze Interaktionen mit Pflegenden in der Notaufnahme eines großen städtischen Krankenhauses, wohin Dr. Wright ihre Mutter begleitete, um sie dort eventuell stationär behandeln zu lassen.

In den letzten fünf Jahren ihres Lebens hatte meine Mutter, die an Multipler Sklerose litt, mehrere schwere Schübe und musste häufig stationär behandelt werden. Nach jedem neuen Schub war sie körperlich stärker beeinträchtigt. Infolge schwerer Schübe im letzten Jahr ihres Lebens waren beide Arme und Beine gelähmt. Nach jedem weiteren Schub ging es ihr physisch und kognitiv schlechter als nach dem vorigen Schub. Trotz aller Rückschläge waren meine Mutter und mein Vater voller Entschlossenheit. Erstaunlicherweise kam es nur selten vor, dass meine Mutter klagte und traurig oder bekümmert war, was natürlich die Belastung der anderen Familienmitglieder verringerte. Ich erlebte, wie mein Vater sich zu einem sehr fürsorglichen Betreuer und «Pfleger» entwickelte, während sein eigenes Leben immer stärker eingeschränkt wurde.

Einmal, als meine Mutter ins Krankenhaus eingeliefert wurde, hatte ich zwei sehr kurze, aber eindrückliche Gespräche mit Pflegenden in der Notaufnahme. Die eine würde ich als «Drachen», die andere als «Engel» bezeichnen. Beide Pflegenden haben meinen emotionalen Zustand stark beeinflusst. Die Interaktion mit beiden dauerte nur sehr kurze Zeit, nicht mehr als jeweils fünf Minuten.

Vor unserer Ankunft in der Notaufnahme hatte ich ein paar sehr anstrengende Stunden mit meiner Mutter hinter mir. Mein Vater, meine Mutter und ich genossen den Tag in unserem Cottage, das ca. eine Stunde von der Stadt entfernt lag. Im Verlauf des Nachmittags wurde meine Mutter beim Gehen immer unsicherer (zu der Zeit konnte sie mit Unterstützung noch ein paar Schritten laufen). Als wir unsere Sachen zusammenpackten und aufbrechen wollten, war sie nicht mehr in der Lage, auf den eigenen Füßen zu stehen. Unter großen Schwierigkeiten hoben mein Vater und ich sie in ihren Rollstuhl und fuhren eilig die Rampe vom Cottage hinunter zu unserem Auto. Das größere Problem lag jedoch noch vor uns: sie vom Rollstuhl ins Auto zu bekommen. Wir mussten unsere ganze Kraft und Kreativität aufbieten, um dies zu bewerkstelligen, wobei meine Mutter natürlich ständig Angst hatte, dass wir sie fallen ließen. Nach ungefähr 30 Minuten hatten wir unter großen Anstrengungen unser Ziel erreicht, und meine Mutter saß sicher im Auto. Auf dem Weg in die Stadt beschlossen wir, sie in das Krankenhaus zu bringen, in dem sie schon früher einige Male war, um überprüfen zu lassen, ob eine stationäre Aufnahme erforderlich war. Wir glaubten alle, dass sie wieder einen schweren Schub hatte.

Ich war sehr erleichtert, als wir die Notaufnahme erreichten. Hinter uns lagen sehr beunruhigende und anstrengende Stunden. Aber jetzt war ich froh, dass meine Mutter pflegerisch und medizinisch untersucht und behandelt wurde, was ihr und uns helfen würde. Mein Vater blieb bei meiner Mutter im Auto, das an der Bordsteinkante vor der Notaufnahme geparkt war, während ich hineinging, um Hilfe zu holen, damit meine Mutter aus dem Auto gehoben werden konnte. Als ich die Pflegestation betrat, begegnete ich dem «Drachen». Ich erklärte ihr die Situation und bat um Hilfe, damit meine Mutter aus dem Auto in die Notaufnahme getragen werden konnte. Der «Drache» antwortete barsch und mit einem misstrauischen Unterton: «Wie haben Sie sie denn ins Auto reingekriegt?» Diese kurze Interaktion und der anklagende, vorwurfsvolle und misstrauische Ton gleich zu Beginn waren ein Schock für mich. Es wurde keine therapeutische Beziehung aufgebaut. Die Reaktion der Pflegenden veranlasste mich zu einer ebenso rüden, unhöflichen Antwort. Ich sagte: «Unter großen Schwierigkeiten, und deshalb brauchen wir auch Hilfe, um sie aus dem Auto herauszubekommen.» Unsere Unterhaltung eskalierte, es gab Schuldzuweisungen von beiden Seiten, und der «Drache» sagte schließlich: «Ich kann sie jedenfalls nicht aus dem Auto heben.» Ich entgegnete, dass einer ihrer männlichen Kollegen uns doch helfen könnte. Als der «Drache» und ihr männlicher Kollege am Auto ankamen, um meiner Mutter zu helfen, stellten sie sich weder vor noch unterbrachen sie ihre Unterhaltung. Dies war ein krasses Beispiel dafür, wie familienzentrierte Pflege auf gar keinen Fall sein sollte. Inzwischen war ich sehr empört und aufgebracht über die Art und Weise, wie diese Pflegende uns behandelte. Natürlich hatte sie keine Ahnung, dass ich im Bereich familienzentrierte Pflege lehre, forsche, praktisch arbeite und darüber schreibe.

Doch es war noch nicht alles verloren. Innerhalb kurzer Zeit wurden wir in einen Raum in der Notaufnahme geführt, und kurz darauf erschien der «Engel». Diese Pflegende stellte sich meiner Mutter zuerst einmal vor, erklärte ihr, dass sie Blutdruck und Temperatur messen würde und dass eine «Blutuntersuchung» bereits angeordnet sei. Der «Engel» kümmerte sich kompetent und freundlich um meine Mutter, fragte nach ihrer medizinischen Vorgeschichte und nach ihren Krankheitserfahrungen mit Multipler Sklerose. Auf vorbildliche Art und Weise erklärte sie meiner Mutter, dass sie wahrscheinlich wieder stationär mit intravenösen Steroiden behandelt würde und dass alles getan werde, damit sie sich wohl fühle. Danach kam sie zu mir, gab mir die Hand, stellte sich vor und fragte mich freundlich nach meiner Beziehung zu der Patientin. Ich war angenehm berührt von der freundlichen und kompetenten Art dieser Pflegenden. Ich sagte ihr, ich sei die Tochter der Patientin und aus einer anderen Stadt zu Besuch gekommen. Dann äußerte die Pflegende eine Hypothese in Form einer Feststellung: «Das alles ist bestimmt sehr belastend für Sie.» Dieser eine Satz enthielt eine Einschätzung und eine Anerkennung meines emotionalen Zustands. Diesem «Engel» gelang es in der sehr kurzen Interaktion von vermutlich nicht einmal zwei Minuten, mir Trost und Verständnis entgegenzubringen. Doch in diesen zwei Minuten hatte sie mich in ihre Arbeit eingebunden und meine emotionale Belastung reduziert.

Später, als ich über diese Begegnung noch einmal nachdachte, wurde mir meine Reaktion auf die Begegnung mit dieser Pflegenden bewusst: Ich tat alles, um sie bei der Versorgung meiner Mutter zu unterstützen, weil ich sah, dass sie mit der Versorgung der Patienten in der Notaufnahme mehr als genug zu tun hatte. Der Pflegeansatz dieses «Engels» hatte in mir den Wunsch geweckt, sie zu unterstützen. Freundlichkeit erzeugt Freundlichkeit, Schuldzuweisungen erzeugen Schuldzuweisungen. Mit dieser sehr kurzen Interaktion ist es dem «Engel» gelungen, ein therapeutisches Gespräch mit mir, meiner Mutter und meinem Vater zu führen. Die Pflegende hatte auch gute Umgangsformen: Sie gab mir die Hand, stellte sich vor, erkundigte sich nach einigen Genogramm-Daten und würdigte meinen emotionalen Zustand. Vielleicht enthält die Interaktion mit dem «Engel» nicht alle Grundelemente, die wir im Zusammenhang mit einem kurzen Familiengespräch vorgestellt haben, aber sie ist ein gutes Beispiel dafür, dass es vom Kontext und von der Situation abhängt, inwieweit Familienmitglieder einbezogen werden können. Diese Pflegende hat auf vorbildliche Art und Weise bewiesen, dass es möglich ist, familienzentrierte Pflege, die heilsam ist, auch in einer arbeitsintensiven Notaufnahme und in nur zwei Minuten zu praktizieren.

8.3 Beispiel für ein kurzes Familiengespräch ohne Anwesenheit der Familienmitglieder

Dr. Maureen Leahey schildert in diesem Beispiel eine Situation, die sie während der Beratung mit Pflegenden einer internistischen Station miterlebte.

Greta, 32 Jahre, kam mit der fraglichen Diagnose Influenza auf die internistische Station. Sie wog 37,2 kg, das entsprach einem Verlust von 4,5 kg in der Woche vor der Aufnahme.

Greta litt außerdem an einer Erbkrankheit, die zu Schwächung und Abbau der Skelettmuskulatur führte. Sie machte einen mürrischen und schroffen Eindruck auf die Pflegenden, die sich fragten, was das medizinische Problem sein könnte. Greta tat ihnen leid und wirkte «sehr abhängig» auf sie. Ein kurzes Gespräch sollte Aufschluss über Gretas Erwartungen, Überzeugungen und Ressourcen geben. Ihre Familie wurde zum Gespräch auf der Station eingeladen, erschien jedoch nicht.

In dem 15-minütigen Gespräch, an dem nur Greta teilnahm, erstellte die Pflegende zunächst ein kurzes Genogramm. Sie erfuhr, dass Greta mit ihren beiden jüngeren Brüdern und mit ihrer Mutter zusammenlebte, die alle das hatten, was Greta als «die Krankheit» (Muskelabbau) zu bezeichnen pflegte. Sie war die einzige in der Familie, die einen Führerschein hatte, und dies war auch der Grund, weshalb die anderen nicht am Gespräch teilnahmen. (Diese Information war neu für die Pflegende.)

Die Pflegende fragte Greta weiter nach ihren Erwartungen im Zusammenhang mit dem Krankenhausaufenthalt und wie die Pflegenden ihr am besten helfen könnten. Greta beantwortete die zirkulären Fragen und sagte, sie würde den Umgang der Pflegenden mit ihr an der Art und Weise erkennen, «wie sie mit mir und den anderen Patienten sprechen, inwieweit sie mich respektieren und mir etwas zutrauen und mich als selbständige Person behandeln». Sie sagte, sie müsse stark sein, um sich um ihre Brüder und um ihre Mutter zu kümmern, «die von mir abhängig sind».

Die Pflegende fragte Greta nach den Hoffnungen und Erwartungen der anderen Familienmitglieder im Zusammenhang mit Gretas Krankenhausaufenthalt. Sie antwortete, dass ihre Mutter bei einem früheren Krankenhausaufenthalt von den Pflegenden «zum Essen gedrängt worden» sei. Greta fand das sehr respektlos. Die Pflegende erkundigte sich, wie das Pflegepersonal hier auf Gretas Nahrungsverweigerung reagiere. Greta sagte, man biete ihr verschiedene Mahlzeiten zur Auswahl an, und sie sei damit ganz zufrieden. Die Pflegende beendete das Gespräch damit, dass sie Greta bat, mit ihr zu sprechen, wenn sie Probleme mit ihrer Versorgung habe.

Nach dem Gespräch änderte die Pflegende ihre Meinung über Greta. Sie schätzte sie nicht mehr als «sehr abhängig» ein, sondern hielt sie für eine Person, die Anerkennung für ihre Unabhängigkeit und für ihr fürsorgliches Verhalten verdiente. Für sie war Greta jetzt eine «starke Persönlichkeit», eine Einschätzung, die sie auch ihren Kollegen mitteilte.

Ein paar Tage nach dem 15-minütigen Gespräch sagte Greta bei der Morgentoilette zu der Pflegenden: «Erinnern Sie sich, dass Sie mir gesagt haben, ich solle mit Ihnen sprechen, wenn etwas nicht in Ordnung ist?», und berichtete ihr, das Personal der Abendschicht «drängt mich zu essen und nimmt keine Rücksicht auf meine Entscheidungen». Sie hatte 0,5 kg abgenommen. Die Pflegende hörte zu und erinnerte sich daran, dass bei der Übergabe am Morgen gesagt worden war, Greta sei «manipulierend». Das Pflegepersonal machte sich Sorgen wegen ihres Gewichtsverlusts und «drängte sie» daher, mehr zu essen. Als Reaktion darauf aß Greta noch weniger. Die Pflegende konzeptualisierte das Problem als interaktionalen Teufelskreis (s. Kapitel 3) zwischen der Patientin und dem Personal der Abendschicht. Sie wählte folgende Interventionen aus:

- die Ernährungsberaterin bitten, mit dem Personal über verschiedene Nahrungsmittel und Wahlmöglichkeiten zu sprechen
- in der Dokumentation zu vermerken, Greta könne «essen, wann immer und so viel (oder so wenig) sie will»
- die einzelnen Mitglieder des Pflegepersonals zu bitten, Greta mehr verschiedene Mahlzeiten anzubieten.

Das Ergebnis dieses kurzen Familiengesprächs und der Interventionen war, dass Greta während ihres Krankenhausaufenthaltes zunahm. Die anderen Pflegenden sagten, sie sähen es «weniger als ihre Aufgabe an, Greta zum Essen zu animieren», sondern ihr verschiedene Möglichkeiten anzubieten und ihre Unabhängigkeit zu fördern. Am wichtigsten war für die Bezugspflegende (engl.: *primary nurse*) die in der Dokumentation vermerkte Intervention, mit der sie das Problem benannte, einen Ansatzpunkt aufzeigte und den anderen Pflegenden die Richtung vorgab.

Aus unserer Sicht war es ein wichtiges Ergebnis, dass Gretas Fähigkeit, Fertigkeiten und

Kompetenzen, mit ihrer chronischen Krankheit zu leben und umzugehen, gestärkt wurde. Als sie nach Hause zurückkehrte, war ihr körperlicher und emotionaler Zustand stabil. Sie war auch in der Lage, sich und den anderen Familienmitgliedern bei den bestehenden Gesundheitsproblemen zu helfen. Dieses 15-minütige Gespräch beweist, dass Pflegende die anderen Familienmitglieder in das therapeutische Gespräch einbeziehen können, auch wenn diese nicht anwesend sind. Der Einbezug von Familienmitgliedern in die beziehungsorientierte Pflegepraxis bedeutet, Informationen über sie zu sammeln, ob sie anwesend sind oder nicht.

8.4 Schlussfolgerungen

Eine abschließende Anleitung zur Durchführung eines 15-minütigen (oder kürzeren) Familiengesprächs:

1. Beginnen Sie das therapeutische Gespräch mit einem bestimmten Ziel, das Sie in 15 Minuten oder weniger erreichen können.
2. Denken Sie beim Beziehungsaufbau an die Wirkung von guten Umgangsformen. Stellen Sie sich mit Ihrem Namen vor und erklären Sie Ihre Funktion. Informieren Sie die Familienmitglieder über den Zweck eines kurzen Familiengesprächs.
3. Überprüfen Sie wichtige Bereiche der internen und externen Struktur und der Funktion – sammeln Sie Genogramm-Daten und relevante Informationen über externe Unterstützung.
4. Stellen Sie den Familienmitgliedern drei Schlüsselfragen.
5. Sprechen Sie Anerkennung und Wertschätzung aus über eine oder zwei Stärken der Familie.
6. Evaluieren Sie die Nützlichkeit des Gesprächs und beenden Sie das Gespräch.

Wir halten diese Anleitung zur Durchführung eines 15-minütigen (oder kürzeren) Familiengesprächs im Allgemeinen für sinnvoll. Allerdings müssen die Schlüsselelemente an die Kompetenz der Pflegenden, an den Praxiskontext, in dem die Pflegende und die Familie sich begegnen, sowie an die Situation und das Ziel des Familiengesprächs angepasst werden. Wir sind zuversichtlich, dass das Familiengespräch bei korrekter Implementierung Pflegende und Familien gleichermaßen zufriedenstellen wird. Pflegende sind in der Lage, die körperlichen, emotionalen und spirituellen Leiden von Familien durch therapeutische Gespräche mit den Familienmitgliedern zu verringern – und tun das auch. Manchmal brauchen sie dafür 15 Minuten, manchmal einen einzigen Satz!

Literatur

Bohn, U., Wright, L. M. & Moules, N. J. (2003). A family systems nursing interview following a myocardial infarction: The power of commendations. *Journal of Family Nursing, 9*(2), 151–165.

Boscolo, L. & Bertrando, P. (1993). The Times of Time: A New Perspective in Systemic Therapy and Consultation. New York: Norton.

Frank, A. W. (1998). Just listening: Narrative and deep illness. *Families, Systems, and Health, 16*(3), 197–212.

Hougher Limacher, L. (2003). Commendations: The healing potential of one family systems nursing intervention [Unpublished doctoral thesis]. Calgary, Alberta, Canada: University of Calgary.

Hougher Limacher, L. & Wright, L. M. (2003). Commendations: Listening to the silent side of a family intervention. *Journal of Family Nursing, 9*(2), 130–135.

Hupcey, J. E. (1998). Establishing the nurse-family relationship in the intensive care unit. *Western Journal of Nursing Research, 20*(2), 180–194.

International Council of Nurses (2002). Nurses always there for you: Caring for families. Information and Action Tool Kit. Geneva: Switzerland.

Leahey, M., Harper-Jaques, S., Stout, L., and Levac, A. M. (1995). The impact of a family systems nursing approach: Nurses' perceptions. *The Journal of Continuing Education in Nursing, 26*(5), 219–255.

Martin, J. (1983). Miss Manners' Guide to Excruciatingly Correct Behavior. New York: Warner Books.

Martin, J. (1990). *Miss Manners' Guide for the Turn-of-the-Millennium.* New York: Fireside Books.

McLeod, D. L. (2003). Opening space for the spiritual: Therapeutic conversations with families living with serious illness [Unpublished doctoral thesis]. University of Calgary, Alberta, Canada.

Moules, N. J. (2002). Nursing on paper: Therapeutic letters in nursing practice. *Nursing Inquiry, 9*(2), 104–

113. Nichols, M.P. (1995). The Lost Art of Listening. New York: Guilford Press.

Remen, R.N. (1996). Kitchen Table Wisdom: Stories that Heal. New York: Riverhead Books.

Robinson, C.A. (1998). Women, families, chronic illness, and nursing interventions: From burden to balance. *Journal of Family Nursing, 4*(3), 271–290.

Robinson, C.A. & Wright, L.M. (1995). Family nursing interventions: What families say makes a difference. *Journal of Family Nursing, 1*(2), 327–345.

Tapp, D.M. (1997). Exploring therapeutic conversations between nurses and families experiencing ischemic heart disease [Unpublished doctoral dissertation]. Alberta, Canada: University of Calgary.

Tapp, D.M. (2001). Conserving the vitality of suffering: Adressing family constraints to illness conversations. *Nursing Inquiry, 8*(4), 254–263.

Wright, L.M. (1989). When clients ask questions: Enriching the therapeutic conversation. *Family Therapy Networker, 13*(6), 15–16.

Wright, L.M. (2004). Spirituality, Suffering, and Illness: Ideas for Healing. Philadelphia: F.A. Davis.

Wrigth, L.M. & Bell, J.M. (2009). Belief and illness: A model for healing. Calgary, AB: 4th Floor Press.

Wright, L.M. & Leahey, M. (Producers). (2000). How to do a 15 minutes (or less) family interview [Videotape/DVD]. Calgary, Canada.

Wright, L.M., Watson, W.L. & Bell, J.M. (1996). Beliefs: The Heart of Healing in Families and Illness. New York: Basic Books.

9 Die Anwendung von Fragen in Familiengesprächen

In diesem Buch wurde mehrfach auf die Bedeutung von Fragen im Kontext von Familiengesprächen hingewiesen. Nach unserem Dafürhalten sind Fragen nicht nur von Nutzen beim Assessment, sondern darüber hinaus auch eine der hilfreichsten Interventionen, die Pflegende Familien anbieten können. Wir demonstrieren anhand von Beispielen aus der klinischen Praxis die Anwendung von Fragen in der beziehungsorientierten Praxis. Die klinischen Gespräche sind auf unserer DVD (Wright/Leahey, 2006) *How to Use Questions in Family Interviewing* (www.familynursingresources.com) aufgezeichnet. Die Anwendung der Fragen wird in verschiedenen klinischen Settings und Kontexten diskutiert mit dem Ziel:

- alle Familienmitglieder einzubeziehen und das Gespräch zu fokussieren
- die Auswirkungen des Problems oder der Krankheit auf die Familie einzuschätzen
- problemlösungsorientierte Fähigkeiten, Bewältigungsstrategien und Stärken zu mobilisieren
- zu intervenieren und Veränderungen zu ermöglichen
- Feedback über die Sitzung zu erbitten.

9.1 Fragen und Kontext

Wir möchten beginnen mit einigen Anmerkungen über Fragen im Kontext der klinischen Praxis, insbesondere im Kontext eines pflegetherapeutischen Gesprächs zwischen Pflegeperson und Familie. Was *ist* im Kontext eines Familiengesprächs überhaupt eine sinnvolle oder hilfreiche Frage? Wir verstehen darunter Fragen, die das Potenzial haben, Informationen für die Familie *und* für die Pflegende zu generieren und die Familienmitglieder zum Nachdenken über ihre Krankheitserfahrung zu animieren; darüber hinaus können sie eine heilende Wirkung haben, vorausgesetzt sie sind von Aufrichtigkeit und wohlwollender Neugier geprägt. Fragen für sich genommen sind nicht effizient, lediglich im Kontext eines pflegetherapeutischen Gesprächs können sie die Pflegeperson zu effizientem Handeln befähigen (Mehr zum Thema pflegetherapeutische Gespräche finden Sie in Kap. 8). Ferner helfen Fragen der Pflegenden besser zu verstehen, wie die Familienmitglieder eine Krankheit oder ein Problem wahrnehmen. Die Antworten auf Fragen ermöglichen der Pflegenden und der Familie, Bewältigungsstrategien sowie besondere Stärken und Ressourcen der Familie einzuschätzen. Pflegetherapeutische Gespräche unterscheiden sich deutlich von denen, die eine Familie mit einem Arbeiter oder Beamten führen würde.

Es gibt Fragen unterschiedlicher Art: Fragen nach Unterschieden, triadische Fragen, hypothetische Fragen und solche, die auf die Auswirkungen von Verhalten abzielen (s. Kap. 4). In diesem Kapitel geht es um zwei Arten von Fragen: Assessment-Fragen und interventionsorientierte Fragen.

- Assessment- oder lineare Fragen sollen Informationen generieren. Es sind häufig investigative Fragen, z. B. solche, die die Familienmitglieder auffordern, ihre Krankheitserfahrung oder ihr Problem zu schildern. Wir haben die Erfahrung gemacht, dass allein die Schilderung der Geschichte an sich schon eine therapeutische Wirkung hat. So kann die Beschreibung der Übergänge in der Familienentwicklung, etwa die Geburt eines Kindes oder die Unterbringung eines Elternteils in einem Pflegeheim, Erinnerungen wecken, die den Blick auf Stärken und Erfahrungen lenken, die übersehen worden oder in Vergessenheit geraten wären.

- Interventionsorientierte oder zirkuläre Fragen zielen auf Reflexion und Veränderung ab; sie animieren Familien, ihre Probleme anders wahrzunehmen und dann auch neue Lösungen zu finden. Allein die Formulierung solcher Fragen bringt andere Möglichkeiten, Theorien, Überzeugungen und Ansichten ins Spiel (McGee/DelVento/Bavelas, 2005).

Der entscheidende Unterschied zwischen diesen beiden Arten von Fragen liegt in der *Absicht.* Das bedeutet, die Antworten der Familie generieren Informationen für die Familie und die Pflegende, während die Fragen der Pflegenden auch der Familie Informationen liefern können.

Zu Beginn der Familiensitzung ist es in der Regel sinnvoll, wenn die Pflegende der Familie erklärt, dass sie verschiedene Arten von Fragen stellen wird, um sich ein klares Bild von ihrer Situation zu verschaffen. Auch die Familie hat so die Möglichkeit, die Pflegende kennenzulernen. In gewöhnlichen Gesprächen gilt es in der Regel als unhöflich, den Sprecher mit einer Frage zu unterbrechen. In zeitlich begrenzten Familiengesprächen ist es dagegen unhöflich, nicht jedes Familienmitglied nach seiner Wahrnehmung des gesundheitlichen Problems zu fragen. Manchmal ist es durchaus sinnvoll, ein Familienmitglied zu unterbrechen, um die Wahrnehmung eines anderen Familienmitglieds ins Gespräch zu bringen.

Es ist für Pflegende auch wichtig zu wissen, dass sie in einem pflegetherapeutischen Gespräch nicht die Privatsphäre der Familie verletzen. Um solche geistigen Hürden zu überwinden, raten wir unseren Studierenden, den Klienten zu sagen: «Ich kenne Sie nicht besonders gut. Kann ich davon ausgehen, dass Sie mich wissen lassen, wenn ich einen wunden Punkt berühre oder wenn Sie über bestimmte Dinge nicht sprechen wollen?» So bekommt der/die Studierende von der Familie grünes Licht für ein offenes Gespräch. Sollte es aufgrund der Fragen der Pflegenden zu einem Konflikt zwischen Familienmitgliedern kommen, empfehlen wir unseren Studierenden, sich dadurch nicht ängstigen oder einschüchtern zu lassen, sondern beispielsweise zu sagen: «Ist das in Ihrer Familie immer so, wenn es Meinungsverschiedenheiten gibt?» Von entscheidender Bedeutung im Zusammenhang mit Fragen ist auch der Ton der Pflegenden. Sie sollte darauf achten, dass keine Wertung oder Kritik anklingt, sondern signalisieren, dass sie sich aufrichtig bemüht, die Krankheit oder das Problem zu verstehen und der Familie helfen möchte, darüber nachzudenken, um dann die Situation anders wahrzunehmen und neue Verhaltensweisen zu entwickeln. (Mehr zum Thema Beziehungsaufbau und Assessment finden Sie in Kap. 7.)

Zusammenfassend kann festgehalten werden: Sinnvolle, gezielte und zeitsparende Fragen sind Bestandteil der beziehungsorientierten Praxis, weil sie den Beziehungsaufbau und die partnerschaftliche Zusammenarbeit zwischen Pflegenden und Familien erleichtern. Vor allen Dingen können Fragen sehr wichtig sein, wenn es darum geht, einen sicheren Kontext für die Familie zu schaffen, in dem sie ihre Krankheitserfahrungen schildern und im günstigen Fall Lösungen zur Linderung oder Verringerung ihres Leidens finden kann. Mit interventionsorientierten Fragen und anderen sinnvollen Interventionen kann die Pflegende Familien motivieren, bestärken und unterstützen, Veränderungen in die Wege zu leiten.

9.1.1 Beispiel 1: Einbeziehung aller Familienmitglieder und Fokussierung des Gesprächs

Im ersten Beispiel führt Lorraine Wright ein Gespräch mit dem Ehepaar Nicholas und Bev. Nicholas kommt nach einem Herzanfall zur

Nachsorge in die Klinik. Lorraine Wright stellt die «Frage nach der einen Frage» *(«The one question question»)*: «Gibt es eine Frage, die sie in dieser Sitzung unbedingt beantwortet haben möchten?» Die Bezeichnung «die Frage nach der einen Frage» stammt von Lorraine Wright (Wright, 1989). Die sich aus den Antworten ergebenden Themen waren Gegenstand einer kürzlich durchgeführten Studie (Duhamel/ Dupuis/Wright, 2009). Die Frage zielt auf ein *spezielles* Problem ab und animiert die Ehepartner, ihre Probleme zu priorisieren; sie fragt nach der Antwort, die für sie *am dringlichsten* ist und legt den zeitlichen Rahmen fest («in dieser Sitzung»).

In dem ersten klinischen Gespräch stellt Lorraine Wright sowohl Nicholas als auch Bev die «Frage nach der einen Frage». Sie bittet Bev nicht, Nicholas' Antwort zu kommentieren, sondern fordert *jedes* Familienmitglied auf, seine größte Sorge zu schildern. Lorraine Wright paraphrasiert dann den Inhalt der Antworten und klärt so die Antworten jeder Person ab, bis beide, sie und der Gesprächspartner in gegenseitigem Einvernehmen sind über das was gesagt wurde. Das folgende Beispiel gibt einen Einblick in die beziehungsorientierte Praxis. Pflegende und Klient bestimmen gemeinsam den Fokus des Gesprächs:

Dr. Lorraine Wright: Angesichts der kurzen Zeit, die uns zur Verfügung steht, möchte ich Sie bitten zu überlegen, ob es eine Frage gibt, die Sie in unserer heutigen Sitzung unbedingt beantwortet haben möchten.

Ehemann: Ich hätte gerne, dass sie *(schaut seine Frau an)* etwas unternimmt wegen ihrer Angst. Was mich betrifft … mir geht es gut.

Ehefrau: Hmm … Ja, er will, dass ich ein Beruhigungsmittel nehme. Aber … na ja …*(wendet sich ab)*

Dr. Lorraine Wright: *(Schaut den Ehemann an)* Sie möchten also gerne wissen, wie Sie Ihrer Frau helfen können, mit ihrer Angst umzugehen?

Ehemann: Oh ja …

Dr. Lorraine Wright: Und Sie Bev, welche Frage möchten Sie unbedingt beantwortet haben?

Ehefrau: Ich möchte, dass er endlich anfängt, sich sportlich mehr zu betätigen, auf seine Ernährung zu achten, Zeit mit der Familie zu verbringen und aufhört, sich so viele Sorgen wegen seiner Arbeit zu machen …

Ehemann: *(senkt den Blick)*

Dr. Lorraine Wright: Und die Frage, Bev, die Sie beantwortet haben möchten …

Ehefrau: Wie können wir ihn dazu bringen, seinen Lebensstil zu verändern?

Dr. Lorraine Wright: Okay …

Ist Ihnen beim Lesen des Gesprächs aufgefallen, wie die Pflegende, Lorraine Wright, nachgefragt hat, um von Bev eine Antwort zu bekommen? Freundliches Beharren kann eine wichtige Fähigkeit sein, wenn es darum geht, den Fokus zu bestimmen.

Es gibt noch viele andere Arten von Fragen, die zur Fokussierung eines Gesprächs benutzt werden können, z. B.: «Was müsste heute geschehen, damit Sie wissen, dass unser Gespräch hilfreich für Sie war»? Wir weisen darauf hin, dass es die eine «korrekte» Frage nicht gibt. Die Pflegende entscheidet vielmehr im Verlauf des Gesprächs mit den Patienten und deren Familien, welche Fragen für die Situation der betreffenden Familie und deren jeweilige Sorgen und Probleme die geeignetsten sind.

9.1.2 Beispiel 2: Fragen, die helfen, die Auswirkungen des Problems/der Krankheit auf die Familie einzuschätzen

Fragen nach den Auswirkungen der Krankheit oder des Problems sind wichtig, denn sie helfen zu verstehen, welche Folgen, Auswirkungen und Veränderungen im Leben der Familienmitglieder und ihrer Beziehungen durch die Krankheit verursacht wurden. Entsprechende Fragen sind für die Familie eine Gelegenheit, ihre Krankheitserfahrung oder Krankheitsgeschichte zu schildern. Familien haben uns berichtet, dass das Sprechen über ihre Krankheitsgeschichte für ihre emotionale, körperliche oder spirituelle Heilung wichtig war, weil die Krankheit verstanden, angehört, anerkannt und bestätigt wurde. Es geschieht nicht allzu oft, dass eine fürsorgliche Pflegende einer Familie sinnvolle und gezielte Fragen stellt und ihr so die Gelegenheit gibt, ihre Krankheitsgeschichte zu schildern.

In dem nächsten Beispiel aus der klinischen Praxis führt Maureen Leahey ein Gespräch mit einem Ehepaar mittleren Alters, das von verschiedenen chronischen Krankheiten betroffen ist. Phyllis leidet an Arthrose und benutzt für die Fortbewegung einen elektrischen Rollstuhl (Scooter mit vier Rädern). Ken und Phyllis sind beide 59 Jahre alt und haben zwei Söhne: der ältere ist 26 und verheiratet, der jüngere 22 und wohnt noch zu Hause.

Maureen Leahay versucht, in dem Gespräch herauszufinden, welche Auswirkungen die Arthrose auf das Ehepaar hat. Beachten Sie, dass der Ehemann zunächst sagt, die Krankheit habe keinen Einfluss auf sie, aber dann erzählt, wie sich die Schmerzen seiner Frau auf ihn auswirken. Phyllis spricht ihrem Mann Wertschätzung aus für seine Unterstützung und Hilfe bei der Hausarbeit, erzählt dann aber traurig von ihrer Entscheidung, ihren geliebten Beruf als Lehrerin, aufgegeben zu haben, weil ihre Krankheit sehr an ihren Kräften zehrte. Phyllis meinte, sie müsse ihre Energie für ihre Familie aufsparen, gibt aber offen zu, dass sie große Schwierigkeiten hatte, sich daran zu gewöhnen, nur Hausfrau zu sein.

Die Frage, wie sich die Krankheit auf sie als Ehepaaar auswirkt, löst eine wichtige Diskussion darüber aus, wie stark die Arthrose ihr Leben, ihre Arbeit und ihre Beziehungen verändert hat und ermöglicht einen Blick auf ihr Leiden, ihre Anpassungsversuche und ihre Erfahrungen von Heilung.

Dr. Maureen Leahey: Wie hat sich die Kranheit auf Sie beide ausgewirkt?

Ehemann: Ich weiß gar nicht, ob es wirklich Auswirkungen gibt … Ich weiß nur, dass ich manchmal das Gefühl habe … Ich wünschte, ich könnte einen Teil ihrer Schmerzen wegnehmen. Es ist sehr schwer für mich zu sehen … wie jemand, den ich sehr liebe, unter Schmerzen leidet.

Ehefrau: *(schaut ihren Mann an)*

Dr. Maureen Leahey: *(nickt)*

Ehemann: … Und es sind chronische Schmerzen, die immer da sind …

Dr. Maureen Leahey: Ja *(nickt)*

Ehemann: Aber ich versuche zu helfen, wo ich nur kann, aber …

Ehefrau: Er ist so hilfsbereit und wunderbar … Wenn ich über die Auswirkungen nachdenke … Ich war Lehrerin, in der Grundschule, und als meine Arthrose mir so große Schwierigkeiten machte, beschloss ich, meinen Beruf aufzugeben, denn in der Schule musste ich fröhlich und immer gut gelaunt sein. Ich musste mich ja vor die Klasse stellen, aber wenn ich dann nach Hause kam *(wendet sich ihrem Mann zu und lacht)* war ich nicht mehr so gut gelaunt. Ich dachte, das ist nicht fair meinen eigenen Kindern gegenüber. Ich dachte, wenn ich zu Hause bin, werde ich mit weniger Schwierigkeiten mehr für sie tun können. Die Krankheit hat sich schon auf unser Leben ausgewirkt, denn ich unterrichte nicht mehr … und als ich noch unterrichtet habe, war ich völlig unabhängig, ich glaube …

Ehemann: *(nickt)* Du warst … Du hast lange gebraucht, dich daran zu gewöhnen …

Ehefrau: Ja. Nicht mehr in der Schule zu sein, nicht mehr zu unterrichten und nur zu Hause zu sein, das war wirklich hart für mich, aber Ken hat sich schnell daran gewöhnt, mir bei allem zu helfen, wobei ich Hilfe brauchte. Ich glaube auch, unsere Jungen haben die Veränderungen in unserer Familie bewusst wahrgenommen … wie anders alles war, und es war wirklich vieles anders.

Dr. Maureen Leahey: Das klingt, als hätte sich für Sie beide sehr viel verändert.

Auch die folgenden interventionsorientierten Fragen sind geeignet, nach den Auswirkungen einer Krankheit zu fragen:

- Wie, wenn überhaupt, hat sich Ihr Leben seit der Diagnose dieser schweren Krankheit verändert?
- Wie wirkt sich die Krankheit auf Ihre Familie aus? Auf Ihre Sexualität? Auf Ihr Berufsleben?

Solche Fragen zielen auf das potenzielle Leiden der Familie und auf die Familie als System ab. Wir finden es wichtig, sich bewusst zu machen, dass Reden heilsam sein kann, und Fragen dienen sowohl dem Assessment als auch der Intervention! Hätte das Ehepaar in dem letzten Beispiel den Wunsch geäußert, eine bestimmte Bewältigungsstrategie zu verändern, hätte Maureen Leahey Ihnen noch weitere Fragen stellen können, um Veränderungen zu unterstützen:

- Was hat Ihnen am meisten geholfen, sich umzugewöhnen? Was glauben Sie, haben Ihre Söhne wahrgenommen?
- Was hat Ihnen am wenigsten geholfen?
- Welche Ratschläge haben Sie von der Familie bekommen? Von Freunden? Von den Anbietern von Gesundheitsleistungen? Haben Sie sie ausprobiert? Welche Erfahrungen haben Sie dabei gemacht?
- Welche Vorschläge ziehen Sie in Betracht? Was wäre der erste Schritt in Richtung Umsetzung der Vorschläge? Wer würde Sie bei der Veränderung unterstützen? Wer nicht? Wie würden Sie der Versuchung widerstehen, in alte Gewohnheiten zurückzufallen? Wie würden Sie sich für die Entwicklung neuer Gewohnheiten belohnen?

Man kann hier gut sehen, dass Fragen nach Ideen und Möglichkeiten im Zusammenhang mit Veränderungen die Familie animieren können zu überlegen, was in der Vergangenheit hilfreich war oder nicht und neue Ideen für die Zukunft zu entwickeln.

9.1.3 Beispiel 3: Fragen, die problemlösungsorientierte Fähigkeiten, Bewältigungsstrategien und Stärken zutage fördern

Familien, die mit einer chronischen oder lebensbedrohenden Krankheit oder psychosozialen Problemen konfrontiert sind, fühlen sich oft entmutigt, hoffnungslos oder sehen ihre Bemühungen, die Krankheit zu überwinden oder damit zu leben, als gescheitert an. Fragen nach den problemlösungsorientierten Fähigkeiten, Bewältigungsstrategien und Stärken der Familie erleichtern nicht nur das Assessment, sondern sind auch nützlich mit Blick auf die Intervention.

Fragen dieser Art führen oft dazu, dass Familien sich an vergessene oder unterdrückte Fähigkeiten und Stärken erinnern. Interventionsorientierte Fragen führen oft dazu, dass Familien ihre problemlösungsorientierten Fähigkeiten wiederentdecken und wiedererlangen und ihren ureigenen Stärken wieder vertrauen.

In dem folgenden Beispiel geht es um eine Familie mit unterschiedlichem ethnischen Hintergrund, die kleine Kinder hat: Chris, 36, Carleen, 28, Reuben, 5, Mariah, 2 und Rebecca, 9 Monate. Chris, der aus Zimbabwe stammt, arbeitet Vollzeit; Carleen, aufgewachsen in einer kleinen Stadt auf dem Lande im Westen Kanadas, hat in dem Haus indem sie wohnen die Aufgaben des Hausmeisters übernommen. Das gesundheitliche Problem in dieser Familie ist die Schilddrüsenerkrankung der Mutter.

Im ersten Teil des Gesprächs erzählt Chris, der Ehemann und Vater, von den vielen Veränderungen in seinem Leben: drei Kinder im Vorschulalter, Vollzeitarbeit und Abendkurse. Beachten Sie, dass Lorraine Wright sich über die vielen Anforderungen, die auf Chris lasten, anerkennend äußert und dann dem Ehepaar eine interventionsorientierte Frage stellt: «Was hilft Ihnen nach Ihrer Erfahrung, mit all diesen Anforderungen fertig zu werden?»

Diese Frage animiert Carleen zu schildern, wie es ihr mithilfe von Ressourcen, wie z. B. Freunden, gelingt, das Leben ihrer Familie besser zu organisieren. Diese Lösung erlaubt ihr, ihrer Arbeit als Hausmeisterin des Hauses nachzugehen und lässt ihrem Mann mehr Zeit für seine Kurse.

Ehemann: Dieses Ausbildungsprogramm Rechnungswesen ist terminlich sehr anspruchsvoll ... und dann die Kinder ... Ich finde es ... Es fällt mir schwer, Zeit zum Lernen zu erübrigen, denn wir haben drei Kinder ... ich gebe ihnen zu essen, mache sie manchmal fertig fürs Bett und helfe dann beim Hausputz. Anschließend ... bin ich so müde ...
Ehefrau: *(schaut zu ihm herüber)*
Dr. Lorraine Wright: Natürlich ... danach sind Sie selbst auch erschöpft.
Ehemann: Ich investiere in mein Studium nicht so viel Zeit wie ich sollte. Das ist aus meiner Sicht eine der größten Veränderungen.
Dr. Lorraine Wright: Das sind hohe Anforderungen an Sie ... und was hilft Ihnen Ihrer Erfahrung nach, mit der Situation umzugehen? Was funktioniert und was nicht?
Ehemann: Mmm ...
Ehefrau: Ich kann das alles übernehmen, dafür sorgen, dass sie gegessen haben, dass alles sauber und meine Arbeit getan ist ... weil, oft wenn er nach Hause kommt, muss ich noch mal weg, um einen Teil meiner Arbeit zu erledigen. Ich habe Freunde, die mir helfen und denen ich helfe. Wir passen gegenseitig auf unsere Kinder auf.
Dr. Lorraine Wright: Tatsächlich ... das ist gut ...
Ehefrau: Dann kann ich meine Arbeit schon tagsüber erledigen.
Dr. Lorraine Wright: Eine gute Idee ... eine gute Regelung.
Ehefrau: So habe ich am Abend mehr Zeit.

Beachten Sie, dass Lorraine Wright, nachdem Carleen gesagt hat, «was sie tut», um die Familie bei all ihren Anforderungen zu unterstützen, dem Ehepaar ihre Anerkennung ausspricht für die sehr gute Idee, in Zusammenarbeit abwechselnd auf die Kinder aufzupassen.

Im weiteren Verlauf des Gesprächs normalisiert Lorraine Wright die Schwierigkeiten von Müttern und Vätern im Umgang mit zeitlichen Engpässen; sie fragt, ob Carleen eine Möglichkeit gefunden hat, auch Zeit für sich selbst zu erübrigen. Es entwickelt sich ein wichtiges Gespräch, in dem Carleen über ihre problemlösungsorientierten Fähigkeiten spricht. Sie erzählt, dass sie ihren Sohn bittet, auf das jüngste Kind aufzupassen, während sie zu Hause Yoga macht. Daraufhin fällt dem Vater ein, dass er seiner Frau Zeit verschafft, wenn er mit allen drei Kindern in den Park geht. Lorraine Wright äußert sich auch hier wieder anerkennend über die Lösungsstrategien der Familie.

Dr. Lorraine Wright: *(wendet sich an die Ehefrau)* Haben Sie eine Möglichkeit gefunden, etwas Zeit für sich selbst zu erübrigen?
Ehefrau: Ja. Ich versuche, vor den Kindern aufzustehen ... obwohl das nicht immer funktioniert. Er *(wendet sich dem 5-jährigen Reuben zu)* steht auf, und dann ist auch das Baby wach ... Ich gehe nach unten und mache Yoga und Reuben schaut einfach nur zu. Oder ich mache Aerobic ...
Lorraine Wright: *(schaut Reuben an)* Du schaust also zu, wie Mammi Yoga macht ... Gehst du auch manchmal hin und machst mit?
Reuben: *(schaut Dr. Lorraine Wright an)* ... wenn das Baby wach ist ... passe ich darauf auf ...
Ehefrau: Er passt auf das Baby auf.
Dr. Lorraine Wright: Sehr schön.
Ehemann: Manchmal nehme ich die Kinder und gehe mit ihnen in den Park, dann hat sie den Tag für sich. Das versuche ich immer noch, aber an manchen Tagen macht sie lieber ihre Arbeit.

Die Frage nach den problemlösungsorientierten Fähigkeiten, Strategien und Stärken kann, falls erforderlich, den Boden für weitere Interventionen bereiten. Hätte Carleen beispielsweise den Wunsch nach mehr problemlösungsorientierten Fähigkeiten geäußert, hätte

Lorraine Wright auf diesen Wunsch eingehen und mit ihr beispielsweise über Spielgruppen, gemeindeeigene Ressourcen etc. sprechen können. Auch die folgenden Fragen können die problemlösungsorientierten Fähigkeiten und Stärken einer Familie aufdecken:

- Der Ehemann wird in Anwesenheit seiner Frau gefragt: «Wie wirkt es sich Ihrer Meinung nach auf Ihre Ehe aus, dass sie sich während der Krankheit Ihrer Frau so aufopfernd und liebevoll um sie gekümmert haben?»
- Die Teenager werden beim Familiengespräch gefragt: «Was können eurer Meinung nach andere Familien von eurer Familien lernen, wenn es darum geht, eine chronische Krankheit zu meistern?»

9.1.4 Beispiel 4: Fragen, die als Interventionen dienen und Veränderungen ermöglichen

Der Interventionsprozess ist das Kernstück der klinischen Arbeit mit Familien. Es gibt eine Fülle von potenziellen Interventionen, aber die Pflegenden müssen ihre Interventionen exakt auf die Familie abstimmen, mit der sie arbeiten. Die Offenheit für bestimmte Interventionen ist in hohem Maße abhängig von der Beziehung zwischen der Pflegeperson und der Familie und davon, ob es der Pflegenden gelingt, die Familie bei der Auseinandersetzung mit ihren gesundheitlichen Problemen zu unterstützen.

Fragen verhelfen der Familie zu neuen Informationen und Antworten; so werden sie zu Interventionen. Interventionsorientierte Fragen können Familienmitglieder animieren, ihre Probleme oder Krankheitserfahrung anders wahrzunehmen oder ihre Überzeugungen zu ändern und so neue Lösungsmöglichkeiten zu finden.

In dem nächsten Beispiel aus der klinischen Praxis geht es um das Ehepaar Al und Benz. Sie ist legal aus China eingewandert und es ist für sie die erste Ehe. Al ist gebürtiger Kanadier und für ihn ist es die zweite Ehe. Benz hat eine Brustkrebsoperation hinter sich und steht kurz vor der Entlassung aus dem Krankenhaus. Die erste interventionsorientierte Frage in diesem Gespräch lautet: «Wer von Ihnen war am meisten schockiert über die Diagnose?» Diese Frage ist der Auftakt zu einem sehr berührenden therapeutischen Gespräch über Benz' Zukunft.

Dr. Lorraine Wright: *(wendet sich an die Ehefrau)* Gibt es in Ihrer Familie noch andere Krebsarten?
Ehefrau: Nein … wir sind alle ziemlich gesund.
Dr. Lorraine Wright: *(wendet sich an den Ehemann)* … und Sie Al, gibt es in Ihrer Familie eine Vorgeschichte über Krebs?
Ehemann: Nein … nicht dass ich wüsste … Ich hatte eine Tante und einen Onkel, die Lungenkrebs hatten. Beide waren starke Raucher.
Dr. Lorraine Wright: Dann war es also ganz neu für Sie beide, sich mit Krebs auseinanderzusetzen. Was würden Sie sagen, wen von Ihnen beiden hat die Diagnose am meisten schockiert?
Ehemann: Oh das war Benz, glaube ich.
Ehefrau: Das würde ich auch sagen. Ich habe geweint und geweint. Ich konnte damit überhaupt nicht umgehen.
Dr. Lorraine Wright: Ja …
Ehemann: … und ich weiß nicht, wozu so viel Weinen gut sein soll. Ich meine, du solltest positiv denken und fest daran glauben, dass du die Krankheit besiegen kannst.
Dr. Lorraine Wright: Haben Sie so versucht, Benz Mut zu machen?
Ehefrau: Ja, das hat er mir immer wieder gesagt, aber mir war einfach nach Weinen zumute. Das war das Einzige, wonach mir war …
Dr. Lorraine Wright: Ja …
Ehemann: Diese Reaktion ist ja zum Teil auch verständlich und ich habe versucht, mich in deine Situation zu versetzen, aber du musst einfach anfangen, positiv zu denken und fest daran glauben, dass du die Krankheit besiegen wirst.
Dr. Lorraine Wright: *(nickt)*
Ehemann: Davon bin ich wirklich überzeugt. Davon bin ich wirklich überzeugt.
Dr. Lorraine Wright: *(wendet sich an den Ehemann)* … Ja, Sie. *(wendet sich an die Ehefrau)*

Und wie denken Sie über die Zukunft? Ich kenne auch andere Frauen mit Brustkrebs, die Angst haben … Welche Gedanken haben Sie?

Ehefrau: An manchen Tagen habe ich ein gutes Gefühl. Ich bin in guten Händen; mein Arzt ist gut. Und an anderen Tagen bin ich mir nicht mehr sicher. Es gibt gute Tage und schlechte Tage.

Dr. Lorraine Wright: An manchen Tagen blicken Sie also optimistischer in die Zukunft und an anderen Tagen …

Ehefrau: Male ich mir das Schlimmste aus.

Dr. Lorraine Wright: Und was denken Sie, wenn Sie sich das Schlimmste ausmalen?

Ehefrau: Dass Al und Bryan, unser Kind, ohne mich alleine wären. Sie bedeuten mir so viel.

Ehemann: Und das sind genau die Gedanken, von denen ich sie abzuhalten versuche. Ich halte das nicht für gut.

Dr. Lorraine Wright: Wenn Sie Ihre Frau so reden hören und ich nicht hier bin, versuchen Sie dann, sie aufzuheitern und von diesem Thema abzulenken?

Ehemann: Oh ja. Ich lasse sie ein wenig reden. Sie muss ja etwas sagen und ihre Gefühle äußern, aber danach sollte sie auch wieder Hoffnung haben.

Dr. Lorraine Wright: *(wendet sich an die Ehefrau)* Und wie gefällt Ihnen Als Methode? Er versucht, Sie von dem Thema abzulenken und positiv zu denken. Oder würden Sie lieber mehr über die andere Seite reden, über das «Thema Angst»…

Ehefrau: Ich weiß ja, er will mir helfen und meint es gut mit mir. Aber manchmal ist mir einfach danach. Vielleicht, wenn er mir einfach nur zuhören würde …

In diesem emotionalen therapeutischen Gespräch war Benz sehr besorgt wegen ihrer Prognose. Lorraine Wright hatte Benz nach ihren Gedanken bezüglich ihrer Prognose gefragt, als sie zu Benz sagte: «Wie denken Sie über Ihre Zukunft?»

Es ist für eine Pflegende nicht leicht, in einem Gespräch «das Unsägliche auszusprechen» und nach den Gedanken über die Prognose zu fragen (Wright/Bell, 2009). Die Kenntnis der Überzeugungen einer Familie in Bezug auf bestimmte Aspekte ihrer Krankheit hilft der Pflegenden festzustellen, ob die Überzeugungen hinderlich oder förderlich sind. Wir glauben, dass Pflegende von Berufeswegen befugt sind, heikle und intime Themen mit Familien zu besprechen. Nach unseren Erfahrungen mit der klinischen Praxis haben Familien selten etwas gegen bestimmte Fragen einzuwenden, vorausgesetzt sie werden in einem von Menschlichkeit und Rücksichtnahme geprägten Kontext gestellt. Wir raten unseren Studierenden zu wohlwollender Neugier und dazu, Familien auf schwierige Themen anzusprechen. Ist die Pflegende, die mit der Familie arbeitet, nicht in der Lage, potentiell heikle Themen mit der Familie zu besprechen, empfehlen wir ihr, die Familie nach Möglichkeit an eine andere Pflegende zu verweisen oder eine andere Pflegende zu bitten, das Gespräch fortzusetzen.

Lorraine Wrights Frage war sehr hilfreich, denn sie hat die unterschiedlichen Vorstellungen des Ehepaares über den Umgang mit Ängsten und den Blick auf die Zukunft deutlich gemacht. Benz wollte über ihre Ängste in Bezug auf die Zukunft sprechen, Al bevorzugte dagegen positives Denken. Anstatt für Al oder Benz Partei zu ergreifen, stellte Lorraine Wright Benz die Frage: «Gefällt Ihnen diese Methode (die optimistische Haltung des Ehemannes), oder würden Sie lieber mehr über Ihre Angst reden?»

Diese einfache, aber wirksame interventionsorientierte Frage hatte das Potenzial, einen heilsamen Wandel bei einem oder bei beiden Partnern herbeizuführen. Benz wollte, dass ihr Mann ihr zuhört. Es ist zwar verständlich, dass Al sie aufzuheitern versuchte, doch leider war dies nicht die Art von Unterstützung, die Benz sich wünschte.

In diesem Beispiel aus der klinischen Praxis wurden die Familienmitglieder animiert, sich mit ihren Überzeugungen zum Thema Krankheitserfahrung, Prognose und bestmöglicher Umgang mit der Krankheit auseinanderzusetzen. Die Auseinandersetzung wird durch ausgewählte, sinnvolle und gezielte interventionsorientierte Fragen eingeleitet:

- Welche Bedeutung hat Ihre Krankheit für Sie?
- Wie wird sich Ihrer Ansicht nach Ihre Familie in sechs Monaten an die Krankheit angepasst haben?

Wir hoffen, durch unsere therapeutischen Gespräche mit Familien die Chancen auf Heilung zu verbessern, wenn es gelingt, neue Gedanken, Ideen oder Lösungen zu entwickeln, zu durchdenken und in die Tat umzusetzen. In dem Maße wie Familienmitglieder nach Möglichkeiten suchen, ihr Leben mit der Krankheit optimal zu gestalten, werden Veränderungen in die Wege geleitet.

9.1.5 Beispiel 5: Fragen, die auf Feedback über die Familiensitzung abzielen

Wir bemühen uns stets, Fragen zu stellen, die mit unserer Philosophie übereinstimmen, eine von partnerschaftlicher Zusammenarbeit geprägte Beziehung zwischen Pflegenden und Familien aufzubauen. Solche Fragen signalisieren den Familien, dass es uns wichtig ist zu wissen, ob sie zufrieden oder unzufrieden mit den Gesprächen sind und dass wir bemüht sind, unsere Arbeit mit Familien zu verbessern. Solche Fragen animieren Familien auch, offen zu äußern, was sie als besonders hilfreich empfunden haben.

In dem folgenden Gesprächsausschnitt vom Ende der Sitzung mit Al und Benz, fragt Lorraine Wright, ob ihnen das Gespräch geholfen hat. Benz kommentiert die Beziehung zu Lorraine Wright mit wenigen Worten: «Sie sind sehr freundlich.»

Beachten Sie, dass Lorraine Wrights Frage Al zum Nachdenken animiert. Ihn beschäftigt Benz' Wunsch, ihr häufiger zuzuhören. Dieses Beispiel macht deutlich, wie durch eine interventionsorientierte Frage ein Reflexionsprozess in Gang gesetzt wird, der Al *von sich aus* den Entschluss fassen lässt, sein Verhalten zu verändern und seine Frau so zu unterstützen, wie sie es sich wünscht. Das ist die Art von Veränderung, die angestrebt wird und dauerhaft ist, denn es ist grundsätzlich besser, wenn ein Familienmitglied von sich aus etwas verändert anstatt auf Anraten anderer.

Dr. Lorraine Wright: *(wendet sich an das Ehepaar)* Bevor wir zum Ende kommen, würde ich gerne wissen, ob Sie das Gespräch als hilfreich empfunden haben oder nicht.
Ehefrau: … Ich finde, Sie sind sehr freundlich.
Dr. Lorraine Wright: *(schaut die Frau an, nickt und wendet sich dann an den Ehemann)* Und Sie Al, hat Ihnen irgendetwas geholfen?
Ehemann: Ja … es hat mich nachdenklich gemacht. Es hat mich nachdenklich gemacht. Vielleicht sollte ich doch mehr zuhören und weniger Ratschläge erteilen.
Dr. Lorraine Wright: *(wendet sich an die Frau)* Ich finde es wunderbar, dass Sie einen Ehemann haben, der Ihnen Mut machen will und möchte, dass Sie sich besser fühlen …
Ehefrau: Ich habe Glück.
Dr. Lorraine Wright: Aber manchmal möchten Sie mit ihm auch über Ihre Gedanken und Gefühle sprechen.

Folgende Fragen zielen ebenfalls auf Feedback über den Nutzen des therapeutischen Gesprächs zwischen der Pflegenden und der Familie ab:

- In welcher Beziehung war unser Gespräch hilfreich oder nicht hilfreich für Sie?
- Was glauben Sie wie gut es mir gelungen ist, Ihre Situation zu verstehen, wenn Sie dies auf einer Skala von 1 bis 10 bewerten müssten (1 ist der unterste, 10 der höchste Wert)?
- Haben Sie sich irgendetwas von der Sitzung erhofft, das nicht eingetreten ist?

Natürlich äußern Familien nicht immer positive Gefühle über die Gespräche mit der Pflegenden. Ist die Familie nicht zufrieden, raten wir der Pflegenden, nach den Gründen ihrer Unzufriedenheit zu fragen und das Feedback zu akzeptieren, ohne sich zu rechtfertigen. Die Pflegende sollte der Familie für ihre Offenheit danken und sie bitten, ihr zu sagen, wie sie anderen Familien besser helfen kann. Signalisiert die Pflegende aufrichtiges Interesse an dem Feedback, ist die Familie eher an einer Fortsetzung der partnerschaftlichen Beziehung interessiert. Das Feedback gibt der Pflegenden auch die Chance, über ihre Arbeit nachzudenken und ihre Vorgehensweise mit Blick auf zukünftige Familiengespräche gegebenenfalls zu verändern.

9.2 Schlussfolgerungen

Wir hoffen, dass dieses Kapitel Sie ausreichend über die Anwendung von Fragen im Rahmen von Familiengesprächen informiert hat – Fragen, die Chancen auf Heilung und Veränderung eröffnen. Natürlich gibt es darüber hinaus noch zahllose andere Fragen, die Pflegende den Familien stellen können. Wir hoffen, dass die Musterbeispiele Ihnen gezeigt haben, wie Fragen gezielt und zeitsparend einzusetzen sind und Sie überzeugt haben, dass es mithilfe von Fragen gelingt, die Krankheitserfahrung oder Probleme von Familien besser zu verstehen; die Voraussetzung dafür, ihr Leiden zu lindern und Hoffnung und Heilung zu ermöglichen.

Literatur

Duhamel, F., Dupuis, F. & Wright, L. M. (2009). Families and nurses answers to the «One Question Question»: Reflections for clinical practice, education, and research in family nursing. *Journal of Family Nursing.*

McGee, D., Del Vento, A. & Bavelas, J. B. (2005). An interactional model of questions as therapeutic interventions. *Journal of Marital and Family Therapy, 31*(4) m 371–384.

Wright, L. M. (1989). When clients ask questions: Enriching the therapeutic conversation. *Family Therapy Networker, 13*(6), 15–16.

Wright, L. M. & Bell, J. M. (2009). *Belief and illness: A model for healing.* Calgary, AB: 4th Floor Press.

Wright, L. M. & Leahey, M. (Producers). (2006). *How to use questions in family interviewing.* [DVD]. Calgary, Canada.

10 Die Vermeidung der drei häufigsten Fehler in der familienzentrierten Pflege

Pflegende, die mit Familien arbeiten, wollen helfen und nach Möglichkeit emotionale, körperliche oder spirituelle Leiden verringern (Wright, 2005). Doch trotz aller Bemühungen kommt es gelegentlich zu Fehlern, Versäumnissen oder Fehleinschätzungen. Aber sowohl unerfahrene als auch erfahrene Pflegende können nur profitieren, wenn sie die häufigsten Fehler in der familienzentrierten Pflege kennen und wissen, wie sie sie vermeiden können. Wir beschreiben nachfolgend drei Fehler, die unserer Erfahrung nach am häufigsten in der beziehungsorientierten Familienpflegepraxis auftreten:

1. Es wird versäumt, einen Kontext für Veränderungen zu schaffen.
2. Es wird Partei für eine Seite ergriffen.
3. Es werden zu früh zu viele Ratschläge erteilt.

Wir haben diese Fehler bei unserer praktischen Arbeit selbst gemacht und sie während der Supervision auch bei unseren Studenten festgestellt.

Wir werden bei jedem einzelnen Fehler erklären, was nach unserer Auffassung daran falsch ist und welche negativen Auswirkungen er auf die Familie haben kann. Wir geben auch praktische Empfehlungen, wie der Fehler vermieden werden kann, und präsentieren zu jedem Fehler ein Beispiel aus der klinischen Praxis. Wir hoffen, dass die Pflegenden die häufigsten Fehler vermeiden und so die Qualität ihrer Arbeit mit Familien nicht nur aufrechterhalten, sondern noch verbessern werden. Darüber hinaus wird es sich positiv auf ihre Selbstsicherheit und Kompetenz auswirken, wenn sie mit ihrer Arbeit einen Kontext für Heilung schaffen können, der mit großer Wahrscheinlichkeit zum Erfolg führt.

10.1 Fehler Nr. 1: Die Pflegende versäumt es, einen Kontext für Veränderungen zu schaffen

Jede Pflegende ist bei ihrer Arbeit mit Familien, ganz gleich ob sie fünf Minuten oder fünf Jahre dauert, verpflichtet, einen Kontext zu schaffen, in dem Heilung und Lernen möglich sind. «Die Schaffung eines Kontextes für Veränderungen ist immer das Hauptanliegen des therapeutischen Prozesses. Dies ist von entscheidender Bedeutung für die Beziehung zwischen dem Pflegepraktiker und der Familie; dies ist nicht nur die notwendige Voraussetzung für den therapeutischen Veränderungsprozess, sondern dies ist die therapeutische Veränderung.» (Wright/Bell, 2009). Der Prozess der Schaffung dieses Kontextes für Veränderungen verändert sowohl die Pflegende als auch die Familie. Von der ersten Begegnung an entwickeln sich die Pflegende und die Familie gemeinsam, das heißt, sie verändern sich gegenseitig und entsprechend ihrer individuellen biopsychosozial-geistigen Struktur, die von ihrer Interaktionsgeschichte und von ihrer genetischen Ausstattung beeinflusst wird (Maturana/Varela, 1992/**dt.** 1991).

Was muss geschehen, damit ein heilender Kontext für Veränderungen geschaffen wird? Die Faktoren, die dies ermöglichen, sind Empathie, Aufmerksamkeit und einfühlsames Verhalten (Block-Lerner et al., 2007). Nach Wright/Bell (2009) muss erst alles, was eine Veränderung behindert, beseitigt werden, bevor ein solcher Kontext geschaffen werden kann. Hindernisse sind beispielsweise Familienmitglieder, die nicht an der Sitzung teilnehmen wollen oder nur gezwungenermaßen teilnehmen, Familienmitglieder, die mit dem Verlauf der klinischen Sitzungen unzufrieden sind, Familien, die bereits schlechte Erfahrungen mit Gesundheitsfachleuten gemacht haben oder unklare Erwartungen, was die Sitzung betrifft.

Dr. Janice M. Bell und Dr. Lorraine M. Wright haben im Rahmen einer hermeneutischen Forschungsstudie den Prozess der therapeutischen Veränderung in der Family Nursing Unit der University of Calgary untersucht (Bell, 1999). In der Studie wurde die klinische Arbeit mit drei Familien analysiert, die von negativen Reaktionen berichteten. Diese Familien litten an schweren Krankheiten und wurden in einer ambulanten Klinik mit familienzentrierter Sprechstunde von einem Pflegeteam der Fakultät und von graduierten Pflegestudenten betreut. Die vorläufigen Ergebnisse dieser Studie lieferten Feedback, das geeignet war, Familiengespräche zu verbessern. Die wichtigste Erkenntnis: Das Pflegeteam hatte es bei der klinischen Arbeit mit den unzufriedenen Familien versäumt, einen Kontext für Veränderungen zu schaffen. Die Pflegende, die das Gespräch durchführte, war nicht neugierig. Sie versuchte beispielsweise nicht, die aktuellen Probleme oder Sorgen umfassend zu klären, sie achtete nicht auf die Übereinstimmung zwischen Intervention und Familienfunktion und sie fragte die Familie auch nicht nach dem Erfolg der ausgewählten Intervention. Ein weiteres Beispiel aus dieser Fehlerkategorie: Das Pflegeteam war zu sehr auf eine bestimmte Konzeptualisierung der Probleme oder Familiendynamik fixiert, die sich leider nicht mit der Konzeptualisierung der Familie deckte.

Diese Befunde verweisen auf die Bedeutung der «allgemeinen Faktoren», die nach Hubble et al. (1999) mit positiven klinischen Ergebnissen assoziiert werden. Zu diesen Faktoren gehören:

- extratherapeutische Faktoren wie die Überzeugungen des Klienten im Zusammenhang mit Veränderungen, Stärken, Resilienzen und zufallsabhängigen positiven Ereignissen in seinem Leben (40 %). Solche Ereignisse können eine andere Arbeit, Umzug in eine andere Stadt etc. sein.
- eine Beziehung zwischen Klient und Therapeut, die in puncto Ziele, Methode und Durchführung der Behandlung als empathisch, partnerschaftlich und positiv erlebt wird (30 %)
- Hoffnung und eine positive Erwartungshaltung, was die Möglichkeit für Veränderung betrifft (15 %)
- Struktur und Fokus des Modells oder Ansatzes, an dem sich die Behandlung orientiert (15 %).
- Wie Blow, Sprenkle und Davis (2007) in ihrer neuesten Arbeit darlegen, ist die Fachperson der für eine erfolgreiche Therapie wichtigste Faktor. Eine entscheidende Rolle spielt auch das «Zusammenpassen» des Ansatzes mit den Auffassungen der Klienten.

10.1.1 Wie man sich vor diesem Versäumnis schützen kann

1. Begegnen Sie jedem Familienmitglied mit Interesse, Anteilnahme und Respekt. Dies gelingt am besten, wenn Sie jedes Familienmitglied, das mit dem Problem zu tun hat oder davon betroffen ist, zum Familiengespräch einladen. Nachdem Sie sich vorgestellt und jedes Familienmitglied begrüßt haben, erklären Sie der Familie, dass Sie gern hören würden, wie sich das Problem oder die Krankheit auf ihr Leben und ihre Beziehungen auswirkt. Damit zeigen Sie der Familie, dass Sie interessiert und bereit sind, etwas über sie und ihre dringlichsten Probleme zu erfahren. Dies wird Ihnen leichter fallen, wenn Sie davon überzeugt sind, dass jede Familie Stärken hat, die oft nicht wahrgenommen oder unterschätzt werden (Wright /Bell, 2009).

2. Verschaffen Sie sich ein genaues Bild von dem dringlichsten Problem oder der größten Belastung. Fragen Sie jeden in der Familie, wie er das Problem oder die Krankheit sieht und wie er dessen/deren Auswirkungen auf die Familie und ihre Beziehungen einschätzt. Auch wenn die Einschätzungen voneinander abweichen, so vermitteln sie der Pflegenden doch wertvolle Einblicke in die Herausforderungen und Nöte der Familie.

3. Würdigen Sie die Erfahrungen eines jeden Familienmitglieds. Denken Sie daran, dass es die eine korrekte oder richtige Ansicht oder die Wahrheit über die Familienfunktion nicht gibt, sondern dass es sich um die persönlichen und authentischen Erfahrungen jedes einzelnen Familienmitglieds handelt. Seien Sie offen gegenüber allen Ansichten über die Probleme der Familie. Wenn die Pflegende und die Familie Erkenntnisse gewinnen sollen, muss jedes Familienmitglied nach seiner Meinung gefragt werden und diese Meinung muss auch gewürdigt und als wichtig anerkannt werden.

4. Anerkennen Sie die Beschwerden und die Menschen, die darunter leiden. Gesundheitsfachleute, die die Beschwerden der Klienten würdigen, schaffen gute Voraussetzungen dafür, die Familiensituation zu verstehen und Heilung zu ermöglichen (Wright, 2005). Der Versuch, die Situation zu verstehen, verbessert und festigt die Beziehung zwischen der Pflegenden und der Familie. Wenn Pflegende die Beschwerden ihrer Klienten anerkennen und mitfühlend und unvoreingenommen sind, sprechen Familien eher über ihre Befürchtungen oder Sorgen, was die Aussichten auf Heilung, Entwicklung und Veränderung verbessert.

10.1.2 Ein Beispiel aus der klinischen Praxis

Die Schaffung eines Kontextes für Veränderungen ist so ähnlich wie die erste Begegnung mit einem Fremden. In dem folgenden Beispiel aus der klinischen Praxis verzichtet die Pflegende jedoch darauf, sich vorzustellen, was Teil des üblichen Begrüßungsrituals unter Fremden ist. Darüber hinaus versäumt sie es, die Ziele der Sitzung zu bestimmen. Es fehlen also wesentliche Aspekte für den Aufbau einer Beziehung, und es wird eine Abwärtsspirale der therapeutischen Beziehung in Gang gesetzt, bis der Punkt erreicht ist, an dem die Familie an weiteren Sitzungen nicht mehr interessiert ist.

Die erste Begegnung zwischen der Pflegenden und der Familie fand am Bett des Patienten auf der arbeitsintensiven internistischen Station eines großen städtischen Krankenhaus statt, wo Herr Garcia wegen einer chronisch obstruktiven Lungenerkrankung stationär behandelt wurde. Eine Frau besuchte ihn häufig und weinte meistens während des Besuchs. Irgendwann fragte die Bezugspflegende (engl.: *primary nurse*) den Ehemann: «Wissen Sie, warum Ihre Frau weint?» Leider hatte sich die Pflegende der Frau, die zu Besuch war, nicht vorgestellt und nahm an, es handele sich um die Ehefrau des Patienten. Er antwortete: «Das ist nicht meine Frau. Meine Frau und ich sind geschieden, das ist meine Schwester.» Die Pflegende war peinlich berührt, antwortete aber: «Oh, tut mir leid. Wissen Sie, warum Ihre Schwester weint? Sie weint bei jedem Besuch.» Herr Garcia sagte: «Ich weiß es nicht genau.» Die Schwester hörte daraufhin auf zu weinen und schaute hoch, sagte aber nichts.

Die Pflegende konzeptualisierte die Situation voreilig und äußerte ihre Einschätzung, indem sie sagte: «Ich glaube, sie weint, weil sie Angst hat, dass es Ihnen nicht besser gehen wird, wenn Sie nicht mit dem Rauchen aufhören, richtig?» Die Schwester schüttelte energisch den Kopf, um ein «Nein» anzudeuten.

Da sagte Herr Garcia: «Es ist zu spät, selbst wenn ich wirklich mit dem Rauchen aufhören würde.» Die Pflegende sagte daraufhin, sie würde gern ein anderes Mal wiederkommen, um ausführlicher mit ihnen über dieses Thema zu sprechen, wobei sie die Schwester zum erstenmal direkt ansprach. Die Schwester sagte jedoch, sie wolle kein Treffen, denn das sei das

Problem ihres Bruders. Die Pflegende gab sich mit der Antwort zufrieden und führte keine weiteren Gespräche mehr mit der Familie.

Diese Begegnung macht deutlich, dass viele Chancen verpasst wurden, einen Kontext für Veränderungen zu schaffen. Zunächst einmal hätte sich die Pflegende der Schwester vorstellen und deren Beziehung zu dem Patienten klären sollen. Wenn die Pflegende die Schwester gleich zu Anfang einbezogen hätte, hätte sie sie vielleicht animiert, mehr zu sagen und dem vorgeschlagenen Treffen zuzustimmen. Außerdem hätte die Pflegende Herrn Garcia und seine Schwester fragen können, ob sie Fragen zum Gesundheitszustand des Patienten haben oder ob andere Ängste und Sorgen sie bedrücken. Dies hätte ihr die Möglichkeit gegeben, etwaige Sorgen oder eventuelles Leiden der Familie zu würdigen. Das Weinen der Schwester bei jedem Besuch deutet darauf hin, dass sie leidet, allerdings wird nicht klar, woran genau, und warum. Zu guter Letzt hat die Pflegende das Problem voreilig konzeptualisiert, indem sie die Vermutung geäußert hat, die Schwester mache sich Sorgen, weil ihr Bruder raucht und dadurch die Besserung seines Gesundheitszustands aufs Spiel setzt. Die Schwester verneint diese Konzeptualisierung ihres Leidens jedoch, und die Pflegende versucht leider nicht, mithilfe therapeutischer Fragen dem Leiden auf den Grund zu gehen.

Die Befunde der weiter oben zitierten Studie von Bell und Wright (Bell, 1999) lassen sich in diesem Beispiel aus der klinischen Praxis eindeutig wiedererkennen. Die Pflegende hat das Problem nicht klar identifiziert, sondern vorschnell konzeptualisiert, ohne die Schwester und den Bruder um ihre Meinung zu fragen. Ohne diese Grundelemente, die wichtig sind, um einen Kontext für Veränderungen zu schaffen, konnte keine Heilung stattfinden. Leider ließ die Pflegende auch gute Umgangsformen vermissen.

10.2 Fehler Nr. 2: Die Pflegende ergreift Partei für eine Seite

Einer der häufigsten Fehler, den Pflegende bei der Arbeit mit Familien machen, ist Parteinahme oder die Bildung einer Allianz mit einem Mitglied oder einem Subsystem der Familie. Meistens geschieht dies unbewusst, doch in einigen Fällen auch bewusst und in guter Absicht. Doch nicht selten führt die Allianz mit einem Familienmitglied oder einem Subsystem dazu, dass die anderen Familienmitglieder sich missachtet, entmachtet und an den Rand gedrängt fühlen, während die Familie gemeinsam mit der Pflegenden ihre Ziele verwirklicht.

10.2.1 Wie man sich vor diesem Fehler schützen kann

1. Bleiben Sie neugierig. Interessieren Sie sich eingehend für alles, was die einzelnen Familienmitglieder über die Krankheit oder das Problem erzählen. Nachdem jedes Familienmitglied seine Sicht dargelegt hat, können Sie sich in der Regel ein Bild davon machen, wie viele miteinander interagierende Kräfte das Problem aufrechterhalten oder verursacht haben. Familien sind sehr komplex, und diese Komplexität wird durch eine Krankheit oder ein Problem noch erhöht. Stellen Sie sich darauf ein, dass sich die Sicht auf jedes Familienmitglied oder auf die Situation verändern kann, je mehr Informationen zutage gefördert werden. Dies gilt besonders für die Arbeit mit älteren Menschen. In solchen Situationen könnte die Pflegende sich beispielsweise verleiten lassen, Partei für den 55-jährigen Sohn (der einen Anzug trägt) zu ergreifen und nicht so genau hinzuhören, was seine 83-jährige Mutter erzählt, die passiv im Bett einer Nachsorge-Einrichtung liegt.

2. Bedenken Sie, dass ein Glas gleichzeitig halb voll und halb leer sein kann. Es gibt viele Wahrheiten und somit auch viele Möglichkeiten, ein Problem zu betrachten. Je vollständiger das Bild ist, desto mehr potenzielle Lösungsmöglichkeiten gibt es. Wir möchten allerdings betonen, dass wir Gewalt nicht dulden und nicht zögern, in gefährlichen, rechtswidrigen oder unethischen Situationen einzugreifen.

3. Stellen Sie Fragen, die dazu animieren, beide Seiten eines zirkulären Interaktionsmusters wahrzunehmen (Mehr über zirkuläre Interaktionsmuster und das Calgary Familien-Assessment Modell [CFAM] finden Sie in Kap. 3).

4. Bedenken Sie, dass alle Familienmitglieder unter einer Krankheit oder einem Problem in der Familie leiden. Animieren Sie die Familienmitglieder, ihre Erfahrungen und die Bedeutung, die sie ihnen zuordnen, zu beschreiben. Die Pflegende kann auch fragen: «Wer leidet am meisten in Ihrer Familie?» Oft zeigt sich dann ganz überraschend, dass das Familienmitglied, das am meisten leidet, nicht identisch ist mit dem, das die Krankheit hat (Wright, 2005).

5. Gewähren Sie jedem Familienmitglied ungefähr die gleiche «Redezeit» und Aufmerksamkeit. Diese Empfehlung gilt nicht in vollem Umfang für sehr kleine Kinder oder Familienmitglieder, die sich verbal kaum äußern können, z. B. von Behinderung oder Demenz betroffene Familienmitglieder.

6. Bedenken Sie, dass Bateson (1972) Information definiert als «Nachrichten von Unterschieden». Behandeln Sie alle Informationen als neue Entdeckungen; behalten Sie bei der Einschätzung der Krankheit und der Familiendynamik Ihre systemische oder interaktionale Perspektive bei.

7. Reagieren Sie nicht auf die Telefonanrufe eines Familienmitglieds oder vermeiden Sie «Nebengespräche» mit einem Familienmitglied, das Ihnen etwas über ein anderes Familienmitglied «erzählen» will. Schlagen Sie dem Familienmitglied vor, das Thema beim nächsten Familientreffen anzusprechen, oder schlagen Sie einem Elternteil vor, den anderen zu bitten, sich am Telefongespräch zu beteiligen. So wird das Gespräch für alle transparent. E-Mails an alle Teilnehmer am Familiengespräch leisten manchmal ebenfalls einen Beitrag zur Transparenz.

10.2.2 Zwei Beispiele aus der klinischen Praxis

Bei dem einen Beispiel aus der klinischen Praxis, mit dem Pflegende aus der Gemeindekrankenpflege und niedergelassene Pflegende oft konfrontiert werden, geht es um Familien und das Essverhalten von Kindern. Wie bekannt, wächst in unserer Kultur und weltweit die Besorgnis über Adipositas und besonders über adipöse Kinder. Angesichts dieser Situation glauben Pflegende dem Bericht einer Mutter meistens uneingeschränkt, die von dem schlechten Essverhalten ihres Schulkindes berichtet. In diesem speziellen Fall berichtet die Mutter, der Vater sei über das Essverhalten ihres Sohnes nicht beunruhigt. Sie sagt: «Es ist als ob ich zwei Kinder hätte!», womit sie das Verhalten ihres Ehemannes als kindisch bewertet. Doch als die Pflegende dann die Sicht des Vaters hört, erfährt sie eine völlig andere Geschichte, nämlich dass sein Sohn in seiner Gegenwart ohne weiteres isst. Er berichtet, seine Frau werde nervös, schreie und sei «gestresst», weil der Sohn ständig irgendetwas esse, das sie für minderwertige Nahrung halte.

Die Pflegende fragt sich: «Wem soll ich glauben? Wer sagt die Wahrheit?» Wenn sie für einen Elternteil Partei ergreift, verprellt sie den anderen. Sie verpasst die Chance, mit der ganzen Familie zu arbeiten und ihr zu helfen, sich an die normalen entwicklungsbedingten Probleme der Kinderbetreuung anzupassen. In diese Falle tappt man besonders leicht, wenn ein Elternteil sich negativ über den anderen äußert, z. B. wenn der Mann sagt: «Wissen Sie, meine Frau ist hysterisch», oder die Frau: «Mein Mann ist so nachlässig; er leidet an Depressionen. Ich glaube auch, er ist süchtig nach Pornos. Ich schaffe es nie, ihn vom Computer wegzulocken.»

Die Pflegende könnte auf diese Situation so reagieren: 1) Die Mutter fragen: «Wenn Ihr Mann gleichgültig reagiert, wie wirken Sie dann wohl auf ihn?»; 2) Den Vater fragen: «Wenn Ihre Frau anfängt, Ihren Sohn anzuschreien, wie reagieren Sie dann?»; 3) Beide Eltern zu einem Gespräch über die Schwierigkeiten einladen, ein Kind so zu erziehen, dass es sich gesund ernährt. Nachdem die Pflegende die Zirkularität der Interaktion festgestellt hat, kann sie beide Elternteile fragen: «Was ist schwieriger zu erreichen – dass Ihre Frau nicht mehr schreit oder dass Ihr Mann mehr Verantwortung zeigt? Wer von Ihnen glaubt, dass der andere sich ändern kann?»

In dem zweiten Beispiel geht es um eine Familie mit einer Teenagertochter, die an Anorexie leidet. Sheena, 16 Jahre alt, wird von der Pflegenden Karen Johnson, 51, behandelt, die ihr helfen soll, ein adäquates Essverhalten zu entwickeln und ihre Sozialisation zu verbessern. Sheena hat gerade angefangen, Fortschritte im Umgang mit der Anorexie zu machen, und weiß Karens Unterstützung sehr zu schätzen. Sie freut sich auf die Sitzungen mit Karen und macht ihr häufig Komplimente über ihre «modische Kleidung, die meine Mutter nie tragen würde». Karen schätzt die Arbeitsbeziehung zwischen Sheena und ihr als «hervorragend» ein und freut sich, dass Sheena ihren Kleidungsstil mag.

Karen hat sich einverstanden erklärt, die Einzelsitzungen mit Sheena und die Familiengespräche mit Sheena und beiden Eltern im Wechsel durchzuführen. Während eines Familiengesprächs, bei dem Karen stolz von Sheenas jüngsten Erfolgen auf der Station berichtet, fängt Sheenas Mutter an, die Erfolge ihrer Tochter herunterzuspielen. Sie erzählt Karen von Sheenas «schlechtem Benehmen» während eines Vorfalls neulich zu Hause. Im Gegenzug schreit Sheena ihre Mutter an: «Weshalb kannst du mich nicht wie eine Erwachsene behandeln, so wie es Karen tut?»

Karen hat sich unbewusst zu sehr auf Sheenas Seite gestellt (z. B. durch ihre Kleidung und die besondere Beziehung zu ihr) und ihre Eltern nicht genug einbezogen (z. B. hat sie die Eltern nie allein zu einer Sitzung eingeladen und ihre Probleme bei der Erziehung ihrer Tochter gewürdigt, die an Anorexie leidet). Damit hat sie ihre Chance vertan, ihren therapeutischen Einfluss zu nutzen und zu allen Familienmitgliedern eine gute Beziehung aufzubauen. Ganz im Gegenteil, Mutter und Tochter spüren, dass die Pflegende auf der Seite der Tochter steht. Dies verhindert zum einen, dass die Beziehung zwischen Mutter und Tochter sich positiv entwickelt, und zum anderen, dass die Mutter Sheenas Veränderung anerkennt. Sheenas Mutter hält die Pflegende unbewusst für ihre Konkurrentin, die sie aus ihrer Position drängen will. Pflegende, die für ein oder mehrere Familienmitglieder Partei ergreifen, wollen in der Regel nie andere Familienmitglieder verprellen, mit ihnen konkurrieren oder sich deren Position anmaßen. Meistens ist ihnen ihr Verhalten gar nicht bewusst, und deshalb ist es ein Schock für sie, wenn die anderen Familienmitglieder ihre Unzufriedenheit äußern oder nicht mehr an den Familiengesprächen teilnehmen wollen.

10.3 Fehler Nr. 3: Die Pflegende gibt zu früh zu viele Ratschläge

Pflegende sind offiziell befugt, Ratschläge, Information und Meinungen anzubieten, was Gesundheitsförderung, Gesundheitsprobleme, krankheitsbedingtes Leiden, Krankheitsmanagement und Beziehungsangelegenheiten betrifft. Wir teilen die Ansicht von Couture und Sutherland (2006), dass Ratschläge wirkungsvoll und heilend sein können, wenn sie im Kontext partnerschaftlicher Zusammenarbeit angeboten werden. Die meisten Familien nehmen die Erfahrung der Pflegenden in Fragen der Gesundheit gern in Anspruch. Aber jede Familie und auch jede Situation ist anders. Deshalb sollten Pflegende sich genau überlegen, wann und wie sie Ratschläge anbieten.

10.3.1 Wie man sich vor diesem Fehler schützen kann

1. Geben Sie Ihre Ratschläge, Meinungen oder Empfehlungen erst ab, nachdem Sie ein gründliches Assessment durchgeführt und genaue Kenntnis über die gesundheitlichen Sorgen oder Beschwerden der Familie erlangt

haben. Andernfalls kann es passieren, dass Ihre Ratschläge und Empfehlungen zu oberflächlich sind oder zu kurz greifen. Natürlich ist in Krisensituationen oder in einer arbeitsintensiven Notaufnahme bzw. Intensivstation ein umfassendes Familien-Assessment kaum möglich. Familien, die unter Schock stehen oder von Schmerzen gelähmt oder überwältigt sind, brauchen klare, direkte Anweisungen von einer Pflegenden, die dank ihrer professionellen Erfahrung und Kenntnisse in der Lage ist, in einer Krise Ruhe und Ordnung aufrechtzuerhalten.

2. Beraten Sie die Klienten, ohne den Anspruch zu erheben, dass die Empfehlungen von Pflegenden die «besten» oder die «besseren» sind. «Anbieter von Gesundheitsleistungen tendieren nicht selten dazu, mit Blick auf die Krankheitserfahrungen ihrer Klienten ihre ganz persönliche Meinung und ihre ‹besseren› oder die ‹besten› Empfehlungen kundzutun. Eine Möglichkeit, den Fehler der verfrühten Beratung zu vermeiden, besteht darin, neugierig darauf zu sein, wie es den Klienten und ihren Familien gelungen ist, die Situation trotz aller Beschwerden zu bewältigen.» (Wright, 2005: 102). Pflegende sollten sich speziell dafür interessieren, welche Überzeugungen die Familienmitglieder haben und was ihre Beschwerden für sie bedeuten (Wright/Bell, 2009). Dies gilt besonders für die Arbeit mit älteren Menschen. Pflegende sollten ehrlich prüfen, ob sie der Meinung sind, ältere Menschen können sich verändern oder ob sie glauben, dass «ein alter Hund keine neuen Tricks mehr lernt.» Gesundheitsfachleute, die diese Neugier besitzen, sind gefeit gegen Schuldzuweisungen, verfrühte Einschätzungen und Besserwisserei.

3. Stellen Sie in den ersten Sitzungen mehr Fragen als Sie Ratschläge geben. Therapeutische oder reflektive Fragen (Tomm, 1987; Wright/Bell, 2009) animieren die Familienmitglieder, darüber nachzudenken, wie sie, nicht die Pflegende, ihre gesundheitlichen Probleme oder Beschwerden betrachten. Jeder, und erst recht der alte Mensch, hat im Laufe seines Lebens eine Fülle von sehr persönlichen Erfahrungen und Erkenntnissen gesammelt, was Gesundheit und Wohlbefinden betrifft. Die Denkprozesse, die durch die therapeutischen Gespräche in Gang gesetzt werden, ermöglichen Heilung, weil sie zu neuen Gedanken, Ideen, Überzeugungen oder Lösungen führen, die aufzeigen, wie die Familie mit der Krankheit am besten umgehen kann (Wright, 2005).

4. Fragen Sie die Familie, wie sie über Ihre Vorschläge denkt. Nachdem Sie die Familie beraten haben, müssen Sie sie nach ihrer Meinung befragen. Es gilt herauszufinden, ob Ihre Ratschläge aus Sicht der Familie mit ihrer bio-psychosozial-geistigen Struktur übereinstimmen. Nach unserer Auffassung kommt es bei unserer klinischen Arbeit entscheidend darauf an, wie die Vorschläge präsentiert, aufgenommen, interpretiert und vertieft werden. Therapeutische Gespräche, die Vorschläge beinhalten, sind aktuell, basieren auf partnerschaftlicher Zusammenarbeit, führen zu neuen Erkenntnissen und sind relevant. Das Gespräch ist zukunftsorientiert; Ratschläge erteilen bedeutet nicht, der Familie Handlungsanweisungen zu geben, denen sie zu folgen hat (Mehr Informationen zum Thema Übereinstimmung und Abstimmung von Empfehlungen auf die Familienfunktion finden Sie in Kap. 4.).

10.3.2 Ein Beispiel aus der klinischen Praxis

Oft werden Pflegende mit Familien konfrontiert, die in großer Trauer sind, weil der Tod eines Familienmitglieds bevorsteht oder weil sie gerade ein Familienmitglied verloren haben. Eine solche Familie hatte kurz zuvor ihren 88-jährigen Vater, William Li, verloren, der zehn Jahre bei ihr gelebt hatte. Mr. Li hatte Hongkong nach dem Tod seiner Frau verlassen und war nach Kanada gegangen, um dort bei seinem Sohn und dessen Familie zu leben. Nur drei Wochen nach dem Tod des betagten Vaters suchte seine Schwiegertochter Ming-mei in Begleitung ihres Ehemannes Shen mit Unterleibsschmerzen eine Klinik auf. Der Arzt, der sie untersuchte, konnte keine körperlichen Ursachen für ihre Schmerzen feststellen. Eine Pflegende wurde gebeten, mit dem Ehepaar zu sprechen. Shen berichtete, sein Vater sei kurz zuvor gestorben, seine Frau sei die eigentliche Betreuerin gewesen und habe sogar ihren Beruf aufgegeben, um ihren Schwiegervater zu versorgen. Er glaube, die Schmerzen seiner Frau seien auf ihre tiefe Trauer über den Verlust ihres Schwiegervaters zurückzuführen. Als die Pflegende diese Geschichte hörte, ging sie weder auf die tiefe Trauer der Frau ein, noch fragte sie nach der Bedeutung des Verlustes oder Schmerzes, sondern gab dem Ehepaar folgenden Rat. An den Ehemann gewandt sagte sie: «Sie müssen mit Ihrer Frau in Urlaub fahren. Die Betreuung Ihres Vaters hat sie sehr erschöpft.» Zu Ming-mei sagte sie: «Ihr Schwiegervater war ein alter Mann und seine Zeit war abgelaufen. Er war ja nicht Ihr Vater und deshalb werden sie schnell über seinen Tod hinwegkommen.»

Begreiflicherweise fand die Familie diesen Rat weder hilfreich noch aufbauend. Mit einigen Assessment-Fragen, selbst solchen aus der Kategorie strukturelles Assessment des CFAM (s. Kap. 3), hätte die Pflegende erfahren, dass Shen einen kleinen Coffee Shop betreibt und keinen Urlaub machen kann, weil er dort allein sieben Tage in der Woche arbeitet. Auch Ming-mei empfand die Empfehlungen der Pflegenden nicht als heilsam, vor allem deshalb nicht, weil die Pflegende die ungewöhnlich enge Beziehung zwischen ihr und ihrem Schwiegervater ignoriert hat.

Die Pflegende hat, wenn auch in guter Absicht, voreilig ihre Meinung geäußert und damit die Chance vertan, wirklich heilsame Empfehlungen zu geben. Sie hat sich weder (mittels geeigneter Assessment-Fragen) gründlich informiert, noch war sie an den Ansichten der Schwiegertochter über den Verlust ihres Schwiegervaters interessiert, sondern sie hat lediglich ihre «besten» Empfehlungen abgegeben, die allerdings völlig ungeeignet für das Ehepaar waren. Darüber hinaus hat die Pflegende die chinesische Kultur dieser Familie und ihre respektvolle und fürsorgliche Haltung gegenüber älteren Familienangehörigen völlig außer Acht gelassen. Leider hat die Pflegende auch noch die günstige Gelegenheit verpasst, der Schwiegertochter ihre Anerkennung für die Betreuung ihres Schwiegervaters auszusprechen. (Mehr über die Intervention Anerkennung äußern finden Sie in Kap. 4.)

10.4 Schlussfolgerungen

Die Arbeit mit Familien in der beziehungsorientierten Praxis bietet Pflegenden viele Möglichkeiten, Familien zu helfen, mit einer Krankheit zu leben und sie zu managen und das Wohlbefinden der Familien zu steigern. Doch genau wie andere Fachleute machen auch wir manchmal Fehler in unserer Praxis und sind nicht so hilfreich wie wir gerne sein möchten. Wir hoffen, dass die Beschreibung dieser Fehler, die nach unserer Erfahrung in der beziehungsorientierten Familienpflegepraxis am häufigsten vorkommen, dazu führt, dass die Pflegenden diese Fehler entweder vermeiden, oder Mittel und Wege finden werden, die Situation zu korrigieren und den Fehler wieder auszugleichen. Auch wenn Fehler gemacht werden, bietet die Zusammenarbeit mit Familien eine Fülle von kreativen Möglichkeiten, dennoch Heilung herbeizuführen. Pflegende, die diese häufigsten Fehler vermeiden, schaffen einen Kontext für Heilung, der mit größerer Wahrscheinlichkeit hilfreich ist.

Literatur

Bateson, G. (1972). Steps to an Ecology of Mind: Collected Essays in Anthropology, Psychiatry, Evolution, and Epistemology. New York: Ballantine Books.
dt.: (2001). Ökologie des Geistes. Frankfurt/Main: Suhrkamp, 8. Auflage.

Bell, J. M. (1999). Therapeutic failure: Exploring uncharted territory in family nursing [Editorial]. *Journal of Family Nursing, 5*(4), 371–73.

Hubble, M. A., Duncan, B. L. & Miller, S. D. (1999) Introduction. In M. A. Hubble, B. L. Duncan & S. D. Miller (Eds.), The Heart and Soul of Change: What Works in Therapy (pp. 1–19). Washington, DC: American Psychological Association.

Maturana, H. R. & Varela, F. (1992). The Tree of Knowledge: The Biological Roots of Human Understanding. Boston: Shambhala Publications, Inc.
dt.: (1991). Der Baum der Erkenntnis. Die biologischen Wurzeln des menschlichen Erkennens. München: Goldmann.

Tomm, K. (1987). Interventive interviewing – part ii. Reflexive questioning as a means to enable self-healing. *Family Process, 26,* 167–183.
dt. in: Tomm, K. (2004). Die Fragen des Beobachters: Schritte zu einer Kybernetik zweiter Ordnung in der systemischen Therapie. Heidelberg: Carl-Auer-Verlag.

Wright, L. M. (2005). Spirituality, Suffering, and Illness: Ideas for Healing. Philadelphia: F. A. Davis.

Wrigth, L. M. & Bell, J. M. (2009). Belief and illness: A model for healing. Calgary, AB: 4th Floor Press.

Wright, L. M., Watson, W. L. & Bell, J. M. (1996). Beliefs: The Heart of Healing in Families and Illness. New York: Basic Books.

11 Die Dokumentation von Familiengesprächen

Pflegende müssen ein effizientes, taugliches System entwickeln, mit dem sie die Fülle der komplexen Daten aus den Familiengesprächen integrieren, erfassen und dokumentieren können. Solch ein System gibt der Pflegenden jederzeit einen geordneten und klaren Überblick über die Arbeit mit der Familie; dies ist wichtig für die Feststellung der Ziele. Das System zeigt der Pflegenden, welche Probleme wichtig sind und bearbeitet werden müssen und welche zweitrangig sind. Mit einem übersichtlichen Erfassungssystem hat die Pflegende direkten Zugriff auf makroskopische und mikroskopische Daten, und die Familie kann von einer stärker ganzheitlich ausgerichteten Behandlung profitieren. Ein übersichtliches Dokumentationssystem ist angesichts der gegenwärtigen Situation im Gesundheitswesen – elektronische Patientenakte; geringere Krankenhauskapazitäten; stärkere Vernetzung; Zunahme der diversen Spielarten von «Managed Care»; verschiedene Formen der medizinischen Grundversorgung – durchaus angezeigt. Die Einführung der elektronischen Patientenakte, die es erlaubt, mehr Gesundheitsdaten zu integrieren, hat folgende Veränderungen mit sich gebracht: Fallpauschalen; Kürzung finanzieller Mittel; Bettenabbau; kürzere Krankenhausverweildauer; Zeitdruck für das Personal. Daher sind eine effiziente Dokumentation und eine effektive Kommunikation zwischen den Pflegenden sowie zwischen den Pflegenden und anderen Gesundheitsfachleuten für den Erfolg der familienzentrierten Pflege umso wichtiger.

Dieses Kapitel soll aufzeigen, wie die von der Familie mitgeteilten Daten und die Daten, die von der Pflegenden wahrgenommen und interpretiert wurden, integriert und dokumentiert werden. Zunächst werden die Eindrücke der Pflegenden von dem Familiengespräch diskutiert und im Anschluss daran folgende Aspekte erörtert: Analyse der Daten; Anwendung des Calgary Familien-Assessment-Modells (CFAM) sowie des Calgary Familien-Interventions-Modells (CFIM); Gegenüberstellung der Stärken und Probleme; Zusammenfassung des Assessments; Entwicklung des Interventionsplans; Integration und Aufzeichnung von Hypothesen, Interventionen und Reaktionen der Familie mithilfe der Gesprächsdokumentation; Dokumentation eines zusammenfassenden Abschlussberichts; Probleme im Zusammenhang mit dem Datenschutz.

Wir wissen sehr wohl, wie viele unterschiedliche Dokumentationssysteme gegenwärtig in der Gesundheitsversorgung verwendet werden. Wir möchten unsere Vorschläge präsentieren und damit die lokale Diskussion darüber anregen, wie Familiendaten am besten dokumentiert und genutzt werden können. Natürlich werden der Umfang und die Ausführlichkeit der Dokumentation über die zu behandelnden Familien immer auch von dem jeweiligen Kontext der pflegerischen Praxis bestimmt. Häufig lässt der Umfang der Dokumentation Rückschlüsse auf die mit den Familien verbrachte Zeit zu. War die Zeit kurz, sollten die Daten in der Patientenakte *mindestens* dies enthalten: ein Familiengenogramm; die Antwort auf die «Frage nach der einen Frage»; einen Vermerk über das Ausmaß der Schwierigkeiten; die Ziele oder Wünsche der Familie hinsichtlich der Unterstützung während des Krankenhausaufenthalts oder der klinischen Beratung (Kap. 8 enthält mehr Informationen über die Durchführung eines 15-minütigen (oder kürzeren) Familiengesprächs).

Die in diesem Kapitel präsentierten Vorschläge zur Dokumentation sind geeignet für Kontexte, in denen Pflegende mit Familien über einen längeren Zeitraum (Wochen oder Monate) arbeiten, z. B. Gesundheitszentren, psychiatrische Einrichtungen, ambulante Kliniken, die chronische Krankheiten behandeln und / oder von Pflegenden geleitete Kliniken für Family Nursing. In allen Bereichen ist die Dokumentation jedoch weder von der Versorgung unabhängig noch optional (CARNA, 2006). Eine erstklassige Dokumentation ermöglicht es den Pflegenden unabhängig von ihrem Arbeitsbereich, eine qualifizierte und sichere Versorgung anzubieten.

11.1 Erste Eindrücke, Beobachtungen und Reaktionen

Die unmittelbare Reaktion einer Pflegenden auf das erste Familiengespräch wird gewöhnlich von mehreren Faktoren bestimmt. Von externen Faktoren: wie kalt oder warm, wie sauber oder schmutzig der Gesprächsraum ist, wie laut die Umgebung ist usw., und von internen Faktoren, die einen ungleich größeren Einfluss auf die Reaktion der Pflegenden haben. Jede Pflegende wird beeinflusst von ihrem Selbstbild, ihren Überzeugungen, ihrem sittlichen Empfinden, ihren Vorurteilen und Einstellungen, ihren früheren privaten und beruflichen Erfahrungen mit Familien und davon, wie sie persönlich andere Menschen wahrnimmt. Diese internen Faktoren, die bestimmen, wie die Pflegende auf eine Familie reagiert, können sich positiv oder negativ auswirken.

Die Reaktion der Pflegenden gilt als wichtige Information. Wir haben die auf familienzentrierte Pflege spezialisierten Studierenden der Master- und Doktorandenprogramme gebeten, ihre persönlichen Eindrücke von einem Familiengespräch zu reflektieren, in der Dokumentation festzuhalten und sich dabei an folgenden Punkten zu orientieren:

- Eine Überzeugung, die ich vorher hatte und nach der Sitzung infrage gestellt, bestätigt oder geändert habe, war ...
- Durch die Familie habe ich gelernt, dass
- Etwas, das ich neu gelernt habe, war ...
- Etwas, das mir in dieser Sitzung besonders aufgefallen ist, war ...
- Meine persönlichen Ziele für die nächste Sitzung sind ...
- (Falls es die letzte Sitzung war): Dinge, die ich von dieser Familie gelernt habe und die mir bei meiner Arbeit mit anderen Familien in Zukunft helfen wird waren ...

Die Aufforderung an die graduierten Pflegestudierenden, ihre Gedanken über die Auswirkungen ihrer klinischen Arbeit mit Familien schriftlich festzuhalten, erfüllt die Prinzipien Reziprozität, systemische Interaktion und wechselseitige Beeinflussung von Familien und Pflegenden. Auch die Pflegenden werden durch ihre Interaktionen mit den Familienmitgliedern beeinflusst und verändert. In der Vergangenheit waren Pflegende allzu sehr bemüht, nach streng klinischen Kriterien auf Personen oder Familien zu reagieren. Sie waren entweder peinlich berührt oder haben sich geschämt oder – was wahrscheinlicher ist – gar nicht wahrgenommen, welchen Einfluss ihre Gedanken und Gefühle auf ihre klinische Arbeit haben. Wir raten Pflegenden, sich nach einem Familiengespräch ein paar Minuten Zeit zu nehmen und (nur für sich allein) ihre ersten «Reaktionen aus dem Bauch heraus» auf das Familiengespräch spontan zu äußern, während sie in gewohnter Weise beginnen, die Daten zu integrieren und dann zu dokumentieren. Nach unseren Erfahrungen können Gesprächsmoderatoren, die sich ihre persönlichen Reaktionen schnell eingestehen, ihre Beurteilungen, Vorurteile, Voreingenommenheit oder beschränkenden Überzeugungen viel besser ausklammern. Sie sind in der Lage, die Daten über die Familie auf eine Art und Weise zu integrieren und zu konzeptualisieren, die förderlich ist und für die Familie den größtmöglichen Nutzen hat. Uneingestandene

Hypothesen oder Reaktionen können, wenn sie nicht bewusst gemacht werden, zu einer negativen, respektlosen und wertenden Einstellung gegenüber der Familie führen; bewusst gemachte Hypothesen können dagegen eine Quelle der Kraft und Inspiration für die Pflegende sein.

Das folgende Szenario gibt die ersten Reaktionen einer Pflegenden auf ein Familiengespräch wieder. Zur Familie gehören der Ehemann, Leroy Hixon, 28 Jahre alt, von Beruf Dachdecker; die Ehefrau Melvina, 27 Jahre alt, Teilzeitjob in einer chemischen Reinigung, und die Kinder Torrance, drei Jahre alt, und Chloe, neun Monate alt. Das Ehepaar ist seit sechs Jahren verheiratet. Als Torrance in der Poliklinik untersucht wurde, stellte sich heraus, dass seine sprachliche Entwicklung um ca. acht Monate verzögert war und dass er für sein Alter recht klein war. Der Pflegenden fiel außerdem auf, dass die Mutter Schwierigkeiten hatte, Torrance unter Kontrolle zu halten, während er die Flure auf und ab rannte. Nach der Sitzung in der Klinik einigte sich das interdisziplinäre Team auf folgenden Plan: Der Arzt sollte weitere körperliche Untersuchungen durchführen, die Pflegende sollte ein Familiengespräch arrangieren, um über Torrances Schwierigkeiten zu sprechen. In zwei Wochen würde sich das Team mit den Eltern treffen.

Beim Erstgespräch waren Herr und Frau Hixon, Torrance und Chloe anwesend. Im Verlauf des Gesprächs erwähnte Frau Hixon, dass Herrn Hixons Eltern sich in die Erziehung der Kinder einmischen, worüber sie ziemlich verärgert sei. Im weiteren Verlauf des Kapitels wird die Geschichte fortgesetzt. Unmittelbar nach dem ersten Gespräch stellte sich die Pflegende folgende Fragen:

- So viel Weinen! Ich wäre frustriert gewesen über Chloe. Ich hätte nie so lieb zu ihr sein können wie Frau Hixon! Herr Hixon hat nicht ein einziges Mal angeboten, das Baby zu nehmen oder sonst wie zu helfen.
- Die armen Eltern. Sie haben viele Probleme mit ihrer erweiterten Familie. Kein Wunder, dass sie denken: «Vielleicht machen wir als Eltern ja doch etwas falsch.»
- Sie sehen Torrance ziemlich kritisch und haben nicht ein einziges gutes Wort über ihn gesagt.
- Torrance ist freundlich. Er hat mich auf dem Weg nach draußen umarmt.
- Sie sind in dem Gespräch sehr sprunghaft. Ich weiß gar nicht genau, worum es eigentlich geht: um Torrances schlechtes Benehmen oder um seine Essprobleme. Seine verzögerte Sprachentwicklung haben sie mit keinem Wort erwähnt.

Die Pflegende hat sich ihre ersten Eindrücke und Reaktionen bewusst gemacht und so ihre Angst und Empathie, ihr Mitgefühl und ihren Frust zum Ausdruck gebracht. Dabei wurde sie an ihre eigene Familie erinnert; sie dachte daran, dass ihr Exehemann, ein Iraner, sehr viel gearbeitet und wenig getan hat, um sie zu unterstützen, wenn ihr Baby weinte. Die Pflegende erinnerte sich auch an ihre iranische Schwiegermutter, die sehr dominant war, obwohl sie immer sagte: «Ich versuche doch nur zu helfen.» Der Pflegenden war bewusst, dass sie aufpassen musste, nicht Partei für die Frau zu ergreifen und den Mann nur kritisch zu sehen.

Wir raten Pflegenden, sich ihre Gefühle und unmittelbaren Reaktionen, Eindrücke und Beobachtungen, die Familienmitglieder betreffen, bewusst zu machen. Danach können sie ihre Eindrücke oder Gefühle vergessen oder produktiv nutzen. Die Pflegende aus dem obigen Beispiel hat ihre ersten Eindrücke von der Familie Hixon systematisch genutzt:

- Das anhaltende Weinen des Babys geht dem Vater und dem Sohn vielleicht auf die Nerven. Ich werde diese Vermutung demnächst abklären.
- Aufgrund der Beziehung zu ihrer erweiterten Familie reagieren die Eltern vielleicht sehr empfindlich auf Kritik. Ich muss auf meine Stimme und Wortwahl achten, damit ich sie nicht unbewusst kritisiere.

- Torrances Umarmung könnte ein Hinweis darauf sein, dass er Aufmerksamkeit braucht. Es wäre nicht gut, wenn er zu viel Aufmerksamkeit von mir bekäme, weil ich nicht immer für ihn da sein kann. Außerdem könnten die Eltern das Gefühl haben, dass ich ihre Position einnehmen will, wenn ich ihn zu sehr lobe. Ich werde lieber versuchen, die Eltern dazu zu bringen, das zu tun.
- Die Eltern sind zwar besorgt, scheinen aber ziemlich unter Stress zu stehen. Vielleicht ist dies der Grund dafür, dass sie in dem Gespräch so sprunghaft waren. Beim nächsten Gespräch werde ich versuchen, mehr beim Thema zu bleiben.

Nachdem die Pflegende sich ihre ersten Eindrücke bewusst gemacht hat, kann sie mithilfe des CFAM Inhalt und Verlauf des Gesprächs untersuchen. Mit dem *Inhalt* des Gesprächs ist die konkrete Kommunikation gemeint, «was» gesagt wird. Der *Verlauf* bezieht sich auf das «Wie» und setzt dabei implizit Bewegung voraus. Verlauf ist ein dynamisches, Inhalt ein statisches Konzept. Der Verlauf ist nicht die Tätigkeit an sich, sondern die Art und Weise, wie die Tätigkeit ausgeführt wird. Im Gespräch mit Familie Hixon ist die Beschreibung, wie die Großeltern sich in die Erziehung der Kinder einmischen, der Inhalt. Zum Verlauf der Diskussion gehört, dass Frau Hixon traurig wurde und weinte und ihr Mann versuchte, das Problem herunterzuspielen: «Ach, sie reagiert immer viel zu emotional auf die Verwandtschaft. Am besten vergisst man, was sie sagen, und lebt sein eigenes Leben.»

11.2 Das Dokumentationssystem

Es gibt viele Möglichkeiten, Familiengespräche aufzuzeichnen. Sie reichen von Aufzeichnungen mit Papier und Bleistift über computergenerierte Checklisten und Notizen im Notebook bis hin zur elektronischen Krankenakte. Einige Dokumentationssysteme sind bereits spezifischer, andere dagegen allgemeiner. Das ideale Dokumentationssystem sollte vor allem zur Gesprächsführungspraxis der Pflegenden passen. Das heißt, zielt das Familiengespräch darauf ab, Informationen über die Einhaltung der Medikation zu ermitteln, dann muss ausreichend Platz für diese Daten zur Verfügung stehen. Zweitens sollte die Aufzeichnung die Stärken und Probleme der Familie umfassend auflisten. Wird zu viel Gewicht auf Probleme oder Einschränkungen gelegt, kann es sein, dass die Pflegende sich zu sehr einmischt und die Familie eine Abhängigkeit entwickelt. Drittens sollte die Aufzeichnung der Assessment-Daten die Ausgangsbasis für die Entwicklung eines Interventionsplans bilden. Vereinzelte Informationen, wie z. B.: «Die Mutter durchläuft eine Depression.» oder «Der Vater ist arbeitslos.» müssen in das Gesamtbild integriert werden. Die Stärken müssen mit dem Problem verknüpft werden, damit sie als Ressourcen für die Problemlösung genutzt werden können. Auf der Grundlage dieses Gesamtbildes wird ein Aktionsplan entwickelt. Ohne Gesamtbild bleiben die Defizite und Lücken in den Daten unentdeckt. Zu guter Letzt sollte das Dokumentationssystem für die Gesprächsmoderatorin leicht zu handhaben sein. Die meisten Pflegenden haben ein großes Arbeitspensum zu bewältigen und schätzen es gar nicht, wenn sie umfangreiche Formulare ausfüllen müssen.

Das von uns empfohlene Dokumentationssystem ist sehr allgemein, kompatibel mit nahezu allen «Philosophien» von Institutionen und Krankenhäusern und Varianten der Pflegepraxis und computerisierbar. Das System besteht aus sechs Teilen:

1. CFAM
2. Liste der Stärken und Probleme
3. Zusammenfassung des Familien-Assessments
4. CFIM
5. Verlaufsdarstellungen
6. Zusammenfassung des Entlassungsberichts.

Bevor wir jeden Teil einzeln diskutieren, möchten wir noch einmal auf die konzeptuellen

Fähigkeiten und Fertigkeiten eingehen, die für die Integration der Daten nach dem Gespräch wichtig sind. Um die Daten integrieren zu können, muss die Pflegende in der Lage sein, kritisch, analytisch und interpretativ zu denken, das heißt sie muss alle Informationen überprüfen und entscheiden, was sie bedeuten. Sie muss Beobachtungen und Schlussfolgerungen voneinander abgrenzen können und in der Lage sein zu entscheiden, wann eine Hypothese aufrechterhalten werden kann oder wann sie sie fallen lassen muss, weil neue Daten aufgetaucht sind, die sich mit ihrer ersten Hypothese nicht vereinbaren lassen. Die Entscheidung, welche Informationen berücksichtigt werden müssen und welche vernachlässigt werden können, setzt einen Prozess der gedanklichen Auseinandersetzung, Beurteilung und Differenzierung voraus. Die Integration und Aufzeichnung von Daten ist keine leichte Aufgabe, sondern erfordert intellektuelle Disziplin.

11.2.1 Die Arbeit mit dem Calgary Familien-Assessment-Modell

Wie wir bereits in Kapitel 3 erörtert haben, ist das CFAM eine «Landkarte der Familie», ein multidimensionales Konzept, bestehend aus den drei Hauptkategorien Struktur, Entwicklung und Funktion und ihren diversen Subkategorien. Die drei Assessment-Kategorien und ihre verschiedenen Subkategorien lassen sich am besten als Baumdiagramm konzeptualisieren (s. **Abb. 11-1**).

Während Pflegende die Subkategorien auf der rechten Seite des Baumdiagramms überprüfen, sammeln sie fortlaufend mikroskopische Daten. Pflegende müssen in der Lage sein, flexibel mit dem Diagramm zu arbeiten, damit sie alle relevanten Informationen in einem Gesamt-Assessment zusammenfassen können. Ein Beispiel: Die Pflegende und die Familie überprüfen eingehend die Subkategorie Grenzen. Die Pflegende erhält so mikroskopische Daten aus der Kategorie Struktur des Assessment-Modells, die sie mit anderen Daten des Diagramms verknüpfen muss. Einzelne mikroskopische Informationen, wie z. B.: «Die Grenze des Subsystem Eltern ist diffus», sind wenig aussagekräftig und für die Ausarbeitung eines Interventionsplans kaum brauchbar. Zusammen mit anderen Daten kann diese Information jedoch durchaus aufschlussreich und wichtig sein: «Die Grenze des Subsystems Eltern ist diffus, seit Chloe auf die Welt kam und die Großmutter ständig zu Besuch kam und sich um sie kümmerte.» In diesem Beispiel werden Daten aus den Kategorien Struktur, Entwicklung und Funktion miteinander verknüpft:

- Struktur: Subsystem Eltern mit diffuser Grenze
- Entwicklung: Stadium Familie mit kleinen Kindern (Stadium 3)
- Funktion: Großmutter übernimmt Betreuerrolle.

Nach dem Erstgespräch sollte die Pflegende sich noch einmal gedanklich mit jeder einzelnen Kategorie auseinandersetzen. So kann sie die Familie aus makroskopischer Sicht betrachten.

Nachdem sie sich mit den Informationen aus der Kategorie Familienstruktur (dem oberen Teil der Abb. 11-1) beschäftigt hat, sollte sie das Genogramm und das Ökogramm der Familie überprüfen. Dies hilft ihr, diese bestimmte Familie mit ihren Unterschieden und Ähnlichkeiten zu anderen Familien zu konzeptualisieren. Die Familie Hixon beispielsweise ist eine junge Familie aus der Arbeiterschicht; die Mutter arbeitet Teilzeit, der Vater Vollzeit. Die Familiengrenze ist ziemlich durchlässig an den Schnittstellen zu den erweiterten Herkunftsfamilien. Die Grenzen des Subsystems sind klar.

Die Pflegende muss nicht nur die Familienstruktur kennen, wissen, wer zur Familie gehört und wie die Familienmitglieder in den Kontext passen, sondern sie muss auch verstehen, wie es dazu gekommen ist, dass diese Familie sich in diesem Entwicklungsstadium ihres Lebenszyklus befindet (s. **Kasten 11-1**). Zu diesem Zweck sollte sie eine grafische Darstellung der Bindungen innerhalb der Familie anfertigen (s. **Tab. 11-1**).

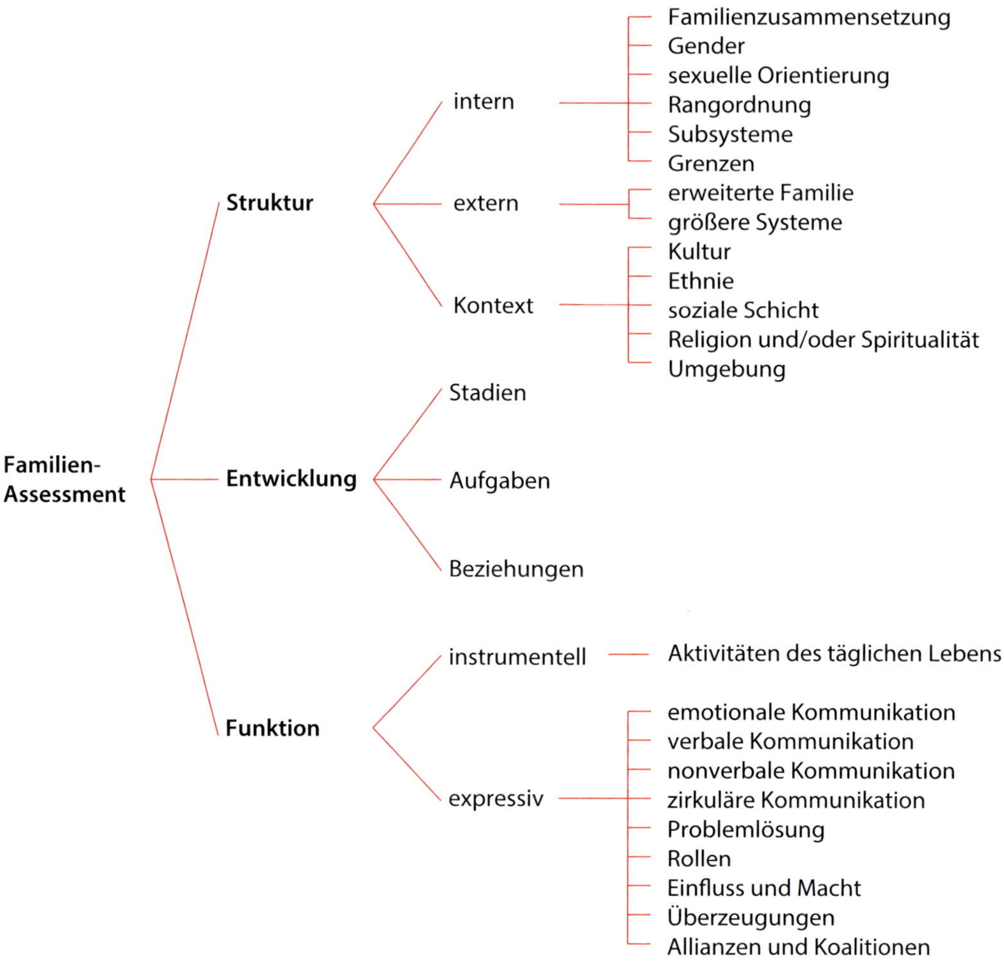

Abbildung 11-1: Baumdiagramm des CFAM.

Kasten 11-1

Die Kategorie Entwicklung des CFAM: Musterbeispiele verschiedener Familienlebenszyklen

- Lebenszyklus einer nordamerikanischen Mittelschichtfamilie
- Lebenszyklus einer Familie während und nach der Scheidung
- Lebenszyklus einer wiederverheirateten Familie oder einer Stieffamilie
- Lebenszyklus einer Adoptivfamilie
- Lebenszyklus von Schwulen, Lesben, Bisexuellen oder Transsexuellen
- Lebenszyklus anderer Familienformen

Tabelle 11-1: Die Stadien des Familienlebenszyklus.

Stadium	emotionale Aspekte des Übergangsprozesses: wichtige Prinzipien	Veränderungen zweiten Grades, die für die Familienentwicklung wichtig sind
1. Auszug aus dem Elternhaus: junge Erwachsene	emotional und finanziell Verantwortung für sich selbst übernehmen	1. Abgrenzung von der Herkunftsfamilie 2. Aufbau enger Beziehungen zu Gleichaltrigen 3. sich beruflich etablieren und finanziell unabhängig werden
2. Verbindung von zwei Familien durch Eheschließung: das neue Paar	sich in das neue System integrieren	1. Bildung des Systems Ehe 2. Neuordnung der Beziehungen zur erweiterten Familie und zu Freunden mit dem Ziel, die Ehepartner zu integrieren
3. Familien mit kleinen Kindern	neue Mitglieder in das System integrieren	1. Vorbereitungen im System Ehe, um Platz für ein Kind zu schaffen 2. sich gemeinsam um die Versorgung des Kindes, die Finanzierung des Lebensunterhalts und die Hausarbeit kümmern 3. Neuordnung der Beziehungen zur erweiterten Familie mit dem Ziel, die Eltern- und Großelternrolle zu integrieren
4. Familien mit Jugendlichen	Flexibilität der Familiengrenzen an die Unabhängigkeit der Kinder und die Gebrechlichkeit der Großeltern anpassen	1. Die Eltern-Kind-Beziehung so verändern, dass Jugendliche sich frei in das Familiensystem hinein und heraus bewegen können 2. Überprüfung von Ehe und Beruf in der Lebensmitte 3. Einstieg in die gemeinsame Betreuung der älteren Generation
5. Kind(er) ins Leben entlassen und sich um das eigene Leben kümmern	Akzeptieren, dass neue Mitglieder in die Familie kommen und andere sie verlassen	1. Neuaushandlung des Systems Ehe als Dyade 2. Aus der Eltern-Kind-Beziehung wird eine Beziehung wie sie zwischen Erwachsenen üblich ist. 3. Neuausrichtung der Beziehungen mit dem Ziel, Schwiegerkinder und Enkel zu integrieren 4. Umgang mit Krankheit und dem Tod der Eltern (Großeltern)
6. Familien im späteren Lebensalter	Veränderung der generationsspezifischen Rollen akzeptieren.	1. Aufrecherhaltung individueller und gemeinsamer Funktionen und Interessen trotz schwindender Körperkräfte; Erprobung von neuen familialen und sozialen Rollen 2. zentrale Rolle der mittleren Generation fördern 3. Weisheit und Erfahrung der älteren Generation im System nutzen und die ältere Generation unterstützen, ohne sie zu bevormunden 4. Umgang mit dem Verlust des Ehepartners, der Geschwister und anderer Bekannter gleichen Alters und Vorbereitung auf den eigenen Tod; Rückschau auf das Leben und Aussöhnung damit

Quelle: Carter und McGoldrick, 1999a, S. 2.

Die grafische Darstellung der Bindungen innerhalb der Familie Hixon erscheint weiter hinten in diesem Kapitel.

Die Überprüfung der Kategorie Entwicklung gibt der Pflegenden Aufschluss über die Probleme, die normalerweise in einem Stadium auftreten und über die, die mit einer Krise in Zusammenhang stehen. Die Hixons beispielsweise befinden sich in Stadium 3 (Familien mit kleinen Kindern). Sie haben in ihrer Ehe Platz für Kinder geschaffen. In Stadium 2 mussten sie den unerwarteten Tod von Frau Hixons Bruder bewältigen, was zu einer emotionalen Distanz in der Beziehung zwischen den Ehepartnern geführt hat. Auch wurde die Beziehung zu den Herkunftsfamilien in Stadium 2 nicht angemessen definiert. Die in Stadium 2 aufgetretenen Schwierigkeiten beeinflussen die Auseinandersetzung mit den Aufgaben in Stadium 3 und haben somit eine aktuelle Bedeutung.

Nach den Kategorien Struktur und Entwicklung des CFAM untersucht die Pflegende die Kategorie Familienfunktion. (Diese dritte Kategorie des CFAM wird in **Kasten 11-2** ausführlich dargestellt.) Im Fall der Familie Hixon kann die Pflegende Stärken und Schwierigkeiten im Bereich der expressiven Funktion erkennen, insbesondere die Subkategorien emotionale und zirkuläre Kommunikation, Einfluss und Macht und Koalitionen.

Die Pflegende sollte bei der Überprüfung der Kategorien des CFAM nicht zu viele mikroskopische Daten sammeln. Es kann sein, dass das Assessment aller Kategorien des Bereichs Funktion weder sinnvoll noch relevant ist. Wenn die Pflegende mit zu vielen Subkategorien arbeitet, wird sie von der Datenfülle erschlagen, und es geht doch gerade darum, die Familie von einer höheren Ebene, aus makroskopischer Sicht zu betrachten. Hat die Pflegende einige Male mit dem CFAM gearbeitet, wird sie den Umgang mit den Kategorien immer besser beherrschen. Einige Pflegende, die in der Gemeindekrankenpflege oder in Krankenhäusern arbeiten, haben immer kleine Karten mit dem Baumdiagramm und den dazugehörigen Fragen bei sich, damit sie die Kategorien, die sie in der Familiensitzung überprüfen können, immer zur Hand haben. Es besteht auch die Möglichkeit, diejenigen Kategorien des Familien-Assessments in

Kasten 11-2
Die Kategorie Funktion des CFAM

A. instrumentell

1. Aktivitäten des täglichen Lebens

B. expressiv

1. emotionale Kommunikation
   a. Arten der Emotion
   b. Intensität der Emotion
2. verbale Kommunikation
   a. direkt vs. indirekt
   b. klar vs. verschleiert
3. nonverbale Kommunikation
   a. Arten
   b. Abfolge
4. zirkuläre Kommunikation
5. Problemlösung
   a. Identifikationsmuster
   b. instrumentelle vs. emotionale Probleme
   c. Lösungsmuster
   d. Evaluationsprozess
6. Rollen
   a. Rollenflexibilität
   b. förmlich vs. informell
7. Einfluss oder Macht
   a. instrumentell
   b. psychologisch
   c. körperlich
8. Überzeugungen
   a. Erwartungen oder Ziele der Familie
   b. Überzeugungen der Familie im Zusammenhang mit Problemen
   c. Überzeugungen der Familie im Zusammenhang mit Veränderung
9. Allianzen und Koalitionen
   a. Ausrichtung, Ausgewogenheit und Intensität
   b. Triade

das Dokumentationssystem zu integrieren, die den während des Gesprächs beobachteten oder mitgeteilten Aspekten der Familienfunktion entsprechen. Familiendaten werden von Pflegenden und anderen Anbietern von Gesundheitsleistungen als wichtiger, übersichtlicher und relevanter angesehen und demzufolge auch mehr benutzt, wenn sie dokumentiert sind.

11.2.2 Auflistung der Stärken und Probleme

Nach Überprüfung des CFAM ermittelt die Pflegende die Stärken und Probleme in den Kategorien Struktur, Entwicklung und Funktion. Auf der Grundlage der Gesprächsdaten listet sie die Stärken und Probleme auf und benennt Fragen der Systemebene, auf der sie sie gerade konzeptualisiert. Damit hat die Pflegende drei Schritte zur Integration der Assessment-Daten bewältigt:

1. Überprüfung des CFAM
2. Identifizierung der Stärken und Probleme
3. Auflistung der Stärken und Probleme nach der jeweiligen Systemebene.

Die Liste der Stärken und Probleme umfasst verschiedene Systemebenen. Die Systemebene Umfeld-Familie bezieht sich auf die Beziehung zwischen der Familie und der Nachbarschaft oder dem Umfeld. Ein Problem auf dieser Systemebene könnte beispielsweise sein, dass die Familienmitglieder isoliert sind und wegen ihrer Ethnie von der Nachbarschaft zum Sündenbock gemacht werden. Die Systemebene Experte-Familie bezieht sich vor allem auf die Beziehung zwischen der Familie und den Anbietern von Gesundheitsdienstleistungen, aber auch auf die Beziehung zwischen der Familie und anderen Vertretern bestimmter Berufsgruppen wie Lehrer oder Pfarrer. Eine Stärke auf dieser Systemebene wäre etwa der Aufbau einer partnerschaftlichen Arbeitsbeziehung zwischen der Familie und dem häusliche Pflegedienst.

Die nächste Ebene ist das System Pflegende-Familie, womit die Art der Beziehung zwischen der Pflegenden und der Familie gemeint ist. Die Beziehung zwischen Familien und Pflegenden ist besser, wenn die Pflegenden mit dem familienfokussierten Ansatz vertraut sind (LeGrow/Rossen, 2005; Goudreau/Duhamel/Ricard, 2006). Auf der Systemebene Familie geht es um die Interaktionen zwischen den Familienmitgliedern, im Subsystem Ehepartner um Probleme, die das Paar als Ehepartner oder als Eltern betreffen, im Subsystem Eltern-Kind um Probleme der Eltern-Kind-Beziehung, im Subsystem Geschwister um die Beziehung der Geschwister untereinander. Das System Individuum bezieht sich auf die biologischen, psychologischen und sozialen Aspekte der einzelnen Familienmitglieder.

Es ist sehr wichtig, die Stärken einer Familie zu ermitteln, denn sie können das Familienleben nachhaltig verbessern. Genauer ausgedrückt, sie können auf die Probleme abgestimmt und dann als Ressourcen für die Problemlösung genutzt werden. Die Pflegende muss die Familie fragen, wo ihre besonderen Stärken liegen, anstatt die Stärken nach eigenem Gutdünken zu bestimmen. Wenn die Pflegende beispielsweise Leroy in Anwesenheit seiner Familie fragt, welche Maßnahmen seiner Frau ihm am meisten geholfen haben, mit dem durch Torrances Probleme verursachten Stress umzugehen, dann könnte sie dies in die Dokumentation aufnehmen. Typische Stärken von Familien sind:

- die Fähigkeit, für die körperlichen, emotionalen und geistigen Bedürfnisse der Familienmitglieder zu sorgen
- die Fähigkeit, die Bedürfnisse der Familienmitglieder sensibel wahrzunehmen
- die Fähigkeit, Gedanken und Gefühle erfolgreich zu vermitteln
- die Fähigkeit, Unterstützung, Sicherheit und Trost zu gewähren
- die Fähigkeit, innerhalb und außerhalb der Familie entwicklungsfördernde Beziehungen und Erfahrungen zu ermöglichen und aufrechtzuerhalten

- die Fähigkeit, konstruktive und zuverlässige Beziehungen zum Umfeld aufzubauen und aufrechtzuerhalten
- die Fähigkeit, mit Kindern und durch Kinder zu wachsen
- die Fähigkeit, Rollen innerhalb der Familie flexibel auszuüben
- die Fähigkeit, sich selbst zu helfen und nötigenfalls Hilfe von anderen anzunehmen
- die Fähigkeit, die Familienmitglieder in ihrer Individualität zu respektieren
- die Fähigkeit, in Krisensituationen gesammelte Erfahrungen als Chance zur Weiterentwicklung zu nutzen
- das Bemühen, die Einheit, Loyalität und den Zusammenhalt der Familie aufrechtzuerhalten.

Wenn die Pflegende die Stärken und Probleme auflistet, sollte sie die in den Kategorien Struktur, Entwicklung und Funktion identifizierten Schwierigkeiten berücksichtigen, die die Interaktion der Familie aktuell maßgeblich beeinträchtigen. Sie sollte nicht versuchen, eine perfekte Aufstellung zu machen, sondern bestrebt sein, die wichtigsten Fragen in Zusammenarbeit mit der Familie zu bestimmen. Probleme manifestieren sich häufig auf mehreren Systemebenen; deshalb ist es oft schwierig, Familienprobleme von Eheproblemen und von individuellen Problemen abzugrenzen. Die Zuordnung eines Problems zu einer bestimmten Systemebene geschieht willkürlich, ist aber insofern von Bedeutung, als die Zuordnung die Auswahl der Interventionen bestimmt. Ein Beispiel: Die Pflegende schätzt Frau Hixons Niedergeschlagenheit als individuelles Problem ein und notiert es als Depression. Die entsprechende Intervention wäre wohl eine medikamentöse Behandlung oder eine Einzeltherapie. Wird die Niedergeschlagenheit aber als ein «Problem mit emotionaler Kommunikation» eingeschätzt und als Eheproblem notiert, wäre eine andere Intervention angezeigt, eine, die auf die Ehe ausgerichtet ist und darauf abzielt, beiden Partnern die Verwirklichung ihrer Bedürfnisse zu ermöglichen.

Wir raten unerfahrenen Gesprächsleitern dringend, *zuerst* möglichst viele Stärken und Probleme der Familie ausfindig zu machen und nicht gleich zu Beginn individuelle Probleme aufzulisten. Wir sind davon überzeugt, dass es den Pflegenden so leichter gelingt, die Familie in den Mittelpunkt ihrer Überlegungen zu stellen. Pflegende sind daran gewöhnt, auf individuelle Probleme zu achten, wie z.B. auf den Alkoholismus des Vaters oder die Ängste der Mutter. Sie müssen diese Probleme auf einer höheren Systemebene jedoch neu konzeptualisieren, wenn sie mit der Familie arbeiten wollen. Mit den folgenden Fragen können Pflegende sich diese Konzeptualisierung erleichtern:

- Wer ist am meisten von dem Problem (z.B. dem Alkoholproblem des Vaters) betroffen?
- Wie versucht diese Person, Einfluss auf den Vater zu nehmen?
- Wer unterstützt die Person bei diesem Versuch?
- Wer unterstützt die Person nicht bei diesem Versuch?

Wenn die Pflegende sich mit diesen Fragen beschäftigt, wird sie das individuelle Problem des Vaters als Problem des Systems Familie oder des Systems Ehe konzeptualisieren.

Wir halten zwar sehr viel von Familien-Assessment und Familien-Interventionen, sind aber nicht der Meinung, dass alle Probleme mit der Familie zu tun haben. Große körperliche, psychische und soziale Probleme, die persönlicher Natur sind, müssen als individuelle Probleme aufgelistet werden. Die verzögerte Sprachentwicklung und das verzögerte körperliche Wachstum von Torrance Hixon sind solche individuellen Probleme. Dagegen wird die Niedergeschlagenheit von Frau Hixon konzeptualisiert als Eheproblem, «Problem mit emotionaler Kommunikation», und folglich unter der Systemebene Ehe aufgelistet. Ihr Anliegen und ihre Sorge, eine gute Mutter zu sein, werden ebenfalls unter den Systemebenen Ehe und Eltern, und nicht unter der Systemebene Individuum notiert. In **Tabelle 11-2** sind die Stärken und Probleme der Familie Hixon aufgelistet.

Nachdem die Pflegende die Stärken und Probleme der Familie festgestellt hat, kann sie den Zusammenhang zwischen den Stärken und Problemen der Familie untersuchen. Ein Beispiel: In der Auflistung der Stärken und Probleme der Familie Hixon ist der Konflikt zwischen dem Ehepaar und den Großeltern aufgeführt. Die Pflegende sollte sich also fragen: «Wo ist der Zusammenhang zwischen den Stärken und Problemen?» und «Können die Stärken für die Problemlösung genutzt werden?»

Im Fall der Familie Hixon ging die Pflegende davon aus, dass die Großeltern sich wirklich Sorgen um Torrance und die Familie machten, ihre Sorge aber auf eine Art und Weise zum Ausdruck brachten, die das Problem eher verschärfte als verringerte. Die Großeltern mischten sich oft ein und gaben unaufgefordert Ratschläge, aber das Ehepaar war nicht in der Lage, angemessen darauf zu reagieren.

Bei der Bewertung der aufgelisteten Stärken und Probleme entschloss sich die Pflegende, die Daten über diesen Konflikt auf der Liste zu lassen, weil sie dachte, sie könnte auf diese Art und

Tabelle 11-2: Auflistung der Stärken und Probleme der Familie Hixon.

Familienname: Subsysteme der Familie Hixon	**Stärken**	**Datum Probleme**
System Umfeld-Familie	• Großeltern können möglicherweise unterstützen.	• ungelöster Konflikt mit beiden Herkunftsfamilien • Isolation (fünf Umzüge in drei Jahren)
System Experten-Familie	• Zusammenarbeit mit einer pädiatrischen Klinik	• nicht sehr interessiert, sich über Torrance's Gesundheitsprobleme zu informieren
System Pflegeperson-Familie	• vorsichtige Allianz	
System Familie	• feste Überzeugungen: «Wir werden überleben» und «Wir sind eine besondere Familie»	
Subsystem Ehepartner/Eltern	• sind füreinander da • machen sich Sorgen, ob sie gute Eltern sind	• Schwierigkeiten mit emotionaler Kommunikation – Melvina ist traurig, wirkt hilflos. Leroy verharmlost.
Subsystem Eltern-Kind	• haben eine Beziehung zu Chloe • Vater kann freundlich zu Torrance sein	• Schwierigkeiten mit der Kontrolle des Verhaltens • unrealistische Erwartungen an ein 3-jähriges Kind, was das neue Baby betrifft • Torrance ist isoliert
Subsystem Geschwister	• in der Klinik kann Torrance freundlich zu Chloe sein	• starke Rivalität (mitgeteilt)
System Individuum	• Torrance ist zielstrebig; ist bestrebt neue Fähigkeiten zu lernen	• Torrance: Sprachentwicklung um 8 Monate verzögert, körperlich etwas zurückgeblieben

Weise den Großeltern gegenüber eine neutrale Haltung bewahren und die Situation der Familie Hixon weiterhin von einer höheren Ebene aus betrachten. Wenn die Pflegende und das Ehepaar sich später entschließen sollten, die Großeltern zum Familiengespräch einzuladen, würde sie das Problem mit der Grenze zwischen den Generationen berücksichtigen.

Nachdem der Zusammenhang zwischen Stärken und Problemen überprüft wurde, müssen die Probleme hierarchisiert werden. Dies haben die Pflegende und die Familie während des Gesprächs bereits versucht. Wir raten der Pflegenden jedoch, sich nach der Auflistung der Stärken und Probleme erneut damit auseinanderzusetzen. Nach unseren Erfahrungen sind unerfahrene Moderatoren von Familiengesprächen bei der Integration und Dokumentation der Daten oft so begeistert, dass sie sich schon mit Veränderungen beschäftigen. Doch nicht jede Familie braucht eine Intervention, und nicht alle Probleme müssen gelöst werden. Bei manchen Problemen oder Krankheiten ist eine Korrektur nötig, andere müssen wir akzeptieren und «mit ihnen leben». Deshalb raten wir den Pflegenden dringend, sich auf das aktuelle Problem zu konzentrieren. Im Fall der Familie Hixon war das dringlichste Problem ihr Unvermögen, Torrances Verhalten zu kontrollieren.

11.2.3 Zusammenfassung des Familien-Assessments

Die Auflistung der Stärken und Probleme ist zwar ein nützliches Arbeitsinstrument, aber keine ausreichende Zusammenfassung des Familien-Assessments. Sie wäre zu unverständlich und zu fragmentarisch und könnte daher von den übrigen Pflegenden und Gesundheitsfachleuten für ihre Arbeit mit der Familie nicht benutzt werden. Für diese Zwecke ist die Zusammenfassung des Familien-Assessments besser geeignet. In **Kasten 11-3** ist die Vorlage einer solchen Zusammenfassung zu sehen, in **Kasten 11-4** die Zusammenfassung des Familien-Assessments der Familie Hixon als Musterbeispiel.

In der Zusammenfassung des Familien-Assessments muss die Pflegende Theorie und Praxis miteinander verbinden. Alle während des Gesprächs behandelten Fragen und Antworten werden zu einem Gesamtbild zusammengefügt. Ein Beispiel: Die Pflegende postulierte, dass die Beziehung des Ehepaares Hixon unterstützend und symmetrisch war, als beide sich mit dem Bruder von Frau Hixon emotional austauschen konnten. Seit dessen Tod haben sie Schwierigkeiten mit emotionaler Kommunikation. Jetzt versuchen sie, eine komplementäre Beziehung zu führen; Frau Hixon weint und offenbart ihrem Mann ihre Gefühle in der Erwartung, dass er sie unterstützt. Er versucht dies, indem er mit ihr scherzt, was ihre Niedergeschlagenheit jedoch nicht bessert. Infolgedessen kommt es zu Spannungen in ihrer Beziehung. Die Pflegende hat dieses Muster identifiziert und es in der Zusammenfassung des Familien-Assessments als Problem unter der Systemebene Ehepartner abgehandelt.

Madsen (2007) empfiehlt, das Assessment mit der Familie zu besprechen, damit alle Sichtweisen berücksichtigt werden anstatt lediglich eine eindimensionale Sichtweise zu präsentieren. Natürlich beansprucht dies mehr Zeit und ist vielleicht auch nicht für jeden Kontext geeignet, dennoch wird diese Form der Dokumentation dem Gesprächsprozess viel eher gerecht.

11.2.4 Entwicklung eines Interventionsplans

Nachdem das CFAM überprüft, die Stärken und Probleme der Familie identifiziert und aufgelistet und das Assessment fertiggestellt ist, wird ein Interventionsplan entwickelt. In unserer klinischen Praxis haben sich die folgenden drei Schritte bei der Entwicklung von Interventionsplänen als sinnvoll erwiesen:

1. die dringlichsten Probleme identifizieren
2. Orientierung am CFIM
3. Interventionen auswählen.

Jeder dieser Schritte wird einzeln erörtert.

Kasten 11-3

Vorlage für eine Zusammenfassung eines Familien-Assessments

Familienname: ______________________________

Datum: ______________________________

beim Gespräch anwesende Familienmitglieder:

____

____

____

Gesprächsmoderator: ______________________________

Ort des Gesprächs: ______________________________

I. **Überweisungsroute und aktuelles Problem**
Nennen Sie in ein oder zwei Sätzen die zuweisende Institution/Person und den Grund für die Überweisung.

II. **Familienzusammensetzung**
Zeichnen Sie ein Genogramm und schreiben Sie neben jedes Familienmitglied den Namen, das Alter und den Beruf bzw. die Schulklasse. Zeichnen Sie einen Kreis um Familienmitglieder, die zu Hause leben.

III. **Bindungen innerhalb der Familie**
Stellen Sie die Bindungen grafisch dar. Geben Sie Intensität und Art der Bindungen an.

IV. **Vorgeschichte (sehr kurz und relevant für das aktuelle Problem)**
a. Chronologie der Ereignisse, die zu dem aktuellen Problem geführt haben. Notieren Sie auch frühere Lösungsversuche und die Inanspruchnahme professioneller Hilfe.
b. Entwicklungsgeschichte der Familie einschließlich relevanter Informationen über die Herkunftsfamilien und wichtiger persönlicher, sozialer, beruflicher sowie gesundheitlicher/medizinischer Ereignisse.

V. **Stärken und Probleme**
Identifizieren Sie die Stärken der Familie. Listen Sie die Probleme der Familie (nach den Kategorien Struktur, Entwicklung und Funktion) und die individuellen Probleme (körperliche, psychische und soziale) auf den jeweiligen Systemebenen auf.

VI. **Hypothese/Zusammenfassung**
Fassen Sie die Verbindung zwischen der ersten Hypothese, den aktuellen Problemen, der Vorgeschichte und den Stärken der Familie zusammen. Falls nötig, korrigieren Sie die Hypothese, um Anleitungen für die Intervention zu geben.

VII. **Ziele und Pläne**
Nennen Sie die Pläne für die Intervention, Überweisung oder Entlassung. Beschreiben Sie die Reaktion der Familie und die Ergebnisse.

VIII. **Unterschrift**

Kasten 11-4

Zusammenfassung des Familien-Assessments der Familie Hixon

Familienname: Hixon

Datum:

beim Gespräch anwesende Familienmitglieder:
die ganze Familie

Gesprächsmoderator: Anne Marie Levac, RN, BS
Ort des Gesprächs: Kinderkrankenhaus

I. **Überweisungsroute und aktuelles Problem**
Dr. Carpenter und ich haben in der Poliklinik des Kinderkrankenhauses festgestellt, dass Torrance Hixon, 3 ½ Jahre, und seine Mutter ein Familien-Assessment benötigen. Die Mutter hatte Schwierigkeiten, sein Verhalten (die Flure hinauf und hinunter zu rennen) zu kontrollieren und wirkte sehr angespannt.

II. **Familienzusammensetzung**
Zur Familie gehören der Ehemann Leroy, 28 Jahre, Dachdecker, die Mutter Melvina, 27 Jahre, Teilzeitkraft in einer chemischen Reinigung, und die Kinder Torrance, 3 ½ Jahre, und Chloe, 9 Monate.

III. **Bindungen innerhalb der Familie**

IV. **Vorgeschichte (sehr kurz und relevant für das aktuelle Problem)**
Torrance: Normale Schwangerschaft und Geburt und bis zum Alter von 34 Monaten normale Entwicklung. Seine sprachliche Entwicklung ist acht Monate verzögert, und er ist für sein Alter klein. Dr. Carpenters Bericht enthält die ganze Vorgeschichte.

Familie: Als Torrance ca. 1 Jahr alt war, hatten die Eltern Schwierigkeiten, Torrance Verhalten, z. B. Exkremente überall verteilen, nicht gehorchen und wählerisch essen, zu kontrollieren. Als er 13 Monate alt war, versuchten sie, ihn zur Sauberkeit zu erziehen. Sie schickten ihn zur Strafe in sein Zimmer, er musste helfen, die Schmiererei zu beseitigen und wurde geschlagen. Sie haben wegen dieser Probleme schon zwei andere Kinderkliniken aufgesucht. Sie sagen, die Besuche dort «hätten ihnen nicht geholfen». Das Ehepaar ist seit sechs Jahren verheiratet, keine Trennungen, fünf Umzüge in den letzten drei Jahren (zwei Mal in eine andere Stadt). Der Bruder der Mutter starb, als Torrance 1 Jahr alt war. Beide Herkunftsfamilien geben zahlreiche widersprüchliche Ratschläge.

V. **Stärken und Probleme**
a. System Umfeld-Familie

1. Stärken
Erweiterte Familie zeigt Interesse. Die Großeltern könnten die Familie möglicherweise unterstützen.

2. Probleme
(a) Ungelöster Konflikt mit beiden Herkunftsfamilien. Die Eltern des Vaters leben außerhalb der Stadt, besuchen die Familie aber etwa einmal im Monat. Sie rufen oft an und machen nach Angaben der Eltern Andeutungen, dass die Kinder nicht richtig erzogen

werden. Besonders Melvina ist wütend über ihre Einmischung. Die Eltern von Melvina leben in derselben Stadt. Sie mischen sich zwar nicht so viel in die Kindererziehung ein, stellen Melvinas Kompetenz als Mutter jedoch infrage. Melvina wurde als Kind überbehütet und nimmt es ihren Eltern übel, dass sie ihre Schwägerin jetzt offenbar bevorzugen. Das Ehepaar hat bislang keine Möglichkeiten gefunden, mit dem Ärger über die Eltern umzugehen.
(b) Isolation. Die Familie ist innerhalb von drei Jahren fünfmal umgezogen und hat keine enge Beziehung zu Nachbarn oder Freunden.

b. System Experten-Familie
1. Stärken
Die Familie hat bereitwillig Kontakt zur Kinderklinik aufgenommen. Der Vater hat unbezahlten Urlaub genommen, um dabei sein zu können.
2. Probleme
Die Eltern haben keinerlei Informationen über Torrance Gesundheitsprobleme.

c. System Pflegende-Familie
1. Stärken
Die Eltern erkundigten sich nach meinen Qualifikationen und Fachgebieten. Sie ließen sich ziemlich schnell auf eine partnerschaftliche Zusammenarbeit ein. Angesichts ihres Misstrauens gegenüber früheren Pflegenden entwickelten wir eine vorsichtige Allianz.

d. System Familie
1. Stärken
Die Familie hält sich für etwas «Besonderes». Sie haben schon früher widrige Umstände (z.B. Arbeitslosigkeit, Autounfall) überwunden und sind stolz darauf, «überlebt» zu haben.

e. Subsystem Ehepartner/Eltern
1. Stärken
Sie wollen ihren Aufgaben als Eltern gerecht werden. Die Ehepartner sind einander in Liebe verbunden und bemühen sich, gute Eltern zu sein.
2. Probleme
Schwierigkeiten mit emotionaler Kommunikation. Seit dem Tod des Bruders der Mutter hat das Ehepaar Schwierigkeiten mit der emotionalen Kommunikation. Frau H. sagt, ihr Bruder war «die einzige Person, mit der wir uns unterhalten konnten». Sie ist niedergeschlagen, fühlt sich als Mutter unzulänglich und zeigt dies durch Weinen oder indem sie ihre Hilflosigkeit zum Ausdruck bringt. Welche Auswirkungen dies auf ihren Mann hat, ist zurzeit noch nicht ganz klar. Er reagiert überfürsorglich auf sie, bestätigt nicht, was sie sagt und versucht auch nicht, es ihr auszureden. Dies verfestigt ihr Gefühl der Unzulänglichkeit. Die Ehepartner berichten, ihre emotionale Beziehung sei unbefriedigend.

f. Subsystem Eltern-Kind
1. Stärken
Bindungsfähigkeit. Das Ehepaar ist fähig, eine adäquate Bindung zu Chloe aufzubauen. Der Vater kann positiv auf Torrance eingehen und interessiert sich offensichtlich für ihn. Der Vater ist sehr konkret, aber offenbar bereit, zu lernen.

2. Probleme
Schwierigkeiten mit der Verhaltenskontrolle. Torrance kennt keine klaren Grenzen, was sein Verhalten angeht und spielt sich gerne auf. Wenn er austestet, wie weit er gehen kann, reagiert sein Vater frustriert und ignoriert ihn oder zieht sich zurück. Die Mutter fühlt sich überfordert; beide Eltern sehen eher das Negative als das Positive. Sie wissen wenig über normales Wachstum und normale Entwicklung.

g. Subsystem Geschwister
1. Stärken
Bereit zu teilen. Torrance kann positiv auf Chloe eingehen, was sich darin zeigte, dass er ihr beim Familiengespräch ein passendes Spielzeug gab.
2. Probleme
Starke Rivalität. Torrance legt Exkremente in Chloe's Kinderbett, beißt und schubst sie usw. Während des Familiengesprächs wurde kein negatives Verhalten beobachtet.

h. System Individuum
1. Stärken
Interaktion mit Gleichaltrigen. Torrance geht seit drei Monaten in den Kindergarten und kommt dort nach Auskunft seiner Mutter trotz verzögerter sprachlicher Entwicklung gut zurecht.
2. Probleme
Gesundheit. Torrance liegt in seiner sprachlichen Entwicklung acht Monate zurück. Seine Körpergröße liegt unterhalb der dritten Perzentile.

VI. Hypothese/Zusammenfassung
Torrance Hixon, 3½ Jahre, und seine Eltern suchen die Kinderklinik auf, weil sie Schwierigkeiten mit Torrance Verhaltenskontrolle haben. Das Problem besteht sei 2½ Jahren. Eine Hypothese lautet, dass die Eltern, die über die normale kindliche Entwicklung nicht Bescheid wissen, das Kind nicht altersgemäß erziehen. Eine weitere Hypothese ist die, dass der unerwartete Tod des Bruders von Frau Hixon, der ein enger Vertrauter von Herrn und Frau Hixon war, die Situation verschlimmert hat. Obwohl die Ehepartner gesagt haben, dass sie versuchen, ihre Gefühle zurückzuhalten und sie nicht an den Kindern auszulassen, stelle ich die Hypothese auf, dass Frau H. ärgerlich auf Torrance reagiert, wenn sie traurig ist. Herr H. «knöpft sich Torrance vor», besonders dann, wenn er sieht, wie angespannt seine Frau ist. Chloe löst bei den Eltern positive Gefühle aus und bekommt sie zurück, während Torrance negative Gefühle auslöst und zurückbekommt. Die Kinder scheinen als dritte Partei in die Ehe eingebunden zu sein.

VII. Ziele und Pläne
a. Die Eltern und Torrance haben sich einverstanden erklärt, an vier Sitzungen teilzunehmen, um zu lernen, wie sie auf Torrance Verhalten reagieren können.
b. Ein gemeinsames Treffen mit den Eltern, Dr. Carpenter und mir ist für den 19. Januar vereinbart, um über Torrance Gesundheit, d. h. über seine zu geringe Körpergröße und seine verzögerte Sprachentwicklung sowie über normales Wachstum und normale Entwicklung zu sprechen.

VIII. Unterschrift

11.2.4.1 Identifizierung der dringlichsten Probleme

Die Pflegenden werden gern die tröstliche Wahrheit hören, dass alle Familien Probleme wie auch Stärken haben. Der Interventionsplan, den sie gemeinsam mit der Familie erarbeiten, orientiert sich an der Schwere und Komplexität der Probleme und am Reichtum der vorhandenen Stärken (Madsen, 2007). Leichte Probleme wären etwa normale Entwicklungsstörungen oder eine vorübergehende schwierigere Situation. Weist die Problemliste jedoch gravierende Probleme auf, müssen sie in der Lage sein, den Ernst der Situation zu erkennen. Sie dürfen dann keine Placebos oder fantastischen Zwischenlösungen für Probleme anbieten, die in die Hände von Fachleuten gehören. In solchen Situationen werden Pflegende die Familie an entsprechende Stellen überweisen. Informationen über den Ablauf einer solchen Überweisung finden Sie in den Kapiteln 5 und 12.

Wird die Arbeit mit der Familie fortgesetzt, sollte die Pflegende gemeinsam mit den Familienmit gliedern die Probleme ausfindig machen, die am dringlichsten gelöst werden müssen. Alle Probleme lösen zu wollen, ist im schlimmsten Fall ein viel zu anspruchsvolles Ziel und im besten Fall schlicht unrealistisch oder nicht machbar! Die Pflegende muss in Gesprächen und während der Arbeit mit der Familie herausfinden, welche gesundheitlichen Probleme, Sorgen oder Risiken im Alltag die größten Schwierigkeiten, Beschwerden oder Bedrohungen für die Familienfunktion darstellen. Manche Probleme lassen sich nicht lösen, aber die Familie kann lernen, um sie herum zu manövrieren. Ein Beispiel: Eine Familie mit einem Kind, das gravierende Entwicklungsstörungen und körperliche Probleme hat, wird ihre Probleme behalten, aber sie kann lernen, mit ihnen zu leben und es so einzurichten, dass die Eltern Zeit für ihr Kind und Zeit für Entspannung und für ihre Beziehung haben. Also gilt es, Prioritäten zu setzen. Es ist für Pflegende im Allgemeinen nicht ratsam, sich zu schnell den ehelichen Problemen zu widmen, es sei denn, dass Ehepaar hat ausdrücklich um Hilfe in diesem Bereich gebeten. Als Faustregel gilt, beim aktuellen Problem anzusetzen und zu versuchen, Veränderungen mit möglichst weitreichenden Auswirkungen auf das System in die Wege zu leiten; das heißt, die Pflegende sollte Veränderungen anstreben, aus denen alle Familienmitglieder den größtmöglichen Nutzen und die größtmögliche Heilung ziehen können.

Im Fall der Familie Hixon beschlossen die Pflegende und die Eltern, Torrances Verhalten zu verändern, weil dies für beide Eltern wichtig war. Es war gleichzeitig eine gute Gelegenheit für die Pflegende, die Ehepartner zusammenzubringen, um ihre Vorstellungen und Ansichten über Kindererziehung auszutauschen. Auf diese Art und Weise gelang es der Pflegenden, die emotionale Kommunikation zwischen den Ehepartnern zu fördern. Darüber hinaus plante sie, Sitzungen mit dem Vater, der Mutter und Torrance abzuhalten, um ein positives Feedback zu begünstigen. Die Pflegende hatte sich überlegt, dass Torrance wahrscheinlich mehr Aufmerksamkeit bekäme, wenn die Familie (ohne Chloe) zur Kinderklinik und zurück fahren müsste. Die Entscheidung, die Verhaltenskontrolle zu verbessern, hat zu Veränderungen auf mehreren Ebenen geführt: im Familiensystem, im Subsystem Eltern-Kind und im Subsystem Ehepaar/Eltern. Da die Pflegende in der ambulanten Sprechstunde des Kinderkrankenhauses arbeitete, konnte sie zusammen mit den Eltern gleichzeitig auch Torrances verzögerte Sprachentwicklung und seine Gesundheitsprobleme bearbeiten.

11.2.4.2 Orientierung am Calgary Familien-Interventions-Modell

Die Pflegende sollte sich am CFIM orientieren, um Veränderungen anzustoßen und die Interventionen auf einen bestimmten Bereich der Familienfunktion (kognitiv, affektiv oder verhaltensbezogen) auszurichten. Wie wir aus unserer klinischen Praxis wissen, passen bestimmte Interventionen zu einigen Familien besser als zu anderen. Daher müssen die Intervention und die

Familienfunktion exakt aufeinander abgestimmt werden. Dabei kann diese Frage helfen: «Welche Intervention ist am besten geeignet, bei diesem speziellen Problem dieser speziellen Familien zu diesem speziellen Zeitpunkt eine Veränderung zu bewirken und Heilung zu ermöglichen?»

Wir raten Pflegenden, sich das CFIM, speziell die Schnittstellen zwischen den Bereichen der Familienfunktion und den Interventionen (**Abb. 11-2**) noch einmal anzuschauen, bevor sie eine bestimmte Intervention oder Gruppe von Interventionen auswählen. Wir haben in unserer klinischen Praxis die Erfahrung gemacht, dass wir dann und wann auf einen bestimmten Bereich der Familienfunktion fixiert sind und die dieser Fixierung entsprechenden Interventionen auswählen, ungeachtet dessen, ob sie zum Beziehungsstil der Familie passen. Aufgrund unserer langjährigen Erfahrungen mit der klinischen Praxis wissen wir auch, welchen Einfluss Kultur, Ethnie, soziale Schicht, Religion, sexuelle Orientierung und andere unterscheidende Merkmale auf die Wirksamkeit von Interventionen haben. Deshalb werfen wir immer einen Blick auf die folgenden Punkte, bevor wir eine bestimmte Intervention für eine bestimmte Familiensituation auswählen:

- Fragen als Interventionen
- Interventionen, die auf den kognitiven Bereich der Familienfunktion abzielen
- Interventionen, die auf den affektiven Bereich der Familienfunktion abzielen
- Interventionen, die auf den verhaltensbezogenen Bereich der Familienfunktion abzielen.

Bei der Auswahl von Interventionen sollte die Pflegende solche Interventionen berücksichtigen, die am besten zu dem Problem passen, das die Pflegende und die Familie gemeinsam verändern wollen (Madsen, 2007). Die Pflegende und die Familie Hixon beispielsweise haben drei Sitzungen vereinbart, um die Eltern zu befähigen, angemessener auf Torrances Verhalten zu reagieren.

Bei der Auswahl einer Intervention ist zweitens darauf zu achten, dass die Intervention sich aus der Hypothese ableitet. Manche Interventionen sind wirksamer als andere, wenn es darum geht, Veränderungen herbeizuführen. Eine der Hypothesen, die die Pflegende im Fall der Familie Hixon entwickelte, bezog sich darauf, dass Torrance als dritte Partei negativ in das Subsystem Ehepartner einbezogen ist. Sie wählte also Interventionen aus, die darauf abzielten, die Grenze des Subsystems Ehepartner zu stabilisieren und gleichzeitig die elterliche Kontrolle über Torrances Verhalten zu verbessern.

Drittens sollten nur solche Interventionen ausgewählt werden, die die Stärken der Familie berücksichtigen. Wie laufen Veränderungen im Leben des Klienten normalerweise ab? Wann? Wo? Mit wem? Wir sind überzeugt, dass Familien immense Ressourcen besitzen, die sie befähigen, ihre Probleme selbst zu lösen, und dass sich Interventionen durch Außenstehende daher auf ein absolutes Minimum beschränken sollten. Durch ihre Arbeit mit der Familie Hixon wusste die Pflegende, dass die Hixons sich für «etwas Besonderes» hielten. Sie waren stolz darauf, «überlebt zu haben» und mit einer schwierigen

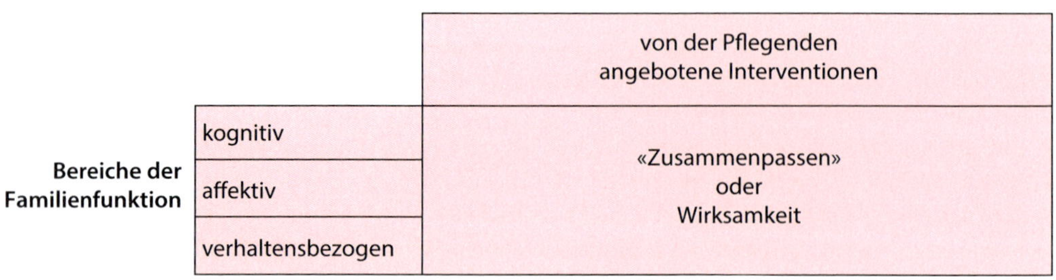

Abbildung 11-2: CFIM: Die Schnittstellen zwischen Bereichen der Familienfunktion und Interventionen.

Situation, Arbeitslosigkeit nach einem schweren Autounfall, fertig geworden zu sein. Die Pflegende hat diese Stärken bei der gemeinsamen Entwicklung des Interventionsplans genutzt.

Zu guter Letzt muss geprüft werden, ob die ausgewählten Interventionen der Kompetenz der Pflegenden entsprechen. In den Kapiteln 5 und 7 wurde erörtert, worauf Pflegende bei der Einschätzung ihrer Kompetenz achten müssen.

11.2.4.3 Interventionen auswählen

Es folgt ein Muster eines Interventionsplans für die Familie Hixon.

«Problem auf der Subsystemebene Eltern-Kind: Schwierigkeiten mit der Verhaltenskontrolle.» Die Pflegende initiierte eine Sitzung mit Herrn und Frau Hixon, um über folgende Punkte zu sprechen: normales Verhalten eines dreijährigen Kindes; verschiedene Möglichkeiten, Grenzen zu setzen; verschiedene Möglichkeiten, erwünschtes Verhalten positiv zu verstärken. Die Pflegende wählte Interventionen aus, die auf folgende Bereiche abzielten:

«Kognitiver Bereich»: Die Pflegende erwog, den Eltern Erziehungsratgeber über Verhaltenskontrolle zu empfehlen, wenn sie an Literatur über dieses Thema interessiert wären.

«Verhaltensbezogener Bereich»: Die Pflegende wollte die Hixons bitten, Informationen über Kindererziehungskurse zu sammeln, die von örtlichen kommunalen Einrichtungen (Schulbehörde, Eltern-Lehrer-Gruppen, Tageskliniken usw.) gesponsert werden.

«Affektiver und verhaltensbezogener Bereich»: Die Pflegende beschloss, Herrn Hixon und Torrance zu einer Sitzung einzuladen mit dem Ziel, positives Feedback zu verstärken und die Beziehung zwischen ihnen zu verbessern. In Absprache mit dem Ehemann würden Frau Hixon und die Pflegende Herrn Hixon Anleitung geben, um seinen Umgang mit Torrance zu verbessern. Chloe sollte während dieser Sitzung bei den Großeltern bleiben. Die Pflegende hoffte, dass diese besonderen Situationen Vater, Sohn und Mutter zu mehr positiven Erfahrungen verhelfen würden. Sie hoffte auch, dass die Großeltern, wenn sie auf Chloe aufpassten, Herrn und Frau Hixon unterstützten und sie nicht wegen ihrer erzieherischen Fähigkeiten kritisieren würden.

«Fragen als Interventionen»: In jeder Sitzung mit den Hixons stellte die Pflegende Fragen zu Unterschieden, um die Familie zu animieren, die Unterschiede ihrer erzieherischen Fähigkeiten in der Vergangenheit, Gegenwart und Zukunft zu schildern. Mit Fragen zum Verhalten sollten lösungsorientierte Gespräche über die positiven Auswirkungen einer angemessenen Kontrolle von Torrances Verhalten initiiert werden. Die Pflegende hoffte, dass die Eltern es merken würden, wenn Torrance auf angemessene Erziehungsmaßnahmen reagierte.

Wir möchten darauf hinweisen, dass die Pflegende und die Hixons die Möglichkeit gehabt hätten, verschiedene andere Interventionspläne zu entwickeln, um die Probleme mit der Kontrolle von Torrances Verhalten in den Griff zu bekommen. Die Pflegende hätte sich auch entscheiden können, den Eltern beizubringen, wie sie auf Torrances Essverhalten reagieren können. In dem Fall hätte die Pflegende Frau Hixon zu den Sitzungen einladen und mit ihr über die Ernährung eines dreijährigen Kindes sprechen können. Dabei hätte die Mutter Unterstützung von der Pflegenden bekommen. Es besteht allerdings die Gefahr, dass die Pflegende zum «Ersatzehemann» wird und die Schwierigkeiten der Ehepartner noch verschlimmert, wenn sie nur die Mutter zum Gespräch einlädt. Doch anstatt nur mit der Mutter zu arbeiten, hat die Pflegende lieber beide Elternteile einbezogen. Damit hat sie eine mit ihrer Hypothese und den Zielen der Familie übereinstimmende Intervention ausgewählt.

11.2.5 Dokumentation des Gesprächsverlaufs

Sobald die Pflegende einen Interventionsplan entwickelt hat und die Arbeit mit der Familie fortsetzt, muss sie den Verlauf ihrer Arbeit kontinuierlich dokumentieren. Dabei geht es speziell um die Dokumentation der Arbeit, die sich auf das im Vertrag aufgeführte aktuelle Problem bezieht. **Abbildung 11-3** zeigt das Muster einer solchen Dokumentation des Gesprächsverlaufs. Im Idealfall ist das ein Vordruck, auf dem die Pflegende ihre Hypothese, den Zusammenhang zwischen dem Assessment und der Intervention und den Verlauf ihrer Arbeit mit der Familie notiert. Viele Krankenhäuser und Behörden verwenden leere Blätter oder Checklisten, was die Pflegenden nicht unbedingt verleitet, eine Verbindung zwischen ihrer Hypothese, dem Assessment und dem Interventionsplan herzustellen, geschweige denn zwischen den Reaktionen der Familie und der Intervention. Wir empfehlen, die in **Kasten 11-5** aufgeführten Hinweise zu beachten.

Einige Pflegende halten es für sinnvoll, den Verlauf gemeinsam mit der Familie zu dokumentieren, in anderen Fällen tun die Pflegenden und die Familien das getrennt. Andere Pflegende schicken den Familien nach der Sitzung einen Brief, in dem sie den Verlauf der Sitzung darstellen. Die Pflegenden einer Poliklinik schicken der Familie einen abschließenden Brief, in dem die klinische Arbeit zusammengefasst dar-

Familienname: .... Datum: ....
Teilnehmer: .... Ort: ....
Name und Unterschrift des Gesprächsleiters: ....

Hypothese oder Plan vor dem Gespräch:

Neue Informationen:

Inhalt/Verlauf des Gesprächs
(einschließlich Interventionen und Reaktionen der Familie):

Neue Hypothese:

Plan für die nächste Sitzung:

Abbildung 11-3: Dokumentation des Gesprächsverlaufs (Muster).

Kasten 11-5

Wichtige Hinweise für die Dokumentation des Gesprächsverlaufs

1. Notieren Sie, welche Familienmitglieder und Gesundheitsfachleute an der Sitzung teilgenommen haben sowie Datum und Ort der Sitzung. Dies ist besonders wichtig, wenn das Gespräch in einem Krankenhaus stattfindet, weil außer dem Gesprächsmoderator meistens auch noch andere Gesundheitsfachleute anwesend sind.
2. Schreiben Sie die Hypothesen oder den Plan für das Gespräch vor der Sitzung mit der Familie auf. Dies ist eine gute Möglichkeit, sich auf die Sitzung einzustimmen. Das heißt nicht, dass Sie sich sklavisch an den Plan halten müssen. Ist die Familie beispielsweise gerade in einer Krise, kann der Plan abgeändert werden. Es geht lediglich darum, dass die Pflegende vor dem Gespräch etwa weiß, wie die Sitzung ablaufen soll.
3. Notieren Sie neue Informationen über die Erlebnisse der Familie seit der letzten Sitzung. Besonders interessant sind neue Informationen über Veränderungen der Interaktion im Zusammenhang mit dem aktuellen Problem. Diese Veränderungen können den kognitiven, den affektiven oder den verhaltensbezogenen Bereich der Familienfunktion betreffen. Im Fall der Familie Hamilton beispielsweise hat die Pflegende notiert, der Vater habe berichtet, er und seine Frau hätten in der vorhergehenden Woche einen Kurs über Kindererziehung besucht. Nach dem Kurs seien sie schnell etwas essen gegangen, und dies sei «das erste Mal in sechs Monaten gewesen, dass sie ohne die Kinder zusammen ausgegangen seien».
4. Machen Sie Notizen über Inhalt und Verlauf der Sitzung. Wir notieren außerdem die Interventionen und die Reaktionen der Familie. Die Pflegende hat auf die Information von Herrn Hixon, er und seine Frau hätten einen Kurs über Kindererziehung besucht und im Restaurant gegessen, mit zukunftsorientierten oder hypothetischen Fragen reagiert: «Wie würde es sich auf Torrance Verhalten auswirken, wenn Sie auch in Zukunft Zeit für sich hätten und sich über Kindererziehung informieren könnten?» Die Pflegeperson dokumentierte die Antwort der Eltern, die meinten, Torrance Verhalten würde sich bessern.
5. Dokumentieren Sie eine neue Hypothese oder die Überarbeitung einer früheren. Als die Hixons beispielsweise ihren Zielen immer näher kamen, verwarf die Pflegende ihre Hypothese, dass die Kinder als dritte Partei in die Ehe einbezogen waren und entwickelte eine neue, die die Stärken der Familie berücksichtigte. Sie integrierte die frühere erfolgreiche Bewältigungsstrategie (die Überwindung der Auswirkungen des Autounfalls) und die Notwendigkeit, sich um die Folgen von Torrance Gesundheitsproblemen (verzögerte Sprachentwicklung und geringe Körpergröße) zu kümmern.
6. Planen Sie die nächste Sitzung. Wir notieren alle Ideen, die uns dazu einfallen, und schauen sie uns vor der Sitzung oder wenn wir uns mit der Familie treffen noch einmal an.

gestellt ist; manchmal tun sie dies auch während der klinischen Arbeit (Moules, 2002, 2003; Wright/Bell, 2009). In dem Brief ist die Anzahl der Sitzungen mit Angabe der Daten aufgeführt. Viel wichtiger ist aber, dass der Brief die Beziehung zwischen der Pflegenden und der Familie beschreibt, indem er routinemäßig auf zwei wichtige Bereiche eingeht: auf die Angebote, die der Familie gemacht wurden (die Interventionen der Pflegenden in Form von Ideen, Meinungen, Empfehlungen) und auf die Dinge, die die Pflegende von der Familie gelernt hat. Viele Familien berichten, wie viel ihnen diese therapeutischen Briefe bedeuten, wie sehr sie ihnen geholfen haben und dass sie die Briefe immer wieder lesen, um sich an ihre Leistungen zu erinnern und um Hoffnung zu schöpfen. Einige Familien haben die Briefe sogar einrahmen lassen.

Moules (2002: 106) liefert ein schönes Beispiel, das die Reaktionen auf einen Brief schildert, den die Pflegende nach einer Sitzung mit der Ehefrau an das Ehepaar schrieb. Der Ehemann wollte nicht an der ersten Sitzung teilnehmen, war jedoch berührt, wie verständnisvoll und einfühlsam die Pflegende ihr Problem behandelte. Hier die Schilderung seiner Reaktion:

> Als ich den Brief las, hatte ich das Gefühl, dass sie die Krankheiten, gegen die wir ankämpfen, und den damit verbundenen Stress genau nachempfinden können. Noch nie vorher ist das so formuliert worden wie in diesem Brief …, und in früheren … Sitzungen wurde auch darüber gesprochen, aber es stand nicht so im Vordergrund wie in diesem Brief, in dem wirklich anerkannt wurde, wie wir hier zu kämpfen haben, jeden Tag, das hat mich stark beeindruckt. Ich wollte nicht zu der Sitzung gehen, auf gar keinen Fall. Aber als ich diesen Brief las, habe ich meine Meinung geändert, und ich muss Ihnen sagen, ich habe noch nie bereut, dass ich zu den Sitzungen gegangen bin. Es war das Beste, das ich je getan habe …; besonders dieser eine Abschnitt, der hat mich umgestimmt, einfach die Art, wie sie über unsere Krankheiten geschrieben haben und über unseren Versuch, gegen sie anzukämpfen und über die Möglichkeit, andere Lösungen zu finden. Das hat mich stark beeindruckt, sehr stark sogar, und mich auch sofort überzeugt, und von da an wurde es besser.

Wir haben keine besonderen Vorlieben für oder gegen das Angebot an Familien, Einsicht in die schriftlichen Aufzeichnungen zu nehmen. Für sehr wichtig halten wir es dagegen, dass Pflegende und Familien partnerschaftlich zusammenarbeiten, wenn es darum geht, Probleme zu lösen, Stärken zu mobilisieren und die Gesundheit zu fördern. Wenn das Angebot, Einsicht zu nehmen in die Dokumentation des Gesprächsverlaufs, oder die Zusendung eines therapeutischen Briefs diesen Zielen dient, dann ist es sinnvoll, dies zu tun. In der beziehungsorientierten Familienpflegepraxis gibt es keine Arbeit nach einer Schablone.

Pflegende, die lernen, mit Familien zu arbeiten, sollten Probleme in einem systemischen Rahmen konzeptualisieren. Sowohl das «Denken» als auch das «Handeln» werden bei einem integrierten Dokumentationsansatz leichter gelernt. Die Struktur der in diesem Kapitel abgebildeten Dokumentation des Gesprächsverlaufs fördert systemisches Denken. Sie zeigt den Zusammenhang zwischen Assessment und Intervention auf. Hypothesenbildung, Sitzungsplanung, Intervention und Reaktion der Familie werden schlüssig miteinander verknüpft. Vor jeder Sitzung überprüft die Pflegende frühere Hypothesen, Fragen, Inhalt und Verlauf, die Interventionen und die Reaktionen der Familie. Wenn die Pflegende den Verlauf des therapeutischen Gesprächs sorgfältig dokumentiert, bleibt sie auf die Veränderung des aktuellen Problems konzentriert, und dies führt geradewegs zum Abschluss der Arbeit mit der Familie.

11.2.6 Dokumentation eines Schlussberichts

Pflegende, die in der Gemeindekrankenpflege arbeiten, haben die Möglichkeit, ihre Arbeit mit Familien in einem Schlussbericht zusammenzufassen. Pflegende, die in Krankenhäusern arbeiten, haben diese Möglichkeit nicht so oft. Wir sind überzeugt, dass die zusammenfassende Darstellung der Arbeit in einem Schlussbericht sowohl für die Familie als auch für die

Pflegende eine sinnvolle und wichtige Erfahrung ist, und wir raten den Pflegenden sehr, diese Möglichkeit zu nutzen. In **Abbildung 11-4** ist ein Muster eines solchen Schlussberichts abgebildet. Es gibt verschiedene Möglichkeiten, einen Schlussbericht zu dokumentieren. (s. Kapitel 4, in dem wir einen beispielhaften, abschließenden Brief abgedruckt haben, der von einer Studentin und ihrer Supervisorin verfasst wurde). Im Rahmen unserer klinischen Arbeit haben sich die in **Kasten 11-6** aufgeführten Hinweise für zusammenfassende Schlussberichte als nützlich erwiesen.

1. Hat sich das aktuelle Problem nach Abschluss der Familiensitzungen verbessert oder verschlechtert oder ist es gleich geblieben?
2. In welchem Ausmaß (gemessen auf einer Skala von 1 bis 3; 3 bedeutet sehr) hat sich nach Abschluss der Familiensitzungen das «Denken» der Familie mit Blick auf das Problem verändert? Mit Denken sind das Pro-

Familienname: ....
Name der Pflegenden: ....
Unterschrift der Pflegenden: ....

Datum der ersten Sitzung: ....
Datum der letzten Sitzung: ....
Anzahl der Sitzungen: ....

Aktuelles Problem und Überweisungsroute:

Interventionen und Ergebnis:

Prognose und Empfehlungen:

Abbildung 11-4: Dokumentation eines Schlussberichts (Muster).

blem betreffende Vorstellungen, Erkenntnisse und Überzeugungen gemeint.

3. Welche Veränderungen haben Sie beim Abschluss der Familiensitzungen in der Familie festgestellt?
   - *Im System Familie:* Welche Veränderungen haben Sie festgestellt?
   - *Im Subsystem Ehepartner:* Welche Veränderungen haben Sie festgestellt?

Kasten 11-6

Wichtige Hinweise für Schlussberichte

1. Beschreiben Sie in ein oder zwei Sätzen das aktuelle Problem oder die aktuelle Krankheit sowie die Überweisungsroute. Dies fokussiert den Bericht insofern als alle Informationen Bezug zu dem beschriebenen Problem haben.
2. Beschreiben Sie die ausgewählten Interventionen und das Ergebnis. Wenn die Interventionen beschrieben werden, verstehen wir besser, was bei der Veränderung des aktuellen Problems erfolgreich war und was nicht. Ein Beispiel: Die Pflegende, die mit der Familie Hixon gearbeitet hat, empfahl dem Ehepaar Literatur über Kindererziehung. Sie musste jedoch feststellen, dass diese Intervention keine nennenswerte Veränderung herbeigeführt hat, weil weder der Mann noch die Frau daran interessiert war.
   Aber dafür hatte eine andere Intervention Erfolg: Die Pflegende hatte das Ehepaar gebeten, «ihre Freunde, Arbeitskollegen und Verwandten» nach wirksamen Erziehungsmethoden für kleine Kinder zu fragen. Die Ehepartner genossen die «Umfrage» und fanden Zeit, die Ergebnisse zu diskutieren. Sie berichteten, es habe ihnen Spaß gemacht, einige Vorschläge zu verwerfen und andere, die mit ihren eigenen Ansichten übereinstimmten, anzunehmen und auszuprobieren. Sie informierten die Pflegende auch über Websites, die gute Tipps zur Kindererziehung anbieten.
3. Geben Sie Empfehlungen. Angesichts der begrenzten Ressourcen im Bereich der Gesundheitsversorgung halten wir es für nützlich, den Familien Empfehlungen zu geben, die ihnen helfen können, falls sie zurückkommen und sich weitere Unterstützung holen würden. Die Pflegende, die mit der Familie Hixon gearbeitet hat, empfahl der Familie für diesen Fall, zu überlegen, was ihnen bei der Beratung in der Kinderklinik am meisten bzw. am wenigsten geholfen hat.

Die Pflegende würde zukünftig wohl nicht mehr die Lektüre von Büchern als Intervention benutzen, ohne mit der Familie abgeklärt zu haben, ob diese Intervention für sie geeignet ist. Stattdessen könnte sie den Ehepartnern empfehlen, Experimente zu machen und andere zu befragen, wie sie das neue Problem lösen können. Danach könnte das Ehepaar zurückkommen und mit der Pflegenden über die Vor- und Nachteile der Ratschläge diskutieren. Wenn die Pflegende solche Empfehlungen gibt, nutzt sie Erkenntnisse, die sie während der Arbeit mit der Familie gewonnen hat. Sie hindern einen neuen Gesprächsmoderator nicht daran, andere Ideen auszuprobieren; sie sind lediglich als Orientierung gedacht.

Der Schlussbericht kann auch in Form eines abschließenden Briefes an die Familie geschrieben werden. Vor der Abfassung eines solchen Briefes kann sich der Gesprächsmoderator Fragen stellen (ab S. 313), die aus der Ergebnisstudie der Family Nursing Unit der University of Calgary stammen.

- *Im Subsystem Geschwister:* Welche Veränderungen haben Sie in der Beziehung zwischen den Kindern festgestellt?
- *Im Subsystem Individuum:* Welche Veränderungen haben Sie bei der Mutter festgestellt? Beim Vater? Und beim Kind?

Wir empfehlen die folgenden Leitlinien für die Abfassung von abschließenden Briefen (Moules, 2002):

- Eine Beschreibung des aktuellen Problems oder der aktuellen Schwierigkeiten. Gehen Sie nicht auf einzelne Sitzungen ein.
- Die Veränderungen in der Familie werden als Lernerfolge dargestellt, das heißt, Sie führen auf, was Sie von der Familie und durch die Arbeit mit ihr gelernt haben.
- Eine Beschreibung der klinischen Interventionen, abgefasst in einer Sprache, die die Familie benutzt oder die angenehm für sie ist. Führen Sie (Punkt für Punkt) Ihre Vorschläge auf (z. B. Ideen, Experimente).
- Abschließende Gedanken (Punkt für Punkt), z. B.: «Zum Abschluss möchte ich Ihnen Folgendes mit auf den Weg geben ....»
- Achten Sie darauf, dass der Brief nicht länger als zwei Seiten ist.

In Kapitel 12 finden Sie mehr über abschließende Briefe.

11.3 Fragen im Zusammenhang mit der Aufzeichnung, Aufbewahrung und dem Schutz von Daten

Pflegende sind fortwährend mit Fragen rund um den Datenschutz konfrontiert. Wer soll Zugang zur Zusammenfassung des Assessments oder zum Schlussbericht über eine Familie haben? Handelt es sich um die Daten der Familie oder des Individuums? Welche Familienmitglieder sind berechtigt, über die Weitergabe der Daten an andere Stellen zu entscheiden? Darf die Pflegende mit einem Familienmitglied über die Sitzung mit einem anderen Familienmitglied sprechen, wenn dieses nicht anwesend ist? Fragen dieser Art nehmen seit der Verabschiedung entsprechender Gesetze und infolge der kontinuierlichen Weiterentwicklung der Kommunikationstechnologie stetig zu. Ein Beispiel: Wenn Familiensitzungen aufgezeichnet werden, bitten die Familienmitglieder manchmal um eine Kopie, um sie zu Hause abspielen zu können. Ferner kommunizieren Familienmitglieder und Anbieter von Gesundheitsleistungen häufig via E-Mail oder SMS, was unter dem Aspekt des Datenschutzes ebenfalls nicht unproblematisch ist.

In den letzten zehn Jahren sind die Menschenrechte und der Datenschutz immer wichtiger geworden. Pflegende und andere Fachleute wissen immer besser Bescheid, was die Inhalte und Weitergabe von Aufzeichnungen, Zugriffsmöglichkeiten der Verbraucher, informierte Zustimmung, Aufzeichnungen über Minderjährige und Meldepflicht anbelangt.

Richtlinien für den Datenschutz existieren auf nationaler Ebene ebenso wie auf Länder- und Gemeindeebene. Auch in Krankenhäusern, Kliniken und Institutionen gibt es Richtlinien für spezielle Bereiche. Im Bereich der Psychiatrie beispielsweise gibt es zahlreiche nach dem Alter gestaffelte Bestimmungen und Bedingungen, unter denen Minderjährige behandelt werden dürfen.

In der familienzentrierten Pflege ist der Datenschutz ein besonders schwieriges Thema, denn die Akten enthalten Daten über mehr als eine Person, und die Familien bestehen meistens aus minderjährigen und erwachsenen Familienmitgliedern. Werden Kinder und Erwachsene als Einheit behandelt, muss darauf geachtet werden, dass die Privatsphäre jeder einzelnen Person geschützt wird. Die Pflegenden müssen nicht nur die für ihren gerichtlichen Zuständigkeitsbereich geltenden Gesetze kennen, sondern auch die Strategie, die die Institution oder das Krankenhaus zum Schutz der Daten in der Familiendokumentation entwickelt hat.

Eine weitere praktische Frage im Zusammenhang mit dem Datenschutz taucht häufig auf: In einigen Fällen versuchen Familienmitglieder, Aufmerksamkeit zu bekommen, indem sie die Pflegende zwischen den Sitzungen anrufen oder sie um ein privates Treffen bitten. Wie ein solches Verhalten zu bewerten ist, muss die Pflegende im Kontext ihrer Kenntnis des Familiensystems entscheiden. Ein Beispiel: Eine Pflegende arbeitet mit einer Familie, deren 25-jährige Tochter Puja an einer bipolaren Störung leidet. Vater, Mutter und Tochter sind sich während des Familiengesprächs einig, dass die junge Frau den Rat des Arztes befolgen und Lithium einnehmen soll. Ruft der Vater nach der Sitzung die Pflegende an, um ihr zu erklären, warum er der Ansicht ist, seine Tochter sollte Lithium nicht einnehmen, muss die Pflegende nach Erklärungen für den Grund seines Anrufs suchen. Scheut er sich vielleicht, offen eine andere Meinung zu vertreten? Will er erreichen, dass die Pflegende Partei für ihn ergreift? Im Allgemeinen raten wir Pflegenden, den Familienmitgliedern, die um ein privates Treffen bitten, zu sagen, sie mögen ihr Anliegen in der Sitzung vorbringen. So verhindert die Pflegende, dass sie in der Beziehung zwischen zwei oder mehr Familienmitgliedern die Funktion der dritten Partei übernimmt. Mehr Informationen darüber, wie das Problem der Parteinahme sich vermeiden lässt, finden Sie in Kapitel 10.

11.4 Schlussfolgerungen

Der gesamte Prozess der Familiengespräche lässt sich wie folgt beschreiben. Die Pflegende prüft, ob ein Familien-Assessment angezeigt ist. Ist dies der Fall, wird ein Familien-Assessment durchgeführt. **Kasten 11-7** enthält wichtige Hinweise für die Aufbereitung und Dokumentation der aus dem Familien-Assessment gewonnenen Daten. Nach dem Assessment listet die Pflegende mithilfe der Kategorien des CFAM die Stärken und Probleme der Familie auf und fasst anschließend das Familien-Assessment zusammen. Ausschlaggebend für die Entscheidung über die Intervention sind der Grad der Familienfunktion, die Kompetenz der Pflegenden und der Arbeitskontext. Ist eine Intervention angezeigt, entscheidet die Pflegende gemeinsam mit der Familie, welche Probleme wichtig und welche weniger wichtig sind. Hierbei empfiehlt sich, das CFIM zu konsultieren. Die Pflegende muss außerdem gemeinsam mit der Familie klären, welche Mitglieder teilnehmen werden und in welchem Abstand und Zeitraum die Sitzungen stattfinden sollen. Anschließend wird ein Interventionsplan erarbeitet. Die Auswahl der Interventionen, die geeignet sind, in einer

Kasten 11-7
Wichtige Hinweise für die Aufbereitung und Dokumentation der Assessment-Daten

- Listen Sie die aktuellen Probleme und Stärken der Familie auf und dokumentieren Sie sie.
- Legen Sie eine CFAM-Akte an, in der jede Kategorie und Subkategorie aufgeführt ist. Tragen Sie die mitgeteilten und beobachteten Daten unter den entsprechenden Kategorien und Subkategorien ein. Notieren Sie, welche Informationen noch fehlen und später ergänzt werden müssen.
- Fügen Sie ein Genogramm, ein Ökogramm, eine kurze Darstellung des Lebenszyklus der Familie und Daten über die Familienentwicklung sowie das Bindungsdiagramm der wichtigen Beziehung innerhalb der Familie hinzu.
- Formulieren Sie systemische Hypothesen.
- Formulieren Sie einen Interventionsplan.
- Aktualisieren Sie das Familien-Assessment kontinuierlich und zeichnen Sie mithilfe der Gesprächsdokumentation die Veränderungen in der Familie und die Auswirkungen der Interventionen auf.

Levac et al., 2002, S. 17.

bestimmten Familie Veränderungen herbeizuführen, ist von entscheidender Bedeutung. Die Pflegende zeichnet dann in der Gesprächsdokumentation den Verlauf des therapeutischen Gesprächs mit der Familie auf und fasst ihre Arbeit am Ende der Behandlung in einem Schlussbericht zusammen.

Wir raten Pflegenden, die in diesem Kapitel enthaltenen Musterbeispiele für die Dokumentation an ihren Kontext und an ihre Aufzeichnungspraxis anzupassen. Sind in ihrem klinischen Bereich familienspezifische Dokumentationen nicht üblich, so hoffen wir, dass die Pflegenden sich für deren Einführung einsetzen, damit die so wichtige Familienpflege stärker wahrgenommen und anerkannt wird.

Literatur

Levac, A.M. C., Wright, L.M. & Leahey, M. (2002). Children and families: Models for assessment and intervention. In J.A. Fox (Ed.), Primary Health Care for Infants, Children and Adolescents (2nd ed.) (pp. 10–19). St. Louis: Mosby.

Moules, N.J. (2002). Nursing on paper: Therapeutic letters in nursing practice. *Nursing Inquiry, 9*(2), 104–113. Thorne, S.E. & Robinson, C.A. (1989). Guarded alliance: Health care relationships in chronic illness. *Image: The Journal of Nursing Scholarship, 21*(3), 153–157.

Wrigth, L.M. & Bell, J.M. (2009). Belief and illness: A model for healing. Calgary, AB: 4th Floor Press.

Wright, L.M., Watson, W.L. & Bell, J.M. (1996). Beliefs: The Heart of Healing in Families and Illness. New York: Basic Books.

12 Der Abschluss des Familienkontaktes

Die Pflegende muss nicht nur wissen, wie die klinische Arbeit mit Familien begonnen wird, sondern vielleicht ist es sogar noch wichtiger zu wissen, wie sie erfolgreich beendet wird. Wenn die Pflegende sich von der Familie verabschiedet, dann sollte die Familie so viel Hoffnung und Vertrauen in ihre neuen und wiederentdeckten Stärken, Ressourcen und Fähigkeiten haben, dass sie sich in der Lage fühlt, sich um ihre Gesundheit und um ihre Beziehungen selbst zu kümmern. War die Familie von einer Krankheit betroffen, dann wäre das erwünschte Ziel am Ende der klinischen Arbeit eine Reduzierung oder Linderung der Leiden und eine verbesserte Heilung.

Für Pflegende stellt das therapeutisch adäquate Abschließen der Beziehungen zu den Familien eine der größten Herausforderungen des ganzen Gesprächsprozesses dar. Reed und Tarko (2004: 266) haben die interessante Beobachtung gemacht, dass in der Pflege «das Thema Abschluss häufig in der psychiatrischen Pflegeliteratur diskutiert wird, wodurch der Eindruck entsteht, als ob das Thema Abschluss in anderen Pflegesituationen keine Rolle spielt». Der Abschluss der Behandlung ist immer noch die Phase der klinischen Arbeit mit Familien, die bislang am wenigsten untersucht wurde (Roberts, 1992).

In der Abschlussphase geht es nicht nur darum, dass die Beziehung zwischen der Pflegenden und der Familie therapeutisch beendet wird, sondern dass dies auf eine Art und Weise geschieht, die die Beibehaltung der erzielten Fortschritte ermöglicht und Hoffnung mit Blick auf die Zukunft weckt. Die meisten Pflegenden bauen eine enge und vertrauensvolle Beziehung zu den Familien auf und haben dann manchmal Schuldgefühle oder Bedenken, die Beziehung zu beenden. Dies kommt in der Pflegepraxis am häufigsten in Pflegeheimen, Nachsorge-Einrichtungen und im Bereich der häuslichen Pflege vor, wo eine Beziehung über lange Zeit, Monate oder sogar Jahre, bestehen kann. Dieses Kapitel untersucht den Prozess der Beendigung, wenn er von der Pflegenden initiiert wird, wenn er von der Familie initiiert wird und wenn der Kontext, in dem die Familienmitglieder sich befinden, der Grund für die Beendigung ist. In vielen Fällen hat die Entscheidung der Pflegenden, die Arbeit mit einer Familie zu beenden, nicht zwangsläufig zur Folge, dass die Familie zu allen anderen Fachleuten auch keinen Kontakt mehr hat. Deshalb erörtern wir auch den Prozess der Überweisung von Familien an andere Gesundheitsfachleute. Wir machen konkrete Vorschläge, wie die Behandlung stufenweise reduziert und schließlich ganz beendet werden kann, und gehen auf die Evaluation der Ergebnisse des Behandlungsprozesses ein. Wir weisen darauf hin, dass für die Abschlussphase, genau wie für alle anderen Aspekte des Familiengesprächs, das Gebot der partnerschaftlichen Zusammenarbeit gilt. Wenn möglich sollte die ganze Familie am Abschluss teilnehmen und sich einbringen.

12.1 Die Entscheidung, die Arbeit abzuschließen

12.1.1 Der von der Pflegenden initiierte Abschluss

Es ist wichtig darauf hinzuweisen, dass es möglich ist, die Arbeit zu beenden, bevor das aktuelle Problem oder die aktuelle Krankheit vollständig gelöst bzw. «geheilt» ist. Für den Abschluss ist ausschlaggebend, dass die Familie imstande ist, ihre Probleme oder eine Krankheit zu überwinden oder damit zu leben, aber möglichst mit weniger emotionalen, körperlichen und spirituellen Leiden. In den meisten Fällen ist der Versuch der Pflegenden, das aktuelle Problem oder die aktuelle Krankheit zu beseitigen, unrealistisch und führt nicht selten dazu, dass die Familien noch mutloser und hoffnungsloser werden und die Pflegenden sich inkompetent oder nutzlos fühlen. Die Verringerung des Leidens oder eine verbesserte Heilung und Erkenntnis kann eine Familie dagegen befähigen, mit ihren Problemen oder mit einer Krankheit zufriedener und leichter zu leben. Hat das aktuelle Problem mit Gesundheitsförderung zu tun, dann zeigt der Wissenszuwachs oder die bessere Sachkenntnis der Familie an, dass die Behandlung beendet werden kann.

Die Abschlussphase verläuft problemlos, wenn die früheren Phasen Kontaktaufnahme und Behandlung erfolgreich waren. Die schwierigste Entscheidung, die eine Pflegende in der Phase des Abschlusses treffen muss, bezieht sich auf den Zeitpunkt. Wann ist der richtige Zeitpunkt, die Arbeit zu beenden? Diese Frage steht in direktem Zusammenhang mit den neuen Ansichten, Überzeugungen, Vorstellungen und Lösungen, die von der Familie und der Pflegenden erarbeitet wurden, um das aktuelle Problem zu lösen. Wenn neue Lösungsansätze gefunden wurden und die Familie infolgedessen anders funktioniert, speziell was das aktuelle Problem betrifft, ist es an der Zeit, die Arbeit zu beenden, weil eine Veränderung eingetreten ist. Die Fähigkeiten, die bei einem von der Pflegenden initiierten Abschluss gefordert sind, werden in einem Abschnitt weiter hinten in diesem Kapitel (12.2, «Stufenweise Reduzierung der Sitzungen und Abschluss der Behandlung») und in Kapitel 5 dargestellt.

In Kontexten, in denen Familiensitzungen über einen längeren Zeitraum stattgefunden haben, kommen die Pflegende und die Familie oft gemeinsam zu dem Schluss, dass weitere Sitzungen nicht erforderlich sind. Dies ist der Beginn der Abschlussphase. In dieser Phase kommt es darauf an, dass die Familie neue oder wiederentdeckte Stärken, positive Verhaltensweisen und die Veränderung von Überzeugungen oder Gefühlen wahrnimmt und nicht nur die negativen Verhaltensweisen. Wir sagen den Familien immer, dass sie diese neuen Verhaltensweisen nicht unserer Behandlung, sondern ihren eigenen Bemühungen zu verdanken haben. Wir fragen die Familienmitglieder immer, welche positiven Veränderungen sie in den letzten drei Monaten festgestellt haben, und nicht, welche positiven Veränderungen sie festgestellt haben, seitdem sie mit einer Pflegenden arbeiten.

White und Epston (1990) machen einen anderen brauchbaren Vorschlag, die Arbeit mit Familien zu beenden; sie empfehlen dem Gesprächsmoderator, «das Publikum zu erweitern», um die einzigartigen Ergebnisse und Fortschritte der Familie darzustellen und anzuerkennen. Wir bitten die Familien beispielsweise für gewöhnlich, uns zu sagen, welchen Rat sie anderen Familien mit ähnlichen Gesundheitsproblemen geben würden. Manchmal bitten wir sie auch, Briefe an andere Familien zu schreiben und ihnen mitzuteilen, was ihnen bei der Bewältigung einer bestimmten Krankheit geholfen hat und was nicht. Ein Beispiel: Eine Frau mit Multipler Sklerose, die gut mit ihrer Krankheit zurechtkam, schrieb einen Brief an eine jüngere Frau, der dies noch nicht so gut gelang. Dieser Brief machte der jungen Frau, die ihr Einverständnis zu diesem Brief gegeben hatte, Hoffnung und Mut. Die ältere Frau sagte, sie habe den Brief als «Befreiung» empfunden, und weiter: «Die Multiple Sklerose ist immer noch da, aber sie beherrscht nicht unser Leben und nimmt nur ein bisschen Platz in einer Ecke ein. Nach Weihnachten hatte ich einen kleineren Schub, aber der ging schnell vorüber. Ich bin weiter optimistisch.» Die Pflegende sollte die Ideen und Ratschläge der Familie anerkennen und sich darüber freuen, denn so kann sie positive Ideen für Veränderungen fördern und das neue Selbstbild der Familie festigen und gleichzeitig Informationen generieren, die anderen Familien nützen. Dies bedeutet eine öffentliche Anerkennung der Fähigkeiten, Ressourcen und Stärken der Familie.

Wird der Abschluss von der Pflegenden initiiert, sollte der ganze Abschlussprozess darauf ausgerichtet sein, die Veränderungen in der Familie zu beschreiben, zu würdigen, auszuschmücken und zu festigen. Damit Veränderungen Realität werden, müssen sie wahrgenommen werden (Wright/Bell, 2009). Eine Möglichkeit, Veränderungen wahrzunehmen, besteht darin, Familienmitglieder nach ihrer Meinung zu fragen. Zu diesem Zweck bieten sich folgende Fragen an: «Welche Veränderungen haben Sie bei Ihrer Frau festgestellt, seitdem sie überzeugt ist, dass ‹Krankheit eine Familienangelegenheit ist›?», oder: «Welche Veränderung könnten Ihre Angehörigen oder Freunde an Ihnen feststellen, seit die durch Ihre Krebserkrankung ausgelöste Depression sich gebessert hat?»

Abschlussrituale sind ebenfalls eine Möglichkeit, Veränderungen zu würdigen und Familien zu ermutigen, ihr Leben ohne die Unterstützung von Gesundheitsfachleuten zu bewältigen. Hängt das Problem mit einem Kind zusammen, veranstalten wir oft eine Party (mit Luftballons, Kuchen und dem ganzen Drum und Dran) und feiern, dass das Kind nun in der Lage ist, sein Problem zu meistern, sei es Enuresis, Angst zu bekämpfen oder chronische Schmerzen in Schach zu halten. Zusätzlich bekommt das Kind ein Zertifikat, welches bestätigt, dass es sein Problem überwunden hat. So kann man Familien helfen, Veränderungen feierlich anzuerkennen.

Andere Pflegeteams übergeben den Familien etwas, das ihre Fortschritte symbolisiert. So bekam eine Familie eine Feder, die ausdrücken sollte, dass «die Berührung mit einer Feder» genügt, um die Probleme in Schach zu halten. Wenn die Familien wieder ins alltägliche Leben zurückkehren und nicht mehr von Pflegenden unterstützt werden, ist es sehr wichtig, ihre Stärken und ihr Problemlösungsvermögen besonders hervorzuheben.

Eine Poliklinik schickt jeder Familie am Ende der klinischen Arbeit routinemäßig einen Brief, in dem aufgeführt ist, was das Pflegeteam von der Familie gelernt hat und welche Vorschläge der Familie gemacht wurden (Moules, 2002; Wright/Bell, 2009). Ein therapeutischer Brief ist auch eine Art Abschlussritual. Er bietet die Möglichkeit, die Stärken der Familie hervorzuheben und die für die Familie und für einzelne Familienmitglieder ausgewählten Interventionen auf eine persönliche Art zu dokumentieren. Der Brief weist außerdem darauf hin, dass familienzentrierte Pflege nicht nur in eine Richtung läuft, das heißt, dass Pflegende die Familien unterstützen. Die Auflistung dessen, was die Pflegende und das Pflegeteam von der Familie gelernt haben, macht deutlich, dass die Familie und das Pflegeteam sich durch ihre Beziehung gegenseitig beeinflusst haben. Mehr Informationen über abschließende Briefe finden Sie in Kapitel 11.

12.1.2 Der von der Familie initiierte Abschluss

Geht die Initiative zum Abschluss der Behandlung von der Familie aus, sollte die Pflegende den Wunsch der Familie respektieren und dann versuchen, die Gründe für die Beendigung ausfindig zu machen. So bekommt sie Aufschluss über die Reaktionen der Familie auf den Gesprächsverlauf. Hat die Familie andere Lösungen für ihre Probleme gefunden oder stellt sie ihre Überzeugungen über die Milderung ihrer Beschwerden in Frage? Beispiele: Hat die Familie eine Möglichkeit gefunden, sich eine Auszeit von der Betreuung ihres kranken Kindes zu gönnen, ohne allzu große Schuldgefühle zu entwickeln? Hat die Familie ihre restriktiven Überzeugungen im Zusammenhang mit der Krankheitserfahrung revidiert (Wright/Bell, 2009)? Gibt sie sich beispielsweise nicht mehr die Schuld für den Herzanfall des Ehemannes, der unter anderem darauf zurückzuführen ist, dass der Mann zwei Jobs hatte? Sind sich die Familie und die Pflegende einig, dass wahrnehmbare und wichtige Veränderungen stattgefunden haben, was die Funktion der Familie und der Familienmitglieder betrifft? Weiß die Familie auch, wie sie diese Veränderungen beibehalten kann? Was wird die Familie beispielsweise anders machen, wenn der Sohn sich weigert, sich in Zukunft selbst Insulin zu spritzen?

Wenn die Familie den Abschluss der Behandlung ausdrücklich wünscht, die Pflegende jedoch der Ansicht ist, dieser Schritt sei verfrüht oder könnte die Probleme sogar noch verschärfen, muss sie die Initiative ergreifen und die Entscheidung mit der Familie diskutieren. Dabei thematisiert sie die Fortschritte der Familie und zeigt auf, welche Probleme noch bestehen und welche Ziele und Lösungen noch erreicht werden könnten. Zu diesem Zweck kann sie die Familienmitglieder darüber diskutieren lassen, ob sie eine Fortsetzung oder Beendigung der Sitzungen wünschen und wer am meisten gegen eine Beendigung der Behandlung ist. Einzelheiten im Zusammenhang mit der Entscheidung können ebenfalls hilfreich sein, z. B. wann die Familie den Entschluss gefasst hat, die Behandlung abzuschließen, und was zu dem Entschluss geführt hat. Nachdem die Pflegende herausgefunden hat, wer für die Fortsetzung der Behandlung ist, kann sie dieses Familienmitglied bitten, den anderen zu erklären, welche Vorteile mit einer Fortsetzung der Behandlung verbunden sind. Es hilft den Familien, wenn sie genau wissen, welche Vorteile eine Fortsetzung der Familiengespräche für sie hat. Es gibt jedoch Situationen, in denen der Abschluss unvermeidlich ist. In diesen Fällen ist es vernünftig und ethisch geboten, dass die Pflegende, ohne irgendwelchen Druck auszuüben, den Wunsch der Familie nach Abschluss der Behandlung akzeptiert, auch wenn sie nicht damit einverstanden ist.

Wir appellieren an die Pflegenden, weder die Familie noch sich selbst dafür verantwortlich zu machen, wenn sie glauben, dass die Behandlung zu früh oder zu abrupt beendet wurde; stattdessen sollten sie lieber versuchen herauszufinden, welche Gründe zu dem Entschluss geführt haben. Mit der Pflegenden zusammenhängende Gründe könnten sein: Die Pflegende hat sich zu sehr auf die Seite der Kinder gestellt; sie hat nicht schnell genug interveniert; sie war zu sehr auf eine bestimmte Hypothese über die Familienfunktion fixiert; oder sie hat das Hauptproblem der Familie außer Acht gelassen (In Kap. 10 werden Fehler, die es zu vermeiden gilt, ausführlicher erörtert). Gründe, die mit der Familie zusammenhängen, wie z. B. parallele Kontakte zu anderen Institutionen, sollten auch berücksichtigt werden.

Es kommt auch vor, dass Familien sagen, sie wollen die Behandlung fortsetzen, indirekt aber den Abschluss initiieren. Anzeichen hierfür sind: Familienmitglieder erscheinen verspätet zur Sitzung, halten Termine nicht ein oder nehmen nicht an den Sitzungen teil, obwohl sie darum gebeten wurden. Weitere Anzeichen sind: Familienmitglieder äußern Unzufriedenheit über den Verlauf der Behandlung oder logistische Schwierigkeiten bei der Teilnahme an den Sitzungen oder zu häufiges Fehlen am Arbeitsplatz an. In diesen Fällen raten wir, sich genauso zu verhalten als hätte die Familie den Abschluss direkt initiiert.

Bei dem von der Familie initiierten Abschluss der Behandlung besteht die Schwierigkeit in der Entscheidung, ob der Abschluss verfrüht ist oder nicht. In der Pflegeliteratur ist wenig über Untersuchungen zu lesen, die die Gründe für einen zu frühen Abschluss der Behandlung erforschen. Daher müssen die Pflegenden sich in diesem Punkt auf ihre eigenes klinisches Urteilsvermögen verlassen. Es ist zu hoffen, dass zukünftige Untersuchungen diesen Bereich in der Pflegepraxis an Familien erforschen, die ambulant behandelt werden.

Wir haben in unserer klinischen Praxis die Erfahrung gemacht, dass Familien, die nicht zur ersten Sitzung erscheinen, die Behandlung mit hoher Wahrscheinlichkeit irgendwann abbrechen. Das Problem zeigt, wie wichtig die Phase der Kontaktaufnahme und selbst der erste telefonische Kontakt mit der Familie sind. Wir haben auch festgestellt, dass ein direkter Zusammenhang besteht zwischen der überweisenden Stelle und der Wahrscheinlichkeit, dass die Familie die Behandlung fortsetzt. Familien, die von Institutionen (z. B. Schulen oder Gerichten) überwiesen werden, neigen eher dazu, die Behandlung vor Erreichung der Ziele zu beenden als Familien, die von Personen (z. B. Ärzten oder Psychiatern) überwiesen werden. Familien, die aus eigenem Antrieb eine Behandlung beginnen, brechen diese in der Regel nicht ab.

Es ist sehr wichtig, die Familien darüber aufzuklären, was der Vertrag über die Behandlung beinhaltet. Die meisten Familien haben völlig andere Vorstellungen von einem Familiengespräch als die Pflegenden. Es kann also durchaus sein, dass die Familien ihre Beziehung zu Pflegenden ähnlich sehen wie die zu Ärzten, Imamen oder Geistlichen, deren Dienste sie nach Belieben in Anspruch nehmen und aussetzen können. Aus diesem Grund sollte mit den Familien, die ambulant behandelt werden, im Vertrag eine bestimmte Anzahl von Sitzungen vereinbart und, sobald Fortschritte erkennbar sind, eine erneute Evaluation vorgenommen werden. Auf diese Art und Weise kann ein verfrühter oder abrupter Abschluss der Behandlung verhindert werden.

12.1.3 Der kontextbedingte Abschluss

In bestimmten Settings, z. B. in Krankenhäusern (besonders in solchen, die «Managed Care» praktizieren) wird die Behandlung nicht durch die Pflegende oder durch die Familie beendet, sondern durch das Gesundheitssystem oder die Krankenversicherung. In diesen Fällen ist es besonders wichtig, dass die Pflegende prüft, ob die Familie weitere Behandlung braucht oder ihre Probleme in Zukunft selbst lösen und allein neue Lösungen finden kann. Die Überweisung einer Familie erfordert von der Pflegenden spezielle Fähigkeiten und Fertigkeiten. Der Überweisungsprozess wird in einem eigenen Abschnitt weiter hinten in diesem Kapitel erörtert.

12.2 Stufenweise Reduzierung der Sitzungen und Abschluss der Behandlung

In Kapitel 5 wurden spezielle, für das therapeutische Abschließen der Behandlung wichtige Fähigkeiten und Fertigkeiten in Form von Lernzielen vorgestellt. Diese speziellen Fähigkeiten und Fertigkeiten werden nachfolgend ausführlicher erörtert.

12.2.1 Überprüfung des Vertrages

Wenn Familien ambulant behandelt werden, raten wir dringend zu einer regelmäßigen Überprüfung der Probleme und Veränderungen. Ein Vertrag über eine bestimmte Anzahl von Sitzungen setzt nicht nur eine zeitliche Grenze, sondern garantiert auch eine regelmäßige Überprüfung. In der Family Nursing Unit der University of Calgary beispielsweise schließen alle Familien einen Vertrag über vier Sitzungen ab und bewerten am Schluss der Behandlung die Veränderungen. In manchen Fällen werden diese vier Sitzungen von den Familien gar nicht in Anspruch genommen. Dann können sie sich die nicht in Anspruch genommenen Sitzungen gutschreiben lassen und gegebenenfalls zu einem späteren Zeitpunkt darauf zurückkommen. Wenn eine Familie nach den vier Sitzungen noch weitere Sitzungen braucht, schließt die Pflegende mit der Familie einen neuen Vertrag ab, und am Ende der vereinbarten Sitzungen findet erneut eine Bewertung statt. Interessanterweise wollen Familien, die einen neuen Vertrag abschließen, selten fünf oder zehn weitere Sitzungen, sondern gewöhnlich nur eine oder zwei.

Verträge haben den Vorteil, dass der Gesprächsmoderator auf den Verlauf und die Richtung achtet und die Familie nicht unnötigerweise immer weiterbehandelt, nur in der guten Absicht zu «helfen». Wir halten es für sinnvoller, die Anzahl der Sitzungen zu begrenzen als offen zu lassen. Allerdings müssen Pflegende flexibel sein, was die Häufigkeit und den Zeitrahmen der Sitzungen anbelangt. Normal ist, dass die Häufigkeit der Sitzungen abnimmt, wenn die Probleme sich bessern, das Leiden sich verringert und Vertrauen und Hoffnung zunehmen. Regelmäßige Überprüfungen sind für Familienmitglieder eine Gelegenheit, ihre Zufriedenheit oder Unzufriedenheit mit dem Verlauf der Behandlung zu äußern.

12.2.2 Reduzierung der Häufigkeit der Sitzungen

Wurden angemessene Fortschritte erzielt, was die Verringerung des Leidens beweist, ist es an der Zeit, die Häufigkeit der Sitzungen langsam zu reduzieren. Nach unserer Erfahrung arbeiten Familien bereitwilliger und zielstrebiger auf den Abschluss der Behandlung hin, wenn sie merken, dass ihre Fähigkeit, Probleme zu lösen, sich verbessert hat. Viele Familien haben jedoch Schwierigkeiten, Veränderungen anzuerkennen. Für solche Fälle empfehlen wir Fragen wie: «Was müsste jeder von Ihnen tun, damit das Problem wieder auftritt?» Dies hilft den Familien, die eingetretenen Veränderungen deutlicher wahrzunehmen und zu benennen.

Die Sitzungen sollten auch dann reduziert werden, wenn die Pflegende unabsichtlich eine zu große Abhängigkeit gefördert hat. Wir haben viele Familiensituationen gesehen, in denen Pflegestudenten oder professionelle Pflegende ein «bezahltes freundschaftliches Verhältnis» zu Müttern unterhielten. Diese Pflegenden wurden zum wichtigsten Unterstützungssystem der Mütter, weil sie es versäumt hatten, andere Helfer, z. B. Ehemänner, Freunde oder Verwandte, zu mobilisieren. In Fällen, wo eine derartige Abhängigkeit eingetreten ist und erkannt wird, raten wir Pflegenden dringend, andere Unterstützungssysteme für die Familie zu mobilisieren und die Sitzungen zu reduzieren. Regelmäßiger Austausch mit Kollegen oder einem Supervisor hilft der Pflegenden herauszufinden, ob ein Abhängigkeitsverhältnis zwischen ihr und der Familie besteht.

Bemerkt die Pflegende, dass einige Familienmitglieder sich sträuben, die Sitzungen zu reduzieren oder die Behandlung zu beenden, sollte sie mit ihnen über die Ängste diskutieren und andere Familienmitglieder um Unterstützung bitten. Wir wissen aus Erfahrung, dass diese Familienmitglieder oft Angst haben, dass sie mit ihren Problemen nicht zurechtkommen oder dass ihre Probleme sich verschlimmern, wenn die Sitzungen reduziert oder ganz beendet werden. Mit der Frage: «Wovor hätten Sie am meisten Angst, wenn wir die Sitzungen jetzt beenden würden?» dringt man sehr schnell zum Kern des Problems vor. Wenn die Ängste einzelner Familienmitglieder offen angesprochen werden, haben andere Familienmitglieder (die weniger ängstlich sind) die Chance, ihre Unterstützung anzubieten.

12.2.3 Anerkennung für Veränderungen

Pflegende entscheiden sich oft deshalb für ihren Beruf, weil sie den Wunsch haben, Individuen und Familien zu optimaler Gesundheit zu verhelfen und ihr Leiden zu verringern. Meistens haben ihre Bemühungen auch Erfolg, und deshalb wird ihnen für die Veränderungen und Verbesserungen Anerkennung gezollt. Wir haben bei unserer Arbeit mit Familien jedoch die Erfahrung gemacht, dass es sehr wichtig ist, den Familien Anerkennung für die Veränderungen zu zollen. Dafür sprechen folgende Gründe:

1. Die Familien müssen Spannungen, Konflikte, Beschwerden und Ängste aushalten, wenn sie die Probleme bearbeiten, die mit ihrer

Gesundheit bzw. Krankheit und ihren Beziehungen zu tun haben. Deshalb verdienen sie die Anerkennung für Verbesserungen.
2. Ist der Patient ein Kind und nimmt die Pflegende die Lorbeeren für sich in Anspruch, wird sie unter Umständen zur Konkurrentin der Eltern.
3. Der vielleicht wichtigste Grund, warum der Familie Anerkennung zu zollen ist, ist der, dass damit die Wahrscheinlichkeit zunimmt, dass die positiven Auswirkungen der Behandlung anhalten. Andernfalls suggerieren Sie vielleicht unabsichtlich, dass die Familie ohne Sie nicht zurechtkommt, was dazu führen kann, dass die Familie sich Ihnen zu Dank verpflichtet fühlt oder zu abhängig wird. Der Abschluss der Behandlung ist eine gute Gelegenheit, die positiven Veränderungen zu würdigen, die im Verlauf der Behandlung schon erreicht wurden.
4. Werden die Leistungen der Familie bei der Verbesserung des aktuellen Problems gelobt, bekommt sie das Selbstvertrauen, das ihr hilft, ihre Probleme auch in Zukunft zu lösen. Kommentare wie:
   «Das habt ihr ganz alleine geschafft» oder: «Ihr seid einfach viel zu bescheiden» signalisieren den Familienmitgliedern, dass ihre Bemühungen ganz entscheidend zu den Veränderungen beigetragen haben.

Es lässt sich nie genau sagen, was die Veränderungen in den Familien ausgelöst, gestört oder eingeleitet hat. In vielen Fällen schaffen Pflegende einen Kontext für Veränderungen, indem sie den Familienmitgliedern bei der Suche nach Lösungen für ihre Schwierigkeiten oder Beschwerden helfen. Nach Wright/Bell (2009) ist die Schaffung eines Kontextes für Veränderungen immer das Hauptanliegen des therapeutischen Prozesses, und sie ist nicht nur die notwendige Voraussetzung für den therapeutischen Veränderungsprozess, sondern sie ist die therapeutische Veränderung. Manchmal ist allein schon der Schritt, die Familie in einem Raum zu versammeln, um über wichtige Familienangelegenheiten zu sprechen, die wichtigste Intervention (Robinson/Wright, 1995).

Wenn eine Familie sich am Ende der Behandlung über mangelnde Fortschritte beklagt, muss die Pflegende die Bemühungen der Familie um eine konstruktive Lösung ihrer Probleme würdigen, auch wenn es keine nennenswerten Verbesserungen gibt. In solchen Fällen raten wir der Pflegenden dringend, gemeinsam mit ihrem klinisch tätigen Supervisor nach den Gründen für den scheinbar ausbleibenden Erfolg zu suchen. Vielleicht waren die Ziele der Familie oder der Pflegenden zu hoch oder zu ehrgeizig. Wenn eine Familie wirklich keine Fortschritte macht, ist dies gewöhnlich darauf zurückzuführen, dass es der Pflegenden nicht gelungen ist, eine «passende» Intervention für die Familie auszuwählen. Allzu oft wird die Einstellung der Suche nach anderen Interventionen mit der Begründung gerechtfertigt, die Familie sei unkooperativ, unmotiviert oder unwillig (Wright/Levac, 1992). Es ist jedoch sehr wichtig, dass Pflegende fest daran glauben, dass die Familie trotzt minimaler Fortschritte hart gearbeitet hat, und es ist wichtig, sie dafür zu loben.

Auch wenn wir mehrfach betont haben, dass den Familien für die Veränderungen Anerkennung gezollt werden müsse, heißt das nicht, dass Pflegende sich über die Veränderungen nicht freuen dürfen. Die Arbeit mit Familien kann sehr befriedigend sein, und die Pflegende ist selbstverständlich Teil des Veränderungsprozesses.

12.2.4 Evaluation des Familiengesprächs

Es ist wichtig, wenn immer möglich den Behandlungsprozess förmlich und mit einem persönlichen Gespräch abzuschließen. Madsen (2007) nennt diesen Teil der Abschlussphase «Konsolidierungsgespräch». In einem solchen Gespräch werden Fragen gestellt, die sich auf den ganzen Prozess beziehen. Dabei wird nicht nur die Arbeit beleuchtet, die die Familie und die Pflegende in der Vergangenheit gemeinsam geleistet haben, sondern auch die, die in der

Zukunft noch vor der Familie liegt. Ziel dieses Gesprächs ist es, Angst-, Furcht- oder Verlustgefühle zu dämpfen, die aufseiten der Pflegenden, der Familie oder auf beiden Seiten aufkommen könnten.

Thema dieser letzten Sitzung sollten die Effizienz des Behandlungsprozesses und die Auswirkungen der Veränderungen auf die einzelnen Familienmitglieder sein. Wir empfehlen, nicht nur die Auswirkung der Veränderungen auf das Familiensystem zu bewerten, sondern auch die Funktion der Subsysteme, wie z. B. die Ehepartner und die einzelnen Familienmitglieder, in die Bewertung einzubeziehen. Fragen wie: «Was haben Sie über sich selbst und ALS erfahren?», oder: «Was schätzen Sie jetzt an Ihrer Ehe?» oder: «Wie können Sie jetzt am besten mit Ihrem Kummer leben?» animieren die Familienmitglieder, sich mit ihren Veränderungen auseinanderzusetzen.

Wir halten es auch für wichtig, die Erfahrungen der Familie weiterzugeben und stellen ihr daher häufig die Frage: «Welchen Rat würden Sie mir vor dem Hintergrund Ihres heutigen Wissens geben, wenn es darum geht, wie ich andere Familien, die von einer chronischen Krankheit betroffen sind, unterstützen kann?»

Die Bewertung ist noch effektiver, wenn alle Familienmitglieder und die Pflegende ihre Gedanken über die Familiensitzungen aufschreiben und einzeln darlegen, was sie herausgefunden haben, was sich verändert hat und welche neuen Ideen oder Einsichten sie im Hinblick auf ihr Problem oder ihre Krankheit gewonnen haben. In einem Fall beschrieben die Familienmitglieder und das Pflegeteam sehr eindrucksvoll den Umgang mit ihrem Kummer (Levac et al., 1998).

Ferner empfehlen wir, den Familienmitgliedern folgende Fragen zu stellen: «Was hat Ihnen während unserer gemeinsamen Arbeit am meisten und am wenigsten geholfen?» Und: «Was haben Sie sich während unserer gemeinsamen Arbeit gewünscht oder erhofft, was aber nicht eingetreten ist?» Oder: «Welchen Rat würden Sie mir und anderen Pflegenden vor dem Hintergrund dessen, was Sie erreicht und gelernt haben, geben, wenn es darum geht, anderen Familien mit ähnlichen Problemen zu helfen?» Mit diesen Fragen signalisiert die Pflegende, dass sie ein offenes Ohr für Rückmeldungen hat. Es ist in diesem Augenblick wichtig, dass die Pflegende nicht defensiv auf die Rückmeldungen reagiert, sondern der Familie dankt und ihr sagt, dass diese Rückmeldungen ihr helfen werden, ihre weitere Arbeit mit Familien zu verbessern. Die partizipatorische Evaluationsforschung stellt den traditionellen Evaluationsprozess auf den Kopf. Außenstehende sind nicht mehr die «Experten», sondern sie befähigen die Familien, die Evaluation und den Veränderungsprozess im Rahmen des Gesprächsprozesses aktiv mitzugestalten (Duhamel/Talbot, 2004).

12.2.5 Fortsetzung der Unterstützung anbieten

Manchmal setzen Pflegende von sich aus die Behandlung fort, manchmal werden sie von anderen dazu aufgefordert. Doch nicht selten wird eine solche Fortsetzung zu einem negativen Erlebnis sowohl für die Pflegende als auch für die Familie. Pflegende aus der Gemeindekrankenpflege haben beispielsweise berichtet, sie würden häufig gebeten, Familienmitglieder zu «überprüfen», um ihre Funktion einzuschätzen. Allerdings lassen diejenigen, die um den Besuch bitten (Ärzte oder die Jugendfürsorge), die Familie häufig im Unklaren über den Zweck des Besuchs, sodass die Pflegende sich in einer misslichen Lage befindet. Wir raten Pflegenden dringend, sich nicht in eine solche Situation zu begeben, wenn die Familie von den entsprechenden Stellen nicht klar informiert wurde. Denn ein Besuch unter solchen Voraussetzungen kann der Familie die beunruhigende und unerfreuliche Botschaft vermitteln, dass die Pflegende mit weiteren Problemen rechnet. Es ist besser, den Familienmitgliedern zu vermitteln, dass sie Fortschritte gemacht hat und dass die Sitzungen beendet sind; aber wenn sie zu einem späteren Zeitpunkt Beratung wünscht, signalisieren Sie, dass Sie bereit sind, die Familie zu treffen. Die Familien sind meistens froh, wenn sie wissen, dass sie in schwierigen Zeiten auf die Unterstützung von Fachleuten zählen können.

Für Pflegende, die in Krankenhäusern arbeiten, ist ein solches Fortsetzungstreffen in der Regel nicht möglich, aber sie können die Familie gegebenenfalls an eine Pflegende eines Gesundheitszentrums, eines häuslichen Pflegedienstes oder an einen «emergency room outreach worker» [eine in Nordamerika neu entwickelte Dienstleistung der aufsuchenden Pflege oder Sozialarbeit, die mithilft unnötige Eintritte auf die Notfallstation oder in ein Krankenhaus zu vermeiden, das Aufgabenspektrum ist dem einer Case Managerin ähnlich. Anm. d. Hrsg.] überweisen. Unserer Erfahrung nach wollen Familien gerne wissen, ob sie auch in Zukunft Kontakt zu der Pflegenden haben werden, die eng mit ihnen zusammengearbeitet hat.

12.2.6 Abschließende Briefe

Eine weitere Art, das Ende der Behandlung unmissverständlich zu kennzeichnen, besteht darin, der Familie einen Brief zu schicken, in dem die Familiensitzungen zusammengefasst werden. Solche Briefe bieten Gelegenheit, die Stärken der Familie hervorzuheben, die gemachten Veränderungen zu bekräftigen, der Familie eine Übersicht über ihre Bemühungen und Leistungen anzubieten sowie die Vorschläge (Interventionen) aufzulisten, die ihr angeboten worden sind. Die Family Nursing Unit der University of Calgary verschickte zum Abschluss der Behandlung routinemäßig solche Briefe an die Familien (Hougher Limacher/Wright, 2006; Moules, 2002, 2003; Wright, 2005; Wright/Bell, 2009). Viele Familien berichten, dass die Briefe ihnen viel bedeuten und dass sie sie immer wieder lesen. Mehr Informationen über abschließende Briefe finden Sie in Kapitel 11.

Nachfolgend ein typisches Beispiel für einen abschließenden Brief:

Liebe Familie Barbosa:
Viele Grüße von der Family Nursing Unit. Wir hatten insgesamt acht Sitzungen mit verschiedenen Mitgliedern Ihrer Familie. Ferner habe ich in den letzten Monaten mehrere Telefongespräche sowohl mit Venicio als auch mit Fatima geführt.

Angebote unseres Teams an Ihre Familie: Unser Pflegeteam war während der Zeit unserer Zusammenarbeit sehr beeindruckt von Ihnen. Obwohl Sie alle in den letzten Jahren mit vielen Problemen zu kämpfen hatten, ist es Ihnen gelungen, viele Hindernisse zu überwinden und Mittel und Wege zu finden, sich gegenseitig über diese schwierige Zeit hinwegzuhelfen.

1. Wir haben Ihnen gesagt, dass die meisten Familien Schwierigkeiten haben, offen über den bevorstehenden Verlust oder Tod eines Familienmitglieds zu sprechen, dass Reden darüber jedoch sehr heilsam sein kann. Sie haben uns gezeigt, dass dies in Ihrer Familie der Fall war.
2. Wir haben Ihnen einige Bücher empfohlen über Familien, die einen ähnlich tragischen Schicksalsschlag wie Sie erlebt haben.
3. Wir haben Ihnen gesagt, dass die Bereinigung von Problemen in einer schwierigen Beziehung Frieden und Befreiung mit sich bringen kann, besonders nach dem Tod eines geliebten Menschen.

Was unser Team von Ihrer Familie gelernt hat: Unser Pflegeteam hat während der Arbeit mit Ihrer Familie sehr viel gelernt. Hier eine Zusammenfassung:

1. Familien mit einem Angehörigen, der von einer lebensverkürzenden Krankheit betroffen ist, haben die Kraft, mit ungelösten Problemen wie Vorwürfen, Schuld- und Schamgefühlen fertig zu werden. Obwohl die Familienmitglieder sich viele Schmerzen und Verletzungen zugefügt haben, können sie ihre Beziehungen wieder in Ordnung bringen und weiterleben.

2. Auch wenn Familienmitglieder den Gedanken an den Tod durch eine lebensverkürzende Krankheit und die Angst vor dem Sterben weit von sich schieben, gelingt es ihnen doch, Frieden miteinander zu schließen und Frieden in sich selbst zu finden, und dies gibt ihnen den Mut, weiterzumachen.
3. Auch wenn Mutter und Sohn an verschiedenen Orten leben und sich nicht oft sehen, können sie doch eine wichtige Rolle im Leben des anderen spielen. Unabhängig davon, wie alt das Kind und der Elternteil sind, das Wissen, dass sie sich lieben und akzeptieren wie sie sind, kann einen bedeutenden Unterschied in ihrem Leben ausmachen.
4. Die Unsicherheit, die eine lebensverkürzende Krankheit mit sich bringt, kann für eine Familie sehr schwer zu verkraften sein. Trotzdem können die Familienmitglieder sich gegenseitig helfen, die Unsicherheit auszuhalten, indem sie offen über die Situation sprechen.
5. Großeltern und Enkel verbindet eine ganz besondere Beziehung, die anders ist als die zwischen Eltern und Söhnen.

Da Sie alle in Zukunft noch viele Herausforderungen zu bewältigen haben, sind wir überzeugt, dass es Ihnen mithilfe Ihrer persönlichen Stärken und mit noch mehr offener Kommunikation gelingen wird, diese Herausforderungen zu überwinden. Wir haben die Arbeit mit Ihnen als ein Privileg empfunden, und wir wünschen Ihnen auch für die Zukunft Kraft.

Sollten Sie später weitere Beratung wünschen, wenden Sie sich bitte an das Sekretariat der Family Nursing Unit. In etwa sechs Monaten wird sich eine Assistentin der Family Nursing Unit mit Ihnen in Verbindung setzen und Sie bitten, sich an unserer Ergebnisstudie zu beteiligen, um Ihre Zufriedenheit mit der Family Nursing Unit zu ermitteln.

Mit freundlichen Grüßen
Jane Nagy, R. N. Masters Student
Lorraine M. Wright, R. N., Ph. D. Director, Familiy Nursing Unit Professor, Faculty of Nursing

Unabhängig davon, ob die therapeutischen Briefe während der klinischen Arbeit mit den Familien oder am Ende der Behandlung verschickt werden, sind sie eine äußerst nützliche und oft auch hoch wirksame Intervention, die Familien motiviert, sich mit den Angeboten, die ihnen während der Sitzungen gemacht wurden, und mit den Veränderungen, die sie im Verlauf der Behandlung herbeigeführt haben, auseinanderzusetzen (Hougher Limacher/Wright 2006; Levac et al., 1998; Moules, 2002, 2003; Watson/Lee, 1993; White/Epston, 1990; Wright, 2005; Wright/Nagy, 1993; Wright/Watson, 1998; Wright/Bell, 2009).

12.3 Überweisung an andere Fachleute

Die Überweisung an andere Fachleute kann aus verschiedenen Gründen angezeigt sein. Wir werden spezielle Aufgaben erörtern, die erfüllt werden müssen, wenn der Wechsel von einem Experten zum anderen für die Familie reibungslos ablaufen soll. Zunächst aber geht es um einige Gründe, die Pflegende am häufigsten veranlassen, Familien an andere Fachleute zu überweisen.

Da die Anzahl der Spezialgebiete in der Pflege, wozu auch die familienzentrierte Pflege gehört, ständig wächst, ist es unmöglich und absolut unrealistisch zu erwarten, dass Pflegende Experten auf allen Gebieten sind. Daraus folgt, dass Pflegende, wenn die Probleme zu komplex sind, andere Fachleute einschalten müssen. Sie können dann Familien oder einzelne Familienmitglieder zu einer Beratung oder zur weiteren Behandlung überweisen. Treten beispielsweise bei einem älteren Mitglied einer Familie Kopfschmerzen im Bereich des Schläfenbeins auf, muss jede organische oder biologische Ursache ausgeschlossen werden. Zu diesem Zweck wird die Familie zur Untersuchung an einen Neurologen überwiesen und die Behandlung solange ausgesetzt, bis das Problem abgeklärt ist. Wird bei einem Kind eine Lernstörung festgestellt, die nicht in das Spezialgebiet der

Pflegenden fällt, schlägt sie vor, das Kind an eine pädagogische Einrichtung zu überweisen, deren Personal dafür ausgebildet ist, Kindern mit Lernstörungen zu helfen. Pflegende sollten die Überweisung einzelner Personen oder ganzer Familien an andere Fachleute als selbstverständlich betrachten und sie nicht als Eingeständnis ihrer Unfähigkeit ansehen. Um Klienten an den richtigen Experten überweisen zu können, müssen sie über die professionellen Ressourcen in der Umgebung gut informiert sein.

Andere, wenn auch weniger häufige Gründe, die die Überweisung einer Familie an andere Fachleute erforderlich machen, sind: ein Umzug, eine Verlegung in ein anderes Setting oder eine vorzeitige Beendigung der Behandlung. Es ist sehr wichtig, dass Pflegende, besonders in Krankenhaussettings, alle Möglichkeiten für ihre familienzentrierte Arbeit nutzen. Das folgende Beispiel, das von einer unserer graduierten Pflegestudentinnen stammt, macht dies deutlich. Die Studentin, die in einem Krankenhaus in einer ländlichen Gegend arbeitete, hatte einige Seminare an der Universität besucht und dort erfahren, wie wichtig es ist, Familien in die Arbeit einzubeziehen. Also lud sie die Eltern eines Kindes, das an Asthma litt, zu einem Familiengespräch ein. Die Studentin erhielt viele wertvolle Informationen über den Zusammenhang zwischen dem Problem des Kindes und anderen Familiendynamiken. Kurz darauf wurde das Kind entlassen. Die Pflegestudentin vergewisserte sich, dass die Familie daran interessiert war, etwas an dem Problem (häufige Krankenhausaufenthalte des kleinen Kindes) zu verändern, und überwies die Familie ordnungsgemäß an den psychiatrischen Dienst in der Gemeinde. Dieses Beispiel unterstreicht die Tatsache, dass ein einziges Familiengespräch für ein Assessment ausreicht und die Implementierung einer wichtigen Intervention, die Überweisung wegen eines immer wieder auftretenden Problems, ermöglicht.

In den folgenden Abschnitten werden die Themen erörtert, die wichtig sind, wenn bei der Überweisung von Familien alles reibungslos ablaufen soll.

12.3.1 Vorbereitung der Familien

Pflegende müssen Familien richtig vorbereiten, damit sie verstehen können, warum sie an einen anderen Experten überwiesen werden sollen. Dabei kann die Pflegende der Familie direkt erklären, warum sie überwiesen werden soll und warum die Pflegende glaubt, dass die Überweisung der Familie nützt. Sie kann aber auch anders vorgehen und eine Zusammenfassung schreiben, die sie dann mit der Familie bespricht. Anschließend wird die Zusammenfassung dem neuen Experten geschickt und der Familie eine Kopie ausgehändigt, damit sie genau weiß, welche Informationen dem neuen Experten weitergegeben werden. Dies ist gleichzeitig eine indirekte Botschaft an die Familie, dass der Bericht vertrauliche und private Informationen über sie enthält und sie daher das Recht hat zu wissen, welche Informationen weitergegeben werden.

Manchmal ist es etwas schwierig, einen neuen Experten zu finden. Ist die Pflegende in der Gemeinde bekannt, kann sie sich bei ihren Kollegen erkundigen, welche Behörden oder Experten für die erforderliche Behandlung am besten geeignet sind, oder sich in regionalen Branchenverzeichnissen und entsprechenden Broschüren informieren.

12.3.2 Treffen mit dem neuen Experten

Wie wir aus Erfahrung wissen, ist der Wechsel zu dem neuen Experten sehr viel einfacher, wenn die Pflegende bei der ersten Begegnung dabei ist. Dadurch bekommt die Überweisung eine persönliche Note, und etwaige Befürchtungen und Ängste, die die Familie im Zusammenhang mit dem «Neuanfang» bei einem anderen Experten hegen könnte, werden zerstreut. Vor der Überweisung sollte die Familie die Möglichkeit bekommen, Bedenken zu äußern oder Fragen zu stellen, die die Überweisung betreffen. In der ersten Sitzung kann die Familie mit dem neuen Experten über ihre Erwartungen und ihre Einschätzung der Gründe für die Überweisung sprechen und eventuelle Missverständnisse klären. Das Treffen der Familie und der Pflegenden mit dem neuen Experten dient gleichzeitig auch als Zeichen dafür, dass die Beziehung zwischen der Pflegenden und der Familie beendet ist.

12.3.3 Abgrenzung der Zuständigkeitsbereiche

Auch wenn sich in der Gesundheitsversorgung die interdisziplinäre Zusammenarbeit immer mehr durchsetzt, ist es immer noch wichtig, bei Überweisungen die Grenzen der Zuständigkeitsbereiche klar abzustecken. Andernfalls kann es passieren, dass die Pflegende ungewollt zur dritten Partei in der Beziehung zwischen der Familie und dem neuen Experten wird. Ein Beispiel: Die Mitarbeiterin eines häuslichen Pflegedienstes besuchte regelmäßig eine ältere Patientin, die bei ihrer erwachsenen Tochter lebte. Die Pflegende sollte bei der Stomapflege helfen. Sie merkte bald, dass es zwischen der Patientin und der erwachsenen Tochter einen schweren und anhaltenden Konflikt gab, der sich sehr negativ auswirkte und die Patientin davon abhielt, mehr Verantwortung für ihre körperliche Versorgung zu übernehmen. Da sie sich mit Familien-Assessment gut auskannte, konnte sie Mutter und Tochter an einen Familientherapeuten überweisen, der den Generationskonflikt intensiv aufarbeiten sollte. Bei den folgenden Besuchen beklagte sich die ältere Patientin jedoch bei der Pflegenden über ihre Tochter, was sie während der Familiensitzungen nicht tat. Zu allem Überfluss rief auch noch der Familientherapeut die Pflegende an und bat sie, der älteren Frau klarzumachen, dass sie regelmäßiger an den Sitzungen teilnehmen solle. So stand die Pflegende plötzlich zwischen der Familie und dem Therapeuten. Die Pflegende löste das Problem, indem sie bat, an der nächsten Sitzung teilnehmen zu dürfen, um die Erwartungen aller Beteiligten zu klären. In dieser einen Sitzung konnte die Pflegende alle Allianzen kappen und der Familie und dem neuen Experten ihre Rolle erklären. Mehr Informationen zum Thema Allianzen und Koalitionen finden Sie in Kapitel 3.

12.3.4 Übergabe an eine andere Pflegende

In unserer mehr als 35-jährigen klinischen Arbeit haben wir nicht feststellen können, dass die Praxis, Familien an andere Pflegende zu übergeben, besonders erfolgreich ist. Für uns ist eine Übergabe (engl.: *transfer*) etwas anderes als eine Überweisung (engl.: *referral*). Eine Überweisung erfolgt an einen Gesundheitsexperten aus einem anderen Fachgebiet, eine Übergabe an einen Kollegen mit gleicher Erfahrung und Kompetenz. Wir raten Pflegenden, die Behandlung der Familien, mit denen sie arbeiten, möglichst zum Abschluss zu bringen und sie nicht an Kollegen zu übergeben. Nach unseren Erfahrungen kommt es häufig vor, dass diese Familien der neuen Pflegenden ihre Mitarbeit verweigern, z. B. indem sie Termine nicht einhalten, nicht erscheinen oder kein spezielles Problem benennen. Es ist durchaus verständlich, dass Familien mit einer neuen Pflegenden nicht wieder «ganz von vorne anfangen» wollen. Wir vermuten, dass eine Übergabe hauptsächlich dann erfolgt, wenn die Pflegende ein schlechtes Gewissen hat, weil sie die Behandlung abschließen möchte und die Familie sie fortsetzen will.

Ist eine Übergabe jedoch unumgänglich, sollte die «alte» Pflegende durch sprachliche Hinweise das Ende der Beziehung zwischen ihr und der Familie ankündigen, z. B. so: «Meine Arbeit mit Ihnen ist nun beendet, und ich würde gerne wissen, wie Sie mit Sanjeshna (die ‹neue› Pflegende) weiterarbeiten wollen.» Der neuen Pflegenden empfehlen wir, mit der Familie direkt über die Beziehung zur vorigen Pflegenden zu sprechen, etwa so: «Was, glauben Sie, wird bei unserer Arbeit anders sein als bei Ihrer Arbeit mit Li?» Solche Fragen machen deutlich, dass ein Wechsel stattgefunden hat und die

Arbeit nicht im alten Stil fortgesetzt wird. Sie erleichtern zudem die Beziehungsaufnahme und fördern den Aufbau einer partnerschaftlichen Beziehung zwischen der Familie und der neuen Pflegenden.

Die Beziehungsaufnahme zur neuen Pflegeperson wird auch erleichtert, wenn die «alte» Pflegende die Familie bittet, eine Pause zu machen, bevor sie einen Termin mit der neuen Pflegenden vereinbart. Dies zeigt auch den Wechsel in der Arbeitsbeziehung an und motiviert die Familie, die Initiative für die Beziehungsaufnahme zur neuen Pflegenden selbst zu ergreifen anstatt einfach nur auf die Fachleute zu reagieren.

12.3.5 Behandlungserfolge in der familienzentrierten Pflege

Interventionen können während der Behandlung durchaus zu überzeugenden, ja sogar großartigen Ergebnissen führen, doch die wahren Erfolge sind die positiven Veränderungen, die Wochen und Monate nach Abschluss der Behandlung beibehalten oder weiterentwickelt werden. Wir raten professionellen Pflegenden und Pflegestudierenden dringend, die ergebnisorientierte Datensammlung fest in ihre Praxisarbeit zu integrieren, um zu ermitteln, was am besten funktioniert. Pflegende, für die Ergebnisse wichtig sind, richten ihre Arbeit auf Veränderung aus, konzentrieren sich auf Probleme, die verändert werden können und machen sich Gedanken darüber, wie die Familien später ohne sie zurechtkommen können. Wir raten Pflegenden außerdem, den Familien mitzuteilen, dass ein erneuter Kontakt nach Abschluss der Behandlung normal ist und zu ihrer Arbeit gehört (Sie können z. B. sagen: «Normalerweise nehmen wir innerhalb von sechs Monaten noch einmal Kontakt zu den Familien auf, mit denen wir gearbeitet haben, um uns zu erkundigen, wie sich die Dinge entwickeln.»). Es ist auch wichtig, diese Fortsetzung der Behandlung mit bestimmten Zielen zu verbinden. Ein sehr nützlicher Grund für eine Fortsetzung wäre die Forschung. Wie wir aus Erfahrung wissen, sind unerfahrene Gesprächsmoderatoren meistens mehr daran interessiert, was in der Familie abläuft, während erfahrenere Pflegende sich auf speziellere Behandlungsziele konzentrieren.

Um die Evaluation zu erleichtern, schlagen wir vor, den Fortsetzungskontakt, besonders zu den Familien, die ambulant behandelt wurden, zu formalisieren, z. B. mithilfe von direkten Gesprächen, Fragebögen, Telefonbefragungen oder auch E-Mails. Gegenwärtig sind unsere bevorzugten Mittel direkte Gespräche und Fragebögen, die von allen verfügbaren Familienmitgliedern beantwortet werden.

In der Family Nursing Unit der University of Calgary wurden Familien sechs Monate nach der letzten Sitzung routinemäßig von einer Forschungsassistentin befragt, die vorher keinerlei Kontakt zu den Familien hatte (Wright/Bell, 2009). Diese Ergebnisstudie diente dazu, die Dienstleistung der Abteilung auszuwerten. Die Variablen, die die Studie untersuchte, waren: Zufriedenheit der Familie mit dem Dienstleistungsangebot; Zufriedenheit mit der Pflegenden, die das Gespräch geleitet hat; Veränderungen, die das aktuelle Problem und die Beziehungen der Familienmitglieder untereinander betrafen. Ein eigens für diese Studie entwickelter, halb strukturierter Fragebogen ermittelte die Meinung eines jeden Familienmitglieds zu diesen Variablen. Die Fragen wurden in Bezug auf zwei Zeitpunkte gestellt: auf den Zeitpunkt der Beendigung der Familiensitzungen und auf den Zeitpunkt der Befragung. Die Ergebnisse dieser Studie legten nahe, dass die Möglichkeit, die Probleme der Familie anzusprechen und auf diese Art und Weise mit den anderen Familienmitgliedern ins Gespräch zu kommen und die Unterstützung durch das Pflegeteam der Family Nursing Unit die nützlichsten Aspekte der Familiensitzungen waren. Am zweitwichtigsten waren für die Familien der Gesprächsprozess und die Vorschläge des Pflegeteams der Family Nursing Unit.

Die Familien waren zufrieden mit den Pflegenden, die die Gespräche geführt hatten. Diese waren entweder Studierende eines Master- oder Doktoranden-Studienprogramms oder Fakultätsmitglieder mit dem Spezialgebiet familienzentrierte Pflege. Ferner empfanden sie das freundliche, professionelle und unaufdringliche Verhalten der Studierenden im Masterprogramm als angenehm. Mehr als 75 % der Familienmitglieder berichteten zum Zeitpunkt der Befragung von einer Besserung des aktuellen Problems. Sie gaben auch an, abgesehen vom bestehenden Problem hätten sich auch ihre ehelichen Beziehungen positiv verändert, was sich in mehr Kommunikation, besseren Beziehungen und weniger Spannungen äußerte. Dies bestätigt die These der Systemtheorie, dass die Veränderung auf einer Ebene des Systems auch zu Veränderungen auf anderen Ebenen führt.

Diese Art von Ergebnisstudie legt nahe, dass die Veränderungen auf den Systemebenen Individuum, Eltern-Kind, Ehepartner und Familie evaluiert werden sollten. Wir sind überzeugt, dass positive Veränderungen höher einzuschätzen sind, wenn eine Verbesserung der systemischen (Familie) oder dyadischen Interaktionen erreicht wird, als wenn eine Verbesserung sich nur auf der individuellen Ebene manifestiert. Das bedeutet, eine individuelle Veränderung zieht nicht zwangsläufig eine systemische Veränderung nach sich, aber eine dauerhafte systemische Veränderung erfordert Veränderungen beim Individuum und in den Beziehungen, und eine Veränderung in den Beziehungen erfordert ebenfalls eine Veränderung beim Individuum.

Die Pflegenden können einen wichtigen Beitrag zur ergebnisorientierten Forschung leisten, wenn sie in Behandlungsfortsetzungen bei Familien mit Angehörigen, die ein Gesundheitsproblem haben, nach den Ergebnissen fragen. In diesem Bereich der familienzentrierten Pflege steht die Forschung noch ganz am Anfang, aber er ist ein hervorragendes Betätigungsfeld für Pflegende, die ihre Entwicklung aktiv vorantreiben wollen.

12.4 Schlussfolgerungen

Eine Behandlung konstruktiv und therapeutisch einwandfrei zu beenden, stellt für jede Pflegende, die mit Familien arbeitet, eine Herausforderung dar. Leider ist die Literatur zum Thema Beziehungsaufbau und Behandlung sehr viel umfangreicher als jene über wirkungsvolle und therapeutisch einwandfreie Beendigung der Behandlung. Dabei ist es so außerordentlich wichtig, den Kontakt mit den Familien auf eine Art und Weise zu beenden, die die Wahrscheinlichkeit erhöht, dass Verbesserungen von Problemen erhalten bleiben und dass Veränderungen und Optimismus in den Beziehungen der Familienmitglieder aufrechterhalten, gewürdigt und weiterentwickelt werden.

Literatur

Bell, J. M. (2004). Personal communication.

Campbell, T. L. & Patterson, J. M. (1995). The effectiveness of family interventions in the treatment of physical illness. *Journal of Marital and Family Therapy, 21*(4), 545–583.

Hougher Limacher, L. (2003). Commendations: The healing potential of one family systems nursing intervention [Unpublished doctoral thesis]. Calgary, Alberta, Canada: University of Calgary.

Levac, A. M., McLean, S., Wright, L. M., Bell, J. M. (1998). A «Reader's Theater» intervention to managing grief: Posttherapy reflections by a family and a clinical team. *Journal of Marital and Family Therapy, 24*(1), 81–93.

Moules, N. J. (2002). Nursing on paper: Therapeutic letters in nursing practice, *Nursing Inquiry, 9*(2), 104–113.

Piercy, F. P. & Thomas, V. (1998). Participatory evaluation research: An introduction for family therapists. *Journal of Marital and Family Therapy, 24*(2), 165–176.

Pinsof, W. M. & Wynne, L. C. (1995). The efficacy of marital and family therapy: An empirical overview, conclusions, and recommendations. *Journal of Marital and Family Therapy, 21*(4), 585–613.

Roberts, J. (1992). Termination rituals. In T. S. Nelson & T. S. Trepper (Eds.), 101 Interventions in Family Therapy. New York: Haworth.

Robinson, C. A. & Wright, L. M. (1995). Family nursing interventions: What families say makes a difference. *Journal of Family Nursing, 1*(2), 327–345.

Reed, K. & Tarko, M. A. (2004). Using the nursing process with families. In P. J. Bomar (Ed.), Promoting Health in

Families: Applying family research and theory to nursing practice (3rd ed.). Philadelphia: Saunders.

Segal, L. (1991). Brief therapy: The MRI approach. In A. S. Gurman & D. P. Kniskern (Eds.), Handbook of Family Therapy, Volume II, (pp. 171–199). New York: Brunner/Mazel.

Sprenkle, D. H. (Ed.). (2002). Effectiveness Research in Marriage and Family Therapy. Alexandria, Virginia: American Association for Marriage and Family Therapy.

White, M. & Epston, D. (1990). Narrative Means to Therapeutic Ends. New York: Norton.

Watson, W. L. & Lee, D. (1993). Is there life after suicide? The systemic belief approach for «survivors» of suicide. *Archives of Psychiatric Nursing, 7*(1), 37–43.

Wright, L. M. (2005). Spirituality, Suffering, and Illness: Ideas for Healing. Philadelphia: F. A. Davis.

Wrigth, L. M. & Bell, J. M. (2009). Belief and illness: A model for healing. Calgary, AB: 4th Floor Press.

Wright, L. M. & Levac, A. M. (1992). The non-existence of non-compliant families: The influence of Humberto Maturana. Journal of Advanced Nursing, 17(8), 913–17.

Wright, L. M. & Nagy, J. (1993). Death: The most troublesome family secret of all. In E. Imber-Black (Ed.), Secrets in Families and Family Therapy (pp. 121–137). New York: W. W. Norton & Co.

Wright, L. M. & Simpson, P. (1991). A systemic belief approach to epileptic seizures: A case of being spellbound. Contemporary Family Therapy: *An International Journal, 13*(2), 165–180.

Wright, L. M. & Watson, W. L. (1988). Systemic family therapy and family development. In C. J. Falicov (Ed.), Family Transitions: Continuity and Change over the Life Cycle (pp. 407–430). New York: Guilford Press.

Wright, L. M., Watson, W. L. & Bell, J. M. (1990). The family nursing unit: A unique integration of research, education, and clinical practice. In J. M. Bell, W. L. Watson & L. M. Wright (Eds.), The Cutting Edge of Family Nursing (pp. 95–109). Calgary, Alberta: Family Nursing Unit Publications.

Wright, L. M., Watson, W. L. & Bell, J. M. (1996). Beliefs: The Heart of Healing in Families and Illness. New York: Basic Books.

Deutschsprachige Literatur zum Thema «Familie»

Familienberatung

Berufsverband Deutscher Psychologinnen und Psychologen; Schneewind, Klaus (Hrsg.): Familien in Deutschland. Beiträge aus familienpsychologischer Sicht. Deutscher Psychologen Verlag 2009.

Bundeskonferenz f. Erziehungsberatung (Hrsg.): Erziehungs- und Familienberatung in Zahlen. Einrichtungen in den alten und in den neuen Bundesländern. Bundeskonferenz f. Erziehungsberatung, Fürth 1998.

Burnham, John B: Systemische Familienberatung. Eine Lern- und Praxisanleitung für soziale Berufe. Beltz, Weinheim 1995.

Feuchtinger, Clas-Steffen: Vernunft auf Anordnung. Das Kindeswohl im Elternstreit bei Trennung und Scheidung. Pflichtberatung gemäß § 156 Abs. 1 S. 4 FamFG als Ausdruck von Elternverantwortung und Staatlichem Wächteramt gemäß Art. 6 Abs. 2 GG. Lang Peter, Frankfurt 2012.

Filler, Ewald; Bittner, Barbara; Ballnik, Peter; Norman, Michaela; Pelikan, Christa: Neue Wege der Konfliktberatung. Familienberatung bei Gericht. Mediation. Kinderbegleitung bei Trennung der Eltern. Verlag Österreich, Wien 1997.

Juul, Jesper: Familienberatung. Perspektiven und Prozess. Edition plus 2012.

McGoldrick, Monica; Gerson, Randy; Petry Sueli: Genogramme in der Familienberatung. Huber, Bern 2008.

Oswald, Gerhard; Müllensiefen, Dietmar: Psycho-soziale Familienberatung. Lambertus; Freiburg 1990.

Ruthe, Reinhold: Handbuch der therapeutischen Seelsorge. Die Seelsorge-Praxis. Gesprächsführung in der Seelsorge.Brendow, Moers 2009.

Scheuerer-Englisch, Hermann; Hundsalz, Andreas; Menne, Klaus; Bundeskonferenz f. Erziehungsberatung, Bundeskonferenz (Hrsg.): Jahrbuch für Erziehungsberatung. Beltz Juventa, Weinheim 2010.

Familiendiagnostik

Cierpka, Manfred (Hrsg.): Handbuch der Familiendiagnostik. Springer, Berlin/Heidelberg 2008.

Thomasius, Rainer: Familiendiagnostik bei Drogenabhängigkeit. Eine Querschnittstudie zur Detailanalyse von Familien mit opiatabhängigen Jungerwachsenen. Springer, Berlin/Heidelberg 2011.

Familiendynamik

Clemenz, Manfred: Soziale Krise. Institution und Familiendynamik. Konfliktstrukturen und Chancen therapeutischer Arbeit bei Multiproblem-Familien. Westdeutscher Verlag, Opladen 1990.

Diem-Wille, Gertraud: Karrierefrauen und Karrieremänner. Eine psychoanalytisch orientierte Untersuchung ihrer Lebensgeschichte und Familiendynamik. Westdeutscher Verlag, Opladen 1995.

Hain, Ulrich: Familiendynamik bei Belastungen durch umschriebene Lern- und Leistungsstörungen. Familiäre Bedingungen der Bewältigung dyskalkulatorischer Entwicklungsstörungen bei Mädchen und Jungen. V&R unipress, Göttingen 2008.

Suess, Gerhard; Scheuerer-Englisch, Hermann; Pfeiffer, Walter: Bindungstheorie und Familiendynamik. Anwendung der Bindungstheorie in Beratung und Therapie. Psychosozial Verlag, Gießen 2001.

Familienerziehung

Bauer, Ullrich; Bittlingmayer, Uwe H.; Scherr, Albert: Handbuch Bildungs- und Erziehungssoziologie. VS Verlag für Sozialwissenschaften, Wiesbaden 2012.

Ecarius, Jutta: Familienerziehung im historischen Wandel. Eine qualitative Studie über Erziehung und Erziehungserfahrungen von drei Generationen. VS Verlag für Sozialwissenschaften, Wiesbaden 2002.

Fuhrer, Urs: Erziehungskompetenz. Was Eltern und Familien stark macht. Huber, Bern 2006.

Juul, Jesper: Aus Erziehung wird Beziehung. Authentische Eltern – kompetente Kinder. Herder, Freiburg im Breisgau 2013.

Macha, Hildegard; Mauermann, Lutz (Hrsg.): Brennpunkte der Familienerziehung. Deutscher Studien Verlag, Weinheim 1997.

Morgenthaler, Christoph: Abendrituale. Tradition und Innovation in jungen Familien. Kohlhammer, Stuttgart 2011.

Rosemann, Hermann: Familienerziehung. Polerz, Lüneburg 1994.

Schwarz, Brigita: Patientenedukation kompakt. Theorie und Praxis der familienorientierten Information, Beratung und Anleitung in der Kinder- und Jugendlichenpflege. Austrian Standards plus GmbH, Wien 2011.

Familiengeheimnisse

Bradshaw, John: Familiengeheimnisse. Warum es sich lohnt, ihnen auf die Spur zu kommen. Goldmann, München1999.

Forster, Margaret: Familiengeheimnisse. Fischer, Frankfurt/M. 2007.

Riess, Nicole: Familienmythen, Familiengeheimnisse, Familiengesetze. Eltern in ihren Lebenszusammenhängen und ihrer Geschichte verstehen. Ein exemplarisches Beispiel. Carl Auer Verlag, Heidelberg 2007.

Familiengespräch

Stierlin, Helm; Rücker-Embden, Ingeborg; Wetzel, Norbert; Wirsching, Michael: Das erste Familiengespräch. Theorie – Praxis – Beispiele. Klett-Cotta, Köln 2002.

Familienkonstellation

Teodoro, Maycoln L: Kognitive Repräsentationen familiärer Beziehungen. Methodenkritische Untersuchungen zu Kohäsion und Hierarchie innerhalb des familiären Systems. Kovac, Hamburg 2005.

Toman, Walter: Familienkonstellationen. Ihr Einfluss auf den Menschen. C. H. Beck, München 2011.

Familienkrankheit

Lambrou, Ursula: Familienkrankheit Alkoholismus. Im Sog der Abhängigkeit. Rowohlt, Reinbek 2010.

Familienmediation

Filler, Ewald; Bittner, Barbara; Ballnik, Peter; Norman, Michaela; Pelikan, Christa: Neue Wege der Konfliktberatung. Familienberatung bei Gericht. Mediation. Kinderbegleitung bei Trennung der Eltern. Verlag Österreich, Wien 1997.

Peschke, Angelika: Familienmediation bei Trennung/Scheidung von Eltern. Ein Kann, ein Soll, ein Muss? Lang, Peter, Frankfurt/M. 2012.

Ripke, Elisabeth; Walter, Uwe; Brod, Wolfgang: Trainingsvideo Familienmediatio. C.H. Beck, München 1999. (CD-ROM)

Familien und Medien

Hacke, Sebastian: Medienaneignung von Jugendlichen aus deutschen und türkischen Familien. Eine qualitativ-rekonstruktive Studie. Centaurus Verlag & Media, Freiburg 2012.

JFF – Institut für Medienpädagogik in Forschung und Praxis (Hrsg.): Bausteine zur Medienerziehung in Familien. Materialpaket für Seminare mit Eltern und Kindern 1) Von Tagesschau bis Explosiv: Ängstigend oder informativ für Kinder? 2) Von Gameboy bis Internet: Spielen ohne Grenzen? Kopaed, München 2005.

Kammerl, Rudolf; Hirschhäuser, Lena; Rosenkranz, Moritz; Schwinge, Christiane; Hein, Sandra; Wartberg, Lutz; Petersen, Kay Uwe (Hrsg.): EXIF – Exzessive Internetnutzung in Familien. Zusammenhänge zwischen der exzessiven Computer- und Internetnutzung Jugendlicher und dem (medien)erzieherischen Handeln in den Familien. Pabst Science Publishers, Lengerich 2012.

Lauffer, Jürgen (Hrsg.): In 8 Sekunden um die Welt. Kinder, Jugendliche, Familien – Internetnutzung im europäischen und internationalen Kontext. Gesellschaft für Medienpädagogik und Kommunikationskultur in der Bundesrepublik, Bielefeld 2004.

Familienmedizin

Altmeyer, Susanne; Hendrischke, Askan: Einführung in die systemische Familienmedizin: Carl Auer Verlag, Heidelberg 2012.

Hegemann, Thomas; Asen, Eia; Tomson, Peter: Familienmedizin. Für die Praxis. Schattauer, Stuttgart 2000.

Kochen, Michael M.: Duale Reihe Allgemeinmedizin und Familienmedizin. Thieme, Stuttgart 2012.

Familienmuster

Molitor, Claudia: Ich und die Anderen. Wie Genogramm- und Aufstellungsarbeit Familienmuster sichtbar und lösbar werden lassen. Einführung und Praxisbeispiele. Books on Demand, Norderstedt 2012.

Familienorientierung

Birkner, Katja: Familien beraten, fördern und bilden. Familienorientierung in der Offenen Kinder- und Jugendarbeit. Trägerwerk d. Landesarbeitsgemeinschaft Katholische Offene Kinder- u. Jugendarbeit NRW, 2008.

Hermes, Petra Anna Maria: Dimensionen von Vaterschaft – Vater sein im Strafvollzug. Eine qualitative Untersuchung psychosozialer Dimension von Vaterschaft bei Inhaftierung. Akademische Verlagsgemeinschaft, München 2012.

Schmidt, Walter: Rushhour des Lebens. «Vereinbarungskarrieren» im Brennpunkt des Konfliktes zwischen Berufs- und Familienorientierung. Alert Verlag, Berlin 2011.

Familienpflege

Bonillo, Marion; Heidenblut, Sonja; Philipp-Metzen, Elisabeth; Saxl, Susanna; Schacke, Claudia; Steinhusen, Constanze; Wilhelm, Inka; Zank, Susanne: Gewalt in der familialen Pflege. Prävention, Früherkennung, Intervention – Ein Manual für die ambulante Pflege. Kohlhammer, Stuttgart 2013.

d'Almeida-Deupmann, Ursula: Neue Wege in der Familienpflege. Jugendamtseinsätze in der Familienpflege. Pasculla, Köln 2011.

Dresler, Klaus; Neukirchner, Jana (Hrsg.): Betreutes Wohnen in Gastfamilien. Gestern – Heute – Morgen. Einblicke und Beiträge zur 20. Bundestagung Familienpflege 2005 in Jena. Verlag EAH, Jena 2006.

Friedemann, Marie-Luise; Köhlen, Christina: Familien- und umweltbezogene Pflege. Huber, Bern 2010.

Gehring, Michaela; Kean, Susanne; Hackmann, Mathilde; Büscher, Andreas: Familienbezogene Pflege. Huber, Bern 2002.

Gierke, Malte: Familienpflege. Die rechtliche Stellung von Pflegeeltern. Diplomica Verlag, Hamburg 2009.

Metzing, Sabine: Kinder und Jugendliche als pflegende Angehörige. Erleben und Gestalten familialer Pflege. Huber, Bern 2007.

Schönberger, Christine: Die diskrete Arbeit der Transformation. Soziologische Fallstudien zum Leben psychisch kranker Menschen in Fremdfamilien. Huber, Bern 2007.

Steinmetz, Claudia: Betreuung durch Angehörige. Kovac, Hamburg 2012.

Textor, Martin R.; Warndorf, Peter K.: Familienpflege. Forschung, Vermittlung, Beratung. Lambertus, Freiburg 1995.

Wagner, Franz; Schnepp, Wilfried: Familiengesundheitspflege in Deutschland. Bestandsaufnahme und Beiträge zur Weiterbildung und Praxis. Huber, Bern 2010.

Familienpolitik

Ahrens Regina: Nachhaltigkeit in der Familienpolitik, Grundlagen-Analyse-Konzeptualisierung. VS Verlag für Sozialwissenschaften, Wiesbaden 2012.

Blum, Sonja: Familienpolitik als Reformprozess. Deutschland und Österreich im Vergleich. VS Verlag für Sozialwissenschaften, Wiesbaden 2012.

Gerlach, Irene; Schneider, Helmut (Hrsg.): Betriebliche Familienpolitik. VS Verlag für Sozialwissenschaften, Wiesbaden 2012.

Hehl, Susanne von: Bildung, Betreuung und Erziehung als neue Aufgabe der Politik. Steuerungsaktivitäten in drei Bundesländern. Verlag für Sozialwissenschaften Wiesbaden 2011.

Wiss. Beirat für Familienfragen, Gerlach, Irene (Hrsg.): Ausbildung, Studium, Elternschaft. Analysen und Empfehlungen zu einem Problemfeld im Schnittpunkt von Familien- und Bildungspolitik. VS Verlag für Sozialwissenschaften, Wiesbaden 2011.

Familienpsychologie

Arntzen, Friedrich: Elterliche Sorge und Umgang mit Kindern. Ein Grundriss der forensischen Familienpsychologie. C. H. Beck, München 1994.

Hantel-Quitmann, Wolfgang: Basiswissen Familienpsychologie. Familien verstehen und helfen. Klett-Cotta, Köln 2013.

Hantel-Quitmann, Wolfgang: Beziehungsweise Familie. Arbeits- und Lesebuch Familienpsychologie und Familientherapie/Beziehungsweise Familie. Arbeits- und Lesebuch Familienpsychologie und Familientherapie. Lambertus, Freiburg im Breisgau 1996.

Jungbauer, Johannes: Familienpsychologie kompakt. Beltz, Weinheim 2009.

Schneewind, Klaus A: Familienpsychologie. Kohlhammer, Stuttgart 2010.

Familienselbsthilfe

Hebenstreit-Müller, Sabine; Pettinger, Rudolf (Hrsg.): Organisation, Förderung und Vernetzung von Familienselbsthilfe. Erfahrungen aus einem Modellversuch mit Familien- und Nachbarschaftszentren. Kleine, Bielefeld 1991.

Familiensoziologie

Busch, Friedrich W; Nave-Herz, Rosemarie (Hrsg.): Familie und Gesellschaft. Beiträge zur Familienforschung. BIS Verlag, Oldenburg 2005.

Helfferich, Cornelia: Geschlechterbeziehungen, Lebenslauf und private Lebensformen. Zur Grundlegung der Familiensoziologie. Köppe, Köln 2010.

Hill, Paul B; Kopp, Johannes: Familiensoziologie. Grundlagen und theoretische Perspektiven. Springer, Berlin/Heidelberg 2012.

Steingröver, Maria. Wenn Ehen älter werden. Eine Untersuchung über Beziehungen im fortgeschrittenen Lebensalter. Weißensee Verlag, Berlin 2007.

Wiss. Beirat für Familienfragen; Gerlach, Irene (Hrsg.): Generationenbeziehungen. Herausforderungen und Potenziale. VS Verlag für Sozialwissenschaften, Wiesbaden 2012.

Familienstress

Berger, Regula P: Entwicklungsaufgaben im Spannungsfeld der Familie. Eine alltagsnahe Erfassung von Familien mit Jugendlichen in der Schweiz. Kovac, Hamburg.

Klein, Jochen; Träbert, Detlef: Wenn es mit dem Lernen nicht klappt. Schluss mit Schulproblemen und Familienstress. Beltz, Weinheim 2009.

Familienstruktur

Bätz, Andrea: Zur Situation von Kindern in Alkoholikerfamilien. Familienstruktur und Rollenzuschreibung. Shaker, Herzogenrath 1997.

Beushausen, Jürgen: Genogramm- und Netzwerkanalyse. Die Visualisierung familiärer und sozialer Strukturen. Vandenhoeck & Ruprecht, Göttingen, 2012.

Nave-Herz, Rosemarie: Familie heute. Wandel der Familienstrukturen und Folgen für die Erziehung. WBG (Wissenschaftliche Buchgesellschaft), Darmstadt 2012.

Ritzenfeldt, Sigrun: Kinder mit Stiefvätern. Familienbeziehungen und Familienstruktur in Stiefvaterfamilien. Juventa, Weinheim 1998.

Rüssmann, Kirsten: Sozialstruktur und Konflikte in Partnerschaften: Eine empirische Studie zur Auswirkung von sozial- und familienstrukturellen Merkmalen auf partnerschaftliche Konflikte. Kovac, Hamburg 2006.

Familientherapie

Andolfi, Maurizio; Angelo, Claudio; Nichilo, Marcella de: Der Mythos von der Last auf den Schultern. Spiel und Provokation in der Familientherapie. Auer-Systeme, Heidelberg 1997.

Bandler, Richard; Grinder, John; Satir, Virginia: Mit Familien reden. Gesprächsmuster und therapeutische Veränderung. Klett-Cotta, Köln 2012.

Bertgen, Marion: Familientherapie bei schizophrenen Patienten. Kovac, Hamburg 1992.

Bode, Cor de; Bom, Hans: Wer hilft Franz? Beispiel einer Familientherapie in der Heilpädagogik. Freies Geistesleben, Stuttgart 1993.

Buchholz, Michael: Dreiecksgeschichten. Eine klinische Theorie psychoanalytischer Familientherapie. Vandenhoeck & Ruprecht, Göttingen 1993.

Eder, Sigrun; Rebhandl, Petra: Annikas andere Welt – Hilfe für Kinder psychisch kranker Eltern. Edition riedenburg, Salzburg 2011.

Fischer, Pascal: Selbstkonzept und psychische Gesundheit von Jugendlichen mit Störungen des Sozialverhaltens. Empirische Befunde und praktische Konsequenzen. Kovac, Hamburg 2012.

Hantel-Quitmann, Wolfgang: Beziehungsweise Familie. Arbeits- und Lesebuch Familienpsychologie und Familientherapie. Bd. 1: Metamorphosen. Lambertus, Freiburg 1996.

Hantel-Quitmann, Wolfgang: Beziehungsweise Familie. Arbeits- und Lesebuch Familienpsychologie und Familientherapie. Bd. 2: Grundlagen. Lambertus, Freiburg 1996.

Hantel-Quitmann, Wolfgang: Beziehungsweise Familie. Arbeits- und Lesebuch Familienpsychologie und Familientherapie. Bd. 3: Gesundheit und Krankheit. Lambertus, Freiburg 1997.

Hantel-Quitmann, Wolfgang: Beziehungsweise Familie. Arbeits- und Lesebuch Familienpsychologie und Familientherapie. Bd. 4: Familiengeschichten. Lambertus, Freiburg 1999.

Herlth, Alois; Brunner, Ewald J.; Tyrell, Hartmann; Kriz, Jürgen (Hrsg.): Abschied von der Normalfamilie? Partnerschaft kontra Elternschaft. Springer, Berlin 2011.

Imber-Black, Evan; Roberts, Janine; Whiting, Richard A: Rituale. Rituale in Familien und Familientherapie: Carl Auer Verlag, Heidelberg 2006.

Kaiser, Peter: Mehrgenerationenfamilie und neuropsychische Schemata.Therapeutische Wirkfaktoren und Wirkdimensionen. Hogrefe, Göttingen 2008.

Lehrke, Sonja: Adipositas-Therapie bei übergewichtigen Kindern. Vergleich zwischen einer multimodalen verhaltenstherapeutisch orientierten Gruppentherapie und einer inhaltlich identischen Familientherapie mit zusätzlichen systemischen Komponenten. Kovac, Hamburg 2004.

Müssig, Ricarda: Familien-Selbst-Bilder. Gestaltende Verfahren in der Paar- und Familientherapie. Reinhardt, München 1991.

Omer, Haim/Schlippe, Arist von: Autorität ohne Gewalt. Coaching für Eltern von Kindern mit Verhaltensproblemen. «Elterliche Präsenz» als systemisches Konzept. Vandenhoeck & Ruprecht, Göttingen 2001

Pössnecker, Falk: Beiträge der systemischen Familientherapie zum organisationalen Lernen. Roderer, Regensburg 2005.

Reiter-Theil, Stella: Autonomie und Gerechtigkeit. Das Beispiel der Familientherapie für eine therapeutische Ethik. Springer, Berlin 1988.
Reiter-Theil, Stella: Autonomie und Gerechtigkeit. Das Beispiel der Familientherapie für eine therapeutische Ethik. Springer, Berlin 1988.
Retzlaff, Rüdiger: Familien-Stärken. Behinderung, Resilienz und systemische Therapie. Klett-Cotta, Köln 2010.

Satir, Virginia: Familienbehandlung. Kommunikation und Beziehung in Theorie, Erleben und Therapie. Lambertus, Freiburg im Breisgau 2003.

Satir, Virginia: Kommunikation. Selbstwert. Kongruenz: Konzepte und Perspektiven familientherapeutischer Praxis. Junfermann, Paderborn 2010.

Satir, Virginia; Gerber, Jane; Gomori, Maria; Banmen, John: Das Satir-Modell. Familientherapie und ihre Erweiterung. Junfermann, Paderborn 1995.

Schmidt, Gunther: Einführung in die systemische Familientherapie. (Audio Kassette) Auditorium 1997.

Stachowske, Ruthard: Mehrgenerationentherapie und Genogramme in der Drogenhilfe. Drogenabhängigkeit und Familiengeschichte. Asanger, Kröning 2002

Teschner, Ronny: Aufsuchende Familientherapie als Hilfe zur Erziehung für Multiproblemfamilien. Grin Verlag, Ravensburg/München 2010.

Textor, Martin R (Hrsg.): Das Buch der Familientherapie. Sechs Schulen in Theorie und Praxis. Klotz Verlag, Magdeburg 2002.

Familienwissenschaft

Busch, Friedrich W.; Logemann, Niels: Forschungen zur Familienwissenschaft. BIS Verlag, Oldenburg 2004.

Wingen, Max: Auf dem Wege zur Familienwissenschaft? Vorüberlegungen zur Grundlegung eines interdisziplinären Fachs. De Gruyter Recht, Berlin 2004.

Familienzyklus

Diekmann, Andreas; Weick, Stefan (Hrsg.): Der Familienzyklus als sozialer Prozess. Duncker & Humblot, Berlin 1993.

Olivia Stockhause: Theoretischer Vergleich von Kern- und Pflegefamilie in Bezug auf Familienstruktur, inner- und außerfamiliäre Rollenspezifika, Sozialisation und Familienzyklus. Grin Verlag, Ravensburg/München 2011.

Erstellt von Lisa Schmidt und Jürgen Georg.
Stand Mai 2013.

Autorinnenverzeichnis

Lorraine M. Wright, RN, PhD, Prof. em. Emeritierte Professorin für Pflegewissenschaft der Universität Calgary in Kanada. Neben ihrer Autorinnenarbeit ist sie derzeit eine international gefragte Dozentin und Beraterin für «Familienzentrierte Pflege» und Familientherapie. Nach ihrer Studienzeit in Hawaii und anderen Staaten der USA war sie Mitbegründerin eines Masterstudiengangs für Pflege an der Universität in Calgary, Kanada. Während ihrer 20-jährigen Tätigkeit als Direktorin des Fachbereichs «Family Nursing» an der Universität Calgary war sie maßgeblich an der Entwicklung des ‹Illness Belief Model› und am ‹Calgary Family Assessment and Intervention Model› beteiligt und entwickelte selbst das ‹Trinity Model›. Sie ist aktives Mitglied der ‹Canadian Nurses Association›. Ihr Studieninteresse umfasst außerdem die Gebiete ‹illness suffering›, ‹illness beliefs› (dt. Kranksein, Leiden, Vorstellungen und Erleben von Kranksein), Familieninterventionen und Spiritualität.

Homepage: www.lorrainewright.com

Maureen Leahey, RN, PhD, Psychologin. Sie ist zurzeit Managerin des ‹Mental Outpatient Program Alberta Health Services› in Kanada. Sie arbeitet als Autorin, Lehrerin und Beraterin und kann auf 35-jährige klinische Berufserfahrung mit Familien in schweren Krankheitssituationen zurück blicken. Zudem ist sie als Extraordinarius an den Fakultäten Psychiatrie, Medizin und Pflege der Universität Calgary tätig. Zu dem Thema «Familienzentrierte Pflege» und Familientherapie hält sie international Vorträge.

Homepage: www.familynursingresources.com

Barbara Preusse-Bleuler (dt. Hrsg.), Pflegefachfrau, MNS. Sie ist derzeit als Dozentin an der Zürcher Hochschule für Angewandte Wissenschaften (ZHAW) tätig. Neben ihrem Lehrauftrag zählt unter anderem die «Familienzentrierte Pflege» zu ihren Arbeits- und Forschungsschwerpunkten. Bevor sie ihren Masterabschluss an der Universität Basel erwarb, war sie langjährig Dozentin für Gesundheits- und Krankenpflege an der Lindenhof Schule Bern. In dieser Zeit leitete sie das Projekt des Praxisentwicklungsprogramms «Familienzentrierte Pflege» an Spital und Schule Lindenhof in Zusammenarbeit mit verschiedenen Abteilungen des Schweizerischen Roten Kreuzes. Zu diesem Thema schult und berät sie außerdem seit 2004 diverse Pflegeabteilungen und -ausbildungen. Zu ihren Weiterbildungen in diesem Bereich zählen unter anderem Externships an der ‹Family Nursing Unit› der Universität Calgary in Kanada.

E-Mail: barbara.preusse@gmail.com

Sachwortverzeichnis